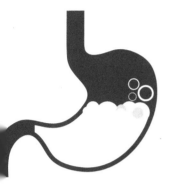

JINZHANQI WEIAI DE GETIHUA ZHENLIAO

进展期胃癌的个体化诊疗

主　　编：陈玉强　陈毅德
执行主编：邱国钦　冯水土
副 主 编：王洪武　夏继斌　高春玲　刘昌华　许丽贞

厦门大学出版社　国家一级出版社
XIAMEN UNIVERSITY PRESS　全国百佳图书出版单位

图书在版编目(CIP)数据

进展期胃癌的个体化诊疗/陈玉强,陈毅德主编.—厦门:厦门大学出版社,2020.4
ISBN 978-7-5615-6940-5

Ⅰ.①进⋯　Ⅱ.①陈⋯②陈⋯　Ⅲ.①胃癌—诊疗　Ⅳ.①R735.2

中国版本图书馆 CIP 数据核字(2019)第 135489 号

出 版 人	郑文礼
责任编辑	眭　蔚　黄雅君
出版发行	厦门大学出版社
社　　址	厦门市软件园二期望海路 39 号
邮政编码	361008
总　　机	0592-2181111　0592-2181406(传真)
营销中心	0592-2184458　0592-2181365
网　　址	http://www.xmupress.com
邮　　箱	xmup@xmupress.com
印　　刷	厦门市金凯龙印刷有限公司

开本	787 mm×1 092 mm　1/16
印张	31
字数	642 千字
版次	2020 年 4 月第 1 版
印次	2020 年 4 月第 1 次印刷
定价	109.00 元

本书如有印装质量问题请直接寄承印厂调换

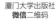

厦门大学出版社
微信二维码

厦门大学出版社
微博二维码

《进展期胃癌的个体化诊疗》编委会

前　言

　　我国胃癌的发病率和死亡率均位居所有恶性肿瘤的第二位。因早期缺乏特异性表现，确诊时 60%～80% 已属进展期，此时患者自然生存期多仅为 3～4 个月，绝大多数已失去手术机会。抑制肿瘤细胞生长、延缓疾病进展及积极处理并发症则是本阶段的主要工作。深入了解胃癌发生发展的分子生物学机制，逆转肿瘤的耐药机制或寻找抗癌药物新的作用靶点，强调个体化综合治疗具有重要意义。本研究团队长期致力于胃癌的基础与临床研究，近年来在厦门市科技计划创新项目、南京军区医学科技创新项目等基金资助下，围绕胃癌个体化全方位支持治疗的几个关键问题进行了一系列研究。本书结合团队既往的研究成果及其他文献资料，从胃的组织结构与生理功能、胃癌的发生与发展谈起，紧紧围绕进展期胃癌的诊断，化学治疗、放射治疗、微创治疗（血管介入和非血管介入）、免疫治疗以及中医中药治疗等在综合治疗中的地位与作用，以及如何考量基因检测、疾病分期、治疗反应、经济收入、社会角色、个人需求等因素切实实现个体化的综合治疗。随着胃癌的进展，各种并发症的出现在所难免，笔者所在科室为消化系肿瘤介入诊疗重点专科，在国内较早将微创介入引入到肿瘤内科诊疗体系，在血管栓塞化疗、支架置入、肿瘤消融等积累了丰富的经验。本书系统详述了出血、穿孔、梗阻，以及贫血、疼痛、疲乏等严重影响胃癌患者终末期生活质量问题的处理。

　　三分治疗七分护理，本书还用一定的篇幅介绍了胃肠道患者的护理技巧，特别是各种管道，如胃肠减压管、营养管、造瘘管、引流管、PICC、输液港的维护管理等。并就老干部、空巢老年肿瘤患者的人口特征、对肿瘤的认知以及治疗依从性等的研究结果，从卫生学、社会行为学以及医学心理学的视角进行了分析，提出受教育程度、经济收入及社会支持等与综合治疗效果密切相关，这些也是个体化治疗的重要考量因素。

　　死亡是进展期胃癌的转归之一，最后笔者就这一敏感话题，结合多年的临床体会表达对死亡意义、死亡过程的理解，并对胃癌患者常见的死亡原因、如何提高临终生存重量，实现优雅离世，给患者及家属提出了可供参考的建议。

编著者

2019 年 12 月

目 录

第1章 胃的解剖、胚胎发育、组织结构、生理功能

1.1 胃的解剖、胚胎发育及组织结构

胃从何而来,它是在人胚胎的第3周到第4周,由卵黄囊顶部的内胚层在胚体内包卷形成的器官,这一时期称为原始消化管,分为前、中及后肠三部分,在第4周至第5周时,前肠形成一棱形膨大,即胃的原基,以后逐渐发育成完整的器官——胃。胃的发育过程可见图1-1(胃的胚胎发育过程)。

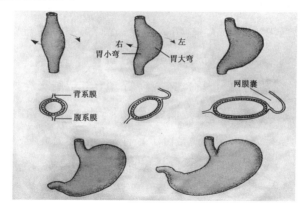

图 1-1 胃的胚胎发育过程

胃是消化管最膨大的部分,成人胃的容量约 1500 mL。

1.1.1 胃的形态和分布

胃是消化系统的重要器官之一,上接食管,下续十二指肠,具有收纳食物、分泌胃液等功能。胃的形状可受多种因素影响,如人的体位、高矮、肥瘦、年龄、性别、胃的充盈状态等,胃在完全空虚时略呈管状,高度充盈时可呈球囊形。关于胃的形态与分部,可结合图1-2进行分析。

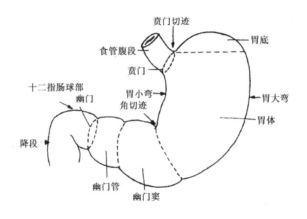

图 1-2　胃的分部

　　胃包含前壁、后壁、上缘、下缘。胃前壁朝向前上方,后壁朝向后下方。胃的上缘凹向右上方,称胃小弯,其最低点的弯度明显折转处,称为胃角。胃的下缘大部分凸向左下方,称为胃大弯,远端较小弯长。胃大弯的头端膨起,形成胃底。在胃胚胎发育过程中,其背侧缘生长比腹侧快,渐渐地分别发育成胃大弯及小弯。胃的近端与食管远端相连,称为贲门,是胃的入口,距离门齿约 40 cm。贲门的左侧,食管末端左缘与胃底所形成的锐角称为贲门切迹。该切迹的黏膜面形成贲门皱襞,具有抗胃内容物反流入食管的作用。胃的远端接续十二指肠处,是胃的出口,称幽门。幽门与十二指肠交界处表面可见环形的浅沟,幽门前静脉沿此沟的腹侧面下行,是两者术中的分界标志。如图 1-1 所示,胃的方位一般为左上至右下的斜行方位,这主要是由于胃背系膜发育为突向左侧的网膜囊,使胃大弯由背侧转向左侧,胃小弯由腹侧转向右侧,从而使胃沿胚体纵轴顺时针旋转了 90°。

1. 胃的分部

通常,胃分为 4 个部分,如图 1-2 所示。

(1)贲门部:贲门附近处,界线不明确。

(2)胃底:贲门平面以上,为胃的最上部分,其向左上方膨出的部分,内含少许气体,在 X 线上可见,称之为胃泡。胃底上界为横膈,外侧为脾,食管与其左侧间的夹角为 His 角。

(3)胃体:胃底向下至角切迹中间部分,面积最大。

(4)幽门部:胃近幽门处,分为幽门管和胃窦,为幽门部大弯侧的浅沟,即中间沟分隔所致。胃窦和胃小弯附近是胃溃疡和肿瘤的好发部位。

2. 胃的分型

根据影像学表现,可将胃分为 4 型,如图 1-3 所示:

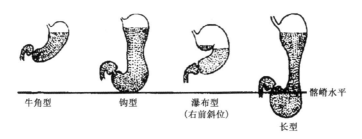

牛角型　　　　钩型　　　　瀑布型　　　　　　　　髂嵴水平
　　　　　　　　　　　　　（右前斜位）
　　　　　　　　　　　　　　　　　　　　长型

图 1-3　胃的影像学形状

(1)牛角型:呈牛角状,略呈横位,位置与张力均高,上宽下窄,胃角常不明显,常见于矮胖体型的人。

(2)钩型:呈鱼钩状,位置与张力适中,胃角明显,多见于适中体型的人,为多见型。

(3)瀑布型:胃底呈囊袋状,且向后倾斜,胃泡大,胃体小,张力高,较少见。

(4)长胃型:呈长袜状,位置与张力均低,又称无力胃,内腔上窄下宽,胃大弯下缘较低,此型多见于瘦长型人,妇女多见。

1.1.2　胃的位置

胃的位置因体形、体位和胃的充盈程度不同而有较大变化。一般情况,大部分胃位于左季肋区,小部分位于腹上区。胃的贲门位于第 11 胸椎体左侧,幽门位于第 1 腰椎右侧。在高度充盈时,胃大弯下缘可达脐水平以下,甚至超过髂嵴,胃底最高点在左锁骨中线外侧,可达第 6 肋间高度。胃前壁的中间部分,位于剑突下方,未被肋弓、肝和膈覆盖,直接与腹前外侧壁相贴,是临床上进行胃触诊的部位。

1.1.3　胃壁的结构

在组织学上分 4 层,自内向外分为黏膜、黏膜下层、肌层及外膜,每层的结构都不一样,如图 1-4 所示。

皱襞间的纵沟称为胃道,胃黏膜表面遍布小沟,并连成网状,网眼中心凸起的小丘称胃区,其表面有许多小凹陷,称为胃小凹。

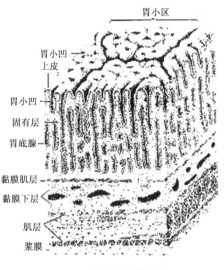

图 1-4　胃壁的细微结构

1. 黏膜层

黏膜层由上皮、固有层及黏膜肌层构成,呈橘红色,是消化道各段结构差异最大、功能最重要的部分。

(1)上皮:为单层柱状上皮,其功能主要为消化吸收,主要由表面黏液细胞组成,细胞间紧密相连。此细胞分泌含高浓度碳酸氢根的不可溶性黏液,覆盖于上皮表面,起着重要的保护作用。表面黏液细胞不断脱落,由黏膜表面不规则形的小孔——胃小凹底部的干细胞增殖补充,每 3～5 天更新一次。正常时,胃上皮没有肠道中的杯状细胞,若出现,则在病理上该现象被称为胃的肠上皮化生,可作为胃的癌前病变。

(2)固有层:为疏松结缔组织,细胞成分较多,如淋巴细胞、浆细胞、肥大细胞、嗜酸细胞等。该层纤维较细密,有丰富的毛细血管和淋巴管,富含紧密排列的腺体和淋巴组织。此外,大量腺体存在于该层,不同部位的腺体命名不一样,目前分为胃底腺、贲门腺及幽门腺。

①胃底腺:又称泌酸腺,分布于胃底和胃体,是胃黏膜中数量最多、功能最重要的腺体。腺体呈分支管状,由主细胞、壁细胞、颈黏液细胞、干细胞及内分泌细胞构成。越接近贲门主细胞越多,越接近幽门部壁细胞越多。

(a)主细胞:又称胃酶细胞,数量最多,主要分布于腺体下半部,呈柱状,核圆形,位于基部。胞质基部呈嗜碱性,顶部充满酶原颗粒。该细胞分泌胃蛋白酶原与凝乳酶原,具有典型的蛋白质分泌细胞的超微结构特点。此外,该细胞可分泌抗贫血因子。

(b)壁细胞:又称泌酸细胞,腺体上部分较多。该细胞体积较大,多呈圆锥形。核圆而深染,居中,可有双核;胞质呈嗜酸性。电镜下,胞质中有迂曲分支的细胞内分泌小管,管壁和细胞顶面质膜相连,并富有微绒毛。在静止期,分泌小管多与腺腔不通,微绒毛短而稀疏,微管泡却极发达;在分泌期,分泌小管开放,微绒毛增长,而微管泡数量锐减。这表明微管泡实为分泌小管膜的储存形式。

(c)颈黏液细胞：分布于腺体顶部，常呈楔形夹在其他细胞之间，较少。该细胞核扁平，居细胞基底，核上方有很多黏原颗粒，分泌可溶性的碱性黏液。

(d)干细胞：位于腺体顶部至胃小凹深部一带，处于活跃的增殖状态。增殖的子细胞，有的向上迁移，分化为表面黏液细胞，有的停留在局部或向下迁移，分化为其他细胞如胃底腺细胞。

(e)内分泌细胞：主要为肠嗜铬样(entero chromaffin like，ECL)细胞和D细胞，各自分布于胃泌酸区黏膜内，胃底、胃体、胃窦部，分别分泌组胺、生长抑素。其作用详见生理部分。

②贲门腺：分布于近贲门处宽1～3 cm区域，为黏液性腺。

③幽门腺：分布于幽门宽4～5 cm区域，此区胃小凹较深。该腺体为管状黏液性腺，可有少量壁细胞。幽门腺中还有许多G细胞，该细胞产生胃泌素，能刺激壁细胞泌酸，还可促进胃肠黏膜细胞增殖。此外，还有多种内分泌细胞可分泌多肽类物质及5-HT等。

以上分泌物的混合，统称胃液。成人每日分泌量为1.5～2.5 L，pH胃0.9～1.5，除含有盐酸、胃蛋白酶、黏蛋白外，还有大量水、氯化钠、氯化钾等。

(3)黏膜肌层：由内环行与外纵行两薄层平滑肌构成，肌肉收缩可促进固有层内腺体分泌物排出和血液运行，有利于物质吸收和转运。

2. 黏膜下层

黏膜下层为较致密的结缔组织，含有小动脉、小静脉与淋巴管，还可见成群的脂肪细胞。该层还有黏膜下神经丛，可调节黏膜肌收缩和腺体分泌。黏膜与黏膜下层共同向管腔面突起，形成皱襞。胃空虚时较明显，充盈时皱襞几乎消失。由于该层与肌层之间有一定的活动度，使得术中黏膜层可以自肌层剥离开。

3. 肌层

该层肌肉发达，较厚，一般由内斜行、中环行和外纵行三层平滑肌构成，如图1-5所示。

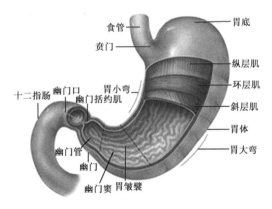

图1-5 胃壁肌层结构

纵行肌于大弯和小弯侧较为发达,环形肌在贲门和幽门部增厚,分别形成贲门括约肌和幽门括约肌。斜行肌由贲门左侧沿胃底向胃体方向走行,渐渐向下变薄。在肌间结缔组织中有间质卡哈尔细胞,可以产生电信号,通过缝隙连接传递给平滑肌,引起肌层节律性收缩。

4. 外膜

外膜由薄层结缔组织与间皮共同构成,称为浆膜,覆盖于胃的表面,主要覆盖胃的前上面及后下方,其表面光滑,有利于胃肠活动,并在胃大弯及小弯处组成网膜结构。

1.1.4 胃的毗邻与韧带

胃前壁左侧与左半肝脏相邻,右侧与膈相邻,后壁与胰腺、左肾及肾上腺、脾、横结肠及其系膜邻近。胃与周围器官由韧带相连,包括胃膈韧带、肝胃韧带、脾胃韧带、胃结肠韧带和胃胰韧带,胃凭借韧带固定于上腹部。

1.1.5 胃的血管

胃的动脉血供丰富,如图 1-6 所示。

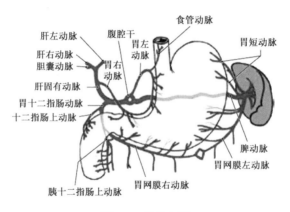

图 1-6　胃的血管

胃小弯血供来自胃小弯动脉弓,由腹腔动脉干的胃左动脉和肝固有动脉的胃右动脉构成。胃大弯来自该侧的动脉弓,由十二指肠动脉的胃网膜右动脉和脾动脉的胃网膜左动脉构成。胃底由脾动脉的数支胃短动脉供应。胃体上部及胃底后壁由脾动脉中 1/3 段的胃后动脉供应,该动脉于小网膜囊后壁的腹膜后面伴同名静脉上行。相对于胃动脉而言,胃的静脉与同名动脉伴行,静脉回流方向如下:胃短静脉、胃网膜左静脉均回流入脾静脉;胃网膜右静脉回流至肠系膜上静脉;胃左静脉可直接注入门静脉或汇入脾静脉;胃右静脉直接注入门静脉。此外,胃具有丰富的黏膜下静脉丛,静脉回流汇集到门静脉系统。若门静脉高压或受压时,血液可经胃左静脉、食管静脉和奇静脉逆流进入上腔静脉,在临床上可见食管胃底静脉曲张、腹壁静脉曲张等。

1.1.6 胃的淋巴引流

胃黏膜下具有丰富的淋巴管网,于贲门与食管处和幽门与十二指肠处相交通。淋巴管回流与动脉血流方向相反,经多个淋巴结逐步向动脉根部聚集。胃肠道的营养物质通过淋巴系统调节组织液平衡及其转运。若淋巴系统发生病变,可导致多种疾病,如肠内营养吸收障碍等。胃周淋巴结目前分为 23 组淋巴结,沿胃的主要动脉及分支分布,按其主要引流方向分为 4 群:腹腔淋巴结群、幽门上淋巴结群、幽门下淋巴结群和胰脾淋巴结群,分别引流胃小弯上部、下部,胃大弯右侧、上部淋巴液。胃癌可通过上述淋巴结群发生转移。

1.1.7 胃的神经

胃的神经为内脏神经,包括运动神经(交感与副交感神经),分别来自腹腔神经丛的节后纤维和迷走神经,两者纤维在肌层间和黏膜下层构成神经网。左、右迷走神经沿食管下行,如图 1-7 所示。

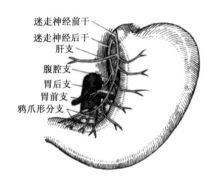

图 1-7　胃的神经分布

左支在贲门前分出肝胆支和胃前支,而右支在贲门背部分出腹腔支和胃后支。胃前、后支均沿胃小弯走行,发出分支与胃动、静脉分支伴行,进入胃的前、后壁。最后的 1～3 及 2～4 支终末支,在距幽门约 5～7 cm 处进入胃窦,分别称为胃窦前、后神经,形似"鸦爪",调节幽门的舒缩功能,在行高选择性胃迷走神经切断术时作为保留分支的标志。胃的内脏神经还包括感觉神经,随运动神经进入脊髓和延髓。胃的感觉冲动主要传入脊髓 6～10 胸段。

1.2　胃的生理

胃首先具有收纳食物功能,食物经过咽喉及食管进入胃,并在胃内停留。胃还具有消化和吸收功能,而消化又包括机械消化与化学消化。何为消化? 消化指将食物中有用物质分解成可被吸收物质这一过程。机械消化可简单理解为食物在胃内经胃平滑肌的舒缩活动与消化液充分搅拌、混合、研磨，并将食物不断地推向远端的过程。化学性消化则是通过胃内各种消化酶分解作用使食物中的大分子变成小分子的过程，便于吸收。两者相辅相成，共同完成食物消化过程。在食物消化过程中，某些可被吸收的小分子物质及其他物质如水、酒精等则通过胃黏膜上皮细胞进入血液和淋巴，完成吸收过程。胃的生理特征具体如下。

1.2.1 胃的运动

如前所述，胃的机械消化主要经胃平滑肌的运动来完成。根据胃壁构成和功能特点，胃底及胃体上 1/3 起着容纳和暂时储存食物作用，并调节胃内压；余胃体及胃窦则对混合、磨碎食物起重要作用。此外两者均可促进食物排空。胃运动有以下几种形式：

1. 容受性舒张

容受性舒张是指通过迷走—迷走反射引起的在进食时刺激咽、食管处的感受器所致的胃底及胃体肌肉的舒张。该动作是为了使胃能适应大量食物，并保持胃内压力无明显变化，防止食物过早排入十二指肠。

2. 紧张性收缩

紧张性收缩为消化道平滑肌共有的运动形式。使胃内保持一定的压力，促进胃液渗入食物，利于消化。同时可使胃保持一定形状及位置，不易发生胃下垂。

3. 蠕动

蠕动起自胃体中部，逐步向幽门推进，如图 1-8 所示。

该运动的意义在于使食物在胃内往返运动，研磨食物并使其与胃液充分混合，促进食物消化及胃排空。胃蠕动的起搏点为卡哈尔细胞，能有规律地发出频率约为 3 次/分的脉冲信号，该信号沿胃的纵肌层传向幽门。随起搏信号的到来，每次收缩都引起胃内层环状肌的去极化。每次

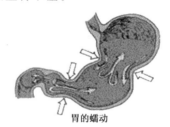

胃的蠕动

图 1-8　胃的蠕动方式

蠕动后食糜进入十二指肠量取决于蠕动的强度与幽门的开闭状态。幽门关闭，食物在胃内往返运动；幽门开放时，每次胃的蠕动波将 5～15 mL 食糜送入十二指肠。多种因素影响胃蠕动的强度、频率及胃排空速度，具体见胃的生理功能调节。

1.2.2 胃液

胃的化学消化主要依靠胃液，纯净胃液为无色的酸性液体，胃液的成分主要包括如下：

1. 胃酸

胃酸分游离型和结合型胃酸，胃内存在的酸绝大部分为游离型。正常人空腹时基础

酸排出量为 0～5 mmol/h,在食物或药物刺激下,其分泌明显增加。壁细胞的质与量决定着胃酸分泌量。胃酸分泌机制与壁细胞顶膜上的质子泵作用有关,该泵是一种 H^+-K^+-ATP酶,能水解 ATP,并能转运 H^+ 和 K^+。该泵可被质子泵抑制剂(proton pump inhibitor,PPI)阻断。胃酸的作用主要为:

(1)激活无活性的胃蛋白酶原为胃蛋白酶,提供其发挥水解蛋白质酸性环境。

(2)使蛋白质变性,易于消化。

(3)杀灭随食物进入胃内的细菌。

(4)与钙离子和铁离子结合,易于吸收。

(5)促进胃肠激素分泌,进而促进胰液、胆汁和小肠液分泌。

胃酸分泌过多,可侵蚀胃和十二指肠黏膜,进而导致消化性溃疡;反之过少,则可导致腹胀、消化不良等不适症状。

2. 胃蛋白酶原

正常情况下,该酶以无活性形式存在于细胞内,当经食物、迷走神经兴奋等刺激后分泌增加,被胃酸活化,形成有活性的胃蛋白酶。该酶功能如前,最适宜 pH 为 2.0～3.5,当 pH>5.0 则失活。

3. 黏液和碳酸氢盐

黏液呈碱性或中性,主要为黏蛋白,主要作用如下:

(1)润滑作用,利于食物在胃内往返运动。

(2)避免胃黏膜被坚硬食物机械损伤。

(3)降低胃液酸度,减弱胃蛋白酶活性。

(4)形成黏液层,减慢胃腔中 H^+ 逆流。

碳酸氢盐为胃黏膜非泌酸细胞分泌,其分泌速度较慢,当受食物刺激时可增加。胃黏液和碳酸氢盐共同形成可以保护胃黏膜的黏液—碳酸氢盐屏障,如图 1-9 所示。

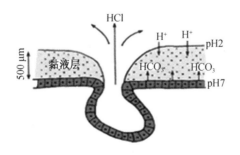

图 1-9　胃黏膜的黏液-碳酸氢盐屏障

许多因素可损伤胃黏膜,引起胃炎或胃溃疡,如酒精、药物、应激、幽门螺杆菌感染等。

4. 内因子

内因子是一种糖蛋白,可与维生素 B_{12} 结合而使之不被胃酸破坏,促进 B_{12} 吸收。若内因子缺乏,则可影响红细胞生成,导致巨幼红细胞贫血。

1.2.3　胃的生理功能调节

机械和化学消化的目的是使食物变成食糜并将其推向十二指肠,最终促进后续的吸收,该过程有着精细的调节。

1. 胃液分泌调节

空腹时胃液较少,进食时则大量分泌,这一过程分为头期、胃期、肠期。各期有各自的特点。

(1)头期:胃液分泌由进食动作引起,通过神经因素调节胃液分泌。该期特点是胃液分泌量多,占整个消化期的30%,酸度和胃蛋白酶原含量都高,消化能力强。

(2)胃期:指食物进入胃后继续引起的胃液分泌。该期通过迷走—迷走神经反射和壁内神经丛等作用刺激胃液分泌。该期胃液特点是胃液分泌量最大,占整个消化期的60%,酸度很高,但胃蛋白酶原含量较前期少,消化能力亦较弱。

(3)肠期:指食物进入小肠后胃液继续分泌期,主要通过体液因素调节胃液分泌。该期胃液分泌较少,约占10%,胃酸及胃蛋白酶也较少,消化能力最差。

除这一自然刺激外,尚有多种因素调节胃液分泌。

2. 促进胃酸分泌因素

(1)乙酰胆碱:乙酰胆碱(Ach)作用于胃壁细胞的 M_3 受体,引起胃酸分泌,可被阿托品拮抗。此外,Ach直接兴奋ECL细胞,引起组胺分泌增加,组胺与壁细胞上的 H_2 受体结合,促进胃酸分泌。

(2)胃泌素:主要通过刺激ECL细胞分泌组胺,间接促进胃酸分泌。胃泌素主要有大胃泌素(G-34)和小胃泌素(G-17)。胃窦部主要为G-17,十二指肠则为两者各一半。G-17刺激胃分泌作用为G-34的5～6倍,且清除速度快,目前G-17已被广泛应用于临床。

(3)组胺:如前所述,研究表明,组胺尚可提高壁细胞对Ach和胃泌素的敏感性,间接刺激胃酸分泌。

(4)其他:除上述外,肠泌酸素、Ca^{2+}、低血糖、酒精等因素亦可刺激胃酸分泌。

上述大多数刺激因素均能促进胃蛋白酶原和黏液分泌,如乙酰胆碱为胃蛋白酶原强刺激因素,胃泌素也可直接作用于主细胞等。

3. 抑制胃酸分泌因素

(1)生长抑素:能强烈抑制胃酸分泌,主要表现在抑制G细胞、ECL细胞分泌激素,尚可直接抑制壁细胞分泌。

(2)胃酸:当胃酸pH<1.5或十二指肠内pH<2.5时,胃腺分泌受到抑制。可能机制包括:胃液直接抑制G细胞、刺激D细胞分泌激素和刺激促胰液素和球抑胃素分泌。

(3)脂肪:脂肪及其分解物具有抑制胃酸分泌作用,发生于十二指肠内。研究发现,这主要与脂肪进入小肠内刺激肠抑胃素有关,后者为多种激素的总称,包括抑胃肽、促胰液素等。

(4)高张溶液:十二指肠高张溶液可激活渗透压感受器,通过肠—胃反射刺激释放一种或多种激素抑制胃液分泌。

(5)其他:除精神、情绪外,小肠 S 细胞释放的促胰液素、表皮生长因子及某些前列腺素(PGE_2、PGI_2)都能抑制胃酸分泌。

胃液的分泌是促进和抑制因素共同调节的结果。

4. 胃排空的调节

胃排空是指食糜由胃内排入十二指肠这一过程,正常人混合型食物排空时间为 4～6 h。进食的量与质决定着胃排空速度的快慢,如糖类＞蛋白质＞脂肪,小食物颗粒比大颗粒研磨少而排空时间较短。高渗食物因刺激十二指肠壁上化学、渗透压和机械感受器后引起肠—胃反射故胃排空慢于等渗食物。

5. 神经调节作用

神经调节作用在胃的生理功能中亦起着重要的作用。支配胃的神经包括内在和外在神经系统,两者相辅相成,共同调节胃的功能。

(1)内在神经系统:又称肠神经系统,有感觉和运动神经元,分别感受胃内化学、机械、温度等刺激和支配平滑肌、腺体及血管,起着调节胃肠运动及其血流作用。

(2)外在神经系统:主要为自主神经(交感神经及副交感神经),交感神经兴奋时,胃运动减弱,延缓胃排空,抑制胃液分泌,血流量减少,而括约肌收缩;副交感神经兴奋时与之相反。

参考文献

[1]KIM T H,SHIVDASANI R A. Stomach development,stem cells and disease[J]. Development,2016,143(4):554-65.

[2]HUNT R H,CAMILLERI M,CROWE S E,et al. The stomach in health and disease[J].Gut,2015,64(10):1650-68.

[3]KANG H C,MENIAS C O,GABALLAH A H,et al. Beyond the GIST:Mesenchymal Tumors of the Stomach[J].Radiographics,2013,33(6):1673-90.

[4]雒树东,高振平. 医用局部解剖学[M].9 版.北京:人民卫生出版社,2015.

[5]刘东方,黄嫦斌. 解剖学基础[M].北京:科学出版社,2017.

[6]陈孝平,汪建平. 外科学[M].8 版.北京:人民卫生出版社,2013.

[7]朱大年,王庭槐. 生理学[M].8 版.北京:人民卫生出版社,2013.

[8]DIMALINE R,VARRO A. Novel roles of gastrin[J].J Physiol.,2014,592:2951-8.

[9]DOCKRAY G J,VARRO A,DIMALINE R,et al. The gastrins:their production and biological activities[J].Ann Rev Physiol,2001,63:119-39.

[10]张文田.胃的解剖与功能[J].中国社区医师,1993,3:11-12.

[11]黄玲,王建华.胃黏膜屏障研究进展[J].广州中医学院学报,1990,4:250-253.

（许　新　刘昌华）

第 2 章　胃癌的发生

2.1　胃癌的诱因、病因及发生过程

胃癌是一种常见的消化道恶性肿瘤,是世界范围内发病率第 4 位以及致死率第 2 位的恶性肿瘤。全球肿瘤中,有 8% 的发病率和 10% 的死亡率由其引起。其中超过 2/3 发生在发展中国家,高发地区主要为日本、中国、韩国、美国中南部以及东欧地区。我国是胃癌高发国家,每年新发病例占全球的 40%,且早期胃癌诊断率低。胃癌是我国较为常见的肿瘤,国家癌症中心的统计数据表明,2015 年,我国胃癌新发病率为 679/10 万,死亡率为 498/10 万,高居所有恶性肿瘤的第 2 位;60% 以上的患者就诊时已属局部晚期或进展期。尽管对其发病机制和生物学的认识已经取得了极大的进展,生活习惯和食物制备都有了很大的改善,胃癌诊治水平也获得了一定的提高,但胃癌的一年和五年生存率仍旧很低,分别为 40% 和 20% 左右。

胃癌的发生是多种因素(包括宿主遗传因素和环境因素等)共同作用、多步骤进行性发展的结果。流行病学的相关研究表明:环境因素在胃癌的发生中居支配地位,而宿主因素则居从属地位。众多的流行病学研究已揭示出胃癌发生的一些可疑因素,目前研究结果显示幽门螺杆菌($H.pylori$,Hp)感染、不良的饮食习惯、吸烟、宿主的遗传易感基因等是影响胃癌发生的重要因素;其中,Hp 感染是其主要的病因,占 65%～80%,Hp 感染与肠型和弥漫型胃癌均相关;其他因素包括慢性胃炎、年龄增长(多发生于 55 周岁以后)、高盐、缺乏水果和蔬菜的饮食、饮酒等不良的生活习惯、腌制食物、热烫饮食、油炸面食摄入、胃部手术、一级亲属胃癌家族史、患病前精神压抑史、自我调节能力差与人际关系差等精神因素以及胃癌的家族遗传等;而新鲜水果、新鲜豆类、豆制品、植物油、蛋及蛋制品可能有保护作用(表 2-1)。

表 2-1　环境、饮食、生活习惯等因素对胃癌发生的影响情况

置信程度	风险降低	风险增加
确信		幽门螺杆菌（Hp）
		吸烟
极大可能	绿色、黄色蔬菜	高盐、腌制或烟熏的食品
	葱属蔬菜	过量饮酒
	水果	胃癌家族史
有可能	雌激素	处理过的肉类食品
	长期服阿司匹林	
		血红素铁
		肥胖（贲门癌）

Lauren 在 1965 年将胃癌按病理类型主要分为肠型和弥漫型两类，部分胃癌兼有肠型和弥漫型的特点，被称为混合型胃癌，此分型后来称为 Lauren 分型。该分型不但反映肿瘤的生物学行为，而且体现其病因、发病机制和流行特征的不同。胃黏膜细胞癌变过程中存在多基因的变化及积累。Correa 等认为，胃黏膜在有害因素作用下产生损伤，黏膜细胞在分裂、增生以及修复损伤的过程中可启动细胞凋亡，以清除无法修复的具有遗传缺陷的细胞，但有些胃黏膜细胞可因某种原因逃避凋亡，细胞寿命得以延长，增加了其进一步受损的机会，胃黏膜经肠化、异型增生逐渐向恶性细胞转化；在以上各阶段表型的变化过程中必定伴随有基因型的变化。Tahara 等已经归纳出两型胃癌（肠型和弥漫型）的分子发病模式图（图 2-1）。由图中可见，基因变化在两型胃癌中有些是相同的，如端粒酶活性的增加、微卫星体不稳定性（microsatellite instability，MSI）、$p53$ 基因的失活和 CD44 的异常转录物等，主要是在胃癌发生的早期参与的；但另有许多基因的变化是不同的。例如，DCC 的杂合性缺失（LOH）与肠型癌的进展相关，而 E 钙黏蛋白表达减少参与了弥漫型胃癌的进展，$K\text{-}sam$ 及 $c\text{-}met$ 的扩增在胃硬癌的转移中相对检出较多而 $cerbB2$ 扩增的过度表达与肠型癌的肝转移有关等。

肠型胃癌一般具有明显的腺管结构，瘤细胞呈柱状或立方形，可见刷状缘、炎症细胞浸润和肠上皮化生，结构类似肠癌，以膨胀式生长；肠型胃癌病程较长，发病率较高，多见于老年、男性，预后较好，常被认为继发于慢性萎缩性胃炎。肠型胃癌与环境致癌物，如高盐饮食、进食烧烤鱼类、肉类以及饮酒、吸烟等密切相关；肠型胃癌在胃癌高发区，如中国、日本的发病率高于弥漫型胃癌。目前认为饮食因素为肠型胃癌的主要因素，特别是饮食摄入亚硝基化合物（nitroso compounds，NOC）前体物，在体内合成致癌的 NOC，从而引发胃癌的病因假说，已被多数学者接受，现将肠型胃癌的流行病学危险因素的致病模型做成图解（图 2-2）以说明其梗概。

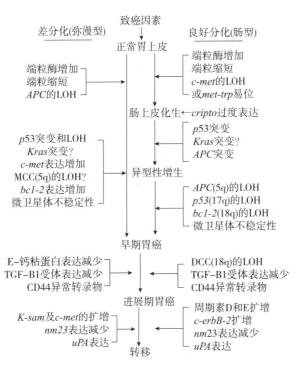

图 2-1　两型胃癌的分子发病模式

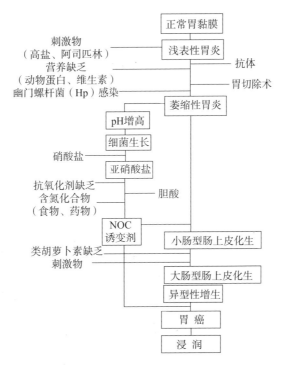

图 2-2　胃癌的病因模型

弥漫型胃癌癌细胞呈弥漫性生长,缺乏细胞连接,一般不形成腺管,分化较差,与肠型胃癌比较,弥漫型胃癌受环境影响较小,多见于年轻女性,易出现淋巴结转移和远处转移,预后较差。弥漫性胃癌在非胃癌高发区较为常见,且常与某些遗传因素相关。弥漫型胃癌仅与基因和家族性因子有关而与环境因素关系不大,故国内外尚无有关弥漫型胃癌的流行病学病因模型报道。

2.1.1　生物因素与胃癌

1. 幽门螺杆菌(*helicobacter pylori*,*H.pylori*,Hp)感染

(1)幽门螺杆菌(Hp)的生物学特点:幽门螺杆菌(Hp)是一种定植于宿主胃黏膜上皮细胞层的、微需氧、螺旋状革兰阴性杆菌,在微生物学中是一种呈 S 形或弧形弯曲的革兰阴性杆菌,主要寄生在胃幽门、胃窦等附近的黏膜上,是人类至 21 世纪初唯一已知的胃部细菌,人类是目前确认的唯一传染源。其他种的螺杆菌也于部分哺乳动物及鸟体内找到。

幽门螺杆菌是一种单极、多鞭毛、末端钝圆、螺旋形弯曲的细菌,长 2.5～4.0 μm,宽 0.5～1.0 μm,革兰氏染色阴性,有动力,在胃黏膜上皮细胞表面常呈典型的螺旋状或弧形。在固体培养基上生长时,除典型的形态外,有时可出现杆状或圆球状。在电镜下观察,可见菌体的一端可伸出 2～6 条带鞘的鞭毛。在分裂时,两端均可见鞭毛。鞭毛长为菌体1～1.5 倍,粗约为 30 nm。鞭毛的顶端有时可见一球状物,实为鞘的延伸物。每一鞭毛根部均可见一个圆球状根基伸入菌体顶端细胞壁内侧。在其内侧尚有一电子密度降低区域。鞭毛在运动中起推进器作用,在定居过程中起锚定作用。

幽门螺杆菌是微需氧菌,环境氧要求 5%～8%,在大气或绝对厌氧环境下不能生长。1893 年,意大利病理学家比佐泽罗(Bizzozero)首次报告在哺乳动物胃内发现螺旋形微生物,1982 年,西澳大利亚病理科医生活伦发现 135 例弯曲形和 S 形细菌,结果以书信形式发表在著名杂志《柳叶刀》上。1984 年,罗宾・沃伦(Robin Warren)和巴里・马歇尔(Barry Marshall)首次培养并鉴定了 Hp,并明确 Hp 是胃炎和消化性溃疡的主要病原菌,与胃癌和胃 B 细胞黏膜相关淋巴组织(mucosa-associated lymphoid tissue,MALT)淋巴瘤的发生相关。1989 年,古德温(Goodwin)等人将其命名,得到学术界的承认。巴里・马歇尔和罗宾・沃伦关于它的研究获得了 2005 年诺贝尔生理学或医学奖。

Hp 感染被认为是已知最强的胃癌危险因素。1994,年世界卫生组织国际癌症研究机构(International Agency for Research Cancer,IARC)将其列为Ⅰ类致癌因子,这个结论在 2009 年再次由 IARC 进一步证实。1998 年,日本学者渡边(Watanabe)等报道了单独用 Hp 长期感染蒙古沙土鼠能成功诱发出胃腺癌。但并非所有的 Hp 感染都导致胃癌,感染者中仅有一小部分会出现严重的临床后果。Wang 等的荟萃分析表明,幽门螺杆菌与早期胃的关系更密切;但是也有学者提出幽门螺杆菌感染与胃癌的相关性不明显。

(2)幽门螺杆菌(Hp)相关胃癌的流行病学特点:幽门螺杆菌(Hp)感染与胃癌的关系

非常密切，Hp 与胃癌有共同的流行病学特点，胃癌高发区 Hp 感染率高；在胃癌高发的国家，比如中国和日本，Hp 的感染率高，其中，男女性之间的发病率在 1.5～2.5 倍之间。不同地区以及不同民族胃内的 Hp 检出率为 30%～80%，有很大差异性；全球幽门螺杆菌感染率超过 50%，同一国家的不同地区及各国家之间感染率存在显著差异；在亚洲地区，中国大陆地区、中国香港地区，以及越南、印度的幽门螺杆菌的感染率分别为 60%、50%、40%、70%。发展中国家幽门螺杆菌感染率（高达 80%）及胃癌发病率明显高于发达国家（30%～50%）。目前已知发病率的高低与社会经济水平、人口密集程度、公共卫生条件以及水源供应有较密切的关系；也有报道指出，Hp 的感染有明显的季节分布特征，以 7—8 月份为高峰。

据研究发现，目前我国有约 7 亿人感染了此病菌。在中国，青壮年的幽门螺杆菌感染率为 30%左右，50 岁以上的人群中感染率为 50%～80%，在胃溃疡患者中幽门螺杆菌检出率几乎高达 80%；萎缩性胃炎患者检出率更高达 90%。幽门螺杆菌感染使患胃癌的危险增加了 2.7～12 倍。如果没有幽门螺杆菌感染，则有 35%～89%的胃癌不会发生。岑朝的研究发现，Hp 阳性者发生胃癌的危险性是 Hp 阴性者的 29 倍，表明 Hp 感染是胃癌高发的重要危险因素之一。89%的非贲门胃癌（占全部胃癌的 78%）归因于慢性 Hp 感染；也已证实 Hp 是胃腺癌与胃淋巴瘤的诱发因素之一。

（3）幽门螺杆菌（Hp）感染胃黏膜细胞的途径：Hp 可以定植在胃黏膜中起致病作用，幽门螺杆菌感染后引起胃黏膜急、慢性炎症反应，细胞增生与凋亡平衡失调，胃癌相关基因变异，氧化性损伤，亚硝酸盐和亚硝基化合物增加，人端粒酶 RNA 的表达及端粒酶活性增加，环加氧酶表达增加，从而促进胃癌的发生和发展。研究发现，Hp 致病力的强弱与其菌体内及分泌的各种毒力因子有关；Hp 的致病因子包括毒力因子、癌基因和抑癌基因、黏附素、菌毛、鞭毛、尿素酶等。这些因子按照存在形式分为菌体蛋白和分泌型蛋白；其中，菌体蛋白在 Hp 感染和定植过程中起重要作用，分泌型蛋白则通过分泌至菌体外而起致病作用。Hp 能够耐受低 pH 的胃液环境，依靠自身的鞭毛运动，找到适合自己生存的场所，通过黏附素（如 BabA）黏附到胃表皮细胞表面，引起胃黏膜炎症。同时，Hp 通过分泌过氧化物歧化酶（superoxide dismutase，SOD）和过氧化氢酶，及其富含的尿素酶，能够为自身提供一个"氨云"的保护层，以保护其不受中性粒细胞的杀伤作用和耐受微环境中的低 pH。Hp 产生的氨对表皮细胞具有毒性作用，Hp 产生的其他代谢物包括蛋白酶、空泡毒素 A（VacA）和某些磷脂酶，都能杀伤这些表皮细胞。

目前的研究提示，Hp 所含有的与胃癌相关的菌体蛋白类毒力因子主要包括脂多糖（lipopolysaccharide，LPS）、尿素酶（urease，Ure）、血型抗原结合黏附素（blood group antigen binding adhesin，BabA）、唾液酸黏合素（sialic acid binding adhesin，SabA）、外炎症蛋白（outing inflammatory protein，OipA），这些因子主要通过促进细菌与胃黏膜的黏附来促进 Hp 定植，并能够激活宿主细胞内部的炎症反应以及凋亡信号，发挥致病作用。

此外,与胃癌相关的 Hp 分泌型毒力因子主要包括细胞毒素相关蛋白(cytotoxin associated antigen,CagA)、空泡毒素(vacuolating cytotoxin A,VacA)、硫氧还蛋白(thioredoxin,Trx)等,均是造成胃癌的潜在因素。

CagA 蛋白由 cag-PAI 编码,是 Hp 感染发生炎性反应的重要效应蛋白;临床和动物模型研究表明,胃癌的发病与 CagA 阳性菌株密切相关,可能是由于带有 CagA 基因的 Hp 表达的 CagA 毒蛋白改变了胃黏膜细胞的增殖和凋亡平衡,从而引起胃黏膜炎症反应、肠上皮化生、异型增生等病变而诱发胃癌。CagA 蛋白通过 Hp 的 Ⅳ 型分泌系统(T4SS)被输送至胃上皮细胞内或进入细胞质,导致其 C 端发生酪氨酸磷酸化,被磷酸化的 CagA 与含 C-src 同源序列 SH2 的酪氨酸磷酸酶(SHP-2)相互作用,启动下游的信号途径,最终导致宿主肌动蛋白细胞骨架重排、细胞形态呈蜂窝样改变,并激活宿主细胞的信号系统,促进细胞异常增殖、细胞周期加速,从而诱发胃部疾病。由于 CagA 类型的不同(CagA 根据其基因 3'端氨基酸序列的不同分为东亚型和西方型两种类型)以及其在宿主细胞内进行磷酸化的位点,即 EPIYA 序列(EPIYA 序列包含 EPIYA-A、EPIYA-B 、EPIYA-C 和 EPIYA-D 四种)数量及组合形式的不同造成了 CagA 的致病性存在差异。如 Somasundaramk 的研究结果显示,东亚型 CagA (含义 EPIYA-ABD 的基序)较西方型 CagA (含义 EPIYA-ABC 的基序)更易引起胃黏膜炎症和萎缩的发展及胃癌的发生。CagA 阳性菌株感染的患者,胃癌发病率较高。进一步研究发现,CagA＋Hp 感染与胃癌之间有高度联系,CagA＋Hp 感染增加中国居民罹患胃癌的危险性;但也有动物实验和人群实验的研究,并没有发现 CagA 阳性 Hp 的毒性更高。亚太地区胃癌防治指南提出,亚太地区包括中国在内,人群感染的 Hp 有 90% 以上为 CagA 阳性,但 Hp 感染者患胃癌的可能远低于 CagA 阳性的比例。

VacA 蛋白由 vac 基因编码,使胃上皮细胞空泡形成,诱发细胞凋亡,vac 基因信号区有 s1 和 s2 两种等位基因,中间区有 m1 和 m2,s1 /m1 基因型被认为与胃癌最相关。东亚地区的 Hp 菌株均为 s1,日本和韩国 m1 型多见,m2 型在亚洲南部较为常见,而此地区胃癌发病率较低。VacA 是一种分泌性空泡毒素,可使胃细胞形成空泡,所有的 Hp 都有 vacA 基因,但功能性表达情况不同,其等位基因的多态性造成不同的细胞毒性水平,使胃黏膜上皮细胞增殖和凋亡过程失衡,促进胃癌的发生。

Trx 作为一种氧化还原蛋白,与菌体内具有还原作用的多种物质相互联系,抑制宿主细胞产生氮氧化物,保护 Hp 菌体免受应激损伤,在 Hp 抗氧化氮化应激的过程中起到至关重要的作用。对 Trx 的研究指出,胃癌临床分离 Hp 菌株的 Trx 表达明显高于胃良性病变,提示 Trx 可能是 Hp 高毒力的标志之一,进一步的研究表明高表达 Trx1 的 Hp 菌株可以更明显地促进胃癌细胞系 BGC823 增殖,却能够抑制胃上皮细胞系 GES-1 增殖,促进其凋亡,提示 Hp Trx1 在胃癌的发生、进展中可能起作用。

Hp 黏附素是一种外膜蛋白,目前已发现多种类型,其中血型抗原结合黏附素

（BabA）、唾液酸黏附素（SabA）和中性粒细胞激活蛋白（neutrophil activating protein，NAP）不仅能介导 Hp 对胃黏膜的黏附，同时还能趋化或激活中性粒细胞，进而通过 NADPH 氧化酶激活活性氧族（reactive oxygen species，ROS）使其释放，从而造成胃黏膜损伤。例如，BabA 能够识别胃上皮细胞表面岩藻糖基化的 Lewisb 血型抗原，将 Hp 定植于胃黏膜的同时，上调趋化因子白介素 8（IL-8）的表达，对中性粒细胞产生趋化作用；SabA 可代偿低表达或不表达 BabA 受体 Lewisb 血型抗原患者对 Hp 的介导作用，从而维持 Hp 的定植密度；NAP 可特异性地与黏蛋白结合，使 Hp 穿透黏液层而定植；SabA 和 NAP 均可激活中性粒细胞释放 NADPH 氧化酶，介导胃黏膜上皮细胞 ROS 的大量表达，从而造成胃黏膜损伤。故黏附素 BabA、SabA、NAP 不仅是 Hp 特异性黏附的关键因子，同时还具有趋化并激活炎症细胞、刺激 NADPH 氧化酶及 ROS 释放的作用，参与了 Hp 从黏附到致病的整个过程。

国内李瑞英等研究还发现，Hp 在不利于自身生存的环境中会发生变异，形成更难被根除的幽门螺杆菌 L 型（Hp-L），Hp-L 与胃癌的发生、发展密切相关，如参与细胞 DNA 的损伤、抑癌基因的表达、肿瘤血管的形成等。

（4）幽门螺杆菌（Hp）参与胃癌发生的机制：目前认为，Hp 感染是胃癌形成的一个重要启动因素。胃癌的发生与 Hp 感染的关系可分为两种模型：①Hp 本身促进了胃癌的形成；②Hp 长期的感染，提供了癌变形成的环境。在第二种模型中，尽管 Hp 本身没有致癌作用，但感染 Hp 会引起胃黏膜发炎，慢性感染黏膜萎缩，最后导致了肠化生。因此，Hp 感染是胃癌发生必要而不是充分条件，被认为是癌变的前体。

动物实验示 Hp 可诱发胃癌，其可能机理有：

①Hp 导致慢性炎症有可能成为一种内源性致突变原：Hp 导致的慢性炎症 $\xrightarrow{\text{内源性致突变原}}$ 胃黏膜萎缩、肠化、不典型增生→癌变。

②Hp 还原亚硝酸盐，N-亚硝基化合物是公认的致癌物。

③Hp 代谢产物促进上皮细胞变异。

王剑等人的研究发现：Hp 和 N-甲基-N-亚硝基脲联合处理与单一 Hp 感染或 N-甲基-N-亚硝基脲处理比较，显示出更强的致病作用，说明 Hp 感染可能只是胃癌发生的重要因素之一，有其他多种因素共存则更易发病，起到了启动胃癌发生发展的作用，在多种危险因素的共同作用下，随着时间的推移，黏膜由炎症浸润、萎缩、肠化生和异型增生到基因突变而导致癌变，这也许是 Hp 感染率在中青年达到高峰、胃癌集中在老年发病这一现象的最好解释。

Hp 感染可诱导胃部发生慢性活动性炎症，使正常的免疫应答发生紊乱；Hp 感染引起胃黏膜慢性炎症加上环境致病因素可加速黏膜上皮细胞的过度增殖，导致畸变致癌；持续的炎症状态可使中性粒细胞、淋巴细胞和浆细胞不能正常发挥作用，导致了胃黏膜的持久损伤。与此同时，宿主自身的遗传因素亦可发生变异，从而调节和介导了炎症的进一步发生,共同在胃癌的形成中起着重要的作用。Angeletti 等报道,遗传因素变异能够提高患者罹患胃癌的风险,这些变异包括:细胞因子失调(如 TNF-α、IL-1、IL-8、COX$_2$ 等);各种变异基因编码蛋白酶体、代谢酶异质物、细胞周期调控蛋白、黏蛋白、HLA 分子、CDH$_1$以及 DNA 修复酶(图 2-3)。

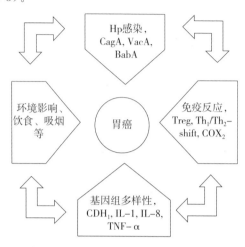

图 2-3　胃癌形成的风险因子

Hp 侵染宿主胃部后高表达的细胞毒素相关蛋白 A 的 *CagA*、*VacA* 和 *BabA* 三个基因,与胃癌的发展形成有着极大的关联;过表达的蛋白,引起宿主细胞的调控出现紊乱。Hp 侵染宿主胃部后,能引起宿主细胞的调控出现紊乱,激活多条信号通路,引起细胞的非正常反应,使多种细胞因子表达发生改变,从而影响细胞凋亡调控、增加细胞的遗传不稳定性、介导胃部炎症的发展,并最终影响胃癌的形成、发展以及转移。Hp 可以通过激活多条信号通路参与细胞外向细胞内的信息传递(图 2-4)。其中一条较为重要的信号通路是 NF-κB 信号转导途径(NF-κB 通路图示详见图 2-5),该通路使上皮细胞中发生一系列病理生理学的改变,使多种细胞因子表达产生改变,从而影响细胞凋亡,增加细胞群不稳定性和 DNA 错配修复的机会,参与胃部炎症的发展,并最终影响了胃癌的形成、浸润、转移等。研究发现,胃黏膜组织感染 Hp 后能诱导 NF-κB 的表达,Hp$^{(+)}$ 胃癌组织中的NF-κB $p65$ 呈持续性活化表达,后者参与了 Hp 感染所致的炎症反应;Hp 感染胃黏膜细胞后,能刺激活化诱导胞嘧啶核苷脱氨酶(activation-induced cytidine deaminase,AID)的异常表达,引起 $p53$ 的突变;而 AID 的表达是通过激活的 NF-κB 通路。Cao 等人研究发现,Hp 感染能引起 NF-κB 的过表达,而低调控 miR-218 引起肿瘤的形成。这提示我们,NF-κB 蛋白的高表达,与 Hp 的感染有密切的关联,与胃癌的发生、发展有着直接的关系。NF-κB 高表达与 Hp 感染密切相关,其激活途径可能是:

①Hp 感染胃黏膜后,可通过多条信号传导通路(如 ERK1/2、p38 MAPK 及 JNK等)来激活胃表皮细胞内的 NF-κB。

②当 Hp 定植于胃黏膜后,其菌体中的 CagA 可诱发胃黏膜表面的细胞产生大量炎

性因子,这些炎性递质的基因上存在着 κB 序列,结合后可激活 NF-κB。

③Hp 还可产生一些毒性因子(如 VacA 等)来激活 NF-κB。

④Hp 相关性胃炎产生的机制中存在依赖 Toll 样受体 4(TLR4)信号途径,在小分子分泌型蛋白 MD-2 的帮助下,TLR4 能够识别 Hp 脂多糖,然后将信号传递至细胞内,从而导致 NF-κB 的活化;而后再进一步激活其下游 *COX-2*、*Bcl-2* 和 *MMP-9*、*Gadd45* 等靶基因,共同参与胃黏膜细胞的恶性转化,促进胃癌的形成。

Gadd45α 基因是以 *p53* 基因为核心的调控体系中的重要一员,研究表明,*Gadd45α* 基因是第 1 个被检出的抑癌基因 *p53* 的下游靶基因,可由多种生长抑制及损伤因素快速诱导产生;*Gadd45* 家族是以 *p53* 为核心的调控体系中的一个重要调控基因,参与了 DNA 损伤修复。目前许多研究已明确提出,幽门螺杆菌(Hp)的感染是胃癌发生的常见诱发因素之一,Hp 感染与胃癌的发生具有密切关系,NF-κB 是 Hp 感染的胃炎向胃癌转变过程中的重要分子生物学环节,尤其在 Hp[+] 胃炎转化为胃癌过程中起重要作用,NF-κB 的活化启动并激活其下游靶基因 *Bcl-2* 和 *GADD45* 等的转录和表达,调控细胞增殖与凋亡以及细胞转化,在胃癌发生、发展中起着重要的作用。冯水土等研究结果提示了 NF-κB、Gadd45α 在胃癌(尤其是在 Hp 相关性胃癌)的发生、发展中可能起到一定的作用,NF-κB、Gadd45α 与胃癌的侵袭性生长有关,NF-κB、Gadd45α 阳性表达情况可作为胃癌预后的判定指征之一;NF-κB、Gadd45α、Hp 表达与胃癌 TNM 分期、病理组织分化程度及预后之间密切相关;进一步的研究结果表明,NF-κB 与 Gadd45α 的表达呈正相关性,且在 Hp[+] 胃癌组织中均为高表达。

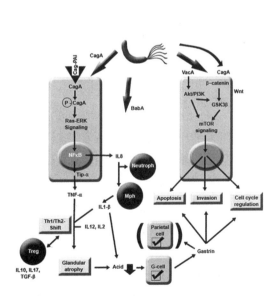

图 2-4　Hp 感染后引起宿主的反应机制

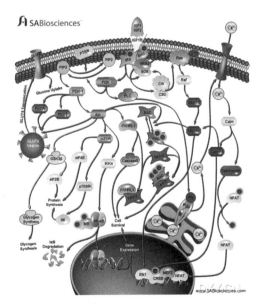

图 2-5　NF-κB 通路图示

(5)幽门螺杆菌(Hp)相关胃癌的病理学特点:1988年,科雷亚(Correa)提出的胃黏膜癌变的模式,认为胃癌特别是肠型胃癌的发生经历了一个多阶段的组织病理变化,即正常胃黏膜→慢性浅表性胃炎(chronic superficial gastritis,CSG)→慢性萎缩性胃炎(chronic atrophic gastritis,CAG)→肠上皮化生(intestinal metaplasia,IM)→非典型增生(dysplasia,DYS)→胃癌(gastric cancer,GS);其中,IM和DYS又被称为胃癌的癌前病变。IM和DYS演变为胃癌需要一定的时间,在此时间内进行干预将会大大降低胃癌的发生率或提高胃癌的早期诊断率。de Vries等的研究表明:萎缩性胃炎、肠上皮化生、低度异型增生、高度异型增生在10年内进展为胃癌的概率分别为0.8%、1.8%、4%和33%。幽门螺杆菌相关慢性胃炎的病变范围、严重度、萎缩和肠化与胃癌发生肯定相关。胃体萎缩性胃炎可导致低胃酸;低胃酸可使胃内产生致癌代谢物的非幽门螺杆菌细菌过长;同时可致胃内游离氧清除剂抗坏血酸浓度降低或缺乏,从而增加胃癌发生的风险;胃上皮内瘤变、严重全胃炎等易发展为胃癌。研究表明,多种基因、多种因素共同参与胃癌的发生,在胃癌的发生过程中相互作用,分多阶段进行,最终发展为细胞癌变的过程如图2-6所示。

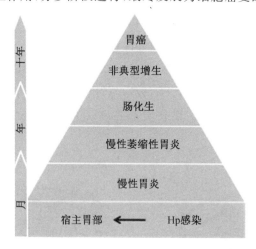

图2-6 连续的黏膜改变导致胃癌发生的模型

胃癌主要分成两大类:胃贲门癌(肿瘤发生在胃的上部,靠近食道)和非胃贲门癌(肿瘤发生在贲门以外的部分);接近40%的病例发生在胃的下端幽门处,15%左右的胃癌发生在胃上部的贲门处,大概10%的病人胃中的癌变不止一处。Hp感染与非胃贲门癌发生有很大的相关性,与贲门处发生的胃癌不相关。流行病学资料显示,幽门螺杆菌感染者非贲门癌的发病风险是非感染者的20倍,甚至更高。

2. EB病毒

前面的部分已描述,胃癌的病变首先可能与幽门螺杆菌有密切关系。其次,真菌和病毒也可通过饮食和传染进入胃中,接下来我们介绍一下常见的EB病毒(Epstein-Barr virus,EBV)感染与胃的关系。既往的研究表明:EB病毒与多种肿瘤及疾病的发生发展有关;同时可能参与胃肿瘤的发生和进展过程。1990年,伯克(Burke)首次报道了1例与 EB 病毒相关的胃癌；而后鱼崎(Uozaki)等也通过聚合酶链式反应(polymerase chain reaction，PCR)、原位杂交等手段发现 EB 病毒感染与部分胃癌的发生有密切的联系。Wang 等研究显示，在约 10% 的胃癌和 35% 的残胃癌组织中发现了 EB 病毒；Song 等研究显示，EB 病毒与近贲门端胃癌的发生关系更为密切。

(1)EB 病毒的生物学特点：EB 病毒属疱疹病毒科 γ 疱疹病毒亚科之一，1964 年 Epstein、Barr 和 Achong 在伯基特(BurKitt)淋巴瘤细胞系中观察到病毒颗粒，命名为 Epstein-Barr 病毒，在世界范围内的人群中感染率达 95% 左右。EB 病毒又称人类疱疹病毒Ⅳ型(human herpes virus 4，HHV-4)病毒，是一种嗜淋巴细胞病毒；属双链 DNA 致瘤病毒，双链约长 172282 bp；电镜下成熟的 EB 病毒颗粒为圆形，平均直径为 180 nm，EB 病毒在受感染的细胞核内常以游离体的形式存在。EB 病毒的原始宿主是人类，可以感染 B 淋巴细胞、上皮细胞和成纤维细胞；EB 病毒主要有Ⅰ型和Ⅱ型 2 种亚型，Ⅰ型主要分布在欧美和东南亚地区，非洲地区则Ⅰ型和Ⅱ型同时存在。该病毒编码大于 85 个基因组，编码至少 60 种病毒蛋白，包括编码衣壳抗原、早期抗原、膜抗原、核抗原、潜伏膜蛋白、早期核糖核酸的基因。

EB 病毒感染靶细胞有 3 种形式：潜伏感染、裂解性感染和缺损性感染。感染后的靶细胞，可在 EB 病毒作用下向永生化细胞转化。EB 病毒核抗原(Epstein-Barr virus nuclear antigen，EBNA)基因家族、潜伏期膜蛋白(latent membrane protein，LMP)、主导蛋白(leading protein，LP)基因、终末蛋白(terminal protein，TP)基因是与 EB 病毒潜伏和靶细胞转化密切相关的重要基因；绝大部分情况下，EB 病毒感染者的病毒均处于潜伏感染状态，不进行复制，这种状态下的 EB 病毒仅表达 6 种核抗原(EBNA1、EBNA2、EBNA3a、EBNA3b、EBNA3c 和 LP)、3 种潜伏膜蛋白(LMP1、LMP2a、LMP2b)和 2 种小 RNA(EBER1 和 EBER2)；当机体免疫防御功能降低时，病毒繁殖表达，通过基因体外重组，病毒逃避机体免疫监视从而实现终生潜伏感染；已确定 EB 病毒的 EBNA2、LMP1 能使 B 淋巴细胞转化形成永生细胞系，这可能就是 EB 病毒的癌源性所在。

(2)EB 病毒相关胃癌的流行病学特点：Herbst 等学者运用 PCR 、DNA 原位杂交技术(DNA-ISH)、EB 病毒编码 RNA 的原位杂交技术(Epstein-Barr virus-encoded RNA in situ hybridization，EBER-ISH)等高敏感技术相继在淋巴上皮瘤样胃癌和其他类型胃癌细胞中检测出了 EB 病毒。EB 病毒潜伏感染时，RNA 转录产 EB 病毒编码的 RNA (EBV-encoded RNA，EBER)——EBER1 和 EBER2 两类非翻译 RNA，此类 RNA 转录产量最多，结构稳定，不易被核酸酶降解，因此，EBER-ISH 是目前诊断 EBVAGC 最可靠的技术手段。1993 年，Tokunaga 等首次提出，经 EBER 原位杂交证实胃癌细胞内存在 EB 病毒者，定义为 EB 病毒相关胃癌(EBV-associated gastric carcinomas，EBVaGC)，即在 EB 病毒感染的胃癌细胞内，EB 病毒转录 EBER1 或 EBER2 mRNA 为阳性；其余为非 EB 病毒相关胃癌(non-Epstein-Barr virus associated gastric carcinoma，non-EBVaGC)。

EBVaGC 是一种临床病理及分子分型不同的胃癌，Fukayama 报告的相关发病率为 1.3%～26.3%，估计全球每年发病 80000 例，在 EBV 相关的恶性肿瘤中所占比例最大。全球 EBVaGC 的发生存在不平衡性，有较为独特的流行病学趋势，且影响因素较多；造成不同地区 EB 病毒相关胃癌中 EB 病毒检出率产生差距的原因可能是部分研究中样本含量偏小、抽样误差加大，但更主要的因素应该是地理环境因素、遗传种族因素及生活习惯。

研究表明，拉丁美洲国家（巴西、智利、墨西哥）EBVaGC 发病率波动于 7.3%～16.8%；其中，墨西哥 EBVaGC 发生率（7.3%）最低，提示种族是影响 EBVaGC 发生的因素之一。

李淑英等在研究中发现不同地区胃癌标本中 EB 病毒检出率不同：亚洲地区（主要包括中国、日本、伊朗、韩国、哈萨克斯坦及马来西亚）为 6.1%，美洲地区（主要包括美国、巴西和墨西哥）为 9.4%，欧洲地区（主要为荷兰）为 9.1%，提示地理环境与 EBVaGC 有一定关系。环境因素可以影响种族因素对 EBVaGC 的影响，生活在夏威夷的日裔人群患 EBVaGC 概率为 10%，患病率要明显高于日本当地人群（7%）。

饮食习惯对 EBVaGC 的发生发展也有一定影响，如高盐饮食、化学损伤胃黏膜易诱发 EBVaGC；但饮酒导致 non-EBVaGC 可能性大于 EBVaGC。EBVaGC 的发生发展与吸烟关系不大。

遗传学差异与 EBVaGC 的发生也存在一定关系，Van Rees 等研究显示 HLA-DR11 限制性细胞毒性 T 淋巴细胞（cytotoxic T lymphocyte，CTL）与 EBVaGC 相关，缺失 DR11 以及高频重复的 DR3 可以作为筛查 EBVaGC 高风险人群的遗传学标志。也有报道微卫星多态性检测 EBVaGC 中 APC、TP53、DPC4/SMAD4 等位基因缺失低于 non－EBVaGC。

性别和年龄因素可能也是影响 EBVaGC 不同组织型差异的因素之一。Camargo 等的一项 Meta 分析表明：男性 EBVaGC 发生率明显高于女性，男性胃癌患者中 EB 病毒阳性率为 11.1%，女性患者中 EB 病毒阳性率为 3.0%；男性 EB 病毒阳性率是女性的近 4 倍，胃癌中 EB 病毒感染与性别显著相关（OR＝3.89，$P<0.05$）[比值为（odds ratio，OR 值），等于 1 表示该因素对疾病的发生不起作用；大于 1 表示该因素是危险因素；小于 1 表示该因素是保护因素]，年轻男性更易患 EBVaGC，且为非胃窦组织弥散型胃癌。HSIEH 等认为造成这一现象的原因是：部分 EB 病毒相关胃癌患者如果幼年时患有传染性单核细胞增多症，那么此类患者的 X 染色体存在缺陷，机体对 EB 病毒感染的免疫抵抗能力下降，在此遗传背景下男性发生 EB 病毒相关性胃癌的概率要高于女性。但一些研究得出不一样的结果，墨西哥 Takahashi 等报道 EBVaGC 发生率男女性别比例无显著性差异。

身体健康因素也会影响到 EBVaGC 的发生。Boysen 等研究提示：恶性贫血性胃癌患者和非恶性贫血性胃癌患者相比，前者（14.6%）EBVaGC 比例大于后者（7.6%）。Ryan 等研究表明：EB 病毒相关胃癌与癌组织发生部位有密切联系；胃癌的发生部位也会影响

EBVaGC 的发生,将胃接近等分为贲门、胃体及幽门 3 个部分,其中贲门部癌 EB 病毒阳性率为 11.6%,胃体部癌中 EB 病毒阳性率为 9.5%,幽门部癌中 EB 病毒阳性率为 3.6%,从贲门至幽门的胃癌中 EB 病毒阳性率呈现下降趋势,统计学分析显示差异有统计学意义。考虑其原因,这可能与原发感染在口咽部的 EB 病毒随唾液或食物到达胃部而造成胃部感染有关。

(3)EB 病毒感染胃黏膜细胞的途径:

①CD21 途径:B 淋巴细胞表面有丰富的 CD21 分子,能与 EB 病毒表面的包膜糖蛋白 gp350/220 结合,再通过受体介导的吞噬作用进入 B 淋巴细胞内。学者通过对 293 细胞系的研究发现,CD21 在 EB 病毒感染胃黏膜上皮中也起着重要作用;虽然大部分胃癌细胞系的 CD21 表达阴性,但这些癌细胞有可能通过一些基因的突变在癌细胞表面表达 CD21,从而通过 CD21 介导 EB 病毒的感染。

②多聚 IgA 途径:EB 病毒表面的 gp350 可以与唾液中多聚 IgA 特异性地结合,多聚 IgA 又可以通过上皮细胞表面受体分泌成分(secretory component,SC)与上皮结合,因此在多聚 IgA 及 SC 的帮助下,EB 病毒可以形成 EBV/IgA/SC 复合体,从而感染上皮细胞。有研究显示,EB 病毒相关胃癌患者血清中的 EB 病毒特异性 IgA 升高是阴性对照的 3.5 倍,提示多聚 IgA 途径在 EB 病毒感染胃上皮细胞中起着重要作用。

③gH/gL 复合体途径:gH/gL 复合体可在缺乏 CD21 时,为 EB 病毒感染上皮细胞提供帮助,gH/gL 复合体由 gp85、gp25、gp42 三种糖蛋白组成,该复合体可以通过促进病毒包膜与上皮细胞的融合来帮助 EB 病毒感染上皮细胞及其邻近细胞。有研究显示,gH/gL 复合体与整合素 αvβ6、αvβ8 结合可以诱发 EB 病毒和上皮细胞融合进而促进感染,而缺乏 gH/gL 复合体的重组病毒则失去这种能力。这些研究显示 EB 病毒可以通过 gH/gL 复合体感染上皮细胞。

④细胞接触途径:Shannon Lowe 等的研究显示,结合在 B 淋巴细胞表面的 EB 病毒可促进 B 淋巴细胞和共培养的上皮细胞之间形成病毒突触样细胞间连接。通过病毒突触这样的黏附连接,EB 病毒可以从感染的 B 淋巴细胞转移到未受感染的上皮细胞而不需要发生细胞间融合。因此,胃上皮细胞有可能通过与感染了 EB 病毒的 B 淋巴细胞接触而使病毒转移到胃上皮细胞中。

(4)EB 病毒参与胃癌发生的机制:

①LMP2A 抗凋亡:EB 病毒潜伏感染细胞后,根据表达产物的不同,分为 3 种感染类型:潜伏感染 I 型、潜伏感染 II 型、潜伏感染 III 型。EB 病毒相关胃癌为潜伏感染 I 型,在这个状态下的 EB 病毒可以表达 EB 病毒潜伏期膜蛋白 2A(LMP2A 蛋白),该蛋白在 EB 病毒相关胃癌的发生发展中起着重要作用。LMP2A 蛋白可以通过激活 NF-κB,进而上调凋亡抑制基因 *survivin* 的表达。*survivin* 的分子量不大,但它的抗凋亡能力却很强,*survivin* 可直接抑制 Capase-7 的活性,有效阻断细胞凋亡的发生过程;也可以同细胞周期

调控因子 CDK4 相结合,形成 survivin-CDK4 复合体,使 CDK 的复合体中的 p21 释放出来并进入线粒体内而间接抑制 Caspase-3 的活性,发挥其抗凋亡的作用。除此之外,LMP2A 还可以诱导 *Cyclin D*1 和 *CyclinE* 的过度表达,从而导致细胞 G1 期缩短或加速 G1 期的进程,引起细胞异常增生。LMP2A 通过细胞凋亡抑制与促进细胞增殖参与肿瘤的发生发展。但有一些研究提示不同的结果,Seo 等的研究证明,当只有 EB 病毒相关基因 *LMP2A* 表达时,对 EBVaGC 肿瘤形成没有明显作用,推测除 *LMP2A* 表达外,EBVaGC 肿瘤发生可能还依赖于其他基因的协同作用。EB 病毒感染可能通过引起抑癌基因脆性组氨酸三联体(fragile histitine triad,*FHIT*)基因异常,其产物 Fhit 蛋白的缺失,导致胃黏膜上皮细胞癌变。EBVaGC 组织中抑癌基因 *p*53 基因蛋白表达明显低于 non-EBVaGC,提示 *p*53 基因异常与 EBVaGC 可能相关。临床病理学研究证明细胞周期调节因子、Wnt 途径、NF-κB 途径中缺失 *p*21、大肠腺瘤样息肉基因(adenomatous polyosis coli,*APC*)可能与 EBVaGC 致癌作用相关。EB 病毒感染引起 EBVaGC 后,EBNA1 可以抑制 DNA 损伤修复以及促进细胞存活,通过调节凋亡相关癌基因和抑癌基因引发胃癌。

②CpG 岛甲基化:EBVaGC 中常出现的分子异常是在一些癌症相关基因的启动子区 CpG 岛甲基化中多种肿瘤相关基因的启动子高甲基化。既往研究运用低密度微阵列法研究代表 15 个不同肿瘤相关信号转导途径的 96 个基因,EB 病毒感染后一半基因被甲基化,反转录 PCR 证明多种基因高甲基化严重影响包括细胞周期调节(IGFBP3、CDKN2A、CCND1、HSP70、ID2、ID4)、DNA 损伤修复(BRCA1、TFF1)、细胞黏附(ICAM1)、炎症反应(COX2)、血管生成(HIF-1)的相关细胞因子等的异常表达。高甲基化下调肿瘤相关基因的表达,导致细胞因子等表达下调,可能与 EBVaGC 的发生发展相关。EB 病毒可以诱发信号转导和转录激活因子-3(STAT-3)的磷酸化,STAT3 被磷酸化后可以激活 DNA 甲基转移酶 1 转录和通过第 10 染色体同源丢失磷酸酶-张力蛋白基因(PTEN)启动子的 CpG 岛甲基化造成抑癌基因 *PTEN* 表达减少。Hino 等的一项研究发现,43% 的 EB 病毒阳性胃癌 *PTEN* 表达缺失,显著高于阴性者(10%),而 *PTEN* 基因启动子甲基化亦多见于 EB 病毒阳性的胃癌,并进一步证实 EB 病毒可通过其潜伏膜蛋白 2A 激活 DNA 甲基转移酶 1,进而引起 *PTEN* 启动子甲基化。除此之外,CpG 岛甲基化还可以下调 *p*16、*p*7、*hMLH*1、*THBS*1 等多个抑癌基因的表达。当这些抑癌基因发生甲基化后,它们原本通过调节细胞信号转导、凋亡、DNA 修复、细胞周期等抑制肿瘤发生的作用减弱,导致细胞生长失去调控。在 EB 病毒感染胃细胞的过程中,细胞可能为了防御外源性 DNA 而发生了自身 DNA 甲基化,但这种甲基化对 CpG 岛的影响,却使细胞内抑癌基因表达下调,在失去抑癌基因的控制后被 EB 病毒感染的细胞最终逐渐向胃癌的方向发展。EBVaGC 或 non-EBVaGC 的发生可能还与 *p*1616、*p*14 和 *APC* 启动子甲基化相关。EBVaGC 中 E-钙黏素基因启动子序列异常高甲基化,*GSTP*1 启动子区域出现 CpG 甲基化等也被学

者们认为是 EBVaGC 发生的可能机制。部分基因去甲基化后细胞因子表达趋于正常，这为 EB 病毒相关肿瘤的治疗提供了新思路。

③微小 RNA(miRNA)：调控 miRNA 是真核生物中一类长度约 22 nt 的单链非编码小分子 RNA，其在细胞发育、增殖、分化和肿瘤发生等生物学行为中发挥重要作用。EB 病毒可以编码大量 miRNA，EB 病毒编码的 miRNA 作用于病毒基因 3 个非编码区：*BALF*5、*LMP*2*A*、*LMP*1，对这些病毒基因进行负向调节，从而促进细胞生长，逃避宿主免疫反应，促进肿瘤发生；另一方面，EB 病毒 miRNA 可以抑制 *p*53 正向细胞凋亡调控因子和促凋亡蛋白 BIM 等，抗细胞凋亡，促进肿瘤发生。除此之外，EB 病毒还能够影响宿主细胞的 miRNA 表达，如它可以下调 miRNA-200a 和 miRNA-200b 的表达，进而抑制了 E 钙黏蛋白(E-cadherin)的表达，导致细胞形态改变，黏附力下降，从而参与胃癌的发生、发展和侵袭转移。

④其他机制：EB 病毒感染后，EB 病毒编码的 RNA 直接激活生长因子类基因表达，被激活的胰岛素样生长因子(insulin-like growth factor-1，IGF-1)通过自分泌的方式促使肿瘤细胞生长。Ueo、Chen 等的研究推测 EB 病毒使胃淋巴瘤周围局部免疫功能受到抑制，导致胃局部微环境改变。在 EBVaGC 细胞中，*FasL* 的高表达能降低肿瘤浸润性淋巴细胞凋亡率，这可能是 EBVaGC 细胞逃离宿主免疫监视的原因。EBVaGC 大部分癌细胞均被 EB 病毒感染，说明 EB 病毒在胃癌发生发展中起重要作用；但 EB 病毒感染的胃黏膜不一定都发生肿瘤，可能存在着其他协同因素，在协同因素中研究较为深入的是 Hp。Hp 感染在 EB 病毒致胃癌的发生发展过程中具有协同作用，Shukla 等研究表明胃癌和溃疡性胃炎患者同时感染 Hp 和 EB 病毒的感染率远远高于非溃疡性消化不良患者；Hp 感染后的胃黏膜往往进一步感染 EB 病毒并最终导致 EBVaGC，说明 EB 病毒和 Hp 感染与胃黏膜疾病的程度和进展有一定关系；同时研究发现，胃癌和溃疡性胃炎患者胃黏膜活检组织中 EB 病毒 DNA 的复制量高于非溃疡性消化不良患者，说明 EB 病毒可能加速了和 Hp 相关的胃癌的发生与发展。

(5)EB 病毒相关胃癌的病理学特点：EB 病毒感染使肿瘤相关基因表达异常，微环境改变，乃至胃黏膜上皮细胞获得永生细胞周期和无限增殖能力。在病理组织学上，EBVaGC 好发于贲门和胃体部，而 non-EBVaGC 好发于胃窦部。EB 病毒相关胃癌与普通胃癌相比，其预后好于普通胃癌，而且淋巴结的转移也相对较少。EB 病毒相关胃癌可分为 3 个组织学亚型：①淋巴样癌；②克罗恩样淋巴细胞反应样癌；③传统的胃腺癌。3 种组织学亚型中，预后最好的是淋巴样癌，其次是克罗恩样淋巴细胞反应样癌，而传统的胃腺癌的预后最差。各种不同组织学亚型的 EBVaGC 在镜下的表现各有不同。

淋巴样癌的镜下特点是：①大量的淋巴细胞浸润；②肿瘤细胞边界模糊，呈合胞增长方式形成不良的腺体；③黏膜病变部位小腺管或索状结构呈不规则分枝及愈合增生形态，即所谓的"花边样"改变。

克罗恩样淋巴细胞反应样癌的镜下特点:①浸润的淋巴细胞相对较少;②在肿瘤边缘可见片状淋巴细胞浸润;③很少或没有结缔组织生成。

传统的胃腺癌特点是很少有淋巴细胞浸润但伴有显著的结缔组织增生。日本胃癌研究协会将 EBVaGC 分为小肠和弥漫型,其中弥漫型多于小肠型;组织学上常见中分化管状腺癌、低分化或未分化实体腺癌,癌组织细胞有明显异型性并伴随病理性核分裂象;免疫组织化学显示人胃黏液蛋白(human gastric mucin,HGM)、蛋白黏液素 Muc2 和普通急性淋巴母细胞性白血病抗原 CD10 为阳性,上皮性标记低分子量角蛋白 CK7、CK18、CK19 常为弱阳性。EBVaGC 中分离得到肿瘤浸润性淋巴细胞(tumour infiltratinglymphocytes,TILs),其免疫型主要是 HLA-Ⅰ类分子限制性 CD8＋CTL。内镜检查是诊断 EB 病毒相关胃癌最主要的手段,另外超声内镜可以帮助确定癌组织的浸润深度。内镜下,EB 病毒相关胃癌其最大厚度和宽度比值高于普通胃癌,形成的溃疡无明显边界并伴有较明显的隆起。

3. 霉菌毒素与胃癌

除了上述两种因素会导致胃癌外,目前认为真菌感染亦可能导致胃癌。通过流行病学调查,发现我国胃癌高发区粮食及食品的真菌污染相当严重。高发区慢性胃病病人空腹胃液真菌的检出率也明显高于胃癌低发区。在胃内检出的优势产毒真菌中杂色曲霉占第一位,并与胃内亚硝酸盐含量及慢性胃炎病变的严重程度呈正相关。而且,在胃癌高发区甘肃及福建的慢性胃炎病人空腹胃液中,均检出有致癌及致突变性的杂色曲霉毒素。

2.1.2 遗传因素与胃癌

研究提示,环境因素可能是胃癌发生和流行的主要原因,但遗传和免疫在胃癌形成中起着一定作用,胃癌有家庭性聚集的倾向。Woolf 曾发现一个有胃癌家族史的家庭,家族发病率高于人群 2～4 倍,浸润型胃癌有更高的遗传倾向,提示该型与遗传因素有关;比较著名的癌家族如拿破仑家族,他的祖父、父亲以及三个妹妹都因胃癌去世,整个家族包括他本人在内共有 7 人患上胃癌。一般认为,胃癌是一种多基因遗传病,有一定的遗传倾向和家庭聚集性;有文献报道,胃癌人群中约 10% 具有一定程度的家庭聚集性,胃癌家族聚集倾向仅次于结直肠癌和乳腺癌。遗传因素方面,国内外学者均通过研究发现胃癌患者的亲属患胃癌的危险度明显高于对照组。美国一多中心的病例对照研究指出,有胃癌家族史者患非贲门癌危险增加 2.52 倍,胃癌发生有一定的遗传性,胃癌患者家庭成员比非胃癌患者家庭成员患胃癌的危险要高 2～3 倍。日本一项队列研究报道,一级亲属胃癌家族史显著增加胃癌发生危险,男女 RR 值分别为 1.60 (95% CI＝1.11～2.31)和 2.47(95% CI＝1.50～4.06),并且危险性随着亲属中罹患者的增加而升高。鲍萍萍等的研究提示一级亲属中胃癌家族史是胃癌发生的 1 个独立的危险因素,研究提示病例组中有一级亲属胃癌家族史者明显高于对照组,男女性 OR 分别为 2.85(95% CI＝1.69～4.80)和 2.60

（95％ CI＝1.43～4.73）。顾鸣敏等调查了 108 例上海市籍胃癌病人的一级亲属和二级亲属患胃癌情况，计算出胃癌的遗传度为（40.86±12.32）％，与大连地区的一项调查结果（37.5±6）％非常接近。既往臧静媛等研究结果显示，100 例胃癌患者直系亲属患恶性肿瘤占 24％，其中直系亲属患胃癌占 12％，而对照组中直系亲属患恶性肿瘤占 6.4％，其中直系亲属患胃癌为 3.7％，提示有恶性肿瘤家族史会在很大程度上增加患胃癌的危险程度，直系亲属患恶性肿瘤发生胃癌的 OR 值是 3.356。研究者认为，遗传因素作为分子遗传学基础可以增加个体对胃癌环境危险因素的易感性；遗传素质使致癌物质对易感者更易致癌，人体对内外源性致癌剂的代谢能力和基因修复能力等因素将影响个体对胃癌的易感性。研究表明，胃癌有家庭性聚集的倾向还有可能与其家族有着共同的生活方式和饮食习惯有关，而不良的饮食习惯是胃癌的重要危险因素。

在遗传和胃癌的关系中，最为明确的疾病是遗传性弥漫性胃癌（hereditary diffuse gastric cancer，HDGC）。这是一种常染色体显性遗传综合征，与 E-cadherin（CDH-1）基因异常相关；E-cadherin（CDH-1）基因胚系突变的 HDGC 约占胃癌总数的 3％。1998 年，HDGC 首次发现于新西兰 3 个毛利家族中，早发的胃癌显示出常染色体显性遗传模式，连锁分析将基因定位于 16q22.1，在 3 个家系中都发现 CDH1 种系截短突变为特征，70％的患者均患癌，且于 60 岁前发病（平均 37 岁），在 Lauren 分型中多为弥散型，不易早期诊断，预后差。在哥伦比亚的调查发现，慢性萎缩性胃炎符合常染色体阴性遗传法则，是否发病受年龄和母亲的影响较大；在被研究的人群中，萎缩性胃炎的基因携带率为 61％，若母亲为患者，子女中的 72％到 30 岁时亦患萎缩性胃炎；若母亲为正常人，则子女中的患病率为 41％。还发现伴有弥漫性胃体炎的恶性贫血属常染色体显性遗传。

研究表明，影响肿瘤遗传易感性基因主要涉及癌基因、抑癌基因、代谢酶基因、修复基因及免疫功能和控制细胞生长基因等。

1. 参与胃癌发生的癌基因、抑癌基因

详见第 2 节。

2. 其他胃癌相关遗传因素

（1）染色体畸变与胃癌：有研究认为，癌症的家族遗传现象有研究认为可能由染色体畸变引起，这种染色体畸变有时会遗传给后代，但这种遗传并不是直接的癌症遗传，而是个体易发生癌症的倾向。当机体免疫功能低下或有缺陷时，可增加对胃癌的易感性，不能及时把突变细胞消灭在萌芽阶段，从而导致胃癌发生。

（2）ABO 血型与胃癌：ABO 血型的研究表明，胃癌与 A 型血有联系，但仅与弥漫型胃癌有关。早在 1953 年，Aird 等报道了胃癌患者中 A 型血的比例高于一般人群，A 型血的人较其他血型的人得胃癌的机会多 1/5；虽然已知血型是红细胞上的抗原，与免疫系统有关，但为何 A 型血的人有较高胃癌的发生率目前尚不清楚。Correa 报道，164 例弥漫型胃癌的 49％为 A 型血。但 Borén 等研究则认为，与 A 型血和 B 型血的个体相比，O 型血者更易感染幽门螺杆菌,从而与胃癌的发生、发展有关。

(3)遗传免疫与胃癌:胃癌流行学研究提示,环境因素可能是胃癌发生和流行的主要原因,遗传和免疫在胃癌形成中也起着一定的作用;遗传免疫障碍可能是胃癌发生的内因之一。1980年,Correa从流行病学角度把胃炎分为自身免疫型、高分泌型和环境型,认为自身免疫型主要与免疫机制有关,常有恶性贫血,病变主要累及胃底及胃体,后期常导致全胃萎缩,有遗传倾向。1985年,Kihies等研究了377例原发性低r-球蛋白血症者,发现胃癌的发生率比正常人群高47倍;免疫监视功能缺陷可增加对胃癌的易感性,当细胞免疫有缺陷时,肿瘤易发生,尤其当胃黏膜受损后,因机体免疫功能低下或有缺陷,不能及时把突变细胞消灭在萌芽阶段,则导致胃癌发生。一般认为,胃癌是一种多基因遗传,但研究遗传因素在人类胃癌病因中的作用是因为免疫功能失调,健全的免疫监视功能是预防机体发生肿瘤的基本保证;机体的免疫机构能够随时发现并消灭体内经常发生的变异细胞,防止细胞癌变。

(4)胃癌干细胞:随着肿瘤发病机制研究的深入,大量证据表明,肿瘤本质上是一种干细胞疾病,Takaishi等首先将于无血清培养基中体外培养人胃癌细胞系产生的球状克隆种植入裸鼠皮下,这批小鼠在几个月后形成胃癌移植瘤,表明胃癌细胞系中确实存在肿瘤干细胞。在肠型胃癌中,LGR5(富含亮氨酸的重复序列-G蛋白偶联受体5)备受关注,是Wnt通路的一个靶点,是肠源干细胞的潜在标志物,也是新兴的肿瘤干细胞标志物。Bu等一项胃癌LGR5相关的临床研究表明,LGR5表达与Lauren分型、分化程度和TNM分期相关,在高中分化、肠型和Ⅰ期、Ⅱ期胃癌中,LGR5表达更常见;在Ⅲ期、Ⅳ期胃癌中,LGR5表达明显下降。因此,推断LGR5在胃癌发生早期起到了重要作用。目前,鉴定肿瘤干细胞的主要方法包括体外球形克隆形成实验和体内成瘤实验两种:体外实验,即应用无血清培养的方法从候选细胞中分离出具有球形集落形成能力的细胞;体内实验,即将候选细胞植入裸鼠皮下或器官特异位点,观察其致瘤性,为鉴定的金标准。在胃癌干细胞的识别方面,经流式细胞技术发现CD44、CD24可能是胃癌干细胞的标记物,但并不特异,由于尚缺乏特异性表面标记物,因此胃癌干细胞的起源、分离、鉴定及靶向治疗的研究遇到困难。随着研究的进一步深入,胃癌干细胞必将为胃癌的发病机制及诊疗开辟新的途径。

2.1.3 亚硝胺类化合物与胃癌

亚硝胺是强致癌物,是最重要的化学致癌物之一,是四大食品污染物之一。亚硝酸盐主要指亚硝酸钾和亚硝酸钠,为白色或微黄色结晶或颗粒状粉末,味微咸涩,易溶于水。它是强氧化剂,进入血液后与血红蛋白结合,使低铁血红蛋白变为高铁血红蛋白,从而失去携氧能力,导致组织缺氧;亚硝酸盐能与人体和动物体内的蛋白质代谢的中间产物仲胺合成亚硝胺而致癌。亚硝胺类化合物又称为N-亚硝基化合物(N-nitrosos compounds,

NOC），为含有亚硝胺基团（—NO）化学物质的总称，包括亚硝胺类、亚硝基酰胺类、亚硝基氨基酸类、亚硝基肽等，其前体物质是亚硝酸盐和二级胺；二级胺主要由食物中蛋白质经分解代谢而形成，包括色氨酸、组氨酸、脯氨酸等。胃癌的病因学说有多种，亚硝胺致病是胃癌发病的经典学说，以 NOC 的致癌作用最受重视，对其致癌性的研究主要集中在亚硝胺类和亚硝酰胺（N-nitrosamide，NAD），已证实 NAD 不需经任何代谢激活即能在试验动物胃内直接诱发肿瘤。国内外大量流行病学调查资料显示：在整个胃癌发病的过程中饮食因素为胃癌的主要因素之一，特别是通过不良饮食习惯和方式摄入某些致癌物质，其中最受重视的为 NOC 的前体物，如亚硝胺、亚硝酸盐、硝酸盐类等，该类物质进入体内可合成有强致癌性的 NOC 从而引发胃癌。国内的福建医大流行病学教研室曾对此做过深入调查，发现海岛地区居民经常摄入含有多种 NOC 前体物质，如鱼露（OR=2.5）、腌制产品（OR=1.5）等均为胃癌发病的危险因素；另一类可致胃癌的化学致癌物为多环芳烃类化合物（polycyclic aromatic hydrocarbon，PAH），该类物质可污染食品或在食品加工过程中形成，如冰岛为胃癌高发国家，居民有食用熏鱼、熏羊肉的习惯。熏制食品中除含有亚硝胺外，还存在较严重的多环芳香烃的污染，这些苯并芘及其类似物是致癌的确切因素。研究显示，熏肉食品中有较严重的包括苯并芘在内的多环芳烃化合物的污染。饮食因素中不仅 NOC 和多环芳烃类是强致癌物，有证据表明胃癌高发还与高盐饮食密切相关。1992 年，季步天等报道上海市男女性胃癌与腌制食品和油炸食品有关，并且存在剂量反应关系，可能因为腌、炸食品中含有大量亚硝基类、多环芳烃类化合物（PAH）或维生素类在食物制作过程中受到破坏。通过科学家研究亚硝胺致癌性的长期动物实验表明：许多亚硝胺，包括香烟中的 10 多种亚硝胺，几乎对所有动物的所有脏器和组织都能诱发出肿瘤，其中主要器官为肝脏、食管、肺和胃、肾，其次是鼻腔、气管、食管、胰腺、口腔等；另外，亚硝胺具有明显的亲和性，不同结构的亚硝胺可以有选择地对特定的器官诱发出肿瘤。例如，具有对称结构的亚硝胺对白鼠主要诱发出肝癌，非对称的二烷基亚硝胺和某些杂环亚硝胺对大白鼠主要诱发出食管癌等。

1. 亚硝胺类化合物的来源

天然食物中存在的亚硝胺含量甚微，外源性亚硝胺的来源主要是腌腊肉制品、熏制食品以及蜜饯类食品等，当熏腊食品与酒共同摄入时，亚硝胺对人体健康的危害就会成倍增加；另一方面，除外源性摄入亚硝胺以外，人体还可以在胃内将硝酸盐和亚硝酸盐转变为内源性的亚硝胺，胃液中亚硝酸盐的含量与胃癌的发病率明显相关。流行病学调查表明，在我国的胃癌高发区，其水源、饮食中亚硝胺类及其前体物质含汞明显高于低发区。北京市肿瘤防治研究所邓大君等利用胃液中 N-亚硝酰胺（NAD）总量分析和胃镜活检，对胃癌高发区山东省临朐县和低发区苍山县居民空腹胃液中 NAD 水平进行了比较研究，结果显示高发区样品 NAD 的阳性率高于低发区。由此可以看出，过量接触亚硝基化合物是形成地区胃癌高发的主要原因。据调查，85％的硝酸盐来自日常食用的蔬菜和水果，而且蔬菜水果中的硝酸盐含量与化学肥料的使用有直接关系,也就是说,使用化学肥料生产的蔬菜水果中含有较多的硝酸盐。本来绝大部分亚硝酸盐在人体内以"过客"的形式随尿排出,但在特定的条件下——包括环境酸碱度、微生物菌群和适宜的温度——便会转化成亚硝胺,而人体正是可以提供这种特定条件的场所。亚硝酸盐一小部分(约占 20%)是通过食物直接进入人体内的,另一大部分(约占 80%)是先以硝酸盐形式进入人体,在体内再经过细菌的还原而生成。氮氧化合物(NO)是 NOC 研究领域的一个热点,其中研究较多的是硝酸盐(NO-3),人类与 NO-3 触的机会较多,各地暴露水平亦有很大差异,综合 12 个国家的研究资料,发现胃癌发病与 NO-3 的摄入量呈正相关。人体合成 NOC 的主要部位是胃。体外动物试验表明,NOC 合成的最适 pH 值是 2~4,而正常胃液 pH 值是 1~4,因此摄入 NOC 的前体物质后,即可在胃内化学性合成 NOC。含硝酸盐和亚硝酸盐的食物在微生物或还原剂的作用下发生还原反应。胃可能是合成亚硝胺的主要场所。研究显示:NAD 化学合成的最佳酸度是 pH 1~3,当胃酸缺乏时(pH 5~8),NAD 化学合成很难进行;流行病学相关性的研究中,Xu 等(1993 年)发现人空腹胃液亚硝胺总量水平和亚硝化能力在不同胃黏膜病变患者之间无显著性差异,而与胃液酸度有关;胃酸能够催化亚硝酸盐转变成一氧化氮,一氧化氮进一步硝化胺和酰胺,导致亚硝胺的产生。但潘凯枫等在 1995 年的研究揭示它们在胃酸缺乏条件下还有催化 NAD 合成的作用,证实了胃酸缺乏时 NAD 存在生物合成。这说明在胃酸缺乏时 NAD 存在其他合成途径;分析其结果考虑,胃酸缺乏的后果之一是一类含有硝酸盐还原酶的生物能在胃内繁殖,当胃酸缺乏时,胃液 pH 值较高,pH 大于 5 时此类细菌有高度活性,利于将硝酸盐转化成亚硝酸盐,进而与胺类结合成亚硝胺。

亚硝胺类化合物的主要来源有以下几类:

(1)储存时间较长的水。储存时间越长,水里的细菌数量越多,虽然煮沸的水能杀死细菌,但细菌本身不对人造成危害,而是在水加热过程中,一些细菌尤其是大肠杆菌能释放出大量的硝酸盐还原酶,将水中的硝酸盐还原为亚硝酸盐;流行病调查研究提示,饮用水中亚硝胺含量高的地区,胃癌的发病率显著高于其他地区;不当饮食、吸烟等能够使人们暴露在亚硝基化合物的影响中,增加胃癌的发病风险。

(2)咸菜。咸菜中含有大量的亚硝酸盐,过多食入咸菜一方面会造成组织缺氧,出现头昏、头痛、呼吸困难等中毒现象;另一方面亚硝酸盐可能会转化成亚硝胺而致癌。咸菜必须腌透才可食用。亚硝酸盐在人体内能够由硝酸盐还原得到,而硝酸盐的主要来源是久置的蔬菜和水。

(3)鱼肉类。鱼肉类食物中含有少量的胺类和丰富的脂肪与蛋白质,对鱼和肉的腌制烘烤等加工处理,尤其是油煎烹调时,能分解出一些胺类化合物。腐烂变质的鱼和肉类也分解出胺类,其中包括二甲胺、三甲胺、脯氨酸、腐胺(丁二胺)、胶原蛋白等;李燕等的研究提示腌制食品和熏烤油炸类食物都是胃癌的危险因素。

（4）酸菜。所谓酸菜，就是用大白菜等蔬菜和其他调料，经过渍泡、发酵而成的地道的酸菜。

（5）香烟。香烟中含有三大类亚硝胺，即挥发性亚硝胺、非挥发性亚硝胺和香烟中特有的亚硝胺——致癌性的去甲烟碱亚硝胺和甲酰基去甲烟碱亚硝胺。

（6）其他：由于一些不法商贩唯利是图，将含有硝酸盐的"工业盐"作为食盐使用以及腌制肉制品时亚硝酸盐作为食品添加剂的用量超标等，也会造成人们亚硝酸盐中毒。

2. 亚硝胺类化合物的致癌机制

N-亚硝胺是世界公认的三大致癌物质之一（另两种是黄曲霉素和苯并芘），其中低分子量的 N-亚硝胺在常温下为黄色油状液体，高分子量的 N-亚硝胺多为固体；二甲基亚硝胺可溶于水及有机溶剂。其他则不能溶于水，只能溶于有机溶剂。在通常情况下，N-亚硝胺不易水解，在中性和碱性环境中较稳定，但在特定条件下也发生水解、加成、还原、氧化等反应。亚硝胺是较稳定的化合物，其致癌机理：其化合物中与氨氮相连的碳原子上的氢受到肝微粒体 P450 的作用，其碳上的氢被氧化而成羟基，再进一步分解和异构化，生成烷基偶氮羟化物，此化合物是具有高度活性的致癌剂。另外有研究提示，亚硝胺类化合物的致癌机制可能与某些原癌基因被激活有关，按照化学致癌二阶段学说，亚硝胺类化合物致癌可能主要发生在第一阶段，即细胞起动阶段。

王冰等学者的一项研究表明，用甲基硝基亚硝基胍（一种人工合成的亚硝基化合物，可以代替自然界的亚硝酰胺类化合物用于研究其在肿瘤形成中的作用）处理后的人胃黏膜上皮细胞及正常胃黏膜标本中均有 CHaras 基因 12 位点的突变和 c-met 基因的重排，说明亚硝胺类化合物可以损伤 DNA 结构并诱发癌变。

邓大君等也通过研究人胃液中 N-亚硝酰胺（NAD）和胃黏膜 Pan-myc P62 蛋白表达的关系，指出 NAD 阳性者和阴性者 Pan-myc P62 过度表达有显著差异，提示 myc 基因可能在 NAD 致人胃癌过程中发挥了作用。在实验研究上值得一提的是，Anderson 等（1996年）在给猴 N-亚硝基二甲胺（N-Nitrosodimethylamine，NDMA）灌胃后，胃黏膜和肝细胞内 DNA O^6-MeG 的含量最高（高于食管等组织一倍），乙醇则可使食管 O^6-MeG 的含量升高 17 倍，而胃黏膜只增加约 2 倍，肝脏无变化。O^6-M eG 甲基转移酶的含量以胃黏膜和肝脏最高。这些现象说明胃黏膜和肝脏是 NDM A 作用的重要靶器官。鉴于乙醇可强烈地增强 NDMA 对食管黏膜上皮 DNA 的损伤，亚硝胺很可能在胃贲门癌的发生中起作用。

氮氧化合物（NO）是机体内具有重要生理功能的活性分子，由细胞内的氮氧合成酶（NOS）合成，后者又分为内皮细胞中的内皮性 NOS 和吞噬细胞中的可诱导性 NOS。1988 年，Marletta 发现当巨噬细胞等进行吞噬活动时将产生 NO、亚硝酸根和硝酸根。当有 Fe^{2+} 存在时，NO 能与其他极活泼的自由基发生加合反应，如使胺类亚硝化和直接损伤 DNA。在幽门螺杆菌（Hp）感染等炎症病灶内这种 NO 生成增加，可能是慢性萎缩性胃炎（CAG）患者患癌风险升高的原因之一。

2.1.4 个人生活、饮食习惯与胃癌

胃癌作为主要的消化道肿瘤,饮食因素的影响一直受到人们的重视。许多研究证据提示,不良饮食习惯被认为是胃癌高危因素。

1. 吸烟

吸烟定义为:每天至少 1 支,连续吸烟 6 个月或以上。1997 年,Tredaniel 等的荟萃分析结果表明,吸烟者较不吸烟者胃癌发生危险度为 1.5～1.6,并存在剂量关系。对吸烟在胃癌发生中的作用国内外已进行了大量的流行病学研究,吸烟可作为胃癌的独立危险因素影响胃癌的发生和发展,大多数研究均表明吸烟与胃癌呈正相关。臧静媛等研究结果显示,每天吸烟大于 20 支的人患胃癌的比值比(OR 值)为 1.792(95% CI = 0.945～3.398),吸烟在很大程度上增加了患胃癌的危险程度。日本 Koizumi 等的一项吸烟与胃癌关系的 Meta 分析结果显示,吸烟是胃癌的危险因素(OR=1.84)。鲍萍萍等研究提示,在男性组中,吸烟的相对危险度达 1.84(95% CI=1.20～2.81),随着吸烟年龄的提前和吸烟年数量的增加,患胃癌的危险性显著增大:吸烟量超过 50 包 1 年者 OR 达 3.36(95% CI=1.80～6.29);开始吸烟年龄小于 18 岁者,患胃癌的危险显著增加。病例对照研究和队列研究显示吸烟是胃癌的危险因素,呈中等强度的联系,相对危险性在 1.5～2.5 之间,并且危险度随着吸烟量的增加、吸烟起始年龄早、吸烟年限的延长而明显增加。上海市 1989 年开展的一项胃癌病例对照研究结果显示,大约 30% 的胃癌病例与吸烟有关,相对危险性为 1.5 左右。日本曾对 26 万余 40 岁以上的成年人做前瞻性的调查研究,历时共 16 年,发现吸烟者胃癌的发生率明显增加,如将开始吸烟的年龄分为:<15 岁、15～19 岁、20～29 岁>30 岁四组,其胃癌死亡数(每 10 万人)分别为 381.4 人、240.1 人、206.9 人及 176.7 人,而不吸烟的死亡数为 144.7 人,戒烟 5 年后的死亡率仍较正常人稍高。既往吸烟者罹患胃癌的风险显著增高,吸烟与胃癌有中度相关性。

研究表明,烟草及烟草烟雾中含有多种致癌物质和促癌物质,如 N-亚硝基化合物、氮氧化物苯并芘、二甲基亚硝胺、酚类化合物、放射性元素等;其他严重有害物质包括尼古丁、一氧化碳和烟焦油,吃饭时吸烟可将烟草中的有害物质随食物吞下并与胃黏膜接触;近年来研究还发现,烟草烟雾中含有自由基,可破坏遗传基因、损伤细胞膜和降低免疫力从而促使组织癌变,这些物质可溶解于唾液中随吞咽进入胃内,并因吸烟量增加及吸烟时间延长的长期作用而致癌。

2. 饮酒

饮酒定义为:每周至少 1 次,连续 6 个月以上喝酒者;包括白酒、啤酒、黄酒和果酒。根据食物成分表估算酒精摄入量。有研究表明,饮酒对身体健康有利有弊,适量饮酒、规律饮酒、某些保健酒含有一些有益成分,对血液循环、缓解精神压力有一定的帮助;但更多的研究则认为,饮酒能增加胃癌发生的危险性,饮酒特别是饮高度白酒能损伤胃黏膜,增

加黏膜对致癌物质的通透性,促使胃内产生的亚硝胺增多,引发萎缩性胃炎;酒精能损害和减弱肝脏的解毒功能,对机体的免疫功能产生一定的影响。鲍萍萍等的研究提示,在男性组中,饮酒的年龄调整相对危险度为 1.29,接近显著水平,重度饮酒者(摄入酒精量>585 克/周)OR 值达 1.89(95% CI=1.17~3.07);但在进一步调整吸烟等可能的混杂因素后,OR 值下降至 1.48(95%CI=0.90~2.45);重度饮酒(酒精量>281 克/周)增加女性胃癌发生危险,酒精摄入量与女性胃癌发生有剂量反应关系。臧静媛等的研究结果显示嗜酒在很大程度上增加患胃癌的危险程度,嗜酒(酒精量>40 g/d)发生胃癌的 OR 值是10.202。周晓彬等对中国人群生活习惯与胃癌发病关系的 Meta 分析研究显示,饮酒是中国人群胃癌发生的危险因素。国内徐兴福等研究表明,黑龙江省胃癌发病主要危险因素为绿色食品饮食较少、饮酒、吸烟 3 种;饮酒是山西省胃癌的危险因素之一。

Zaridze 等研究提示:不同类型的酒与胃癌的联系程度不尽相同,一般认为,饮烈性酒危险性高于饮啤酒等低度酒;De Stefani 等的研究表明,饮烈性酒者胃癌的比数比(OR)为 2.4。

世界卫生组织国际癌症研究机构最近将由酒精类饮料及内源性乙醇产生的乙醛列为Ⅰ类致癌因子,上消化道肿瘤已知的风险因素中,有很多因素与胃肠道黏膜长期暴露在局部产生的乙醛中有关。乙醛是酒精发酵和乙醇氧化过程中关键的中间物质;饮酒时唾液、胃液中乙醛浓度升高。乙醛脱氢酶(acetaldehyde dehydrogenase 2,$ALDH_2$)缺失及乙醇脱氢酶(alcohol dehydrogenase 1C,ADH_{1C})高活性会使饮用同样剂量酒精所产生的乙醛浓度增加 1~2 倍。乙醛在胃癌的发生中具有不容忽视的作用,而乙醛的暴露可以通过社会监管措施及消费者自我控制而得到明显降低。高长明等研究表明,对于谷胱甘肽转硫酶 T1、M1 基因型($GSTT1$、$GSTM1$)者,饮酒能显著增加胃癌的发生,这可能与酒精能抑制 GST 在体内的解毒活性有关。

吸烟及饮酒对多种癌症均有促进作用,它们对胃癌的影响同样不容忽视。研究发现,饮酒 OR 值大于吸烟,两者同时存在时胃癌 OR 值更高,故认为两者有协同作用。SjÖdahl 等研究表明嗜烟患者若同时饮酒,其胃癌发生率为阴性对照组的 5 倍。

3. 饮茶

饮茶指连续 3 个月以上每周至少泡 2 次茶。许多流行病学研究都表明,饮用绿茶同众多部位发生肿瘤的危险度偏低相关,尤其是胃、食管和肺等。臧静媛等的研究表明,相对于不饮茶者,男性饮茶者患胃癌的危险(OR)是 0.88,95% CI 为 0.63~1.24;在女性组,相应的 OR 是 0.70,95% CI 为 0.45~1.10。但不同地区的结果却不一致,Rumstadt 等的研究结果显示,饮茶在很大程度上增加了患胃癌的危险程度,饮茶发生胃癌的 OR 值是3.352,直系亲属患恶性肿瘤发生胃癌的 OR 值是 3.356。

茶叶中既有致癌成分单宁,又有抗癌成分茶多酚,绿茶多酚占绿茶干重的 30%;饮茶的最终效果与茶叶的加工制作工艺,以及冲泡的方法、程序、条件,饮用习惯、浓度和量等有关。体内实验也显示,服用茶提取物或茶多酚能抑制裸鼠的乳腺癌和前列腺癌的生长;绿茶中的茶多酚主要包括表没食子儿茶素没食子酸酯(epigallocatechin gallate,EGCG)、表没食子儿茶素(epigallocatechin,EGC)、表儿茶素没食子酸酯(epicatechin gallate,ECG)、表儿茶素(epicatechin,EC)。其中 EGCG 的含量最为丰富,活性也最强,EGCG 具有强的抗氧化作用,能广泛地诱导肿瘤细胞凋亡。研究表明,EGCG 可以通过线粒体途径激活 Caspase-3,从而诱导人胃癌细胞株的凋亡;EGCG 在机体内和体外均能抑制肿瘤的生长,包括肺癌、胃癌、前列腺癌、皮肤癌、结肠癌、肝癌、乳腺癌等。

4. 高盐饮食

有关高盐摄入增加胃癌发生危险的假说首次于 1996 年提出,研究者认为长期高盐饮食可能导致萎缩性胃炎从而增加患胃癌的危险;虞建锋等认为摄入高浓度的食盐可使胃黏膜损伤,加速了致癌化合物的致癌作用;过多摄取食盐也可能与胃癌发病有关,流行区调查示病人每日食盐摄取量大多超过 10 g。Strumylaite 等的研究结果显示,喜食高盐食物的人群,发生胃癌的风险显著高于其他人群。

Mir 等对南亚克什米尔人传统饮品热咸茶的摄入与胃癌关系的研究显示,二者呈现显著相关,热咸茶摄入与抑癌基因 $p16$、E-$cadherin$ 启动子高甲基化密切相关,可能是参与胃癌发生的促进因素之一。

5. 新鲜蔬菜、水果摄入与胃癌

Toyoda 等的研究提示胃癌其他饮食因素包括缺乏新鲜蔬菜水果摄入;Kobayashi 等采用前瞻性队列研究,对 19304 名男性和 20689 名女性进行问卷调查及十年的跟踪随访,结果提示,蔬菜和水果的摄入与胃癌低风险密切相关。水果对胃具有保护作用;多吃新鲜水果、蔬菜可明显降低胃癌发生危险,与以往国内外大量病例对照和队列研究报道一致。韩国 Kim 等的一项病例对照研究发现,新鲜蔬菜、水果和豆制品是胃的保护因素,但摄入含硝酸盐较多的蔬菜可增加患胃癌的危险。

6. 食用红色肉类

马乐等研究证实,经常食用红色肉类可能是胃癌发生的另一个危险因素;高水平的血红素红色肉类、脂肪和蛋白质、亚硝胺、亚硝酸盐和盐以及杂环胺和多环芳香族碳氢化合物对胃癌的发生有潜在的影响。

2.1.5 其他因素与胃癌

1. 精神心理因素

精神心理因素也被认为是胃癌发病的重要因子之一。既往有研究表明:心理因素在青年胃癌危险因素中占有较为显著的地位,本研究所选性格、情绪与不良负性事件 3 个因素中,急性子、焦虑情绪为青年组胃癌的危险因素。

Jia 等研究分析胃癌患者性格特点时,发现急性子与胃癌发病有显著相关性(OR=

7.665),分析原因可能为急性子所具备的性格急躁、遇事急于求成、急于看到效果等特点,使得该类人群容易出现焦虑情绪,尤其在工作压力较大的现代社会,这类人群易成为焦虑人群从而成为胃癌发病的高危人群,这在指导胃癌一级预防进行心理疏导时有一定参考意义。

Faruk 等的研究发现,长期紧张、焦虑、压力等精神心理因素可能通过心理—生理作用使自律神经失调,影响机体的各种免疫细胞及细胞因子,导致免疫系统功能紊乱或损害,降低自身免疫力,因而可促进肿瘤的发生和发展。研究还发现,精神刺激和精神抑郁以及心理调节能力差是胃癌的危险因素;精神压抑则可抑制副交感神经从而减少乙酰胆碱的释放,降低机体的免疫力,同时激活交感神经,促进肾上腺髓质释放,减少 T 细胞、B细胞导致免疫力降低,促进肿瘤的发生和发展。刘爱民等在我国胃癌危险因素的调查中发现,在胃癌组中性格忧郁的人所占比例显著高于对照组;自我调节能力差者患胃癌的危险性增加;患病前几年精神状态处于压抑状况的人患胃癌的危险性显著增加,男女性 OR值分别是1.76、2.12,95%置信区间为1.15～2.68 和 1.34～3.33。

2. 教育文化程度

从胃癌的生物学机理上分析,很难说低文化程度和经济状况是胃癌的独立危险因素,但可能是某些危险因子的伴随因子。鲍萍萍等研究表明,教育文化程度较低者患胃癌的危险增加,与大专及以上文化程度者相比,女性文盲者 OR 值为 2.66(95% CI＝1.04～6.79)。社会经济地位(socioeconomic status,SES),常以受教育程度和家庭人均收入来衡量。在荷兰男性开展的一项前瞻性研究中以受教育水平来衡量社会经济地位,结果显示,调整年龄后教育水平越高其患胃癌的危险性越小;本次调查提示女性中文化程度与胃癌的关系较密切,男性则不明显,可能与女性的文化程度较男性低有关。

3. 职业因素

波兰作为世界上胃癌发病率最高的国家之一,对该国家职业与胃癌风险的评价指出,有部分职业明显与胃癌高风险相关,其中皮具行业最为明显。英国的研究亦发现胃癌与职业暴露的关系;但目前对职业因素与胃癌的关系研究局限在流行病学统计层面。研究认为,某些职业暴露可能是促进胃癌发生的因素之一,具体机制尚有待进一步研究。

4. 熬夜

长期熬夜与胃癌发病有较显著的相关性,李燕等的研究结果统计分析显示:熬夜为青年胃癌的较为明确的危险因素(OR＝7.739),值得引起充分的重视。

5. 年龄和性别

Medina-Franco 的研究资料显示,胃癌患者 40 岁以下年龄段中,女性发病者多于男性,40 岁以上则相反。研究表明,不同性别的人群提高热烫饮食和高盐饮食者患胃癌的危险性的情况不同,OR 值在男性中分别是 3.58(1.25～10.29)和 1.75(1.16～2.66),女性中分别为 1.05(0.49～2.24)和 2.41(1.38～4.20);女性早饭不规律者患胃癌的危险性增加,调整年龄 OR 值为 3.06(1.62~5.80);腌制品和油炸食品摄入过多增加患胃癌的危险,特别是对女性来说;腌制食品(主要是腌制蔬菜),是女性胃癌的主要危险因素之一;油炸食品(包括油炸鱼/肉类、油炸面食、油炸蛋、油煎花生米等)与女性胃癌关系密切,摄入最高组 OR 为 2.46(95% CI=1.40~4.34),趋势检验 $P<0.01$;男性组油炸面食与胃癌有关。Sasao 等研究显示,微卫星不稳定(microsatellite instability,MSI)与年轻女性之间有明显的阳性相关性,且远远超过年轻男性;但随着年龄的增长,胃癌的发病率也增加,且男性发病率显著高于女性。Manner 等研究表明,青年女性胃癌多发可能与雌激素代谢有关;胃癌组织中存在雌激素受体,雌激素可能通过与其受体结合,介导某些直接、间接机制而加强致癌因素。

6. 胃癌癌前状态

胃癌癌前状态包括癌前疾病与癌前病变。胃癌的癌前病变包括慢性萎缩性胃炎、肠上皮化生和异型增生(尤其是中、重度异型增生)。荷兰 De Vries 等的一次大规模队列研究结果显示:慢性萎缩性胃炎、肠化生、低级别上皮内瘤变、高级别上皮内瘤变患者最终发展为胃癌的概率,分别为 0.10%、0.25%、0.60%、6.00%。杨少波等研究发现,癌前期变化人群 95% 癌变所需时间:萎缩性胃炎 11.6 年,肠上皮化生 11.4 年,异型增生 5.7 年,肠上皮化生(中、重度)+异型增生(中、重度)4.5 年。研究认为,慢性胃炎尤其是萎缩性胃炎与胃癌有密切关系;我国在山东省临朐县胃癌高发区的调查显示,90% 以上的成年人患有不同程度的慢性萎缩性胃炎,其中 50% 在此病变基础上发生胃黏膜肠上皮化生,20% 的人出现不同程度的异型增生。日本一项队列研究也发现萎缩性胃炎与胃癌发生有关。

7. 地球化学因素

杨奎元等的系列研究表明,我国胃癌死亡高发地区分布在大面积出露的第三系地质以及第三系地层冲积平原区,因此认为与胃癌高发相关的致癌物存在于出露的第三系地层或来源于这一地区的沉积物中。在河南省济源市和洛阳市吉利区进行的改良饮水现场试验流行病学研究表明:在第三系地质水系区,改良饮用水源可以迅速、大幅度降低胃癌发生率。岑朝等研究发现,胃癌分布与地质形成及土壤构成的分布有某些巧合:荷兰、北威尔士、英格兰等地胃癌与泥炭土有关;日本胃癌与酸性土壤有关;日本、智利、哥斯达黎加与冰岛这 4 个高发国胃癌均与火山有机物质土有关。胃癌的发病在世界各地及各民族之间存在差异,可能与他们所在的环境及遗传背景有关。在我国也有类似的研究:青海省地处高原,其胃癌病死率在全国最高;青年人胃癌在藏族中明显高于回族和汉族,主要考虑是民族间遗传因素的差别。日本是胃癌高发国家,日本在美国的移民,其后代胃癌发病率明显下降。一般认为寒冷潮湿地区、泥炭土壤及石棉矿地区的居民胃癌发病率高;也有人认为某些化学元素及微量元素比例失调与胃癌发生有关,胃癌高发区水土中含镍、钴、铜较高。

2.2　参与胃癌发生的主要基因因素

从分子遗传学的角度而言,胃癌是一种基因病;胃癌的进展是一个多步骤进展的复杂过程,宿主的遗传不稳定性是胃癌的一个重要特点。胃癌的发生不仅仅是单个基因突变的结果,而是一个长期的分阶段的多基因突变累积的过程,亦称为胃癌的基因多态性。机体的免疫监视体系在防止肿瘤发生上起重要作用,肿瘤的发生是免疫监视功能丧失的结果。胃癌发生发展的过程涉及宿主癌基因、抑癌基因、DNA 修复基因、细胞周期调控因子和信号分子的遗传学、表观遗传学的变化等。肿瘤的形成是瘤细胞单克隆性扩增的结果,环境的和遗传的致癌因素引起的细胞遗传物质(DNA)改变的主要靶基因是原癌基因和肿瘤抑制基因,抑癌基因的改变在胃癌发病机制中的作用也已经有文献证实。原癌基因的激活和/或肿瘤抑制基因的失活可导致细胞的恶性转化;癌基因的异常激活或扩增对胃癌具有促进作用,并且与胃癌的类型、转移能力有关,如癌基因 K-ras、PRL-3,酪氨酸激酶细胞表面受体 cerbB2,酪氨酸激酶跨膜受体 c-met 等。

2.2.1　原癌基因

1. c-met 基因

c-met 基因位于染色体 7q31,编码分子为 190 kD 的跨膜糖蛋白,属酪氨酸激酶生长因子受体家族成员;其蛋白产物为肝细胞生长因子受体(hepatocyte growth factor,HGF),与细胞的增殖能力有关。c-met 基因的扩增和过度表达或表达异常与胃癌的生长和恶变紧密相关,是与胃癌关系最密切的基因之一。其常在进展期胃癌中扩增,尤其是在硬癌中,30% 高分化型胃癌可产生 c-met 基因的杂合性缺失(loss of heterozygosity,LOH,指等位基因中仅缺失其中一条时);另外,研究发现 6.0 kb 的 c-met mRNA 在胃癌细胞及癌组织中均有表达,但在正常黏膜内无表达,而且还发现,6.0 kb 转录和胃癌的淋巴结转移之间有很好的相关性。

2. ras 基因

ras 原癌基因家族包括同源的 Ha-ras、Ki-ras、N-ras,它们分别定位于不同的染色体片断上,但均为编码分子量为 21 kD 的十分相似的 p21 蛋白。人类肿瘤中 ras 基因的激活是由基因突变所致,Bos 提出 ras 基因第 12 位密码子突变可使得其编码产物 p21 蛋白的 GTP 酶活性降低,使其水解 GTP 的速度大为降低,因此使 p21 蛋白维持于活化状态,不断激活靶分子,导致细胞大量增殖和恶性转化。

3. cerbB2 基因

人类 cerbB2 基因定位于 17 号染色体,编码分子量为 185 kD(p185)的糖蛋白。该基因的活化主要表现在基因的扩增及产物的高表达,基因扩增与 mRNA、p185 的高表达存在一致的关系,发生于 12% 左右的胃癌,主要为分化好的肠型胃癌。Orita 等发现,*cerbB*2 扩增在胃癌转移灶中明显高于原发癌,与胃癌的不良预后密切相关。

4. 其他原癌基因

与胃癌相关的原癌基因尚有 *cmyc*、*Ksam* 基因等,许多文献证明其可在胃癌发生、发展的不同阶段被激活而扩增或超表达。

2.2.2　抑癌基因

1. *p*53 基因

*p*53 基因是迄今发现的与人类肿瘤相关性最高的基因,国内外研究均已证实,*p*53 基因突变及基因缺失是胃癌常见的遗传学改变。*p*53 基因变异在许多肿瘤中广泛存在,也是胃癌基因变异常见的一种,是迄今发现的与胃癌关系最密切的肿瘤抑制基因,*p*53 基因的突变与胃癌的恶性生长有关。王涛等认为 *p*53 基因突变出现在细胞恶变早期。国内外大多数研究表明:胃癌患者 p53 蛋白阳性率为 30%～60%;*p*53 基因的表达改变与胃癌组织学分类及浸润深度、组织分化、淋巴结转移、临床分期等临床病理学特征明显相关。

人类 *p*53 基因位于 17p13.1,全长 16～20 kb,由 11 个外显子和 10 个内含子组成,它编码由 393 个氨基酸组成、相对分子质量为 53 kDa 的核磷酸化蛋白。*p*53 基因包含以下三个经典的主要的功能区:转录激活区(TAD)、DNA 结合区(DBD)和同源寡聚区(LOD);*p*53 是 1979 年 Lane 等在研究原病毒 40 转化细胞时发现的;*p*53 基因的功能主要包括细胞周期负调控、DNA 复制与修复、细胞凋亡、抑制血管生成以及应答细胞胁迫等。*p*53 基因有野生型(*wtp*53)和突变型(*mtp*53)两种,前者能抑制某些促使细胞进入有丝分裂的酶的活性,阻止细胞进入 DNA 合成期,抑制细胞的分裂和增生,并且使损伤DNA 有充分的时间修复,即使不能修复,wtp53 蛋白还能启动细胞的程序死亡过程,防止细胞的恶性转化。研究表明,当 *wtp*53 转变为 *mtp*53 基因时,则失去对细胞生长的抑制作用,促进细胞转化和过度增生,导致肿瘤的发生,抑制细胞凋亡。wtp53 蛋白抑制细胞增殖,诱发细胞程序化死亡和细胞分化,起到类似"基因卫士"的作用;mtp53 蛋白不仅丧失了该项功能,而且还获得致瘤潜能,可促进细胞的肿瘤性转化。一般来说,*p*53 基因突变往往表现在基因结构、转录和翻译等环节。*p*53 基因结构的突变包括点突变和等位基因缺失,*p*53 基因突变过程中可能发生两次事件,即所谓的"二次打击",其一为 *p*53 基因编码区的点突变,其二为剩余 *p*53 等位基因的缺失。首先发生点突变,通过反式灭活作用引起突变细胞克隆增殖,随后野生型 *p*53(*wtp*53)等位基因缺失,肿瘤形成。*p*53 基因在转录、翻译水平的变异也是突变的重要方式。*p*53 基因突变体表现为两种作用形式:①显性阴性作用,即突变型 p53 蛋白(mtp53)能使同时表达的野生型 p53 蛋白(wtp53)失活;②显性致癌作用,即某些 *p*53 突变体在丧失正常功能的同时具有致癌作用,成为癌基因。其下游基因在抑癌机制中有着举足轻重的地位 p53 可直接介导或开放结合位点激动下游基因的表达上调,而化疗试剂、缺氧、核苷酸消耗及癌基因表达等多种刺激可诱导 $p53$ 基因表达,从而转录激活或抑制其下游基因的表达。在分化好和低分化的胃腺癌之间, $p53$ 突变有所不同:在分化程度好的胃腺癌中,突变常发生在 AT 碱基对上;而低分化程度的胃腺癌突变常发生于 GC 碱基对。Chen 等的病例对照研究结果发现, $p53$ 基因突变与中高分化型胃癌、高分化型胃癌相关。Suzuki 等用双色 FISH 法检测发现 $p53$ 基因的丢失频率相当高,对早期胃癌 $p53$ 基因突变范围的研究显示出多个点突变。$p53$ 基因分为野生型和突变型两种,其中野生型 $p53$ 基因表达的 p53 蛋白,具有反式激活功能和广谱的肿瘤抑制作用,但其极不稳定,半衰期仅数分钟,不利于检测;而突变型 $p53$ 基因表达的 p53 蛋白不仅不能发挥正常的肿瘤抑制作用,还可刺激细胞生长,引起肿瘤形成或细胞转化,半衰期长达 30 分钟,有利于检测,故免疫组化方法检出的 p53 蛋白均属突变型,其阳性者预后不良。

2. $p63$ 基因和胃癌

$p63$ 是近年发现的 $p53$ 家族的又一成员,与 p53 蛋白在结构上具有较高同源性,但在体内具有不同的功能。在野生型 $p53$ 基因缺失的情况下, $p63$ 可过度表达,以激活 $p53$ 结合序列上的启动子,诱导肿瘤细胞凋亡。1997 年,Schmale 发现了鼠 KET,一种与 p53 高度同源的蛋白。第二年一些小组相继发现了人 $p63$ 基因和蛋白。$p63$ 定位于 3q27—3q29,转录剪切后至少可产生 7 种异构体:全长 $p63$ 异构体包括 $p63\alpha$($p51B/KET$)、$p63\beta$ 和 $p63\gamma$($p51A$);截短 $p63$ 异构体包括 $\Delta Np63\alpha$($p73L$)、$\Delta Np63\beta$、$\Delta Np63\gamma$ 和 $p40$。$p63$ 异构体在人体组织中呈广泛而有选择性地表达。p63 与 p53 蛋白质结构上有很高的同源性:从 N 端到 C 端具有反式激活区(transactivationdomain)、DNA 结合区(DNA binding domain)和寡聚区(earboxy-oligomerizationdomain),其氨基酸的同源性分别达 22%、60%、37%,因此,把 $p63$ 基因纳入 $p53$ 基因家族。全长 $p63$ 异构体均有经典转录活性 DNA 结合区和寡核苷酸化区,可与经典 $p53$ DNA 结合位点结合并激活 $p53$ 相关启动子,如 $p21$、$MDM2$、Bax 等,诱导细胞凋亡,其中 $p63$ 转录激活作用最强。$\Delta Np63$ 不具有转录激活活性,可以抑制全长 $p63$ 异构体和 $p53$ 依赖的靶基因的转录,不诱导凋亡。

$p63$ 基因的定位区与人类膀胱癌基因缺失和卵巢癌、肺癌的基因扩增有关,所以认为 $p63$ 可能是一个候选的肿瘤抑制基因。$p63$ 突变实属罕见。研究发现,在头颈鳞状细胞癌、未分化的鼻咽癌和膀胱癌中 $\Delta Np63$ 高表达,而 $TAp63$ 较正常组织低表达,且 $TAp63$ 表达的减少与肿瘤的分期和分级相关,提示 $\Delta Np63$ 的高表达可能是这些肿瘤中 $p53$ 灭活的一个新机制,其可能的机制如下:$p63$ 基因包含 15 个外显子,2 个独立的启动子。Tannapfel、刘荣报道 P63 蛋白在胃癌中的表达率分别为 36.8%、72.5% 及 30.0%。王良明等运用 RT-PCR 法检测人胃癌组织中 p63 蛋白过表达,提示抑癌基因 $p63$ 参与了胃癌的发生、发展过程;低分化型胃腺癌、未分化癌组 p53 蛋白阳性表达率(56.25%)较高、中分化型胃腺癌(22.72%)高,表达强度也升高,差异具有统计学意义($P<0.05$),提示 *p63* 可能具有促进癌细胞增殖与去分化作用。p63 蛋白表达阳性率越高,胃癌细胞分化越低,患者预后越差。国内外一部分文献报道,p63 蛋白阳性表达率与胃癌临床分期、组织分化、淋巴结转移等临床病理特征明显相关,因此,p63 蛋白可能参与了胃癌的侵袭,与胃癌的分化、浸润、转移及预后相关。p63 蛋白可作为胃癌诊断的分子参数之一。

3. WWOX 基因和胃癌

含有 WW 结构域的氧化还原酶基因(WW domain con-taining oxidoreductase, *WWOX*)是 2000 年 Bednarek 等应用鸟枪基因测序技术结合,通过对感兴趣区域的转录子进行分离分析的方法鉴别出的一种抑癌基因。*WWOX* 基因位于染色体 16q23.3-24.1 区域,跨越了整个常见染色体脆性位点 FRAl6D。*WWOX* 编码一个含 414 个氨基酸的蛋白,由于其含有两个 N2 端的 WW 结构域(氨基酸 18—47 和 59—88)和一个 C 端的短链脱氢还原酶(SDR,氨基酸 121—330)位点,C 端氨基酸与脱氢酶、还原酶(SDR)的短链同源,故命名为包含氧化还原酶的 WW 域(WW containing oxidoreductase,WWOX)。WW 功能域主要与蛋白之间相互作用有关,而蛋白之间的相互作用是机体抑癌基因通过信号转导途径抑制肿瘤生长所必需的。在两个 WW 结构域之间还含有一个核定位序列(NLS,氨基酸 50—55);在 SDR 结构域中含有 casepase 识别序列(DIND,氨基酸 267—270)、线粒体靶向序列(氨基酸 209—273)和底物结合位点(氨基酸 293—297 和 281);在氨基酸 131—137 还有一个辅助因子结合位点。WWOX 蛋白参与多种信号转导途径:增强 TNF 介导的细胞毒性,与 TNF 凋亡途径中的 TRADD 和 TRAF2 作用;与 IkBa、p53 凋亡途径中的 p53 作用等。

迄今为止,运用逆转录聚合酶链反应(RT-PCR)、Western-Blot、杂合性缺失和突变分析及免疫组织化学等多种方法检测出 *WWOX* 基因和十几种肿瘤包括乳腺癌、前列腺癌、膀胱癌、肺癌、胃癌等的发生、发展有着复杂的关联。Aqeilan 在 81 例胃腺癌样本中发现:31% 的病例存在 *WWOX* 杂合子丢失,65% 的原发胃腺癌标本和 33% 的胃癌细胞株中 WWOX 蛋白表达缺失,显示在胃癌发生中可能有 *WWOX* 基因突变事件。Kuroki 等使用免疫组化方法检测 81 例原发性胃腺癌,证实 65% 的腺癌组织中 *WWOX* 表达减少,并且发现 *WWOX* 的表达与肿瘤的组织学分级密切相关,即恶性程度越高的肿瘤组织 WWOX 蛋白表达越低。WWOX 参与了胃癌细胞的组织分化,WWOX 蛋白表达阳性率越低,胃癌细胞分化越低,患者预后越差,可作为胃癌预后的指标之一。胡浩等运用 RT-PCR 法测 *WWOX* mRNA 在胃癌组织中的表达,得出结论:*WWOX* 表达与胃癌淋巴结和远处转移无关($P>0.05$)。总之,WWOX 蛋白可能参与了胃癌的发生、分化、浸润等过程,可作为胃癌早期诊断及预后评估的指标之一。

4. 抑癌基因 *E-cadherin*(CDH_1)

韦青等研究表明,部分弥漫型胃癌有家族聚集和遗传性,家族性胃癌很少位于胃窦部,且常在正常腺体内出现印戒细胞。家系连锁研究发现,*CDH*₁基因胚系突变是其发病原因,携带 *CDH*₁胚系突变者终身发生胃癌的概率在男性是 80%,女性是 70%。Hansford 等研究表明,25% 的遗传性弥漫型胃癌(hereditary diffuse gastric cancer,HDGC)是因为抑癌基因 *E-cadherin*(*CDH*₁)存在各种胚系突变;2015 版 HDGC 国际胃癌联盟(International Gastric Cancer Linkage Consortium,IGCLC)诊断标准为:①2 例以上胃癌,至少其中一例是弥漫型 30%~40% 种系突变;②多为年龄<40 岁的弥漫型胃癌,存在约 10% 种系突变;③任何一个家属同时具有弥漫型胃癌和乳腺小叶癌,其中至少一例<50 岁;④个人双侧乳腺小叶癌或者多个家族成员乳腺小叶癌,一例<50 岁;⑤患者同时具有弥漫型胃癌和唇/腭裂;⑥印戒细胞癌的癌前病变,*CDH*₁ 突变的患者印戒细胞癌中 *E-cadherin* 表达降低或缺如。黏附因子 E-cadherin 是 APC 通路的成员之一,基因 *CDH*₁ 突变引起的 E-钙黏蛋白表达下调,影响 Hp 黏附及感染后的信号传导通路,与胃癌发生有关;研究认为在胃癌组织中,*E-cadherin* 呈现高甲基化状态,*E-cadherin* 失活对胃癌细胞生长、迁移、浸润过程均起到重要作用。

临床上如果发现高癌家族非癌患者存在 *E-cadherin* 突变,常需进行预防性胃切除,病检基本上都能观察到胃黏膜微小癌灶;*CDH*₁ 与终身患癌风险:男性携带者——70% GC,女性携带者——56% GC,女性携带者——42% 乳腺小叶癌(LBC),钙黏蛋白基因(*CDH*₁)是一种癌症倾向性基因,在家系中发生突变可能与所谓的遗传性弥漫性胃癌(HDGC)有关。

5. *DCC* 基因

DCC 基因是在对结直肠肿瘤的研究中于 1990 年鉴定的抑癌基因。该基因定位于 19q 21.3,全长 1400 kb,编码 1447 个氨基酸的跨膜蛋白,其参与细胞与细胞、细胞基质之间的相互作用,调节细胞的生长和分化。*DCC* 基因在胃癌中的缺失率很高,Fang 等应用 PCR 技术检测 51 例胃癌标本,发现 38.5% 的胃癌出现 *DCC* 基因的杂合性缺失(LOH),且 LOH 在三、四期胃癌中的检出率明显高于一、二期,提示 *DCC* 基因的 LOH 参与了胃癌的发展,是与胃癌发展相关的一个抑癌基因。

6. Runt 相关转录因子 3(*RUNX*-3)

研究表明,Runt 相关转录因子 3(*RUNX*-3)作为抑癌基因之一,也参与胃癌生成的复杂过程,在慢性胃炎、肠化生、胃癌中,该基因启动子呈现高甲基化状态,提示该基因作为表观遗传基因,在胃癌组织中表达沉默。*RUNX*-3 基因在胃癌患者中失活,而 Hp 感染是 *RUNX*3 基因失活的重要原因,其机制考虑可能与 Hp 感染所致的 NF-κB 炎症信号通路激活有关。

7. *p*27 基因

在肿瘤相关性研究中发现,p27 蛋白的表达与肿瘤的生长、分化、转移及预后等密切相关;胃癌组织中 *p*27 基因表达下调的原因可能是 p27 在胃癌的进展过程中逐渐丧失了抑癌作用,同时引起细胞黏附性下降,从而导致肿瘤浸润、转移,这一过程与幽门螺杆菌感染有关。

8. APC、MCC 基因

APC(adenomatous polyposis coli)基因、MCC(mutated in colorectal carcinoma)基因是 1991 年确定的与结直肠肿瘤早期发生密切相关的抑癌基因,均定位于 5q21,相隔 150 kb。APC 基因编码产生分子量为 311.8 kD 的 APC 蛋白,与钙调素连接,参与细胞间的黏附和细胞内外信息传递,抑制细胞的生长;MCC 基因编码产生 98 kD 的蛋白质,通过与 G 蛋白结合参与和调节细胞内正常的信息传递。APC、MCC 可通过缺失、突变等而失活。Achille 等发现,APC、MCC 基因的突变及杂合性缺失(LOH)常出现于胃癌发生的早期阶段(肠化生、异型增生);另有文献提示,APC 基因的突变和 LOH 仅与高分化的肠型胃癌有关;而 MCC 基因的 LOH 则仅出现于分化不良的弥漫型胃癌。

9. 微小 RNA(miRNA)

近年研究比较热门的微小 RNA(miRNA)在胃癌作用机制中的作用也已经得到一定的证实,miRNA 既可以促癌也可以抑癌,不同 miRNA 对胃癌的作用不同,如 miR-21、miR-17 在胃癌组织中表达上调,作为癌基因发挥作用,而 miR-101、miR-181、miR-449 等在胃癌组织中表达下调,作为抑癌基因发挥作用。

2.2.3　凋亡相关基因

bcl2 基因是在人滤泡型淋巴瘤细胞中染色体易位(14;18)(q32;21)的断点上发现的,其编码分子量为 26 kD 的膜蛋白。bcl2 基因激活,表达增高可抑制细胞凋亡。Koshida 等研究发现,胃癌组织中癌细胞的增生及凋亡存在失衡现象,且凋亡指数与 bcl2 蛋白的表达成反比。另外,Nakamura 同时检测了肠型胃癌、胃腺癌、肠化生及非化生胃黏膜内的 bcl-2 蛋白量,发现在肠化生中 bcl$_2$ 蛋白表达量最高(77.1%),胃腺瘤(37.5%)和肠型胃癌(10.8%)中并不高,因此认为 bcl-2 蛋白的过表达主要是在胃癌的启动和(或)促进阶段起作用,而在已具恶性表型的细胞中不起关键作用。

2.2.4　转移相关基因

1. CD44

CD44 是一种细胞之间相互作用的重要的细胞黏附蛋白因子。近年发现,CD44 的剪接重组子在人类一些肿瘤中高表达,包括胃癌组织和它的转移瘤中都含有 CD44 剪接重组子的过度表达。另外,CD44 蛋白的过度表达在分化程度好的和低分化的胃癌之间并不一致,提示这两种类型的胃癌的发生有不同的基因通路。

2. nm23 基因

nm23 基因是一种肿瘤转移抑制基因,定位于 17q12q21,它编码核苷酸二磷酸激酶 A

和 Cmyc 转录因子,其可与 G 蛋白结合,有调节信号传递和影响微管聚合生成的作用,从而影响癌的转移。在大多数原发性胃癌中 *nm*23 基因过度表达,而在胃癌的转移灶中,*nm*23 基因表达降低。

2.2.5　基因因素参与胃癌的作用机制

除癌基因、抑癌基因对胃癌发生及进展产生作用外,细胞周期调节因子、生长因子、细胞因子、基因的多态性在胃癌的发病机制中也起到关键的作用。胃癌的肿瘤微环境中产生的生长因子和细胞因子能够调节多种细胞的分化程度、活性以及存活情况。很多报道显示,细胞周期调节因子的基因多态性、表达异常可能与胃癌的临床分期、预后有关。

1. 基因多态性与胃癌

基因因素包括调控异常及基因多态性,多个被认为在胃癌发病中起关键作用的基因参与 Hp 感染后的炎症反应、黏膜保护和对氧化损伤的 DNA 保护,在胃癌发病中起重要作用。分子流行病学研究发现,一些相对常见的基因发生单核苷酸多态性可能成为胃癌发生的遗传易患标记。基因多态性是参与胃癌发生的重要因素,主要集中于白介素及炎症因子 TNF、COX-2、血管内皮生长因子、环加氧酶等。细胞介质相关基因的多态性也与胃癌遗传易患性有关,如基质金属蛋白酶、钙黏蛋白等;DNA 合成和修复基因的多态性,如亚甲基四氢叶酸还原酶、DNA 修复基因、抑癌基因等亦与胃癌遗传易患性有关;其他报道的胃癌易患基因包括 *SLC*23*A*2、*Igkappa*、*H-RAS*、*Survivin*、*XPC*、*XPA* 基因以及前列腺干细胞抗原基因等。

白介素是炎症反应的重要因子,在肿瘤的发生中起到一定作用:白介素-1β(IL-1β)的基因多态性最先被报道;其余白介素如 IL-6、IL-10、IL-16 等的基因多态性与胃癌的关系也得到广泛研究。白介素在胃癌发生中起重要作用,但与肠型胃癌相关的基因多态性主要有以下两个:IL-1β-511T 等位基因多态性和 IL-10-1082G 等位基因多态性。研究证实,携带 IL-1β-511T 等位基因可以产生大量 IL-1β,这可能与胃癌的发生相关。一项关于白种人(非亚洲人群)的肠型胃癌患者荟萃分析表明,IL-1β-511T 基因型(含显性基因)与 C/C 基因型(隐性基因纯合子)的比值比为 1.80(95%CI＝1.27～2.56),说明 IL-1β-511T 基因多态性与肠型胃癌的发生有强相关性。另一项关于 9 个亚洲人群的临床研究荟萃分析发现,无论是 IL-1β-511T 等位基因纯合子还是携带者,均可降低肠型胃癌的发病风险(OR 值分别为 0.69 和 0.78),但在这 9 项研究中对高质量的临床研究进行分析时,并无统计学差异。在 16 项非亚洲人群的临床研究中,无论是 IL-1β-511T 等位基因纯合子还是携带者,均可增加肠型胃癌的风险(OR 值分别为 1.49 和 1.42)。一项关于 IL-10-1082 基因 A/G 单核苷酸多态性的荟萃分析纳入了 10 项研究,通过亚组分析及敏感性分析表明:IL-10-1082 基因型 GG 和 GA 与胃癌发生相关,且在亚洲人群中的相关性更高,尤其是肠型胃癌。

2. 基因异常甲基化与胃癌

胃癌同其他肿瘤一样是一种分子疾病，可能涉及不同染色体上多个基因的改变。研究发现，在胃癌的发生中存在 CpG 岛甲基化表型和 MSI 两种分子途径：CpG 岛甲基化表型是指一些病例同时存在多个基因甲基化的现象；基因启动子区域的 DNA 甲基化是一种典型的表观遗传学表达机制，含义为在 DNA 序列不发生改变的情况下，基因的表达与功能发生改变，并产生可遗传的表型。已知的胃癌组织中甲基化基因大约有 100 个。

研究证明，在正常细胞转化为肿瘤细胞以及肿瘤细胞侵袭性不断增强的过程中，表观遗传学的改变，特别是基因的异常甲基化在肿瘤的发生与演进过程中发挥重要作用。其中基因启动子区域的 DNA 甲基化被认为是肿瘤中普遍发生的分子改变，研究最早，也最为深入，逐渐成为热点。大量的研究表明，胃癌发生过程中伴随有许多基因启动子区域 CpG 岛的高甲基化，肿瘤抑制基因（tumor suppressor genes，TSG）启动子区 CpG 岛高甲基化导致的 TSG 转录沉默在胃癌发生、发展中具有重要作用。

肿瘤 DNA 甲基化谱的特点为全基因组低甲基化和局部高甲基化，其中局部高甲基化在肿瘤中最常见，与肿瘤的关系比较明确。局部高甲基化主要指基因启动子区域 CpG（胞嘧啶鸟嘌呤二核苷酸）岛胞嘧啶环上的第 5 位碳原子的高甲基化，几乎所有的抑癌基因和 DNA 错配修复基因的表达都受 CpG 岛甲基化调控。胃癌癌前病变组织中可检测到 TSG 甲基化，证明 TSG 启动子区甲基化是胃癌癌变过程中一个频发的早期事件。

Kim 等通过检测 40 例早期胃癌组织中错配修复蛋白-1（humanMutL homolog-1，$hMLH$-1）、金属蛋白酶组织抑制因子-1、血小板应答蛋白、死亡相关蛋白激酶、glutathione S-transferase pi-1（$GSTP$-1）、腺瘤息肉病杆菌（adenomatous polyposis coli，APC）和 Munc18-1-interacting protein-2（$MINT$-2）的甲基化状况发现，除了 2 例基因甲基化阴性外，CpG 岛甲基化表型竟然高达 40%。目前已检测出胃癌中多个 TSG 的 CpG 岛发生异常甲基化，如 $p16$、APC、$hMLH1$、$RUNX3$、$RalGDS/AF$-6、$RASSF1A$、金属蛋白酶组织抑制因子-1、脆性组氨酸三联体基因等。其他如钙黏蛋白、reelin（$RELN$）、patched-1a（$PTCH$-1a）、Ⅰ类主要组织相容性复合体、claudin 11（$CLDN11$）、secreted frizzled-related protein-5（$SFRP$-5）在胃癌中是被频繁甲基化的。

（1）$p16$ 基因：Jiang 等认为，$p16$ 基因（又称多肿瘤抑制基因）异常与胃癌的发生、发展关系密切，并且与胃癌恶性程度相关，从慢性萎缩性胃炎、肠上皮化生到胃腺瘤、胃癌，$p16$ 基因的异常甲基化率逐渐增高，说明胃癌的早期即存在 $p16$ 基因的高甲基化。Dong 等研究发现了 $p16$ 甲基化与幽门螺杆菌感染在胃癌前病变中关系密切，幽门螺杆菌感染有力地诱导 $p16$ 基因启动子 CpG 岛甲基化。

（2）$Septin9$ 基因：$Septin$ 是一个广泛存在于除植物以外所有真核生物中的基因家族，成员众多，参与细胞分裂、细胞极化、囊泡运输及胞膜重构等多个过程。针对 $Septin$ 基因家族的功能研究正逐步成为肿瘤研究的新热点。Lee 等研究表明在胃癌患者中，肠型(23.5%)、混合型(40%)中血浆 mSEPT9 较弥漫型(7.3%)更常见($P=0.009$),因此该研究作者推荐在进行胃癌筛查时,可考虑进行血浆 mSEPT9 检测;综合分析 mSEPT9、CEA 和 CA19-9 可以提高胃癌诊断的敏感性(32.7%,$P=0.002$)。另一项研究表明,肠型胃癌 mSEPT9(83.3%,45/54)发生胃癌的概率性显著高于弥漫型胃癌(50%,14/28,$P<0.01$),且 mSEPT9 在肠上皮化生的胃黏膜组织癌前病变时就已经发生,说明 mSEPT9 在胃癌尤其是肠型胃癌发生早期起重要作用,有望成为肠型胃癌早期诊断的分子标志物。

(3)*Runx* 3 启动子甲基化:*Runx* 3 被称为核心结合因子(core-binding factor,CBF),*Runx* 3 是一个抑癌基因,*Runx* 3 失活与多种肿瘤的发生相关,对细胞的分化、周期调控、凋亡和恶性转化起作用,在胃癌患者中存在 *Runx* 3 启动子甲基化现象。通常有三种方式可以导致 *Runx* 3 失活:杂合子丢失(LOH)、启动子超甲基化或者蛋白异常分布,而在肿瘤发生中以 *Runx* 3 启动子超甲基化最为常见。最近刘培等报道显示,60% 的胃癌病例 *Runx* 3 基因表达缺失,主要原因是频发的杂合性缺失和高度甲基化。一项荟萃分析表明,*Runx* 3 启动子的甲基化与胃癌相关;亚组分析发现,*Runx* 3 启动子甲基化在肠型胃癌中的发生率明显高于弥漫型胃癌(HR=2.62,95%CI=1.33~5.14),表明 *Runx* 3 基因的失活可能在肠型胃癌的发生中起重要作用。

(4)三叶肽因子 2(TFF2):三叶肽因子 2(TFF2)影响黏膜修复机制,被认为是抑癌因子,胃癌患者中存在 *TFF* 2 基因启动子异常甲基化,使 *TFF* 2 表达下降。

(5)*presenilin*-2(*pS*2)基因:Honda 等研究显示,*presenilin*-2(*pS*2)基因在正常胃黏膜上皮细胞表达,在胃肠化生和胃癌中该基因启动子甲基化而不表达,说明该基因启动子甲基化发生在胃癌早期阶段。

(6)脆性组氨酸三联体基因:脆性组氨酸三联体基因是一种新的候选抑癌基因,该基因启动子区高甲基化导致的表达静默被认为是引起胃癌发生的分子机制之一,并且已经在胃癌组织中得到了证实。Honda 等发现,KATOⅢ和 ECC10 胃癌细胞系及 16% 的原发性胃癌中均存在肺癌肿瘤抑制基因-1 基因启动子甲基化的现象,且在 KATOⅢ和 ECC10 中 2 条该基因的等位基因均存在超甲基化现象。有学者发现,69% 的胃癌组织及胃癌细胞系 MKN28 和 KATOⅢ中存在视网膜母细胞瘤蛋白相互作用锌指基因启动子区超甲基化,通过脱甲基化剂可恢复其转录。

3.MSI 及 CIN

大多数胃癌具有遗传不稳定性,包括微卫星不稳定性(microsatellite instability,MSI)及染色体不稳定性(chromosonalin stability,CIN)。染色体不稳定性(CIN)是胃癌最常发生的不稳定状态,呈现为整条染色体增加或者缺失(异倍体),以及部分染色体增加或者缺失(包括杂合性缺失、易位、扩增)。多条染色体的区域参与胃癌 CIN,这些区域所包括的基因可能与胃癌的发生相关,比如,杂合性缺失高频发生在 *p*53、*Rb* 等抑癌基因的区域,这些基因功能异常势必促进胃癌的进程。

微卫星不稳定性(MSI)是由 DNA 复制中发生的错误所致,存在于 15％～20％的胃癌组织中,而在家族性胃癌病例中,MSI 发生的频率明显升高。MSI 在进展期胃癌、浸润型胃癌、肠型胃癌中高频发生,认为是由错配修复基因 *hMLH*1 的表观基因失活造成的。研究发现,微卫星是一种散布于人类全基因组中的简单串联重复序列。MSI 是指由于 DNA 频发复制错误(replication error,RER)引起的简单重复序列的增加或丢失,也称 RER 阳性。其发生原因可能与 DNA 错配修复基因存在缺陷有关。错配修复系统属于一种 DNA 复制后的修复系统,由一系列生物进化过程中的保守基因组成,具有修复 DNA 碱基错配、增强 DNA 复制准确性、维持基因组稳定性、降低自发突变的功能,是修复各种碱基错配、防止基因突变积累的保障体系的重要组成部分。它的缺陷导致基因组不稳定而对肿瘤易患。错配修复基因家族包括许多错配修复基因,任何一个主要基因突变都会导致肿瘤的发生,也可能是胃癌的发生和发展的机制之一。1993 年,MSI 在遗传性非息肉性结、直肠癌中被发现。随着研究的深入,付煜等研究结果证实,MSI 阳性表达亦见于食管小细胞癌、胃癌、乳腺癌、肺癌、膀胱癌、原发性肝癌等多种肿瘤中。胃癌是 MSI 发生率较高的恶性肿瘤,高于其他任何一种散发性癌。国外 Ashktorab 等研究表明,在人类散发性胃癌中 MSI 发生率为 13.0％～44.0％;国内邵耘等报道,MSI 发生率为 23.3％～58.8％。李昇玲等研究结果显示,MSI 大部分发生于胃癌早期,MSI 在萎缩性胃炎及肠上皮化生等癌前病变阶段就开始出现,高中分化腺癌 MSI 阳性率显著高于低分化腺癌,胃黏膜肠化生组织 MSI 阳性率为 33％,提示胃癌早期阶段即有 MSI 的发生。MSI 可能是胃癌多步骤发生过程中的早期分子事件,可能有助于胃黏膜细胞恶性转化表型的获得。

4. 细胞周期调节因子

TUNEL 及免疫组化的方法对 293 例胃癌组织样本的研究显示,*p*27 表达水平与凋亡指数呈负相关,*cyclin D*1、*p*21、*p*27 的表达与肿瘤细胞增殖、预后呈正相关,提示这些细胞周期调节因子可能是早期胃癌的分子标记物。免疫组化对胃癌组织中 *cyclin E* 表达的研究结果显示,*cyclin E* 在深度浸润、淋巴结转移及进展期胃癌组织中高表达,*cyclin E* 过表达合并 *p*53 缺失、*p*27 表达下调的胃癌侵袭性强,预后差。

2.2.6 预后相关分子生物学特征

1. 预后良好的分子生物学特征

研究表明,高频微卫星不稳定(microsatellite instability-high,MSI-H)胃癌相比低频微卫星不稳定(microsatellite instability-low,MSI-L)胃癌和微卫星不稳定阴性(microsatellite stability,MSS)胃癌而言,Lauren 分型更多见于肠型,淋巴结转移率较低,预后较好。肠型胃癌预后较好可能与 MSI-H 和过氧化物酶增殖子激活受体 γ(PPARγ)表达相关。意大利 Falchetti 等的一项临床研究表明,MSI-H 与肠型胃癌密切相关($P=0.002$),另一方面免疫组化显示 MSI-H 且伴有 *hMLH*1 缺失表达的患者 5 年生存率高($P=0.01$)。

韩国 Cho 的一项临床研究表明,$PPAR\gamma$ 在胃癌中的表达率为 69.2%(462/688),在 306 例肠型胃癌中 $PPAR\gamma$ 阳性率为 68.3%(209/306),$PPAR\gamma$ 阳性肿瘤的总死亡率和癌症特异死亡率均低于 $PPAR\gamma$ 阴性肿瘤(P 值分别为 0.0010 和 0.0016)。多因素分析表明,$PPAR\gamma$ 阳性表达是肠型胃癌总死亡率和癌症特异死亡率的独立预后因子(HR 分别为 0.36 和 0.42;95%CI 分别为 0.19~0.70 和 0.22~0.81)。尽管弥漫型胃癌中,$PPAR\gamma$ 阳性率(71.6%,166/232)高于肠型胃癌,但 $PPAR\gamma$ 阳性与总死亡率和癌症特异死亡率并没有相关性(P 值分别为 0.5041 和 0.5248)。研究者认为这可能是由于在弥漫型胃癌中有比 $PPAR\gamma$ 表达更重要的预后分子标志物;此外,这项临床研究也提示在肠型胃癌中应用 $PPAR\gamma$ 激动剂可以避免化疗耐药,减少转移的发生,或许 $PPAR\gamma$ 将成为新药的治疗靶点。

2. 预后不良的分子生物学特征

目前已经证明,$Her\text{-}2$、肿瘤坏死因子 α 诱导蛋白酶 8($TNFAIP8$)、胸苷磷酸化酶(TP)表达与肠型胃癌预后不良相关。

(1)$Her\text{-}2$:临床研究表明,肠型胃癌预后较好,但 $Her\text{-}2$ 过表达比例明显高于弥漫型和混合型胃癌。Qiu 等进行了一项回顾性研究,纳入了 838 例患者,表明肠型胃癌 $Her\text{-}2$ 阳性率高,其中 $Her\text{-}2$ 阴性者预后较好,提示结合 Lauren 分型及 $Her\text{-}2$ 检测可以更好地判断胃癌患者预后。另一项来自日本的多中心大型临床研究纳入 1148 例接受胃切除术的患者,并随访这些患者的总生存期(OS),也证明了 $Her\text{-}2$ 阳性的患者预后较差。尽管 $Her\text{-}2$ 基因过表达提示预后不良,但抗 $Her\text{-}2$ 靶向药物的出现可能改变这部分患者的预后。ToGA 研究是对晚期 $Her\text{-}2$ 阳性胃癌患者进行靶向治疗的三期临床研究,表明曲妥珠单抗可以使 $Her\text{-}2$ 阳性胃癌患者中位生存期延长约 2.7 个月($P=0.0046$),亚组分析显示,肠型胃癌使用曲妥珠单抗有更好的生存获益(HR=0.69,95%CI=0.54~0.88)。

(2)TNFAIP8:Yang 等有研究选取了 123 例胃癌术后组织以及 30 例正常胃组织经免疫组化染色以及统计学分析,显示 TNFAIP8 高表达的肠型胃癌生存期比低表达的肠型胃癌生存期短($P<0.05$),提示伴有 TNFAIP8 蛋白过表达的肠型胃癌预后不良。

(3)胸苷磷酸化酶(TP):胸苷磷酸化酶(TP)是一种血管生成因子;伴有 TP 表达的原发肿瘤被认为是胃癌淋巴结转移、肝转移的一个危险因素。Zhang 等的临床研究中入组了 103 例胃癌患者,其中肠型胃癌 65 例,得出如下结果:①无论在肿瘤内或是间质内,TP 表达均更常发生在肠型胃癌中(肿瘤内 40.0% vs. 7.9%,$P<0.001$;间质内 58.5% vs. 18.4%,$P<0.001$);②在肠型胃癌中,TP 表达水平与微血管密度(microvessel density,MVD)、淋巴管密度(lymphatic vessel density,LVD)、增殖指数(proliferation index,PI)显著相关;③在肠型胃癌中,间质内 TP 表达与肿瘤侵犯深度、淋巴结转移、分期和肿瘤大小相关,且为独立因素(OR 值分别为 40.0、11.8、19.3、8.84;95%CI 分别为 2.41~662.9、2.15~65.1、2.58~144、1.43~54.8;P 值分别为 0.01、0.005、0.004、0.019);④间质内 TP

高表达的患者比低表达的患者预后差(中位生存时间 76 个月 vs. 91 个月,P 值为 0.036)。也就是说,伴有 TP 高表达的肠型胃癌预后较差,这可能与 MVD、LVD、PI 增加相关。

(4)血管内皮生长因子(vascular endothelial growth factor,VEGF):而血管内皮生长因子家族成员对胃癌血管生成、远处转移的作用已被广泛认可,可以作为胃癌预后的生物标记物。Lee 等的研究认为,AKT-HIF-1α-VEGF 通路在胃癌的肿瘤生成及血管生成中发挥作用。

2.3　胃癌的预防建议

2012 年公布的国际马斯特里赫特 Ⅳ(Maastricht Ⅳ)共识认为,应当在胃癌高发地区,对胃癌高危人群采用"幽门螺杆菌筛查—治疗"策略以降低胃癌的发生,在胃癌高危社区根除 Hp 预防胃癌是经济有效的,并首次界定:胃癌患者的一级亲属;因胃瘤变经内镜或外科切除治疗后;严重的全胃炎或胃体胃炎;长期抑酸剂治疗超过 1 年;处于高危环境中即重度吸烟,暴露于粉尘、煤灰、石英、水泥、采石场;Hp 阳性并担心胃癌者,均属于胃癌的高危人群。

2.3.1　Hp 感染的防治

1. 根除 Hp 感染

在 Hp 广泛流行地区实行大规模人群 Hp 根除治疗是预防胃癌的战略手段,对胃癌高危人群早期干预、筛查和治疗幽门螺杆菌有着特殊的重要意义。2008 年亚太胃癌预防推荐:在胃癌高发人群中,采用"筛查和治疗"幽门螺杆菌作为预防胃癌的策略。

WHO 工作组在 2014 年的工作报告中指出,胃癌的防治已刻不容缓。Hp 感染与胃癌发生关系的 Meta 分析结果显示:来自哥伦比亚、日本、中国等胃癌高发地区的资料证实,早期幽门螺杆菌根除是目前最为有效的防止胃癌发生的方法;根除 Hp 可使部分胃黏膜萎缩得到逆转,可降低胃癌发生率。Fuccio 等对 6 项临床研究进行了综合分析,共纳入 6695 例患者,随访 4～10 年,胃癌的发生风险较未根治者明显下降,RR＝0.66(95% CI＝0.43～0.98),根除 Hp 感染可使胃癌发病风险降低 35%;但肠上皮化生难以逆转,所以应在肠上皮化生发生前对 Hp 感染者予以干预。

日本 2015 年发布的 Hp 胃炎京都全球共识(Kyoyo Global Consensus)中,将所有 Hp 感染引起的胃炎作为根除治疗的指征,并规划了消灭胃癌的路线图,要求 Hp 阳性的慢性胃炎患者均接受根除治疗,后续辅以定期内镜监测。2015 年,韩国也制定了消灭胃癌的路线图,将 50 岁左右的 Hp 感染人群作为根除治疗的对象。

2. 预防 Hp 感染

(1)实施分餐制。经过调查,幽门螺杆菌感染家庭集聚情况居多,为了更好地避免再次感染幽门螺杆菌,应尽量同时治疗,实施分餐制度,以免发生二次传染、三次传染的现象。

(2)注意饮食规律。没有感染幽门螺杆菌的人要注意饮食规律,感染了幽门螺杆菌的患者则更加需要注意饮食规律,尽量做到饮食定时定量,以易消化、细软食物为主,忌辛辣食物等原则,养成良好的饮食原则很重要。

(3)养成良好的卫生习惯。幽门螺杆菌传染力强,可通过手、不洁食物、餐具、分辨等途径传染,构成一个连锁的传染途径。所以,养成良好的卫生习惯就显得尤为重要了。

3. 预防 Hp 感染的难点及困惑

(1)Hp 低除率和高再感染率。我国是抗菌药物应用大国,目前已有大部分抗菌药物具有较高耐药率,如果为根除 Hp 而大范围应用抗菌药物必然会加重抗菌药物耐药问题;Organ 等的研究显示,Hp 的年再感染率为 3.4%~11.5%,严重困扰 Hp 根除策略的实施。

(2)胃癌高发区居民后代发病率逐渐降低的原因:日本等胃癌高发区在内的地区公民移居美国夏威夷(胃癌低发区)后,其后代的胃癌发病率逐渐降低,Hp 感染患者中仅<1%的人最终发生胃癌,以及"非洲之谜"和"印度之谜"(当地 Hp 感染率很高而胃癌的发病率很低)等也在一定程度上说明,胃癌的发生除 Hp 感染外,还必须有环境因素、宿主遗传因素等其他因素参与。

2.3.2　改变饮食习惯和生活习惯

北欧及上海市的研究指出,胃癌的有效关键预防措施包括改变饮食习惯、控制烟酒的消费等,这些习惯的改变在很大程度上能够降低胃癌的发病率和死亡率。

1. 建议多食新鲜蔬菜和水果

周利锋等的研究通过多因素条件 logistic 回归分析,共筛出 8 个因素与胃癌的发病有关,其中 4 个危险因素是不良饮食嗜好、食咸菜、吸烟量和食用陈旧食品;4 个保护因素为常吃大白菜、经常吃豆类及豆制品、常吃大葱和经常吃新鲜深色蔬菜。新鲜蔬菜水果内含有大量抗氧化维生素 A、维生素 B、维生素 C、维生素 E 和胡萝卜素,其体内含量降低可使各种自由基活性增加、细胞免疫力下降、细胞间隙连接交通受阻;维生素 C 对亚硝酸盐有高度亲和力,在体内外能阻断亚硝胺和 NAD 的形成;我国科学家在河南省林县测定该地区居民尿中亚硝胺的含量时发现,每日口服维生素 C 900 mg,尿中亚硝胺的含量下降60%;维 C 能抑制亚硝酸盐与胺结合,可减少胃癌发生的危险性。

不要食用霉变的食物。霉变是由污染霉菌所引起,霉菌中有些是产毒真菌,是很强的致癌物质,同时,有些食物在产毒真菌作用下会产生大量的亚硝酸盐和二级胺,进入机体后在一定条件下,可合成亚硝胺类化合物而致癌。

2. 增加豆类食物、牛乳和蛋类摄入

豆类中含有多种蛋白酶抑制剂、不饱和脂肪酸和酚类化合物,对致癌过程和亚硝胺形成有抑制作用。大豆异黄酮和以黄酮类为配基的糖苷（主要包括黄豆苷和染料木苷）以及大豆皂苷的保健功能，是近年来人们关注的热点。

适当加强蛋白质摄入，从而保护胃黏膜；某些营养素（动物蛋白等）缺乏、抗氧化剂减少及部分药物等是胃癌发病的重要危险因素。

3. 多用植物油烹调

植物油含不饱和脂肪酸高，动物油含饱和脂肪酸高。饱和脂肪酸溶点高，易凝固，不易被人体消化、吸收和氧化，会提高血液中胆固醇的浓度。不饱和脂肪酸则恰恰相反，且不饱和脂肪酸具有抗肿瘤活性。

4. 尽量少食腌制食品和油炸食品

减少食盐摄取常伴有硝酸盐及亚硝酸盐摄取之减少。

5. 改变不良饮食习惯，避免热烫饮食

饮食不定时定量、暴饮暴食、进食过快或过烫，对胃会产生损伤性的刺激，也可导致胃癌的发生。

6. 大力提倡不吸烟、戒烟和少饮酒（尤其是青少年）

吸烟与胃癌有一定的关系，因为烟雾中含有苯并芘、多环芳香烃、二苯并卡唑等多种致癌和促癌物质，可导致食管癌和胃癌的发生。

酒精本身虽不是致癌物质，但烈性酒会刺激胃黏膜，损伤黏膜组织，促进致癌物质的吸收。

饮酒的同时吸烟，其危害性更大，因为酒精可增强细胞膜的通透性，从而加强对烟雾中致癌物质的吸收。

7. 少吃或不吃腌菜

腌菜中含有大量的亚硝酸盐和二级胺，在胃内适宜酸度或细菌的作用下，能合成亚硝胺类化合物，这类化合物是很强的致癌物质。

8. 不吃或少吃烟熏和油煎食物

熏鱼和熏肉中含有大量的致癌物质，如 3,4-苯并芘和环芳烃。油炸、烘烤、烧焦食物和重复使用的高温食油中也含有此类致癌物质，所以应尽量少食用。

9. 食品要新鲜，提倡用冰箱冷藏

近 20 年来，美国、日本等国胃癌发病率有所下降，冰箱的广泛应用可能是一个因素。低温可抑制硝酸盐转变成亚硝酸盐。

10. 保护食用水的卫生

被污染的水源中含多种致癌的金属离子，增加了胃癌的发病率；一定要用正规的自来水，没条件的农村地区尽量使用井水。

11. 保持乐观

部分胃癌与精神因素相关，保持乐观的心情可减轻胃癌的发病。

12. 及时治疗慢性胃疾患,积极治疗癌前病变

(1)息肉:胃息肉一向被认为系癌前期病变,常继发于胃黏膜的肠腺上皮化生,主要分布于胃窦部,多为单发,息肉形态呈腺瘤样或乳头状瘤样,息肉直径超过 2 cm 显示有恶变倾向;在组织结构上有腺瘤样特征,具有癌变的潜在危险,恶变后多为肠型胃癌。肠型胃癌往往有比较明确的癌前病变,与萎缩性胃炎、肠上皮化生、不典型增生癌变有关;而一般认为弥漫型胃癌与癌前病变无明显相关性。

(2)胃溃疡:胃溃疡与胃癌的发生有一定关系,由胃溃疡恶变而来的胃癌占 5%~10% 是一个公认的事实。

(3)萎缩性胃炎:萎缩性胃炎及常伴有的肠上皮化生与胃癌发生的关系较胃溃疡更为密切。从大量的调查资料中,不但发现胃癌的高发区萎缩性胃炎的发病率也较高,两者呈正相关;而且发现萎缩性胃炎及肠化生的部位与胃癌的好发部位也一致,特别是高发地区,胃癌源自化生的肠上皮的病例更多,并常伴有恶性贫血。

因此应增强居民的健康意识,对癌前病变的患者(尤其对一级亲属中有胃癌史及有其他高危因素者)应定期检查,定期行胃镜检查,这样可以降低人群胃癌发生的风险。

参考文献

[1]魏嘉,刘宝瑞.胃癌驱动基因及靶向治疗的研究进展[J].中国医学论坛报,2016,6(30):B4-B5.

[2]GONZALEZ C A,AGUDO A. Carcinogenesis,prevention and early detection of gastric cancer:where we are and where we should go[J].International journal of cancer,2012,130(4):745-753.

[3]FERLAY J,SHIN H,BRAY F,et al. Estimates of worldwide burden of cancer in,2008:GLOBOCAN,2008[J].Int J Cancer,2010,127(12):2893-2917.

[4]谢勇.重视根除幽门螺杆菌预防胃癌[J].中华消化杂志,2017,37(3):158-161.

[5]孙燕.临床肿瘤学(高级教程)[M].北京:人民军医出版社,2014.

[6]RAEI N. Helicobacter pylori Infection and Dietary Factors Act Synergistically to Promote Gastric Cancer[J].Asian Pac J CancerPH Perv,2016,17(3):917-921.

[7]FOCK K M,ANG T L. Epidemiology of helicobacter pylori infection and gastric cancer in Asia[J].J Gastroenterol Hepatol,2010,25(3):479-486.

[8]TAHARA E. Molecular biology of gastric cancer[J].World J Surg,1995,19(4):484-490.

[9]李诚,周健,裘炳良.胃癌流行病学与分子生物学病因的研究进展[J].肿瘤防治研究,

2004,31(2):115-118.

[10]IARC Working Group on the Evaluation of Carcinogenic Risks to Humans.Biological agents:a review of human carcinogens[M].IARC Monogr Eval Carcinog Risks Hum,2012.

[11]WATANABE T,TADA M,NAGAI H,et al. Helicobacter pylori infection induces gastric cancer in mongolian gerbils[J].Gastroenterology,1998,115(3):642-648.

[12]WANG C C,YUAN Y,HUNT R H. The association between Helicobacter pylori infection and early gastric cancer:a meta-analysis[J]. Am J Gastroenterol,2007,102(8):1789-1798.

[13]SHIM J H,et al. The effect of Helicobacter pylori CagA on the HER-2 copy number and expression in gastric cancer[J].Gene,2014,546(2):288-296.

[14]SALEHI Z,MOLLASALEHI H,JELODAR M H,et al. The relationship between helicobacter pylori infection and gastric adenocarcinoma in northern Iran[J].Oncology Research Featuring Preclinical and Clinical Cancer Therapeutics,2010,18:323-328.

[15]石岩岩,丁士刚,鲁凤民,等. 胃癌和消化性溃疡患者幽门螺杆菌临床菌株硫氧还蛋白-1表达量分析[J].胃肠病学,2011,16:601-604.

[16]PETERSSON C,FORSBERG M,ASPHOLM M,et al. Helicobacter) pylori SabA adhesion evokes a strong) inflammatory response in human PH neutrophils which is down regulated by the neutrophil-activating proein[J]. Med Microbiol Immuno,2006,195(4):195-206.

[17]VITOR J M,Vale F F. Alternative therapies for Helicobacter pylori:probiotics and phytomedicine[J].FEMS Immunology And Medical Microbiology,2011,63(2):153-164.

[18]王剑,王吉耀,沈锡中,等. 幽门螺杆菌感染 Balb/ c 小鼠模型的建立及对 N-甲基-N-亚硝基脲诱发胃癌的影响[J].中华消化杂志,2005,25(3):146-149.

[19]ANGELETTI S,GALLUZZO S,SANTINI D,et al. NOD2/CARD15 polymorphisms impair innate immunity and increase susceptibility to gastric cancer in an Italian population[J]. Human immunology,2009,70(9):729-732.

[20]GAO C,ZHANG Z,LIU W,et al. Reduced microRNA-218 expression is associated with high nuclear factor kappa B activation in gastric cancer[J].Cancer,2010,116(1):41-49.

[21]SAMUVEL D J,SUNDARARAJ K P,NAREIKA A,et al. Lactate boosts TLR4 signaling and NF-kappaB pathway-mediated gene transcription in macrophages via monocarboxylate transporters and MD-2 up-regulation[J].J Immunol,2009,182(4):2476-2484.

[22]SANCHEZ R,PANTOJA-UCEDA D,PRIETO J,et al.Solution structure of human growth arrest and DNA damage 45 alpha (Gadd 45 alpha) and its interactions with proliferating cell nuclear antigen (PCNA) and Aurora A kinase[J].The Journal Of Biological Chemistry,2010,285(29):22196-22201.

[23]冯水土,陈玉强,陈毅德,等. NF-κB 在幽门螺杆菌阳性和阴性胃癌中的差异表达及临床意义[J].中国肿瘤临床,2012,(21):1626-1629.

[24]冯水土,陈玉强,陈毅德,等. Gadd45a 在不同幽门螺杆菌感染状态胃癌中的差异表达及临床意义[J].癌变·畸变·恶变,2016,28(5):353-358.

[25]冯水土,陈玉强,陈毅德,等. Gadd45α、NF-κB 在胃癌中表达情况及其相关性研究[J].中国现代医学杂志,2016,26(8):33-37.

[26]DEVRIES A C,VANGRIEKEN N C,LOOMAN C W,et al. Gastric cancer risk in patients with premalignant gastric lesions:a nationwide cohort study in the Netherlands[J].Gastroenterology,2008,134(4):945-952.

[27]ASOMBANG A W,KELLY P. Gastric cancer in Africa:what do we know about incidence and risk factors? [J].Transactions of the Royal Society of Tropical Medicine and Hygiene,2012,106(2):69-74.

[28]BURKE A P,YEN T S,Shekitka K M,et al. Lymphoepithelial carcinoma of the stomach with Epstein-Barr virus demonstrated by polymerase chain reaction[J].Mod Pathol,1990,3(3):377-380.

[29] UOZAKI H,FUKAYAMA M. Epstein-Barr virus and gastric carcinoma viral carcinogenesis through epigenetic mechanisms[J].Int J Clin Exp Pathol,2008,1(3):198-216.

[30]WANG C C,YUAN Y,HUNT R H. The association between Helicobacter pylori infection and early gastric cancer:a meta-analysis[J].Am J Gastroenterol,2007,102(8):1789-1798.

[31]SONG H J,KIM K M. Pathology of epstein-barr virus-associated gastric carcinoma and its relationship to prognosis[J].Gut Liver,2011,5(2):143-148.

[32]LIBETTA C M,PRINGLE J H,ANGEL C A,et al.Demonstration of Epstein-Barr viral DNA in formalin-fixed,paraffin-embedded samples of Hodgkin's disease[J].J Pathol,1990,161:255-260.

[33]FUKAYAMA M. Epstein-Barr virus and gastric carcinoma[J].Pathol Int,2010,60:337-350.

[34]LOPES L F,BACCHI M M,ZANATI S G,et al.Epstein-Barr virus infection and gastric carcinoma in São Paulo State,Brazil[J].Braz J Med Biol Res,2004,37:1707-1712.

[35] CORVALAN A,KORIYAMA C,AKIBA S,et al. Epstein-Barr virus in gastric carcinoma is associated with location in the cardia and with a diffuse histology:a study in one area of Chile[J].Int J Cancer,2001,94:527-530.

[36] HERRERA-GOEPFERT R,AKIBA S,KORIYAMA C,et al. Epstein-Barr virus-associated gastric carcinoma:Evidence of agedependence among a Mexican population[J].World J Gastroenterol,,2005,11:6096-6103.

[37]李淑英,杜海军,王湛,等. EB病毒感染与胃癌患者临床病理特征相关性的 Meta 分析[J].中国科学生命科学,2009,39(9):891-897.

[38]KORIYAMA C,AKIBA S,MINAKAMI Y,et al.Environmental factors related to Epstein-Barr virusassociated gastric cancer in Japan[J].J Exp Clin Cancer Res,2005,24:547-553.

[39]VANREES B P,CASPERS E,ZURHAUSEN A,et al.Different pattern of allelic loss in Epstein-Barr virus-positive gastric cancer with emphasis on the p53 tumor suppressor pathway[J].Am J Pathol,2002,161:1207-1213.

[40]CAMARGO M C,MURPHY G,KORIYAMA C,et al.Determinants of Epstein-Barr virus-positivegastric cancer:an international pooled analysis[J].Br J Cancer,2011,105:38-43.

[41]HSIEH L L,LIN P J,CHEN T C,et al. Frequency of Epstein—Barr virus associated gastric adenocarcinoma in Taiwan[J].Cancer Lett,1998,129(2):125-129.

[42]TAKAHASHI K,OTANI Y,OGAWA N,et al. A case of Epstein-Barr virus(EBV) associated remnant gastric carcinoma arising 7 years after distal gastrectomy for EBV associatedgastric carcinoma[J].Nihon Shokakibyo GakkaiZasshi,2007,104:1728-1732.

[43]BOYSEN T,FRIBORG J,STRIBOLT K,et al.Epstein-Barr virus-associated gastric carcinoma among patientswith pernicious anemia[J].Int J Cancer,2011,129:2756-2760.

[44]RYAN J L,MORGAN D R,DOMINGUEZ R L,et al. High levels of Epstein-Barr virus DNA in latently infected gastric adenocarcinoma[J].Lab Invest,2009,89(1):80-90.

[45]SEO J S,JUN S M,KWON S W,et al. Establishment and characterization of gastric carcinoma cell clones expressing LMP2A of Epstein-Barr virus[J].Int J Mol Med,2010,25:11-16.

[46]KIM B,BYUN S J,KIM Y A,et al. Cell cycle regulators,APC/beta-catenin,NF-kappaB and Epstein-Barr virus in gastric carcinomas[J].Pathology,2010,42:58-65.

[47]SIVACHANDRAN N,DAWSON C W,YOUNG L S,et al.Contributions of the Epstein-Barr virus EBNAL protein to gastric carcinoma[J].J Virol,2012,86:60-68.

[48]HINO R,UOZAKI H,MURAKAMI N,et al. Activation of DNA methyltransferase 1 by EBV latent membrane protein 2A leads to promoter hypermethylation of PTEN gene in gastric carcinoma[J].CancerRes,2009,69:2766-2774.

[49]UEO T,KASHIMA K,DAA T,et al.Coexistence of Epstein-Barr virus-associated gastric carcinoma with malignant lymphoma:report of two cases[J].Virchows Arch,2006,449:215-219.

[50]CHEN J N,JIANG Y,LI H G,et al. Epstein-Barr virus genome polymorphisms of Epstein-Barr virus-associated gastric carcinoma in gastric remnant carcinoma in Guangzhou, southern China,an endemic area of nasopharyngeal carcinoma[J].Virus Res,2011,160:191-199.

[51]SHUKLA S K,PRASAD K N,TRIPATHI A,et al. Epstein-Barr virus DNA load and its association with Helicobacter pylori infection in gastroduodenal diseases[J].Braz J Infect Dis,2005,15:583-590.

[52]KULKE M H,THAKORE K S,THOMAS G,et al. Microsatellite instability and hMLH1/hMSH2 expression in Barrstt esophagus-associated adenocarcinoma[J].Cancer,2001, 91(8):1451-1457. .

[53]DHILLON P K. Family history of cancer and risk of esophageal and gastric cancers in the U nited States[J].Int J Cancer,2001,93(1):148-152..

[54]YAT SUYA H,T OYOSHIMA H,MIZOUE T,et al. Family history and the risk of stomach cancer death in Japan:differences by age and gender[J].Int J Cancer,2002,10,97 (5):688.

[55]鲍萍萍,高立峰,刘大可,等. 上海市区胃癌危险因素探讨[J].肿瘤,2003,23(6): 458-463.

[56]顾鸣敏,沈若茝,倪蓓敏,等. 胃癌的遗传流行病学研究[J].上海第二医科大学学报, 1998,18(2):97-99.

[57]GUGGENHEIM D E,SHAH M A.Gastric cancer epidemiology and risk factors[J].J Surg Oncol,2013,107(3):230-236.

[58]ROSS D,TRAVER R D,SIEGEL D,et al. A polymorphism inNAD(P)H:quinine oxidoreductase (N QO 1):relationship of a homozygous mutat ion at position 609 of the NQO1 cDNA to NQO1 activity[J].Br J Cancer,1996,74(6):995-996.

[59]KOLESAR J M,PRITCHARD S C,KERR K M,et al. Evaluation of NQO1 gene expression and variant allele in human NSCLC tumors and matched normal lung tissue[J].Int J Oncol,2002,21(5):1119-1124.

[60]AIRD I,BENTALL H H,ROBERTS J A. A relationship between cancer of stomach and the ABO blood groups[J].Br Med J,1953,1(4814):799-801.

[61]EDGREN G,HJALGRIM H,ROSTGAARD K,et al.Risk of gastric cancer and peptic ulcers in relation to ABO blood type:a cohort study[J].Am J Epidemiol,2010,172(11): 1280-1285.

[62]TAKAISHI S,OKUMURA T,Tu S,et al. Identification of gastric cancer stem cells using the cell surface marker CD44[J].Stem Cells,2009,27(5):1006-1020.

[63]PINSON K I,BRENNAN J,MONKLEY S,et al. An LDL-receptor related protein mediates Wnt signalling in mice[J].Nature,2000,407(6803):535-538.

[64]BU Z,ZHENG Z,ZHANG L,et al. LGR5 is a promising biomarker for patients with stage Ⅰ and Ⅱ gastric cancer[J].Chin J Cancer Res,2013,25(1):79-89.

[65]PALLI D. Epidemiology of gastric cancer:an evaluation of available evidence[J].J

Gastroenterol,2000,35(Suppl):1284-1289.

[66]VANLOON A J,GOLDBOHM R A,VANDENBRANDT P A. Socio economic status and st omach cancer incidence in men: result s from The Netherlands Cohort S tudy[J]. J Epidemiol Community Health,1998,52(3):166.

[67] KESZEI A P, GOLDBOHM R A, SCHOUTEN L J, et al. Dietary N-nitroso compounds,endogenous nitrosation, and the risk of esophageal and gastric cancer subtypes in the Netherlands Cohort Study[J].Am J Clin Nutr,2013,97:135-146.

[68]MARTIN M J,JIMEENEZ M D,MOTILVA V. New issues about nitric oxide and its effects on the gastrointestinal tract[J].Curr P harm Des,2001,7(10):881-908.

[69] CROSS A J, FREEDMAN N D, REN J, et al. Meat consumption and risk of esophageal and gastric cancer in a large prospective study[J]. Am J Gastroenterol,2011,106: 432-442.

[70]李燕,陆海林,曹婷华,等.青年胃癌危险因素的调查分析[J].中国医药指南,2016,14(27):14-17.

[71]王冰,苏秀兰.MNNG 诱导人胃黏膜上皮细胞系 GES-1 及正常胃黏膜标本原癌基因的激活[J].中华肿瘤杂志,1996(1):6-9.

[72]邓大君,昌云生,等.胃癌高低发区居民空腹胃液中 N-亚硝酸铵总含量比较[J].中华肿瘤杂志,1997,19(2):96-99.

[73]COMPARE D,ROCCO A,NARDONE G. Risk factors in gastric cancer[J].Eur Rev Med Pharmacol Sci,2010,14(4):302-308.

[74]TREDANIEL J, BOFFETTA P, BUIATTI E, et al. Tobacco smoking and gastric cancer:review and meta-analysis[J].Int J Cancer,1997,72(4):565-573.

[75]臧静媛,刘文天.天津地区胃癌危险因素病例-对照研究[J].中国慢性病预防与控制,2011,19(2):138-140.

[76]KOIZUMI Y, TSUBONO Y, NAKAYA N, et al. Cigarette smoking and the risk of gastric cancer:a pooled analysis of two prospective studies in Japan[J].Int J Cancer,2004,112: 1049-1055.

[77]周晓彬,张健,张超英.中国人群生活习惯与胃癌发病关系的 Meta 分析[J].中国临床康复,2006,10(48):10-13.

[78]徐兴福,毕建萍.中国居民 CagA+ Hp 感染与胃癌关系的 Meta 分析[J].中国热带医学,2006,6(12):2122-2123.

[79] ZARIDZE D, BORISOVA E, MAXIMOVITCH D, et al. Alcohol consumption, smoking and risk of gastric cancer:casecontrol study from M oscow,Russia[J].Cancer Causes Control,2000,11(4):363-371.

[80]DESTEFANI E,BOFFETA P,CARZOQLIO J,et al. Tobacco smoking and alcohol

driunking as risk factors for stomach cancer:a case-control stady in U ruguay[J].Cancer Causes Control,1998,9(3):321-329.

[81]SJÖDAHL K,LU Y,NILSEN T I,et al. Smoking and alcohol drinking inrelation to risk of gastric cancer:a population-based,prospectivecohort study[J].Int J Cancer,2007,120(1):128-132.

[82] RUMSTADT B,SCHILLING D. The preoperative placement of transjugular intrahepatic portosystemic shunt for treatment of a patient with portal hypertension and gastric cancer[J].Hepatogastroenterology,2008,55:303-304.

[83]虞建锋,许坚.生活方式和习惯与胃癌关系的研究进展[J].中国预防医学杂志,2009,10(2):152-154.

[84]STRUMYLAITE L,ZICKUTE J,DUDZEVICIUS J,et al. Salt-preserved foods and risk of gastric cancer[J].Medicina(Kaunas),2006,42:164-170.

[85]MIR M R,SHABIR N,WANI K A,et al. Association Between p16,hMLH1 and E-cadherin Promoter Hypermethylation and Intake of Local Hot Salted Tea and Sun-dried Foods in Kashmiris with Gastric Tumors[J].Asian Pacific Journal of Cancer Prevention,2012,13:181-186.

[86]TOYODA T,TSUKAMOTO T,YAMAMOTO M,et al. Gene expression analysis of a helicobacter pylori-infected and high-salt diet-treated mouse gastric tumor model:identification of CD177 as a novel prognostic factor in patients with gastric cancer[J].BMC Gastroenterology,2013,10(13):122.

[87]KOBAYASHI M,TSUBONO Y,SASAZUKI S,et al. Vegetables,fruit and risk of gastric cancer in Japan:a 10-year follow-up of the JPHC Study Cohort I[J].Int J Cancer,2002,102:39-44.

[88]KIM H J,CHANG W K,KIM M K,et al.Diet ary factors and gastric cancer in Korea:a case-control study[J].Int J Cancer,2002,97(4):531.

[89]马乐,郑超,白鸽,等.新疆特色饮食与胃癌关系的病例对照研究[J].中国肿瘤临床与康复,2017,(4):47-49.

[90]JIA Y,PERSSON C,HOU L,et al. A comprehensive analysis of common genetic variation in MUC1,MUC5AC,MUC6 genes and risk of stomach cancer[J].Cancer causes & control:CCC,2010,21(2):313.

[91]FARUK T,UMRAN K,MEHMET A,et al. The major stressful life events and cancer:stress history and cancer[J].Med Oncol,2012,29(2):1371-1377.

[92]刘爱民,赵金扣,武鸣,等.江苏省大丰市胃癌危险因素病例对照研究[J].中国肿瘤,2007,16(3):152-154.

[93]鲍萍萍,高立峰,刘大可,等.上海市区胃癌危险因素探讨[J].肿瘤,2003,23(6):

458-463.

[94]KREUZER M,STRAIF K,MARSH J,et al. Occupational dust and radiation exposure and mortality from stomach cancer among German uranium miners,1946-2003[J]. Occup Environ Med,2012,69:217-223.

[95]SANTIBAÑEZ M,ALGUACIL J,DELAHERA M G,et al. Occupational exposures and risk of stomach cancer by histological type[J].Occup Environ Med,2012,69:268-275.

[96]MEDINA-FRANCO H,HESLIN M J,CORTES-GONZALEZ R.Clinicopathological study[J].Ann Surg Oncol,2000,7(7):515-519.

[97] SASAO S, HIYAMA T, TANAKA S, et al. Clinicopathologic and genetic characteristics of gastric cancer in young male and female patients[J].Oncol Rep,2006,16(1): 11-15.

[98] MANNER H, RABENSTEIN T, MAY A, et al. Long-term results of endoscopicresection in early gastric cancer:the western experience[J].Am J Gastroenterol, 2009,104(3):566-573.

[99]DEVRIES A C, VANGRIEKEN N C, LOOMAN C W, et al. Gastric cancerrisk in patients with premalignant gastric lesions:a nationwidecohort study in the Netherlands[J]. Gastroenterology,2008,134(4):945-952.

[100]杨少波,王孟薇,张子其,等.胃癌前黏膜变化的自然演变规律研究[J].中国综合临床,2005,21(3):193-194.

[101]杨奎元,奢基陶,李鸿民.第三纪岩层区居民饮水与胃癌高发的研究[J].中国肿瘤,1999,8(2):82-83.

[102]岑朝,王超.胃癌病因学研究现状及展望[J].民族医学院学报,2007,29(5):817-818.

[103]ORITA H. Cerb B₂ expression is predictive for lymphatic spread of clin ical gastric carcinoma[J].Hepatogastroenterology,1997,44(13):294-298.

[104]王涛,张蓓,王占民.人体胃癌及癌前病变 P53 和 PCNA 的免疫组化研究[J].山东医科大学学报,1998,36(3):246-249.

[105]LANE D P,CRAWFORD L V. T antigen is bound to a host protein in SV40-transformed cells[J].Nature,1979,278(5701):261-263.

[106]CHEN H C,CHEN H J,KHAN M A,et al. Genetic mutations of p53 and k-ras in gastric carcinoma patients from Hunan,China[J].Tumour Biol,2011,32:367-373.

[107]SUZUKI S. Chromosome 17 copy numbers an d incidence of p53 gene deletion in gastric cancer cells. Dual color fluorescence in situ hybridization analysis [J]. NipponIkaDaigakuZasshi,1997,64(1):22-29.

[108] BEDNAREK A, LAFLIN K. DANIEL R, et al. WWOX, a novel WW domain-containing protein mapping to human chromosome l6q23.3-24.1 a region frequently affected in

breast cancer[J].Cancer Res,2000,60(10):2140-2145.

[109]SOMASUNDARAM K. Tumor suppressor p53:regulation and function[J].Front Biosci,2000,5:424-437.

[110]PANIC N. Susceptibility to Helicobacter pylori infection:results of anepidemiological envestigation among gastric cancer patients[J].Mol Biol Rep,2014,41(6):3637-3650.

[111]SCHMALE H,BAMBERGER C. A novel protein with strong homology to the tumor suppressor p53[J].Oncogene,1997,15:1363-1367.

[112]YANG A,KAGHAD M,WANG Y,et al. p63,a p53 homolog at 3q27-29,encodes multiple products with transactivating,death-inducing,and dominant negative activities[J].Mol Cell,1998,2(3):305-316.

[113]TANNAPFEL A,SCHMELZER S,BENICKE M,et al. Expression of the p53 homologues p63 and p73 in multiple simultaneous gastric cancer[J].J Pathol,2001,195:163-170.

[114]刘荣,贺降福,吕永红,等.胃腺癌组织 p53、p63 和 p73 蛋白表达的意义[J].世界华人消化杂志,2006,14(24):2416-2420.

[115]BEDNAREK A K,LAFUN K J,DANIEL R L,et al. WWOX,a novel WW domain-containing protein mapping to human chromesomel6q23.3-24.1,a region frequently affected in breast cancer[J].Cancer Res,2000,60(8):2140-2145.

[116]AQEILAN R I,PEKARSKY Y,HERRERO J J,et al. Functional association between WWOX tumor suppressor protein and p73,a p53 homolog[J].PNAS,2004,101(13):4401-4406.

[117]KUROKI T,TMA Y,FURUI J,et al. Common fra le genes and digestive tract cancels[J].Surg Today,2006,36:1-5.

[118]韦青,王晰程,沈琳.遗传性消化道肿瘤现状及二代测序应用前景[J].中国医学前沿杂志,2016,8(3):31-36.

[119]HANSFORD S,KAURAH P,LI-CHANG H,et al. Hereditary Diffuse Gastric Cancer Syndrome:CDH1 Mutations and Beyond. JAMA Oncol[J].Published online February 12,2015,doi:10.1001/jamaoncol.2014.168.

[120]FANG D C. Loss of heterozygosity and loss of expression of the DCC gen e in gastric cancer[J].J Clin Pathol,1998,51(8):593-596.

[121]LEE S R. Determining he effect of transforming growth factor-betal on cdk4 and p27 in gastric cancer anf cholangiocancinoma[J].Oncol Lett,2013,5(2):694-698.

[122]KOSHIDA Y. Apoptosis,cell proliferation and expression of Bcl2 and Bax in gastric carcinomas:immunohistochemical and clinicopatho logical study[J].Br J Cancer,1997,75(3):367-373.

[123] NAKAMURA T. Expression of bcl2 oncoprotein in gastrointestinal and uterine carcinomas and their premalignant lesions[J].Hum athol,1997,28(3):309-315.

[124]KIM H C,KIM J C,ROH S A,et al. Aberrant CpG island methylation in early-onset sporadic gastric carcinoma[J].Cancer Res Clin Oncol,2005,131(11):733-740.

[125]JIANG S,MA X,HUANG Y,et al. Reactivating aberrantly hypermethylated p15 gene in leukemic T cells by a phenylhexyl isothiocyanate mediated inter-active mechanism on DNA and chromatin[J].J Hematol Oncol,2010,3:48.

[126]DONG C X,DENG D J,PAN K F,et al. Promoter methylation of p16 associated with helicbacter pylori infection in precancerous gastric lesion:a population-based study[J].Int J Cancer,2009,124(2):434-439.

[127]LEE H S,HWANG S M,KIM T S,et al.Circulating methylated septin 9 nucleic acid in the plasma of patients with gastrointestinal cancer in the stomach and colon[J].Transl Oncol,2013,6(3):290-296.

[128]刘培,魏良洲,姜相君,等. RASSF1A 和 Runx3 基因启动子区甲基化在胃癌组织中的表达及意义[J].现代生物医学进展,2013,13(25):4932-4935.

[129]KIM H,EUN J W,LEE H,et al. Gene expression changes in patientmatched gastric normal mucosa,adenomas,and carcinomas[J].Exp Mol Pathol,2011,90(2):201-209.

[130] HIRANUMA C,KAWAKAMI K,OYAMA K,et al. Hypermethylation of the MYOD1 gene is a novel prognostic factor in patients with colorectal cancer[J].Int J Mol Med,2004,13(3):413-417.

[131]HONDA T,TAMURA G,WAKI T,et al. Hypermethylation of the TSLC1 gene promoter in primary gastric cancers and gastric cancer cell lines[J].Jpn J Cancer Res,2002,93(8):857-860.

[132]付煜,杜小燕. 微卫星不稳定性与肿瘤的研究进展[J].肿瘤学杂志,2012,18(1):65-67.

[133]AN C,CHOI I S,YAO J C,et al. Prognostic significance of CpG island methylator phenotype and mierosatellite instability in gastric carcinoma[J].Clin Cancer Res,2005,11(2):656-663.

[134]邵耘,刘平,赵志泉,等. 胃癌组织微卫星不稳定性的研究[J].南京医科大学学报,2003,23(4):347-349.

[135]李异玲,刘东屏,傅宝玉. 胃息肉及胃癌中微卫星不稳定的变化[J].中国误诊学杂志,2010,10(18):4310.

[136] FALCHETTI M,SAIEVA C,LUPI R,et al. Gastric cancer with high-level microsatellite instability:target gene mutations,clinicopathologic features,and long-term survival[J].Human Pathology,2008,39(6):925-932.

[137]CHO S J,KOOK M C,LEE J H,et al. Peroxisome proliferatoractivated receptor γ upregulates galectin-9 and predicts prognosis in intestinal-type gastric cancer[J].Int J Cancer, 2015,136(4):810-820.

[138]QIU M,ZHOU Y,ZHANG X,et al. Lauren classification combined with HER2 status is a better prognostic factor in Chinese gastric cancer patients[J].BMC Cancer,2014, 14:823.

[139]KUROKAWA Y,MATSUURA N,KIMURA Y,et al. Multicenter large-scale study of prognostic impact of HER2 expression in patients with resectable gastric cancer[J].Gastric Cancer,2014.

[140]BANG Y J,VAN CUTSEM E,Feyereislova A,et al. Trastuzumab in combination with chemotherapy versus chemotherapy alone for treatment of HER2-positive advanced gastric or gastro-oesophageal junction cancer (ToGA):a phase 3,open-label,randomised controlled trial [J].Lancet,2010,376(9742):687-697.

[141]YANG M,ZHAO Q,WANG X,et al. TNFAIP8 overexpression is associated with lymph node metastasis and poor prognosis in intestinal-type gastric adenocarcinoma [J]. Histopathology,2014,65(4):517-526.

[142]ZHANG X,ZHENG Z,SHIN Y K,et al. Angiogenic factor thymidine phosphorylase associates with angiogenesis and lymphangiogenesis in the intestinal-type gastric cancer[J]. Pathology,2014,46(4):316-324.

[143]LEE B L,KIM W H,JUNG J,et al. A hypoxia-independent up-regulation of hypoxia-inducible factor-1 by AKT contributes to angiogenesis in human gastric cancer [J]. Carcinogenesis,2008,29:44-51.

[144]FOCK K M,TALLEY N,MOAYYEDI P,et al. Asia-Pacific consensus Guidelines on gastric cancer prevention[J].J GAStroenterol Hepatol,2008,23(3):51-65.

[145]FORD A C. Helicobacter pylori eradication therapy to prevent gastric cancer in healthy asymptomatic infected individuals:sysematic review and meta-analysis of randomised controlled trials[J].BMJ,2014,(348):3174.

[146]FUCCIO L,ZAGARI R M,EUSEBI L H,et al. Meta-analysis:can Helicobacter pylori eradication treatment reduce the risk for gastric cancer? [J].Ann Intern Med,2009,151 (2):121-128.

[147]SUGANO K,TACK J,KUIPERS E J,et al. Kyoto global consensus report on helicobacter pylori gastritis[J].Gut,2015,64(9):1353-1367.

[148]MORGAN D R. Risk of recurrent Helicobacter pylori infection year after initial eradication therapy in 7 Latin American commuities[J].JAMA,2013,309(6):578-586.PH

[149]MIARA V. Helicobacter pylori and gastric cancer:Indian nigma [J]. World J

Gastroenterol,2014,20(6):1503-1509.

[150]KLINT A,ENGHOLM G,STORM H H,et al. Trends in survival of patients diagnosed with cancer of the digestive organs in the Nordic countries 1964-2003 followed up to the end of,2006[J].Acta Oncol,2010,49:578-607.

[151]周利锋,高尔生,金丕焕,等.胃癌病因学研究中交互作用研究方法的比较[J].中国卫生统计,1997,14(3):9-12.

[152]Achille A. Chromosome 5 allelic losses are early events in tumours of the papilla of Vater and occur at sites similar to those of gastric cancer[J].Br J Cancer,1998,78(12):1653-1660.

（冯水土　林雨标）

第 3 章 胃癌的流行病学

3.1 胃癌的发病率与死亡率

胃癌是世界范围内最常见的恶性肿瘤之一,预后相对较差,严重威胁人类健康。根据国际癌症研究机构的统计数据,2012 年全球胃癌新发病例约 95.1 万例,占癌症患者的 6.8%;因胃癌死亡病例约 72.3 万例,占癌症总死亡患者的 8.8%,分别位于恶性肿瘤发病率第 5 位、死亡率第 3 位。据中国肿瘤登记中心最新数据估计,2012 年中国胃癌新发病例约为 42.4 万例,其中男性新发病例约为 29.8 万例,女性为 12.6 万例,全国胃癌发病率为 31.28/10 万。2012 年,中国胃癌死亡病例约为 29.8 万例,其中男性死亡病例约为 20.6 万例,女性约为 9.2 万例,全国胃癌死亡率为 22.04/10 万。

3.2 胃癌的人群分布特征

胃癌分布存在年龄、性别和种族差异,随年龄增加,发病率也随之增加,<35 岁处于较低水平,≥35 岁快速上升,80~84 岁年龄组达到高峰,≥85 岁有所下降,男性高于女性,>50 岁男性胃癌发病率为同期女性的 2 倍以上。城乡年龄别发病率变化趋势与全国发病情况相似,<30 岁发病率相差不大,之后逐渐升高,80~84 岁年龄组达到高峰,包括男性与女性,农村各年龄别发病率普遍高于城市。全球所有新发胃癌中,70% 以上的患者来自发展中国家,发展中国家的发病率是发达国家的 2.5 倍;东亚死亡率最高(男性为 24.0/10 万,女性为 9.8/10 万),其次为欧洲中、东部,美国中、南部,北美中部最低(男性为 2.8/10 万,女性为 1.5/10 万)。

3.3 胃癌的时间分布特征

过去半个多世纪里,世界范围内许多国家的胃癌发病率和死亡率呈现出快速下降的趋势。在澳大利亚,男性胃癌的死亡率从 1950 年的 25.9/105 下降至 1994 年的 6.7/105,同期日本胃癌死亡率下降了近一半,尤其在 20 世纪 70 年代以后下降趋势更明显。与全球下降趋势相反的是,西方一些发达国家的贲门部胃腺癌发病率表现出快速上升的势头。而我国,2000年至2012年城市地区男性与女性胃癌发病率、死亡率保持平稳,农村地区男性呈上升趋势,农村地区女性变化不大。

3.4 胃癌的地区分布

胃癌呈现明显的地区分布差异,高、低发区发病率相差接近10倍。高发地区包括日本、中国和中南部美洲的大部分地区。在我国,城乡间也存在明显的地区分布差异。2012年,我国城市地区胃癌新发病例约为19.8万例,占城市地区全部癌症发病的10.02%,发病率为27.77/10万,发病率低于肺癌和结直肠癌,位居城市发病第3位;2012年,城市地区胃癌死亡病例约为13.6万例,占城市地区全部癌症死亡的12.03%,死亡率为19.13/10万。2012年,农村地区新发病例约为22.6万例,占农村地区全部癌症发病的14.00%,发病率为35.17/10万,发病率仅低于肺癌,位居农村发病第2位;2012年,我国农村地区死亡病例约为16.2万例,占农村地区全部癌症死亡的15.39%,死亡率为25.27/10万。农村发病率、死亡率均高于城市。我国在地区分布上,甘肃、辽宁、山东、四川等地死亡率最高(≥30/10万),湖北、宁夏、福建、黑龙江、河北等地死亡率较高(≥20/10万),其次为河南、吉林、江苏、广西、贵州等地(≥10/10万),最低的为云南、江西、广东和海南(7/10万～10/10万)。

3.5 胃癌分期

胃癌的各类分期见表3-1～表3-4。

表3-1 美国癌症联合会(AJCC)/国际抗癌联盟(UICC)第8版胃癌TNM分期

原发肿瘤(T)	
Tx	原发肿瘤无法评估
T0	无原发肿瘤的证据
Tis	原位癌:上皮内肿瘤,未侵及固有层,高度不典型增生
T1	肿瘤侵犯固有层、黏膜肌层或黏膜下层
T1a	肿瘤侵犯固有层或黏膜肌层
T1b	肿瘤侵犯黏膜下层
T2	肿瘤侵犯固有肌层[①]
T3	肿瘤穿透浆膜下结缔组织,而尚未侵犯腹膜脏层或邻近结构[②③]
T4	肿瘤侵犯浆膜(腹膜脏层)或邻近结构[②③]
T4a	肿瘤侵犯浆膜(腹膜脏层)
T4b	肿瘤侵犯邻近结构

区域淋巴结(N)	
Nx	区域淋巴结无法评估
N0	区域淋巴结无转移
N1	1～2 个区域淋巴结有转移
N2	3～6 个区域淋巴结有转移
N3	7 个或 7 个以上区域淋巴结有转移
N3a	7～15 个区域淋巴结有转移
N3b	16 个或 16 个以上区域淋巴结有转移
远处转移(M)	
M0	无远处转移
M1	有远处转移
组织学分级(G)	
Gx	分级无法评估
G1	高分化
G2	中分化
G3	低分化,未分化

注:①肿瘤可以穿透固有肌层达胃结肠韧带或肝胃韧带或大小网膜,但没有穿透这些结构的腹膜脏层。在这种情况下,原发肿瘤的分期为 T3。如果穿透覆盖胃韧带或网膜的腹膜脏层,则应当被分为T4 期。

②胃的邻近结构包括脾、横结肠、肝脏、膈肌、胰腺、腹壁、肾上腺、肾脏、小肠以及后腹膜。

③经胃壁内扩展至十二指肠或食管的肿瘤不考虑侵犯邻近结构,而是应用任何这些部位的最大浸润深度进行分期。

表 3-2　临床分期(clinical tumor、node、metastasis,cTNM)

0 期	Tis	N0	M0
Ⅰ 期	T1	N0	M0
	T2	N0	M0
Ⅱ A 期	T1	N1～3	M0
	T2	N1～3	M0
Ⅱ B 期	T3	N0	M0
	T4a	N0	M0
Ⅲ 期	T3	N1～3	M0
	T4a	N1～3	M0
Ⅳ A 期	T4b	任何 N	M0
Ⅳ A 期	任何 T	任何 N	M1

表 3-3　病理分期（pTNM）

0 期	Tis	N0	M0
Ⅰ A 期	T1	N0	M0
Ⅰ B 期	T1	N1	M0
	T2	N0	M0
Ⅱ A 期	T1	N2	M0
	T2	N1	M0
	T3	N0	M0
Ⅱ B 期	T1	N3a	M0
	T2	N2	M0
	T3	N1	M0
	T4a	N0	M0
Ⅲ A 期	T2	N3a	M0
	T3	N2	M0
	T4a	N1	M0
	T4a	N2	M0
	T4b	N0	M0
Ⅲ B 期	T1	N3b	M0
	T2	N3b	M0
	T3	N3a	M0
	T4a	N3a	M0
	T4b	N1	M0
	T4b	N2	M0
Ⅲ B 期	T3	N3b	M0
	T4a	N3b	M0
	T4b	N3a	M0
	T4b	N3b	M0
Ⅳ 期	任何 T	任何 N	M1

表 3-4　新辅助治疗后分期（ypTNM）

Ⅰ 期	T1	N0	M0
	T2	N0	M0
	T1	N1	M0
Ⅱ 期	T3	N0	M0
	T2	N1	M0

Ⅱ期	T1	N2	M0
	T4a	N0	M0
	T3	N1	M0
	T2	N2	M0
	T1	N3	M0
Ⅲ期	T4a	N1	M0
	T3	N2	M0
	T2	N3	M0
	T4b	N0	M0
	T4b	N1	M0
	T4a	N2	M0
	T3	N3	M0
	T4b	N2	M0
	T4b	N3	M0
	T4a	N3	M0
Ⅳ期	任何 T	任何 N	M1

3.6 胃癌的治疗情况

3.6.1 常规治疗方法

1. 手术治疗

目前为止,手术切除治疗被认为是胃癌唯一可能的根治手段。然而,胃癌发病时不适症状较少或不明显,因而多数胃癌患者在确诊时已经到了无法手术根治的阶段(我国胃癌早期检出率不足 10％),单纯手术治疗的总体生存率仅为 20％左右。国际抗癌联盟和日本胃癌研究学会根据病灶在胃的近端、中间或远端做了分类。手术前首先定位肿瘤的位置,然后活检了解其生长方式,并预期淋巴结转移位置;对于病灶在近端的胃癌,有必要延长切除组织,包括远端食管;对于病灶在远端的胃癌,如果活检显示为"肠型"腺癌,患者可能需要接受胃次全切除术;如果活检显示为"弥漫式"癌,则建议全胃切除;病灶在中间时,一般需要行全胃切除术;对于晚期胃癌,目前尚无标准化的治疗方案,常结合术前或术后辅助放化疗的方法来提高患者的生存率。

2. 化学药物治疗

对于不可手术切除的晚期胃癌患者,通常采用姑息性化疗方法,大部分患者能够通过化疗缓解症状并获得生存益处;常用的胃癌化疗方案主要包括以下 4 类:

（1）氟尿嘧啶及其衍生物：5-氟尿嘧啶（5-FU）、卡培他滨和替吉奥等。

（2）紫杉类：紫杉醇、多西紫杉醇等。

（3）铂类：顺铂、奥沙利铂等。

（4）拓扑异构酶抑制剂：伊立替康等。

对于以上几种常用药物，已有部分Ⅲ期研究［DCF（多西他赛＋顺铂＋5-FU）、TCF（紫杉醇＋顺铂＋5-FU）、FOLFIRI（5-FU＋亚叶酸钙＋伊立替康）、FOLFOX（5-FU＋奥沙利铂＋亚叶酸钙）、XP（卡培他滨＋顺铂）、SP（替吉奥＋顺铂）等］结果公布，大多数结果显示，患者的中位生存期仅为 10～12 个月。2006 年，美国食品药品监督管理局批准将 DCF 方案用于治疗未经化疗的胃癌患者，但因其骨髓抑制和消化道反应较重而无法进行全球标准化推广。众多方案表明，化疗可延长胃癌患者的生存时间，但目前尚未找到公认的、优势明显的"金标准"治疗方案。

3. 放射治疗

部分实验表明，放疗在局部晚期胃癌的治疗中具有一定的效用，然而大多数研究显示，单纯放疗效果不佳；单纯放疗方法对患者 5 年生存率的影响，临床上存在较大争议。胃癌患者能从术前或术后的放疗中获益，因此，放疗常用作术前或术后的辅助性或姑息性治疗。目前，越来越多的临床工作人员认为，同步放化疗能明显提高胃癌患者的生存率，但同步放化疗的毒副作用（肠、肝、肾、脊髓和心脏毒性）也逐渐引起人们的重视。INT-0116 研究表明，73％的受试者出现 3～4 级毒性反应，8％的患者因严重的毒副反应而未完成治疗，1％的患者因相关毒副反应死亡。

4. 中医药治疗

中药内服外用、针灸推拿、心理干预等多种治疗方法在缓解临床症状、提高患者生存质量、缓解放化疗毒性及癌性疼痛等方面具有一定的特色与优势。虽然尚缺少充分的实验结论和临床结果证实其在胃癌治疗中的机理与机制，但由于其具有两千多年的发展历史，因此中医药方法也是我国晚期胃癌治疗的研究方向和选择之一。

3.6.2　新型生物免疫治疗方法

胃癌生物治疗的主要方法包括单克隆抗体治疗、细胞因子治疗、基因治疗等。这些方法已成为手术等常规方法的有益补充，在胃癌综合治疗中发挥着重要作用。

1. 单克隆抗体药物

根据文献报道，已有的单抗类药物主要靶向表皮生长因子受体（epidermal growth factor receptor，EGFR）、血管内皮生长因子受体（vascular endothelial growth factor receptor，VEGFR）及酪氨酸激酶受体（c-MET，也叫作肝细胞生长因子）等肿瘤细胞高表达或特异表达的受体，通过阻断信号转导通路、抑制肿瘤细胞增殖和抑制肿瘤血管生成来达到抗癌目的。EGFR 在 40％～60％的胃癌细胞中高表达，配体与其结合后通过自磷酸化、酪氨酸受体激酶激活等一系列信号转导通路活化，最终作用于转录因子，导致肿瘤细胞增殖、浸润、转移并抑制肿瘤细胞凋亡及促进肿瘤血管生成。靶向 EGFR 的单抗药物包括西妥昔单抗(cetuxiumab)、帕尼单抗(panitumumab)、曲妥珠单抗(transtuzumab)等,通过竞争性结合 EGFR,使其失去活性,从而抑制肿瘤细胞的生长。数项Ⅱ期临床试验研究表明,西妥昔单抗联合化疗方案具有一定的疗效,客观缓解率为 40%～65%,中位生存期为 9.5～16.5 个月;但 EXPANDⅢ期试验未获得相似结果。REAL-3 试验表明,帕尼单抗并不能使胃癌患者获得较化疗更大的生存收益;但 PRIME 研究表明,K-Ras/N-Ras 野生型转移性结肠癌患者在接受帕尼单抗联合 FOLFOX 方案的一线治疗中获益最大。曲妥珠单抗是唯一经Ⅲ期临床研究证实可使人表皮生长因子 2 型受体(human epidermal growth factor receptor-2,HER-2)阳性胃癌患者生存期显著延长且不良反应较轻的单克隆抗体药物,ToGA 研究证实,胃癌患者可在曲妥珠单抗治疗中显著获益。血管内皮生长因子与其受体 VEGFR 结合后,刺激肿瘤血管生成,促进肿瘤增殖和转移。靶向 VEGFR 的抗体药物包括贝伐珠单抗(bevacizumab)、雷莫芦单抗(ramucirumab)等。部分Ⅱ期试验结果表明,贝伐珠单抗联合化疗可提高晚期胃癌患者的生存率,但Ⅲ期随机对照试验未能证实。REGARD 研究证明,雷莫芦单抗较安慰剂显著延长总生存期和无进展生存期;RAINBOW 研究中雷莫芦单抗与化疗联合方案组生存期和无进展生存期均得以增加,提示雷莫芦单抗有可能成为 VEGFR 阳性胃癌患者的有效药物。c-MET 基因在 10%～40% 的胃癌细胞中过度表达,促进肿瘤细胞的增殖和转移。雷莫芦单抗为一种全人源化的抗 c-MET 单克隆抗体,Ⅱ期临床试验结果表明,MET 阳性患者的生存获益明显高于安慰剂对照组,一项Ⅲ期联合化疗方案的研究也进一步证实其在胃癌治疗中的作用。

2. 酪氨酸激酶抑制剂

酪氨酸激酶抑制剂是一类小分子靶向治疗药物,竞争性结合酪氨酸激酶催化区域的 Mg-ATP 结合位点等靶点,阻断信号转导通路或者血管生成,抑制肿瘤细胞的增殖和转移。厄洛替尼、拉帕替尼等酪氨酸激酶抑制剂通过阻断 EGFR 通路而发挥抑癌作用。厄洛替尼的Ⅱ期临床试验提示其对食管胃结合部腺癌具有一定疗效;拉帕替尼可同时阻断 HER-2 和 EGFR 两个靶点,遗憾的是,2 项关键性的Ⅲ期随机对照研究均告失败。阿帕替尼、索拉菲尼、舒尼替尼等是多靶点小分子酪氨酸激酶抑制剂,靶点包括血管内皮生长因子受体、血小板衍生生长因子受体,以及 c-Kit、c-Src 和 FMS 样的酪氨酸激酶等。阿帕替尼胃癌三线治疗的随机对照研究获得阳性结果,索拉菲尼和舒尼替尼疗效欠佳。酪氨酸激酶抑制剂只有简单的靶点阻断效应,而单抗类药物除了对受体的阻断外,还有更复杂的免疫应答效应,这可能是两者疗效差异的原因。

3. 细胞因子治疗

目前在胃癌研究中,已有临床试验评价干扰素(INF)、白细胞介素-2(IL-2)、白细胞介素-12(IL-12)、集落刺激因子(GM-CSF)等的治疗效果,但尚未取得突破性进展。

4. 基因治疗

基因治疗如自杀基因治疗、抗体基因治疗、p53 抑癌基因治疗、反义 RNA 及诱导凋亡基因治疗、抑制血管生长的重组多肽 CH50 基因治疗及多基因联合治疗等是基因治疗的热点。基因治疗主要是通过抑制原癌基因的活化或恢复抑癌基因的正常功能来治疗肿瘤。国内刘新垣团队创造的癌症"靶向基因-病毒治疗"方法,采用肿瘤或组织特异性启动子调控病毒复制,此溶瘤病毒仅感染缺乏 $p53$ 的肿瘤细胞,可完全消灭小鼠移植瘤,目前已成为开发前景良好的抗癌药物。

5. 疫苗治疗

肿瘤疫苗可诱导产生特异性免疫反应,使免疫系统识别肿瘤细胞的表面抗原进而特异性地杀伤肿瘤细胞。目前已有胃泌素免疫原(G17DT)、鸟痘-CEA-TRICOM、牛痘-CEA-TRICOM 等的相关报道。癌胚抗原-三合一协同刺激因子(carcinoembryonic antigen-TRIad of costimulatory molecules, CEA-TRICOM)是靶向癌胚抗原的疫苗,在Ⅰ期和Ⅱ期试验中有较好反应,目前正在进行Ⅲ期试验。G17DT 是一种靶向胃泌素 17 肽(gastrin 17, G17)的疫苗,通过连接肽将胃泌素 17 肽与白喉毒素(diphtheria toxin, DT)连接获得,白喉毒素是强抗原,能迅速激活机体免疫系统,进而产生抗胃泌素的抗体。胃泌素与其受体 CCKR 结合可起始一系列胞内信号转导,最终促进细胞增殖、肿瘤发生。胃泌素抗体预期可以抑制 G17 与 CCKR 的结合,部分Ⅲ期临床试验表明,G17DT 治疗组中 25% 的Ⅳ期胰腺癌患者存活期比对照组长 106%;但尚未见胃癌患者获得显著收益的临床研究报道。

6. 免疫毒素

免疫毒素的策略是利用配体与受体特异性结合的特性,以肿瘤细胞表面特有的标志物或受体为靶标,由抗体或配体将具有细胞杀伤活性的毒素牵引至肿瘤细胞表面,最终将肿瘤细胞杀死而不影响正常细胞。免疫毒素具有靶向性好、杀伤能力强(一个毒素分子在 35 min 内可成功失活 300 个核糖体,足以杀死 1 个细胞)、易于改造等优点,日益受到研究人员的青睐,已成为肿瘤治疗研究的热门方向。最常用的毒素单元有 DT 和绿脓杆菌外毒素(pseudomonasexotoxin, PE),它们均是通过抑制蛋白质合成来杀死细胞,其机制已得到详细阐明。目前,国内外关于免疫毒素的研究如火如荼,每年都有数个甚至十数个临床试验开展;已有 1 种免疫毒素药物——DT-IL2/ONTAK(denileukindiftitox)上市,近百种免疫毒素正在进行临床试验。美国国家卫生研究院(National Institutes of Health, NIH)Pastan Ira 团队长期致力于 PE 基免疫毒素的制备研究,已有三十余种 PE 基免疫毒素进入临床研究。国内朱平课题组研制的 LHRH-PE40 免疫毒素已完成Ⅱ期临床实验。目前尚未发现他人关于胃癌免疫毒素的研究。大量研究显示,胆囊收缩素受体(cholecystokinin receptor, CCKR)的表达与胃癌的发生、发展及浸润密切相关;CCKR 的天然配基有 8 肽胆囊收缩素(CCK8)和 G17。笔者曾分别以 rCCK8 和 rG17 为导向单元制备免疫毒素,临床前试验结果表明,rCCK8PE38 可以高效杀伤结肠癌细胞,但对胃癌细胞的杀伤活性偏差,rG17PE38 可以高效杀伤胰腺癌、结肠癌和部分胃癌细胞,但靶标范围较宽,可能存在肾脏毒性。吉林大学柳增善教授团队在 rG17PE38 基础上,以截短的

14 肽和 13 肽胃泌素为导向单元制备免疫毒素,取得了更好的研究进展,但仍需进行大量临床前实验研究验证其靶向特异性及胃癌杀伤效果。

3.7 卫生经济学

有研究表明,恶性肿瘤是我国经济负担最重的一类慢性非传染性疾病,2003 年因恶性肿瘤导致的总经济负担高达 868.49 亿元。特别值得重视的是,我国农村癌症死亡率的上升趋势明显高于城市,癌症高发地区亦多在农村和西部地区,危害尤为显著,是当地农民因病致贫及因病返贫的重要原因。而胃癌是我国常见的恶性肿瘤之一,将严重威胁国民的生命质量,不仅导致严重的疾病负担,还给社会及家庭造成沉重的经济负担。

由于当前中国胃癌约 50% 诊断时已是进展期,如何在现有卫生资源条件下让患者获得更好的治疗效果并减轻医保负担也成为目前的一个热点议题。据山东省统计的数据显示,2006 年山东省城镇和农村地区胃癌的直接医疗成本全省为 556.33 百万元,城镇为 297.93 百万元,农村为 258.4 百万元,而间接的经济负担中全省的胃癌死亡负担为 2313.05 百万元,伤残负担为 126.91 百万元,间接经济负担为 2439.95 百万元。曾经参与了全球首个新型肿瘤内激活口服氟尿嘧啶药物——希罗达国际多中心临床试验的与会专家认为,新型靶向药物也能实现安全、有效的化疗,而且从卫生经济学的角度看更加经济。据了解,随着大量临床及基础研究对胃癌预后因素及靶向药物作用机制的观察,个体化治疗胃癌成为可能。以 ToGA 研究为例,该结果显示,大约 22% 的胃癌患者为 HER2(人类表皮生长因子受体 2)基因阳性,作为原癌基因,胃癌组织的 HER2 过度表达与其病变侵犯程度高和预后差密切相关。而曲妥珠单抗联合化疗可改善 HER2 阳性进展期胃癌患者生存质量并延长生存期超过 1 年。由于个体化治疗发挥得越充分,越有可能避免不必要的浪费,从而节省治疗费用,因此,符合卫生经济学的个体化胃癌治疗方案对节省国家和社会卫生资源将起到积极的作用。

参考文献

[1]FERLAY J,SOERJOMATARAM I,DIKSHIT R,et al. Cancer incidence and mortality worldwide:sources,methods and major patterns in GLOBOCAN,2012[J].Int J Cancer,2015, 136(5):E359-386.

[2]左婷婷,郑荣寿,曾红梅,等.中国胃癌流行病学现状[J].中国肿瘤临床,2017,44(1): 52-58.

[3]International Agency for Research on Cancer. All Cancers(excluding non-melanoma

skin cancer) Estimated Incidence,Mortality and Prevalence Worldwide in,2012 [R].[2016-01-08].

[4]HERRERO R,PARK J Y,FORMAN D. The fight against gastric cancer – the IARC Working Group report[J].Best Pract Res Clin Gastroenterol,2014,28(6):1107-1114.

[5]CARCAS L P. Gastric cancer review[J].J Carcinog,2014,19:13-14.

[6]邹文斌.中国胃癌发病率及死亡率研究进展[J].中国实用内科杂志,2014,34(4):408-415.

[7]刘玉琴,禄邵华,张小栋,等.甘肃省胃癌死亡率变化及近期预测[J].中国肿瘤,2010,19(5):314-318.

[8]YAMAMOTO M,RASHID O M,WONG J. Surgical management of gastric cancer:the East vs. West perspective[J].J Gastrointest Oncol,2015,6(1):79-88.

[9]YASHIRO M,MATSUOKA T. Sentinel node navigation surgery for gastric cancer:overview and perspective[J].World J Gastrointest Surg,2015,7(1):1-9.

[10]刘培林.进展期胃癌的治疗进展[M].苏州:苏州大学出版社,2014.

[11]MACDONALD J S,SMALLEY S R,BENEDETTI J,et al.Chemoradiotherapy after surgery compared with surgery alone for adenocarcinoma of the stomach or gastroesophageal junction[J].N Engl J Med,2001,345(10):725-730.

[12]BALDUCCI L. Systemic treatment of gastric and esophageal adenocarcinoma in elderly patients[J].J Gastrointest Oncol,2015,6(1):75-78.

[13]陈曦.扶正消瘤汤治疗中晚期胃癌46例临床观察[J].航空航天医药,2008,19(2):99.

[14]秦军伟.抗EGFR家族靶向药物在胃癌治疗中的研究进展[J].临床肿瘤学杂志,2014,19(11):1043-1047.

[15]YANG W,RAUFI A,KLEMPNER S J. Targeted therapy for gastric cancer:molecular pathways and ongoing investigations[J].Biochim Biophys Acta,2014,1846(1):232-237.

[16]MATSUOKA T,YASHIRO M. Recent advances in the HER2 targeted therapy of gastric cancer[J].World J Clin Cases,2015,3(1):42-51.

[17]GOMEZ-MARTÍN C,LOPEZ-RIOS F,APARICIO J,et al. A critical review of HER2 positive gastric cancer evaluation and treatment:from trastuzumab,and beyond[J].Cancer Lett,2014,351(1):30-40.

[18]黄鼎智.晚期胃癌靶向治疗进展[J].中国肿瘤临床,2014,41(21):1408-1412.

[19]APRILE G,RIJAVEC E,FONTANELLA C,et al. Ramucirumab:preclinical research and clinical development[J].Onco Targets Ther,2014,7:1997-2006.

[20]WANG X,SU C,CAO H,et al. A novel triple-regulated oncolytic adenovirus carrying p53 gene exerts potent antitumor efficacy on common human solid cancer[J].Mol Cancer Ther,

2008,7(6):1598-1603.

[21]ARLEN P M,GULLEY J L,MADAN R A,et al. Preclinical and clinical studies of recombinant poxvirus vaccines for carcinoma therapy[J]. Crit Rev Immunol,2007,27(5):451-462.

[22]MADDALO G,SPOLVERATO Y,RUGGE M,et al. Gastrin:from pathophysiology to cancer prevention and treatment[J].Eur J Cancer Prev,2014,23(4):258-263.

[23] MORTON M,PRENDERGAST C,BARRETT T D. Targeting gastrin for the treatment of gastric acid related disorders and pancreatic cancer[J].Trends Pharmacol Sci, 2011,32(4):201-205.

[24]CAIO R L,ERIBERTO M J,SOLEY B,et al. A multicenter phase Ⅱ study of G17DT immunogen plus irinotecan in pretreated metastatic colorectal cancer progressing on irinotecan [J].Cancer Chemother Pharmacol,2014,74(3):479-486.

[25]WELDON J E,PASTAN I.A guide to taming a toxin – recombinant immunotoxins constructed from Pseudomonas exotoxin A for the treatment of cancer[J].FEBS J,2011,278 (23):4683-4700.

[26]ALEWINE C,HASSAN R,PASTAN I. Advances in anticancer immunotoxintherapy [J].Oncologist,2015,20(2):176-185.

[27]PASTAN I,HASSAN R,FITZGERALD D J,et al.Immunotoxin treatment of cancer [J].Annu Rev Med,2007,58:221-237.

[28]QUATTRONE A,DEWAELE B,WOZNIAK A. Promoting role of cholecystokinin 2 receptor(CCK2R) in gastrointestinal stromal tumor pathogenesis[J].J Pathol,2012,228(4): 565-574.

[29]SONG J,REN H,LI Y,et al. rG17PE38,a novel immunotoxin target to gastric cancer with overexpressed CCK-2R[J].J Drug Target,2013,21(4):375-382.

[30]GAO S,SONG J,CHEN F,et al. A novel immunotoxin-rCCK8PE38 targeting of CCK-R overexpressed colon cancers[J].J Drug Target,2015,23(5):463-468.

[31]FENG X L,LIU X L,LU S Y,et al. Expression,purification and characterization of recombinant toxins consisting of truncated gastrin 17 and pseudomonas exotoxin[J].Protein Pept Lett,2015,22(2):193-201.

[32]王敏,张开金,姜丽,等.恶性肿瘤住院患者直接经济负担影响因素及医疗保障制度研究[J].中国全科医学,2010,13（12）:4115.

[33]中国癌症预防与控制规划纲要(2004—2010)[Z].中国肿瘤,2004,13(2):65-68.

[34]郭晓雷,孙建东,马吉祥,等.山东省恶性肿瘤经济负担分析[J].中国公共卫生,2010,26(7):813-816.

（陈玉强　许英艺）

第4章　胃癌的诊断与鉴别诊断

4.1　概念

　　胃癌是最常见的恶性肿瘤之一,占我国消化道肿瘤的第一位,胃癌的发生、发展是一个长期、慢性、多种因素参与、多步骤、进行性的过程,故胃癌的早期诊断是本病根治的前提,也是当前我国防治胃癌的关键。随着科学技术的进步,胃癌的诊断技术发展很快,并先后应用于临床,但各自的用途不尽相同,常常不能互相代替,应恰当选择,综合应用。胃癌的主要检查有:胃镜检查＋病理活检、超声内镜检查、X线钡餐检查、B超或CT检查、肿瘤标志检测(CEA、CA199、CA72-4、CA12-5、胃蛋白酶原等),其中胃镜检查和活检病理检查是最有意义的检查方法。明确胃癌诊断的同时需要做好鉴别诊断,必须了解胃癌前状态及早期胃癌、进展期胃癌的概念。

4.1.1　胃癌前状态

1. 癌前疾病

　　癌前疾病指某些引起胃癌发生的危险性明显增加的临床情况或疾病,为临床概念,如慢性萎缩性胃炎、胃溃疡、胃息肉、手术后胃、肥厚性胃炎(Menetrier病)、恶性贫血等。

2. 癌前病变

　　癌前病变指容易发生癌变的胃黏膜病理组织学变化,是一个病理概念,包括以下连续过程:正常→增生→不典型增生(轻、中、重)→原位癌→浸润癌。

　　已证实与胃癌发生密切相关的病理变化,即异型增生(上皮内瘤变),为病理学概念。

　　上皮内瘤变是一种形态学上以细胞学和结构学异常,遗传学上以基因克隆性改变,生物学行为上以易进展为具有侵袭和转移能力的浸润性癌为特征的癌前病变。

　　(1)低级别上皮内瘤变(low grade intraepithelial neoplasia,LGIN):轻度和中度异型增生。

　　(2)高级别上皮内瘤变(high grade intraepithelial neoplasia,HGIN):重度异型增生和原位癌。

4.1.2　胃癌分型

胃癌(gastric cancer or carcinoma of stomach)：起源于胃壁内表层的黏膜上皮细胞的恶性肿瘤，可发生于胃的各个部位(胃窦幽门区最多，胃底贲门区次之，胃体部略少)，可不同深度和广度地侵犯胃壁。

1. 早期胃癌

癌灶局限在黏膜内或黏膜下层。

(1)早期胃癌：病变局限于黏膜及黏膜下层的胃癌，而不论其大小及是否有淋巴结转移。

(2)微小胃癌：病灶最大径≤5 mm 的早期胃癌。

(3)小胃癌：病灶最大径＞5 mm 的早期胃癌。

2. 进展期胃癌

侵犯肌层以上或转移到胃以外区域 。

Borrmann 最先把进展期胃癌分成Ⅰ～Ⅳ型：

(1)Ⅰ型(巨块型、蕈伞型)：癌灶向胃腔内突起，形成蕈伞状。

(2)Ⅱ型(溃疡型)：癌灶向胃壁内生长，中心形成大溃疡。

(3)Ⅲ型(浸润溃疡型)：与Ⅱ型类似但以浸润为主。

(4)Ⅳ型(浸润型)：癌灶向胃壁内弥漫性浸润生长。

4.2　胃癌的临床表现

4.2.1　主要症状

1. 早期胃癌的症状

早期胃癌多无症状或有非典型的症状，如上腹钝痛、隐痛、恶心、食欲不振、嗳气和消瘦，部分患者也可有溃疡样症状，呈节律性疼痛，反酸，内科治疗可缓解；有的患者胃癌与某些良性病变共存，或在某些良性病变的基础上发生癌变，如慢性萎缩性胃炎、消化性溃疡等，而这些良性胃部疾病的症状已长期存在或反复发作，更易使患者放松对胃癌的警惕，从而延误诊断时机。某些早期胃癌也可因出现呕血、黑便或吞咽困难等症状而就诊。

(1)上腹不适。上腹不适是胃癌最常见的初发症状，约80%患者有此表现，与消化不良相似，若发生腹痛，一般开始较轻微，无规律性，进食后不缓解，症状逐渐加重。部分患者可有节律性疼痛，尤其胃窦部更明显，有时进食或服药可缓解。老年患者痛觉迟钝，多以腹胀为主诉。这些症状往往不被患者所重视，就诊时被误认为胃炎或溃疡病。故中老年患者有下列情况时，应予进一步检查，以免漏诊：①既往无胃病史，但近期出现不明原因的上腹不适或疼痛，经治疗无效；②既往有胃溃疡病史，近期上腹痛节律及规律性改变，且程度日趋加重。若症状缓解,但短期内又有发作者,也应考虑胃癌的可能性,应及时做进一步检查。

(2)食欲减退或食欲不振。食欲减退或消瘦是胃癌的常见症状,约有50%的胃癌患者有明显食欲不振或食欲减退症状,部分患者因进食过多引起腹胀或腹痛而限制进食。原因不明的积食、消瘦,很有可能是早期胃癌的初步症状,应引起重视。早期胃癌患者一般无明显阳性体征,多数患者除全身情况较弱外,仅有上腹部深压痛。

2. 进展期胃癌的症状

胃癌病变由浅到深、由小变大,由无转移至转移是一个渐进性过程,因此,早期、进展期与晚期之间并无明显界限,各期之间症状常有很大交叉,有些患者病变已是进展期,但症状尚不明显,有些虽处早期但已有较明显的症状,也有部分患者因器官转移的症状或并发症的症状而就诊。常见进展期胃癌症状如下:

(1)上腹痛。上腹痛可急可缓,也可长期存在,开始时仅有上腹饱胀不适,餐后明显,继之有隐痛不适,偶呈节律性溃疡样胃痛,初时抗酸治疗可暂时缓解,最后疼痛持续不能缓解,尤其在浸润穿透浆膜而侵犯胰腺或横结肠系膜时,可出现持续性剧烈疼痛,并向腰背部放射;少数患者因癌性溃疡穿孔可出现腹部剧痛及腹膜刺激征象。

(2)食欲缺乏、消瘦、乏力。因癌肿引起食欲不振,常有易饱感和乏力,进食减少,进而消瘦、乏力、贫血、营养不良,且进行性加重,最后出现恶病质。

(3)恶心、呕吐。恶心呕吐进食后明显,贲门癌累及食管下端时可出现咽下困难或反流,胃窦癌引起幽门梗阻时可有呕吐宿食。

(4)呕血、黑便。癌肿表面形成溃疡时,则出现呕血和黑便,部分胃癌患者经常出现小量出血,多表现为大便潜血阳性,部分可出现间断性黑便,部分患者因大量呕血而就诊。

(5)腹泻。腹泻可能与胃酸过低相关,大便可呈糊状样,晚期患者胃癌累及结肠时常可引起腹泻、血便等。

(6)其他,如发热、水肿,有的甚至以肝大、黄疸及肺部、骨、脑、卵巢转移症状为首发表现。

4.2.2 胃癌的体征

早期胃癌无明显体征,进展期胃癌的主要体征有:

1. 上腹压痛

上腹部深压痛,无腹肌紧张及反跳痛。

2. 上腹部肿块

肿块在胃窦部时多可触及,质硬、表面不规则。

3. 转移部位症状

锁骨上淋巴结肿大、腋下淋巴结肿大、腹水等提示已有远处转移,并常因转移部位不同而出现相应体征,如肝转移可出现肝大、黄疸等,卵巢转移可出现卵巢肿大和大量腹水,肺部转移可出现咳嗽、咯血、呼吸困难等。

此外,胃癌伴癌综合征包括血栓性静脉炎、黑棘皮病、皮肌炎等,可有相应体征。

4.2.3 胃癌的常见并发症

1. 出血

一般为小量出血,大出血较少见,表现为呕血和(或)黑便,偶为首发症状。

2. 梗阻

梗阻多见于贲门及幽门部癌肿,胃底部癌肿侵及贲门或食管引起食管下端梗阻,邻近幽门的肿瘤易致幽门梗阻。

3. 穿孔

穿孔比良性溃疡少见,常见于溃疡型胃癌,多发生于幽门的溃疡型癌,穿孔无粘连覆盖时,可引起腹膜炎。

4.2.4 伴癌综合征

有些胃癌可以分泌某些特殊的激素或具有一定生理活性物质而引起一些特殊的临床表现,称之为伴癌综合征,如:

(1)血栓-栓塞综合征。

(2)内分泌-代谢综合征:Cushing 综合征、类癌综合征。

(3)神经综合征:多发性神经炎、小脑变性等。

(4)皮肤表现:黑棘皮病、皮肌炎、脱皮样红皮病、鲍温病(Bowen,原位鳞状细胞癌)病等。

4.3 胃癌的辅助检查

胃癌起自胃的黏膜上皮细胞,绝大多数为腺癌,根据总体和细胞结构以及分泌模式,将胃癌分为肠型癌及弥漫型癌;根据其组织结构及细胞分化程度,分为普通型(乳头状腺癌、管状腺癌、黏液腺癌、印戒细胞癌、低分化腺癌、未分化癌等亚型)及较少见的特殊型(鳞状细胞癌、腺鳞癌、类癌等亚型);根据大体所见,分早期和进展期胃癌。部分患者肿瘤标志物升高,如 CA199、CEA、CA724,但特异性不高。目前,临床上诊断胃癌多利用胃镜、超声内镜、NBI、CT、PET-CT、病理、消化道钡餐造影等。

4.3.1 实验室检查

1. 胃蛋白酶原(pepsinogen,PG)

PG 是胃分泌的一种消化酶前体,有两种:①PG Ⅰ ——由胃黏膜的胃主细胞及颈黏液细胞合成。②PGⅡ——不仅由胃主细胞及近端十二指肠的 Brunner 腺等合成,前列腺和胰腺也产生少量的 PGⅡ。当胃黏膜发生病理变化时,血清 PG 含量也随之发生改变,胃液和血液 PG 水平与活组织病理结果常一致,血清 PG 浓度反映其分泌水平,由于胃癌患者胃黏膜分泌能力下降,故胃癌患者血清 PGⅠ水平明显下降。血清胃蛋白酶原检测研究发现,检测血清胃蛋白酶(PG)、胃泌素 17(G17),可以预筛查出慢性萎缩性胃炎和胃癌,通过检测胃黏膜萎缩和慢性炎症程度来判断胃癌高危人群的筛查方法,不单独用于诊断胃癌,必须采用胃镜和病理结合的方法进行最终诊断。慢性萎缩性胃炎和胃癌患者中 PGⅠ、PGⅠ/PGⅡ(PGR)均显著下降。萎缩性胃体炎患者 PGⅠ、PGR 水平低而 G17 水平高,萎缩性胃窦炎患者 G17 处于低水平,而胃癌患者 G17 水平显著升高。这些研究提示,低水平 PGⅠ、PGR 和高水平 G17 是萎缩性胃炎的生物标记物,筛查胃癌可通过低水平 PGⅠ、PGR 及高水平 G17 来确定。在血清胃蛋白酶原、G17 的检测基础上,再进行胃黏膜活检,成为目前筛查胃癌的优化方案,有利于提高胃癌检出率,同时降低总的医疗费用。同时此法可用于胃全切除术后复发的预测,复发者血清 PG 含量明显升高,由于全胃切除术后,分泌细胞被切除,血清 PG 含量降低,胃癌转移后其他细胞也会产生 PG,故复发者血清 PG 水平明显高于未复发者。

2. 胃泌素 17 (gastuin-17,G-17)

G-17 是由胃窦 G 细胞分泌的胃肠道激素,主要作用为刺激胃酸分泌,促进胃肠道上皮细胞增殖和分化。它是反映胃窦分泌功能的敏感指标,用于筛查和诊断萎缩性胃炎和胃癌。研究发现,血清胃蛋白酶原浓度降低及胃泌素 17 浓度升高的萎缩性胃炎进展为胃癌的风险极高。最近的研究显示,根据年龄、性别等因素分层制订的 PG 法初筛方案的灵敏度、特异度分别在 63%～83% 和 51%～76% 之间,在胃镜检查之前使用可以有效缩小高危人群范围,使需要内镜检查的人数降低一半以上,可以极大提高胃癌诊断率。马颖杰等按慢性萎缩性胃炎萎缩部位进行研究发现,胃体萎缩的 G-17 水平显著升高,对胃窦萎缩和全胃多灶性萎缩程度进行分层,结果表明,胃窦萎缩和全胃多灶性萎缩的 G-17 水平随萎缩程度加重而逐渐下降,而胃体萎缩 G-17 水平随萎缩程度加重呈升高趋势。对于胃癌患者,G-17 水平的升高幅度与癌变部位、病理类型和临床分期有关。近端胃癌患者,癌组织分泌胃泌素,并且破坏壁细胞泌酸腺,胃内酸度降低使血清 G-17 水平反馈性升高,随着胃癌临床分期增高呈上升趋势,且肠型胃癌高于弥散型胃癌。

3. 基因检测

血清基因标志物基因异常甲基化在肿瘤的发生、发展过程中是一个频发的早期事件,因此,肿瘤相关基因的甲基化检测可能作为新的肿瘤诊断标志物。有学者对胃癌患者组织及血清标本进行 $hMLH_1$、$Ecadherin$、$p15$ 及 $p16$ 基因联合检测,发现 84.7% 的患者可检测到异常甲基化,$HmLh1$、$Ecadherin$、$p15$ 及 $p16$ 基因的启动子超甲基化率分别为 13.5%、38.5%、15.4%,且超甲基化程度随肿瘤分期、淋巴结转移及肿瘤血管侵犯的进展程度加深而逐渐增高。术后监测具有重要意义。胃癌基因诊断主要涉及相关癌基因变异，这类癌基因参与胃癌的形成，但不具有组织特异性，如 ras 基因、c-myc 基因、erb-2 基因、p16 基因、p53 基因等在胃癌组织中呈现过表达状态，甚至随胃癌的进展，一些基因的表达或突变呈现比例变化，因此对高危人群，尤其是癌前病变患者进行上述基因检测有利于胃癌早期诊断，多个基因联合检测可提高胃癌早期诊断率。

4. 免疫学检查

肿瘤抗原标志物是由恶性肿瘤组织细胞分泌和产生的抗原生物活性物质，它可以间接反映出恶性肿瘤的发生、发展、演变、转移过程及其在患者体内的实际情况，血清肿瘤抗原标志物水平一般与肿瘤分期、淋巴转移、远处转移等相关，可反映肿瘤的侵袭性。血清肿瘤标志物的检测简便、实用、容易被接受，得到了广泛应用。目前，临床常用的胃癌血清肿瘤标志物包括 ECA、CA19-9、CA125、CA724、AFP、CA242 等。这些肿瘤标志物已被证实可用于胃癌的诊断、化疗效果评估及预后判断，但单个肿瘤标志物检测的阳性率欠佳，为了解决这一问题及提高诊断有效性，Yakab 等人研究采用多项指标的联合检测，综合分析与动态观察才能体现其诊断价值。

(1)癌胚抗原(CEA)：最初发现于结肠癌和胎儿肠组织中，故名癌胚抗原，而正常组织中含量很低，某些良性疾病(胃肠炎、胃肠息肉等)中也能发现 CEA 过量表达，癌胚抗原对腺癌型胃癌诊断价值较大。血清 CEA 诊断胃癌总体阳性率保持在 15.9%～57.1%。因此，血清 CEA 水平在诊断胃癌，尤其是早期胃癌方面价值不高，但连续测定对疗效及预后判断有一定价值，如胃癌术后随诊发现 CEA 升高到术前水平则有重要的临床意义。

(2)CA199(糖类相关抗原 CA199)：CA199 是一种唾液酸化的 I 型乳糖系岩藻五糖，为非特异性抗原，可表达于多种肿瘤细胞表面，对肝、胆、胰、胃肠道恶性肿瘤诊断有一定诊断价值。CA199 均表达于正常胰腺组织，胃肠道组织的上皮细胞，其正常值＜37 U/mL，血清 CA199 水平升高可见于多种消化系统恶性肿瘤，在胃癌诊断中的阳性率为 32.1%～50%。血清 CA199 ＞1000 U/mL 高度提示为恶性疾病，往往累及腹膜，也可用于检测已确诊胃癌、胰腺癌、胆囊癌患者对治疗的反映或癌症的复发情况。

(3)CA125(糖类相关抗原 CA125)：CA125 是一种高分子糖蛋白肿瘤相关抗原，最开始主要应用于卵巢癌的辅助诊断。国内外学者报道了 CA125 在其他系统恶性肿瘤中也出现了血清水平的升高，Nakata 等发现 CA125 在胃癌诊断的敏感性低，但 CA125 水平升高与腹膜转移显著相关，其敏感性较 CEA 和 CA199 高，可作为提示腹膜转移的标记物。

(4)CA724(糖类相关抗原 CA724)：CA724 是由单克隆抗体 CC49 及 B72-3 所识别的高分子量糖蛋白。CA724 升高见于多种恶性肿瘤，如胃癌、结肠直肠癌、卵巢癌、肺癌等。研究表明，CA724 在检出胃癌的优势上与 CEA 大致相同，且优于 CA199、CA724，水平动态检测亦可用于胃癌的辅助诊断、病情检测、化疗疗效评价、复发转移判定及预后评估。

4.3.2 胃癌的影像学检查

1. 胃肠钡餐 X 线检查

患者检查前 12 h 禁食禁水,检查前吞服 200 mL 钡剂混悬液,5 min 后口服产气剂 3 g,嘱患者进行连续翻动,以观察不同体位及角度下胃壁的情况。可动态观察胃壁蠕动情况及柔软度,若发现病灶黏膜破坏、消失或中断,邻近胃黏膜僵直、蠕动消失,则胃癌可能性大。无法检测到部分向腔外生长的肿块,对附近淋巴结、脏器转移情况无法做出明确诊断,但能直接显示出病变的大体分型(如龛影或充盈缺损),可与其他方法起到互补作用而提高诊断率。胃肠造影诊断胃癌的灵敏度为 87.12%,特异度为 78.6%。放射影像学方法检查可疑者,还必须经胃镜和病理检查以明确诊断。

胃 X 线钡餐判定胃癌的标准:

(1)早期胃癌:早期胃癌的 X 钡餐可分为隆起型(Ⅰ型)、表浅型(Ⅱ型)和凹陷型(Ⅲ型)。

①隆起型(Ⅰ型):在适当加压或双重对比下,常显示小的充盈缺损,表面多不光整,基底稍宽,附近黏膜增粗、紊乱,可与良性息肉鉴别(图 4-1)。

②浅表型(Ⅱ型):在 X 线下不易显示,有时应用低张双重对比照片可见胃黏膜上有异常的钡剂附着或黏膜皱襞出现不规则的外形,主要表现为黏膜平坦,表面可见颗粒状增生或轻微盘状隆起,部分患者可见小片钡剂积聚,或与充盈相对呈微小突出,病变部位一般蠕动仍存在,但胃壁较正常略僵(图 4-2)。

③凹陷型(Ⅲ型):可见浅龛影,底部大多毛糙不齐,胃壁可较正常略僵,但蠕动及收缩存在,加压或双重对比时,可见凹陷区有钡剂积聚,影较淡,形态不规则,邻近的黏膜纹常呈杵状中断(图 4-3)。

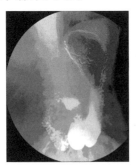 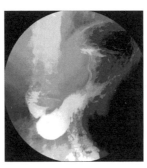 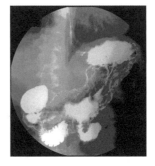

图 4-1　隆起型(Ⅰ型)　　图 4-2　浅表型(Ⅱ型)　　图 4-3　凹陷型(Ⅲ型)

(2)进展期胃癌:进展期胃癌的 X 钡餐所见:中、晚期胃癌的 X 线征象一般较典型,也较容易诊断,除了肿块和溃疡的基本 X 线征象外,还有黏膜皱襞改变、胃形态及功能改变,可分为蕈伞型、溃疡型、浸润型和混合型四种。

①蕈伞型(Ⅰ型):表现为凸入胃腔的分叶状或蕈伞状肿块灶,肿块表面凹凸不平,在

钡池上表现为不规则的充盈缺损。呈局限性的充盈缺损,体积较大、基部较广、表面粗糙呈不规则的颗粒状,外形呈分叶状或在凸起的黏膜表面有类似盆状的凹陷区均为恶性的特征(图4-4)。

②溃疡型(Ⅱ型):双对比造影表现为较大的环状不规则影,周围有不规则环堤,形成"双环征",外环为肿瘤的边缘,内环则为肿瘤表面溃疡的边缘。在充盈相加压照片中,溃疡型胃部可表现为典型"半月综合征",包括龛影位于腔内,龛影大而浅,常呈半月形,龛影口部可见"指压迹征"和"裂隙征",龛影周围黏膜皱襞中断破坏,少数溃疡型胃癌可表现为"镜面"溃疡。充盈相及双对比相均可清晰显示(图4-5)。

③浸润型(Ⅲ型):浸润型胃癌可分为弥漫型与局限型两种。弥漫浸润的胃癌可累及胃的大部或全胃,胃壁僵硬、蠕动消失,如同革囊状,故称之为"皮革胃",或仅发现弥漫性黏膜皱襞异常而误诊为慢性胃炎;局限浸润的胃癌可发生在胃的任何部位,X线钡剂造影主要表现为局限性胃壁僵硬和胃腔局限性狭窄(严重时可呈管状狭窄),常见于胃窦部浸润型癌(图4-6)。

④混合型(Ⅳ型):常见于以溃疡为主的胃癌,伴有增生、浸润性改变。

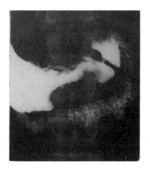 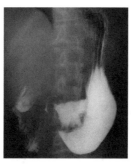 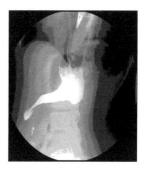

图4-4　蕈伞型(Ⅰ型)　　图4-5　溃疡型(Ⅱ型)　　图4-6　浸润型(Ⅲ型)

(3)X线钡餐检查应注意的问题:

①位于胃大小弯之癌肿,因X线投照方向与之呈切线关系而容易发现,而位于前后壁之癌瘤则需用不同充盈度的投照或控制压力的投照或双重对比等方法才能显示。

②位于贲门胃底的癌肿易被忽略,因其位置不能用加压投照,且钡剂不易停留,故不易显示。检查时应使患者保持头低脚高位,使钡剂充盈于贲门部,常可发现贲门黏膜断裂或胃底与膈之间的距离加宽。

③位于幽门的癌肿常引起幽门梗阻,X线造影检查仅见胃内有大量的钡剂潴留,不能通过幽门,故不易显示癌肿影像,易误诊为良性梗阻。所以对年龄大、病程较短而钡餐造影检查示幽门梗阻者,虽未显示出肿块影像,也应考虑癌肿可能。

④溃疡型进展期胃癌需与良性溃疡相鉴别:良性溃疡典型的放射诊断标准包括胃壁上突然出现的溃疡龛影和腔内可见一条X线透射带,在纵切面上看最清楚,称之为Hampton线。据此可确定为典型的良性溃疡,但这些征象不是每次都能表现出来,最可

靠的良性征象是在溃疡龛影周围出现放射状的皱襞和正常状态的胃黏膜表面。

尽管钡餐检查可查出微小癌,但 X 线检查也有一定的漏诊率,因而尚需结合内镜检查以进一步降低漏诊率。

2. 计算机断层扫描显像(computer tomography,CT)

多层 CT 的技术进展,明显改善了胃的 CT 成像质量,其不但可显示胃的腔壁,还可显示腔内外的形态及邻近和远处的脏器情况。CT 可显示胃癌累及胃壁向腔内和腔外生长的范围、与毗邻器官的解剖关系以及有无转移,对胃壁病变和胃周侵犯的诊断效果均较好,是临床术前评估胃癌分期的最主要的影像检查方法。

当胃充以 800～1200 mL 等密度造影剂适当扩张,CT 可测得胃壁的厚度,正常为 2～5 mm。胃癌 CT 表现大多为局限性胃壁增厚(>1 cm)。当肿瘤直接侵犯肝、横结肠和胰腺时,CT 可见胃与这些器官之间的脂肪层面消失,边界不清;在改变体位时扫描,胃与邻近器官相对位置固定,但对区域淋巴结转移及远处转移灶的检测存在一定的局限性。多层螺旋 CT 对早期胃癌和进展期胃癌的检出率分别为 78% 和 100%,但目前还无法鉴别黏膜癌和黏膜下癌(早期胃癌)。学者 Yang 等研究发现早期和进展期胃癌的 T 分期准确率分别为 89% 和 88%,但目前还存在争议。早期胃癌 CT 平扫类似正常胃壁,显示多层结构,黏膜下层的低密度带完整;动脉期和实质期,病变区黏膜强化明显;平衡期,强化消失明显(图 4-7～图 4-10)。进展期胃癌 CT 特点:T2 期平扫,浆膜层光整,周围脂肪间隙正常、均质;T3 期平扫,浆膜面毛糙、不规则,周围脂肪间隙内可有结节状或带状影。T2、T3 期强化表现动脉期,内层强化明显;实质期,病灶区强化逐渐扩大、深入;平衡期,整个病灶全部强化。T4 期肿瘤侵犯胃壁全层,脂肪间隙模糊或消失(图 4-11～图 4-13)。

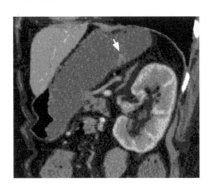 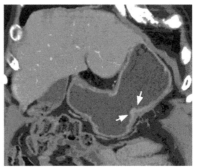

图 4-7　CT 矢状面重建图像　　　图 4-8　CT 冠状面重建图像

早期胃癌Ⅰ型　　　　　　　早期胃癌Ⅱa 型

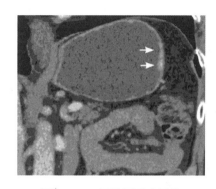

图 4-9　CT 冠状面重建图像
早期胃Ⅱb型

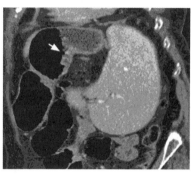

图 4-10　CT 冠状面重建图像
早期胃Ⅲ型

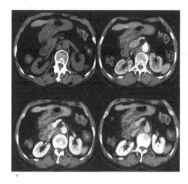

图 4-11　T2 平扫＋增强

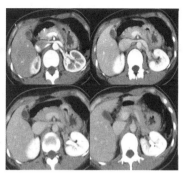

图 4-12　T3 平扫＋增强

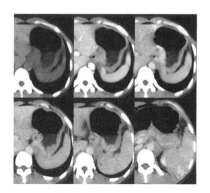

图 4-13　T4 平扫＋增强

3.正电子发射断层与计算机断层扫描显像（positron emission tomography and computer tomography，PET-CT）

PET-CT 通过病变与正常组织的代谢差异进行诊断，能发现早期病变并反映其生理、生化改变及代谢异常，可得到既有精细解剖结构又能显示病变的分布范围，更使得肿瘤诊断的准确性有了显著的提高。Mochiki 等对胃癌患者摄取氟代脱氧葡萄糖（fludeoxyglucose，FDG）的情况采用标准摄取值（standard uptake value，SUV）进行定量分析，结果表明胃癌原发灶 SUV 值高低与肿瘤的大小及肿瘤侵犯的程度有显著相关性。不同的病理学类型、病程、分期等均可能影响 FDG 的摄取,如印戒细胞癌对糖摄取有限,故 PET-CT 增高的密度影不明显,同样胃壁的厚度取决于癌肿累及胃壁的范围。

PET-CT 不适于早期胃癌的筛查,因早期病灶小,局限于黏膜层或黏膜下层,受 PET 空间分辨率及部分容积效应影响,并且肿瘤大小可影响 Glut-1 表达,从而影响 FDG 摄取;胃是一个腔性器官,早期病变局限于黏膜及黏膜下层,且胃壁对射线的衰减作用相对较大,而正常胃组织对 FDG 也存在不同程度的生理性摄取;另外,其他原因如禁食等可造成周围本底较高,靶/本比降低,因此 PET-CT 不适于检测早期胃癌。

PET-CT 在进展期胃癌原发灶的诊断上灵敏度高,Lerut 等通过比较 PET-CT 与 CT、内镜超声(endoscopic ultrasonography,EUS)联合的检查结果发现,PET-CT 诊断 N1～N2 期淋巴结转移的灵敏度、准确性低于 CT 及 EUS 联合,但 PET-CT 诊断远处淋巴结转移的准确性要比 CT 及 EUS 联合高;CT、MRI 通常根据淋巴结的大小来判定有无转移(判断阈值通常为 10 mm),但部分肿大的淋巴结经病理检查后证实为反应性增生,而一些正常大小的淋巴结则有存在微转移的可能。由于 PET-CT 主要从分子代谢水平上显示肿瘤原发灶和转移灶,故有可能检测出这些微转移灶,从而有助于更准确地决定手术方式。当原发灶 FDG 摄取越多,其转移淋巴结 SUV 值也越高,因恶性肿瘤的转移灶与原发灶多具有相似的代谢特点,故 PET-CT 显像也不易漏诊。Mochiki 等指出 FDG 的摄取值除与肿瘤大小、浸润深度有关外,还与淋巴结转移状况有关,胃癌组织 FDG 摄取越高,说明病灶越具有恶性侵袭性,越容易发生转移。PET-CT 对胃周区域淋巴结转移灶检测的准确性也较高,尤其对 N3 期淋巴结,可评估胃癌有无微转移灶;对远处转移灶的诊断效果最好。PET-CT 有助于确定客观全面的术前分期,也可作为活检影像学手段。

4. 超声检查

在检查前应空腹 8 小时以上,检查时饮 600～800 mL 温开水,使胃适当充盈,经皮 B 超检查可清楚地显示胃壁正常解剖呈 5 层结构,饮水使胃充盈,可因液体显示的无回声区与周围胃壁形成明显对比,有助于病变显示。正常的胃壁有"三明两暗"的超声图像,而第 1、3、5 层为高回声,分别为黏膜层、黏膜下层、浆膜层,第 2、4 层为低回声,分别为黏膜肌层、肌层,胃全周增厚时可显示假肾征、靶环征及面包圈征,有时可见向胃腔内生长的表面不平的肿块或呈不规则凹陷的溃疡(火山口征),亦可能见到胃壁明显增厚,蠕动消失。典型的进展期胃癌超声表现包括:

(1)胃壁不规则增厚、僵硬、蠕动消失。

(2)胃壁黏膜不光滑,形成溃疡、凹陷,黏膜下层结构消失。

(3)胃腔狭窄,胃潴留。

(4)胃周淋巴结异常肿大。

(5)邻近脏器浸润,肝内转移,腹腔积液等。

4.3.3　胃癌的内镜检查

胃镜检查直观、准确,可发现微小胃黏膜病变,广泛使用、普及胃镜检查是提高胃癌早期检出率的关键。目前的胃镜检查包括:普通胃镜、染色内镜(包括化学染色和电子染色)、放大内镜、激光共聚焦显微内镜、荧光内镜、超声内镜等。

1. 普通胃镜

由于早期胃癌不具有特异性临床症状,因此 40 岁以上,有报警症状或存在消化不良症状、癌前期病变患者,应常规做胃镜检查。胃镜多块活检可以大大提高诊断阳性率。据统计,在可疑病变中,取一块活检敏感性为 70%,但若做多块活检可达 100%。如果检查前 10 min 给予去泡剂,如二甲硅油、链霉蛋白酶颗粒等口服,有助于黏液的溶解、去除、冲洗和吸引,可提高诊断的阳性率。除了对隆起性病变、糜烂性病变、溃疡性病变和凹陷性病变要仔细观察外,早期胃癌的检查还要注意观察那些与周围黏膜外观有所不同的黏膜区域。早期胃癌内镜下黏膜特征:发红、苍白、糜烂、出血、颗粒、结节、血管走形紊乱、消失、异常肿瘤血管形成、腺管开口紊乱。掌握早期胃癌黏膜的形态学特点以及好发部位,有助于减少早期胃癌漏诊率。对于胃镜检查出的萎缩性胃炎、胃溃疡、残胃炎、胃息肉等癌前病变,须严格定期随访,制订治疗方案。

(1)早期胃癌。早期胃癌内镜下可分为 3 型(图 4-14):Ⅰ型(隆起型);Ⅱ型(浅表型),本型最常见,又分三个亚型,即Ⅱa 型(浅表隆起型)、Ⅱb 型(浅表平坦型)、Ⅱc 型(浅表凹陷型);Ⅲ型(凹陷型)。

①Ⅰ型(隆起型):明显突入腔内呈息肉状,高出黏膜,相当于黏膜厚度两倍以上,表面凹凸不平呈颗粒或结节状,有灰白色附着物,色泽鲜红或苍白,有出血斑及糜烂。肿物直径多大于 1 cm,基底广或有蒂(图 4-15)。

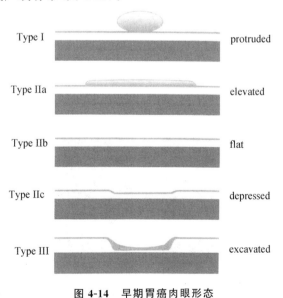

图 4-14　早期胃癌肉眼形态

②Ⅱ型(浅表型)可分为三个亚型:

(a)Ⅱa型:浅表隆起型,隆起高度小于两倍黏膜厚度,呈平台状隆起。形态呈圆形、椭圆形、葫芦形、马蹄形或菊花样,表面不规则,凹凸不平,伴有出血、糜烂,附有白苔,色泽红或苍白,周边黏膜可有出血。内镜下应与以下病变鉴别:疣状胃炎,凸起顶部有糜烂如脐状凹陷,且多发散在;异型上皮增生,可呈扁平隆起,但多小于 2 cm;肠腺上皮化生,也可呈隆起小颗粒,多呈小苍白隆起,如米粒且多发(图 4-16)。

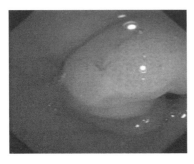 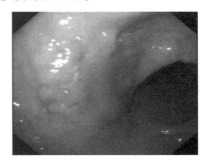

图 4-15　隆起型(Ⅰ型)早期胃癌　　图 4-16　表面隆起型(Ⅱa型)早期胃癌

(b)Ⅱb型(浅表平坦型):病灶不隆起也不凹陷,仅见黏膜发红或苍白,失去光泽,粗糙不平,边界不明显,有时与局灶性萎缩鉴别困难,有时正常胃体腺与幽门腺交界处的小弯侧也可粗糙不平,应直视活检以鉴别。

(c)Ⅱc型(浅表凹陷型):最常见的早期胃癌类型,黏膜凹陷呈浅糜烂,底部有细小颗粒,附白苔或发红,可有岛状黏膜残存,边缘规则,如虫咬或齿状,常伴有出血,周围黏膜皱襞失去正常光泽,异常发红,向中心集聚,呈现突然中断或变细,或变钝如杵状或融合成阶梯状凹陷。

③Ⅲ(凹陷型):癌灶有明显凹陷或溃疡,底部为坏死组织,形成白苔或污秽苔,由于反复破坏与再生,基底呈细小颗粒或小结节,有岛状黏膜残存,易出血,边缘不规则呈锯齿或虫咬样,周围黏膜隆起,不规则结节,边缘黏膜改变如Ⅱc型(图 4-17)。

④混合型:以上述中的两种形态共存于一个癌灶中者称为混合型,其中以深浅凹陷型多见,其次为隆起伴浅凹陷者,其中以主要改变列在前面,如Ⅱc+Ⅲ型、Ⅲ+Ⅱc型,Ⅱc+Ⅱb型(图 4-18)。

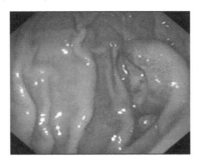 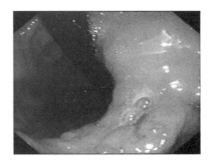

图 4-17　凹陷型(Ⅲ型)早期胃癌　　图 4-18　混合型早期胃癌

以上各型中以Ⅱa型、Ⅲ型及Ⅱc＋Ⅲ型最多,占早期胃癌的2/3以上,年龄越轻,凹陷型越多,年龄增长则隆起型增多,隆起型面积多比凹陷型大,微小癌灶为Ⅱc型。

(2)进展期胃癌。进展期胃癌Borrmann分型法:Ⅰ型(结节型)、Ⅱ型(溃疡局限型)、Ⅲ型(溃疡浸润型)、Ⅳ型(弥漫浸润型),见图4-19。

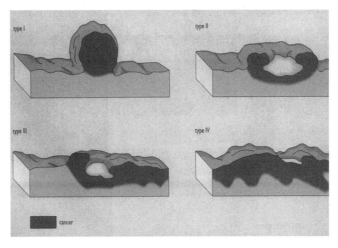

图4-19　进展期胃癌Borrmann分型

①Ⅰ型(结节或息肉型):呈息肉状团块突入胃腔,呈乳头状或菜花状,表面凹凸不平,充血或灰白色,有污秽苔,糜烂易出血,组织较脆。边界清楚,基底宽。周围黏膜有萎缩性炎症改变。生长较慢,转移晚(图4-20)。

②Ⅱ型(局限溃疡型):表面凹陷形成大溃疡,常大于2 cm,底部不规则,凹凸不平,呈结节状,有污秽的灰白苔附着,易出血,边缘黏膜隆起,呈明显高起的环堤或火山口样,周围黏膜皱襞向溃疡集中,呈虫咬或锯齿状改变,溃疡边界清楚,周围黏膜无浸润性改变(图4-21)。

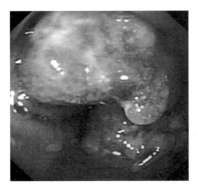
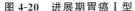

图4-20　进展期胃癌Ⅰ型

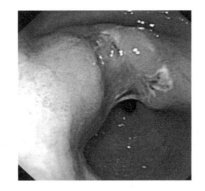

图4-21　进展期胃癌Ⅱ型

③Ⅲ型(浸润溃疡型):癌性溃疡与Ⅱ型相同,但溃疡边缘呈隆起环堤状,其中一部分与周围黏膜分界不清且向外倾斜。周围黏膜有结节、凹凸不平、出血、糜烂等改变(图4-22)。

④Ⅳ型(弥漫浸润型):皮革样胃癌,病变弥漫广泛,癌灶在胃壁内浸润,黏膜表面高低不平,有大小不等的团块、结节,或如肥厚性胃炎粗大增厚的皱襞,僵硬不能被注气展平。表面有多发溃疡、糜烂、出血。溃疡深浅不一,大小不等,癌灶与正常黏膜分界不清,黏膜增厚、僵硬,胃腔狭窄不易扩张,蠕动消失(图 4-23)。

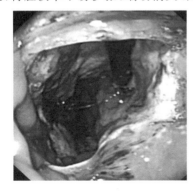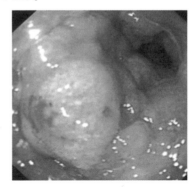

图 4-22　进展期胃癌Ⅲ型　　　　　图 4-23　进展期胃癌Ⅳ型

2. 色素内镜(chromoendoscopy)

色素内镜也称化学染色内镜,系指通过各种途径(口服、直接喷洒、注射)将色素(染料)导入内镜下要观察的黏膜,使病灶与正常黏膜颜色对比更加明显,从而有助于病变的辨认及目的性活检的进行,对鉴别病变的良恶性及判定癌浸润深度具有重要的价值,可以提高胃镜下识别癌灶的能力,减少活检取材的盲目性,也有助于手术切除范围的确定。

常用的方法有直视染色法、对比染色法、反应染色法、标记染色法、双重染色法等。常用的色素有亚甲蓝(methylene blue,MB)、靛胭脂(indigo carmine,IC)、刚果红(Congo red,CR)、碘溶液、甲苯胺蓝等。临床上常用的双重染色法有 IC-MB 双重染色法以及 MB-CR 法。日本报道了双重染色法检查对Ⅱ型早期胃癌检出率达 89%,对微小胃癌检出率达 75%。

(1)靛胭脂染色:

①正常胃黏膜:小区清晰可见,胃底腺黏膜小区呈现为规则、厚、有光泽、淡红色;幽门腺黏膜小区呈现为不规则、薄、暗淡黄色。

②异常胃黏膜:染色剂将出现异常沉积,使得该部位染色加重,着色区呈现不均匀变化(即阳性所见),病变区域与周围正常组织边界明显(图 4-24)。

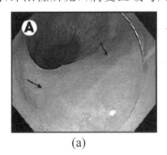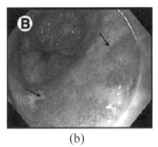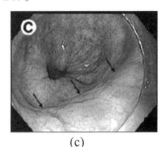

(a)　　　　　　　　　(b)　　　　　　　　　(c)

图 4-24　靛胭脂染色

(2)亚甲蓝染色:亚甲蓝染料可与癌细胞所分泌的黏液紧密结合,并可向癌组织间隙浸润,在病灶着色区呈现深浅不一的蓝色,与癌变细胞分泌的黏液量即恶性坏死物的多少密切相关。在异型分化过程中,分化程度越差,分泌黏液量就越多(图 4-25)。

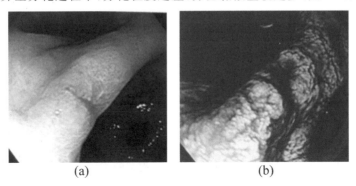

(a)　　　　　(b)

图 4-25　普通胃镜下胃角微有凹陷,染色后凹陷更明显

(3)电子放大内镜、放大色素内镜及窄带成像技术(narrow band imaging,NBI):放大内镜可将内镜下的物像放大数十倍至上百倍,清晰显示消化道黏膜的腺管开口、微细血管等细微结构变化。在放大内镜下,早期胃癌显示为黏膜上皮下毛细血管和集合静脉的消失,并出现外形、大小和不规则分布的肿瘤微血管,而黏膜胃小凹的消失或不规则是判断早期胃癌的依据之一。放大内镜与组织化学技术相结合称为放大色素内镜,而 NBI 则是在放大内镜和色素染色的基础上,将普通照明光过滤成窄带的蓝光和绿光,利用不同组织结构吸收和散射这种特殊窄光带的差异,将黏膜或黏膜下脉管系统和腺管开口形态显示得更加清楚。因此,NBI 具有放大内镜和色素染色的双重功能,是单独应用光学成像技术观察微小结构的一个进步。有研究报道表明,使用电子放大内镜结合亚甲蓝染色可区别胃黏膜萎缩、肠上皮化生、上皮内瘤变、早期胃癌等的各种小凹形态,有助于对病灶性质的判断并可指导活检(图 4-26)。

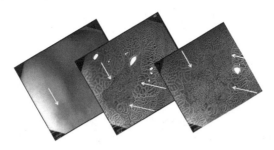

图 4-26　早期胃癌 NBI 小凹结构模糊不清、消失,排列极度不规则

(4)超声内镜检查(endoscopic ultrasonography,EUS):EUS 是装有高频超声探头和超声发射装置的特殊内镜,主要优点是既可以用内镜直接检查,又可以同时进行实时超声扫描,EUS 能够对消化道管壁结构准确分层,根据肿物与管壁层次结构的关系可判断其起源的层次、大小、形态、性质、范围,由此其在确定胃癌浸润深度和淋巴结转移方面有很大的价值,并为选择早期胃癌的内镜下黏膜切除术(endoscopic mucosal resection,EMR)及内镜黏膜下剥离术(endoscopic submucosal dissection,ESD)提供参考。早期胃癌在超声胃镜下表现为胃壁结构层次的紊乱,可见黏膜断裂、胃壁增厚,还可以发现有无淋巴转移(图4-27)。近年来,三维超声内镜(3D EUS)对早期胃癌能够更好地成像及评估肿瘤浸润深度,对指导治疗亦有重要价值。在普通内镜诊断出消化道肿瘤后,需要对肿瘤侵犯消化道管壁的程度进行一个准确的判断,是否有淋巴结和周围器官转移,以进行 TNM 分期和评估(图4-28)。EUS 是判断胃癌 cTNM 分期最为理想的检查手段。

①判断肿瘤浸润程度:胃癌多表现为不规则突出于腔内或向腔外浸润性生长。EUS声像图显示,胃壁一层或多层结构模糊、中断、增厚或消失,边界不清,边缘不规则。EUS可显示肿瘤侵犯的层次以及周围淋巴结转移的情况,尤其在判断空腔脏器肿瘤浸润深度方面,具有较高的准确性,特别是对无转移的浅表病变来说。例如原位癌和黏膜内癌(Tis和 Tia 期),可以及时行内镜下切除术,EUS 鉴别早期胃癌和进展期胃癌的准确率高达70%~80%。文献报道,在评价胃癌的浸润深度方面,EUS 总的准确率达到83.1%,对黏膜癌、黏膜下癌及浆膜癌诊断正确率分别为80.4%、78.8%、60%。

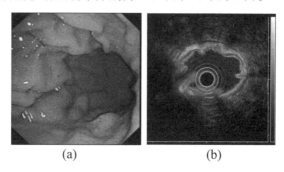

(a)　　　　　　　　(b)

图 4-27　早期胃癌超声内镜的检查

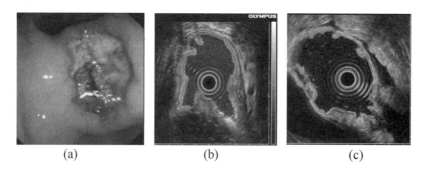

(a)　　　　　　　(b)　　　　　　　(c)

图 4-28　进展期胃癌的 EUS 声像图特点

②与其他检查比较:由于受超声穿透距离的限制,EUS 对远处淋巴结转移或周围器官浸润的判断有一定的局限性,故必须联合 CT 检查。

(5)自体荧光内镜:生物组织内的化合物与特定波长的光发生反应,能发出特殊的荧光信号,良性病变和恶性病变的生化特征不同,对应的荧光光谱存在特异性,因此,利用组织荧光光谱的改变,可将其与正常组织鉴别。在自体荧光内镜下,正常黏膜表面呈绿色荧光,而不典型增生和癌变黏膜呈红色或紫色(图 4-29)。戈之铮等通过对上海仁济医院接受手术治疗的 110 例确诊或疑诊消化道恶性肿瘤患者的手术切除标本(包括病灶组织和周围正常组织)行自体荧光内镜检查,以病理检查结果为标准分析其诊断准确性。结果显示,自体荧光内镜对早期癌的检出率为 86.7%,对进展期癌的检出率为 95.5%;其诊断消化道恶性肿瘤的总体敏感性、特异性、阳性预测值、阴性预测值和诊断准确率分别为94.2%、94.0%、93.3%、94.8%和94.1%。进一步可得出结论,自体荧光内镜对消化道恶性肿瘤的诊断具有高敏感性,对检出形态特征不明显的病变较普通内镜有更大优势,易于发现肉眼难以识别的可疑病灶并确定其发生部位和范围,可精确指导活检,对提高早期癌的检出率具有重要意义,自体荧光内镜对早期胃癌具有较高的诊断价值。

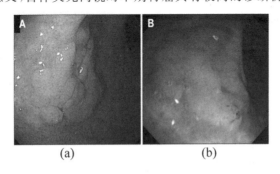

图 4-29　癌变黏膜在荧光下呈紫色

　　经过多年的临床研究,我国早期胃癌的诊断,特别是胃镜下识别和诊断水平有了很大提高。刘素丽等回顾性分析了 52 例早期胃癌内镜表现及窄带成像技术(NBI)、靛胭脂染色后病变及周边组织表现特征,对放大模式下病变黏膜微细形态分型并观察微血管形态,于病变处取活检行组织病理学检查,部分经超声内镜检查后行黏膜切除术,并将整块标本再送病理检查,结合病理结果评价内镜下早期胃癌各种诊断方法的可靠性。研究表明,内镜不同诊断方法联合应用可提高早期胃癌诊断率。

　　目前用于临床的内镜检查技术很多,各有所长,但传统内镜仍然是最主要的、最基本的检查方法。色素内镜、NBI 常常和放大内镜技术结合,能够清晰地观察胃黏膜上皮结构和黏膜表面的微血管形态,从而明显提高早期胃癌诊断的敏感性和特异性,但是目前还不能取代传统的病理活组织检查。共聚焦激光显微内镜能够实时显示胃黏膜及黏膜下的组织结构,对胃癌及癌前病变做出即时诊断。我国早期胃癌的临床总体水平还不高,相关的各项文献报道中内镜应用于早期胃癌诊断的研究例数仍偏少,需不断积累经验。我国是人口大国,内镜普查少,地区差异大,早期胃癌的诊断率低,故需广大消化专业的医疗工作者不断努力。因此,加强对早期胃癌的临床研究,尤其是提高胃镜下识别能力具有重大意义。

4.3.4 病理学检查

1.发生部位

胃窦癌发生率较高,其次为贲门癌。

2.大体形态

(1)早期胃癌:病变局限于黏膜和黏膜下层者为早期胃癌,其中黏膜层者为黏膜内癌,包括未突破固有膜的原位癌。

(2)进展期胃癌:胃癌突破黏膜下层累及肌层甚至浆膜层,也称中晚期胃癌。按Borrmann分型,可分为以下4类。

①Ⅰ型(息肉样型或蕈伞型):少见,向胃腔内生长,形如菜花样隆起,中央可有糜烂与溃疡,呈息肉状,基底宽,边界较清楚。

②Ⅱ型(溃疡型):较多见,肿瘤有较大溃疡形成,边缘隆起明显而清楚,向周围浸润不明显。

③Ⅲ型(溃疡浸润型):最多见,中心有较大溃疡,其边缘隆起,部分被浸润破坏,边界不清,癌组织在黏膜下的浸润范围超过肉眼所见的肿瘤边界,较早侵及浆膜或发生淋巴结转移。

④Ⅳ型(弥漫浸润型):约占10%,弥漫性浸润生长,边界模糊。因夹杂纤维组织增生而致胃壁增厚与僵硬,故称"皮革胃"。

另外,同时并存2种或以上类型者为混合型。

3.组织病理学

(1)组织学分类较多,而其中WHO分类法为我国所采用。

①腺癌:包括乳头状腺癌、管状腺癌(根据分化程度分为高分化、中分化、低分化腺癌)。

②黏液腺癌:瘤组织含大量细胞外黏液,癌细胞"漂浮"在黏液中。

③印戒细胞癌:即黏液癌。

④特殊类型癌:包括腺鳞癌、鳞癌、类癌等。

(2)Lauren分型　根据组织结构、生物学行为及流行病等特征,胃癌可大致分为肠型及弥漫型。

4.扩散与转移

(1)直接蔓延:胃窦癌主要通过浆膜下浸润的癌细胞越过幽门环或黏膜下的癌细胞通过淋巴管蔓延侵及十二指肠。贲门癌可直接蔓延至食管下段。胃癌可直接浸润至网膜、横结肠、肝及胰腺等。

(2)淋巴结转移:最为常见的转移途径,可通过胃黏膜及黏膜下淋巴丛转移至胃周淋巴结、腹腔动脉旁淋巴结、主动脉淋巴结,还可经胸导管转移至左锁骨上淋巴结。

（3）血行转移：肝、肺最多见，其次为胰腺、肾上腺、骨等。

（4）种植转移：直肠指检触及肿块，库肯勃瘤（Krukenberg瘤）即胃癌经过种植转移于双侧卵巢形成的转移性黏液癌。

5. 临床病理分期

UICC于1997年对胃癌TNM分期进行了第五次修改，标准如下：

（1）原发肿瘤：

Tis：限于黏膜层而未累及黏膜固有层。

T1：浸润至黏膜或黏膜下层。

T2：浸润至肌层或浆膜下。

T3：穿透浆膜层，但未累及邻近器官。

T4：侵及邻近组织、器官。

（2）淋巴结累及情况：

N0：切除标本中全部淋巴结（≥15个），经病理证实无转移。

N1：区域淋巴结转移达1～6个。

N2：区域淋巴结转移达7～15个。

N3：区域淋巴结转移≥16个。

（3）远处转移情况：

M0：无远处转移。

M1：有远处转移，包括胰腺后、肠系膜或腹主动脉旁淋巴结转移。

4.4　胃癌的诊断与鉴别诊断

4.4.1　胃癌的诊断

1. 病史及高危因素

国外将胃癌危险因素按确定程度分为五类：

（1）危险确定并需监测：家族性腺瘤性息肉病、腺瘤及Barrett食管、高度异型增生。

（2）危险确定：慢性萎缩性胃炎、肠化生、Hp感染及遗传性非息肉病性结、直肠癌。

（3）高危险可能：残胃（大于20年）及恶性贫血。

（4）危险可能：Peutz-Jeghers综合征、错构瘤、低社会经济状态、吸烟、多食高盐或腌制熏烤食物、食物保存不良、缺乏新鲜蔬菜水果及嗜酒。

（5）不能确定有危险：增生性息肉及良性胃溃疡。

2. 胃癌诊断的基本原则和思路

（1）重视早期诊断。早期发现、早期诊断和早期治疗是胃癌取得良好疗效的关键。目前，提高胃癌早期诊断的基本途径是在高发地区普查、对高危人群随访和提高临床诊断水平。我国幅员辽阔，人口众多，实施普查难度很大。在高发地区进行普查较为适合国情，有报道采用计算机编程法和微量胃液检测法进行初步筛选，然后重点行胃镜检查，胃癌检出率为 0.1％～0.6％，早期胃癌占 27％～50％。若能进一步筛选指标可能会取得更好的效果。对胃癌发病率较高的慢性萎缩性胃炎、胃溃疡、胃息肉和残胃等患者，建立一定的渠道对其进行长期随访，是发现早期胃癌的另一条途径。

（2）提高警惕，减少漏诊和误诊。在临床工作中，应将如下情况作为重点诊断的对象：①40 岁以上患者出现持续性上腹部不适或疼痛，或疼痛近期无明显节律性并伴食欲不振、消瘦者；②经久不愈的胃溃疡患者；③慢性萎缩性胃炎伴肠上皮化生及不典型增生，经内科治疗无效者；④X 线检查显示胃息肉大于 2 cm 者；⑤出现原因不明的黑便或多次粪便潜血试验阳性、贫血者，尤其是久居胃癌高发区的患者，或有慢性萎缩性胃炎伴肠上皮化生及不典型增生者，胃大部切除术（特别是毕Ⅱ式术）后几年，残胃中有中、重度不典型增生者以及亲属中有胃癌史者。应全面体检，应注意有无上腹压痛、肿块、腹水、肝大、黄疸、左锁骨上淋巴结肿大、直肠指诊触及盆腔内肿块等，对可疑患者均应进行钡餐及胃镜检查及活检，以便及时明确诊断。

（3）恰当选择诊断方法。随着科学技术的进步，胃癌的诊断技术发展很快，并先后在临床应用。但各自的用途不尽相同，常常不能互相代替，应恰当选择，综合应用。其中，胃镜检查和活检病理检查是最有意义的检查方法。

（4）胃癌完整的诊断。完整的诊断应包括明确胃癌的存在；明确胃癌的大体病理和组织学病理；弄清病变的部位和范围及转移情况；并发症和伴随症；分期诊断；其他相关情况。

4.4.2　胃癌的鉴别诊断

胃癌早期症状和体征不明显，进展期症状也缺乏特异性，其转移和并发症的症状和体征使病情复杂多变，需与多种疾病相鉴别。

1. 以溃疡为主要表现的胃癌

（1）良性胃溃疡：胃溃疡和溃疡型胃癌常易混淆，胃溃疡病史较长，症状反复发作，药物治疗常常有效，内镜检查和活检常能做出正确诊断（表 4-1）。

（2）胃巨大溃疡合并真菌感染：胃巨大溃疡常因胃潴留而继发真菌感染，中央凹陷覆有污秽苔，酷似溃疡型胃癌，但边缘较光滑，活检时质软，也不易出血，可以鉴别，可通过溃疡表面刷检或病理检查找到真菌而明确诊断。

表 4-1　内镜下良恶性溃疡鉴别要点

	良性	恶性
溃疡底	均一白苔 底平且低于黏膜面	多覆污苔,不平 出血,凝血块附着高于黏膜面
溃疡边缘	平滑	不整 易出血
溃疡边界	炎性水肿,软 周堤低	浸润性隆起,硬 凹凸不平

2. 以肿块为主要表现的胃癌

(1)胃恶性淋巴瘤:胃癌与胃恶性淋巴瘤鉴别很困难,胃恶性淋巴瘤的预后较胃癌好,所以更应积极争取手术切除。胃恶性淋巴瘤发病的平均年龄较胃癌早些,病程较长而全身情况较好,病变常广泛累及胃和十二指肠,幽门梗阻和贫血现象都比较少见,X线表现为粗大皱襞伴多发性息肉样充盈缺损和多发性浅龛影,内镜下可见局限或多发的黏膜下肿块,表面可有糜烂及溃疡,组织脆且易出血,酷似进展期胃癌,最后常需病理确诊。

(2)胃息肉:与隆起型胃癌有相似之处,但其病程长,发展缓慢,表面光滑,多有蒂或亚蒂,X线检查及胃镜检查容易区别,但须注意息肉癌变之可能,应通过组织活检判断。

(3)胃平滑肌肉瘤:胃平滑肌肉瘤有别于胃癌的临床特点,发病年龄一般较胃癌早,病程较长,肿瘤较大,而患者的全身情况相对较好,胃黏膜的病变不如胃癌严重,胃镜下呈球形或半球形隆起的肿物,表面被覆正常黏膜、光滑,病灶中心多有脐样或穿凿样溃疡,可经活检确定。

(4)胰腺癌:胰腺癌早期症状为持续性上腹部隐痛或不适,病程进展较快,晚期腹痛较剧,自症状发生至就诊时间一般平均为 3~4 个月,食欲减退和消瘦明显,全身情况短期内即可恶化,而胃肠道出血的症状则较少见。

3. 以表浅性病变为表现的胃癌

需与慢性炎症相鉴别:胃慢性炎症的许多临床表现与胃癌相似,依据症状、体征无法鉴别,X线钡餐检查也可能将早期胃癌漏诊,所以,内镜检查加病理活检是最可靠的鉴别手段。

4. 以巨大皱襞为表现的胃癌

胃皱襞巨肥症可能与浸润性胃癌混淆,但其胃壁柔软,可以扩展,在 X 线或胃镜检查下,肥厚的皱襞当胃腔充盈时可摊平或变薄。

5. 其他感染性疾病与胃癌的鉴别

(1)胃结核:胃结核多见于年轻患者,病程较长,常伴有肺结核和颈淋巴结核,胃幽门部结核多继发于幽门周围淋巴结核,X线钡餐检查显示幽门部不规则充盈缺损。十二指肠也常被累及,而且范围较广,并可见十二指肠变形。胃镜检查时可见多发性匐行性溃疡,底部色暗,溃疡周围有灰色结节,应取活检确诊。

（2）艾滋病、梅毒等感染性疾病：艾滋病、梅毒等感染性疾病所伴随的胃疾病已开始引起注意,这些感染性疾病的胃病变可从已知的感染性疾病推断,这些疾病的胃内改变多以幽门前庭为中心,表现为多发溃疡及胃炎样改变,也可见 Kaposi 肉瘤等,以上疾病需通过病理活检确诊。

6. 是原发性癌还是转移癌

转移性胃癌常有原发病灶可寻,应仔细检查肠道、胰腺、肾、肾上腺、肺等部位。例如,横结肠癌有时可引起上腹痛,甚至可有上腹部肿块,可能与胃癌混淆。只要提高警惕,根据可能性大小先后进行结肠镜和胃镜检查,多数能够鉴别,值得注意的是,胃癌可以累及横结肠,横结肠癌有时也可累及胃,应加以鉴别。胃癌常可出现腹水,需与肝硬化腹水、结核性腹膜炎或其他脏器恶性肿瘤所致的腹水相鉴别。胃癌等恶性肿瘤所致腹水可以是渗出液,也可是漏出液,也可介于渗漏之间；有时可找到瘤细胞以及其他"恶性征象"；Krukenberg 瘤腹水量大,阴道或指肛检查可发现肿大卵巢,需与麦格综合征鉴别；鉴于此时肿瘤多数已届晚期,通过内镜、X 线检查等手段发现原发的胃癌病灶大多不困难。胃癌远处转移常引起其他脏器的症状,如肺转移、肝转移乃至脑转移等皆需与这些脏器的其他疾病相鉴别。

伴癌综合征有时出现在胃癌诊断之前,应提高警惕,内镜检查十分必要。

参考文献

[1]马颖杰,王惠吉.血清胃蛋白酶原、胃泌素-17 与胃性萎缩性胃炎[J].胃肠病学,2007,12(7):422-424.

[2]MARRELLI D,PINTO E,DE STEFANO A,et al. Preoperativepositivity of serum tumormarkers in a strong predictor of hematoge nous recurrence of gastric cancer[J].J Surg Oncol,2001,78(4):253-258.

[3]NAKATA B,CHUNG K,M UGURUMA K,et al. Changes in tumor marker levels as aperdictor of chemotherapeuticeffet in patients with gastric carcinoma[J].Cancer,1998,83(1):19-24.

[4]YAKABE T,NAKAFUSA Y,SUMI K,et al. Clinical significance of CEA and CA 19-9 in postoperative follow-up of colorectal cancer[J].AnnSurg Oncol,2010,17:2349-2356.

[5]OHASHI N,NAKANISHI H,KODERA Y,et al. Intraoperativequantitateive detection of CEA mRNA in the peritoneal lavage of gastric cancer patients with transcription reverse-transcription conceded(TRC)method. A comparative study with real-time quantitative RT-PCR

［J］.Anticancer Res,2007,27(4C):2769-2777.

　　［6］SUN Z P,ZHANG N W. Clinical evaluation of CEA,CA 19-9,CA 72-4 and CA 125 in gastric cancer patients with neoAdju vantchemotherapy［J］.World Journal of Surgical Oncology, 2015,12:397.

　　［7］KIM H J,LEE K W,KIM Y J,et al. Chemotherapy-induced transient CEA and CA 19-9 surges in patients with metastatic or recurrent gastric cancer［J］.Acta Oncol,2009,48(3): 385-390.

　　［8］YANG A P,LIU J,ZHANG Q W,et al. CA 724 combined with CEA,CA125,and CA199 improves the sensitivity for the early diagnosis of gastric cancer［J］.Clin Chim Acta, 2014,1(437):183-186.

　　［9］CARPELAN-HOLMSTROM M,LOUHIMO J,STENMAN U H. CEA,CA 19-9 and CA 72-4 improve the diagnostic accuracy in gastrointestinal cancers［J］.Anticancer Res,2002, 22:2311-2316.

　　［10］ADACH Y,TSUCHIHASHI J,SHIRAISHI N,et al. AFP-producing gastric carcinoma:multivariate analysis of prognostic factors in 270 patients［J］.Oncology,2003,65(2): 95-101.

　　［11］KONO K,AMEMIYA H,SEKIKAWA T,et al. Clinicopatholgic features of gastric cancers producing alpha-fetoprotein［J］.Dig Surg,2002,19(5):359-365.

　　［12］TIAN S B,YU J C,KANG W M,et al. Combined Detection of CEA,CA 19-9,CA 242 and CA 50 in the Diagnosis and Prognosis of Resectable Gastric Cancer［J］.Asian Pac J Cancer Prev,2014,15(15):6295-6300.

　　［13］GALIN G A,CROSE C M. MicroRNA signatures in human cancers［J］.Nat Rev Cancer,2006,6:857-866.

　　［14］BARTEL D P. MicroRNAs:genomics,biogenesis,mechanism,andfunction［J］.Cell, 2004,116:281-297.

　　［15］UEDA T,VOLINIS S,OKUMURA H,et al. Relation between microRNA expression and progression and prognosis of gastric cancer:a microRNA expression analysis［J］.Lancet Oncol,2010,11:136-146.

　　［16］KUNZE E,SCHAUER A,EDER M,et al. Early sequential lesions during developments of experimental gastirc cancer with specialreference to dyslasia［J］.J cancer Res ClinOncol,1979,95:249.

　　［17］YANG D M,KIM H C,JIN W,et al. 64 mutidetetector row computes to mogrophy for preoperative evaluation of gastric cancer:nistologicalcorrelation［J］. J Comput Assist Tomogr,2007,31(1):98-103.

　　［18］田嘉禾.PET PET/CT 诊断学［M］.北京:北京化学工业出版社医学出版分社,2007.

[19]MOCHIKI E,KUWANO H,KATOH H,et al. Eveluation of 18F-2-deoxy-2-fluoro-glucose position emission tomography for gastric cancer[J].Word J Surg,2004,28(3):247-253.

[20]LERUT T,FLAMEN P,ECTORS N,et al. Histopathologic validation of lymph mode staging with FDG-PET scan in cancer of the esophagus and gastroesophageal junction:a prospective study based on primary surgery with extensive lymphadenectomy[J].Ann Surg,2000,232(6):743-752.

[21]OLADA Y,FUJIWARA Y,YAMAMOTO H,et al. Genetic detection of lymph node micrometastases in patients with gastric carcinoma by multiple-marker reverse ranscriptase-polymerase chain reaction assay[J].Cancer,2001,92(3):2056-2064.

[22]MOCHIKI E,KUWANO H,KATOH H,et al. Evaluation of 18F-2-deoxy-2-fluoro-D-gluscose positron emission tomography for gastric cancer[J]. Word J Surg, 2004, 28(3):247-253.

（陈美燕　刘昌华）

第 5 章 胃癌的组织形态学与分子病理学特征

胃癌(gastric cancer,GC)是一个重要的全球性健康问题,根据全球肿瘤流行病学统计数据估算,2012 年有 952000 的新发 GC 病例(占癌症总数的 6.8%),位居所有癌症发病的第五位,其中有 723000 人死于该病(占癌症死亡的 8.8%),高居所有因癌症死亡病例的第三位。

各地区间的 GC 发生率差别很大,70% 出现于发展中国家,其中约 50% 发生在东亚地区,主要集中在中国。据全国肿瘤登记中心最新数据估算,2015 年中国 GC 新发病例约为67.9 万例,死亡病例约为 49.8 万例,疾病负担十分沉重,严重危害着中国居民健康。由于GC 临床症状不明显而致诊断的延误、缺乏相应的筛查手段等,大多数病例在确诊时已处于癌症的进展期且死亡率很高,GC 患者的 5 年生存率大约是 25%,且中位生存期不足1 年。

肿瘤的临床疗效通常由其本身的异质性所决定,即不同的病理形态学分型及分子遗传学分型对治疗反应差异很大,而肿瘤的异质性往往跟基因改变、表观遗传修饰、肿瘤细胞与微环境间的交互及肿瘤内部瘤细胞之间的交互等有关,它涉及区域性的差异、宏观与微观的特征以及分子方面的变化等,并且表型和分子的多样性不但体现在病人间的差异(即肿瘤间异质性),而且涵盖同一肿瘤内的差异(即肿瘤内异质性),因而通过寻求精准而适当的组织形态学分型与分子病理学分型来指导临床选择用药、制订个体化治疗方案和判断预后是当今研究的热点。而 GC 具有很明显的异质性,下文将主要通过 GC 的组织形态学、分子病理学、近年来相关研究的进展等方面来展开讨论。

5.1 胃癌的组织学表型

从形态学角度而言,GC 的异质性是非常大的,即组织形态的多样性,几十年来提出的多种 GC 组织形态学分类足以证明。且不同的形态学组分可以共存于同一肿瘤内这种情况也是经常出现的,这就更增加了分类的复杂程度,使其准确性和重复性受到巨大挑战。先后有一些 GC 组织形态学分类方案被提出,诸如 Lauren 分型(1965 年)、Nakamura 分型(1968 年)、Ming 分型(1977 年)、Goseki 分型(1992 年)、Carneiro 分型(1995 年)、Solcia分型(2009 年)、WHO 分型(2010 年)、日本 GC 协会分型(2011 年)等(表 5-1),各分型之间都存在或多或少的交叉性及相似性,其中目前最常用的是 Lauren 分型和 WHO 分型。

表 5-1　GC 的组织形态学分类

Lauren 分型 (1965)	Carneiro 分型 (1995)	WHO 分型 (2010)	日本 GC 协会 分型(2011)	Nakamura 分型 (1968 年)	Goseki 分型 (1992)	Solcia 分型 (2009)
肠型	腺样型	乳头状型 管状型	乳头状型 管状 1 型(高分化) 管状 2 型(中分化)	分化型	Ⅰ.高分化管状,缺乏黏液型	黏附性,普通亚型 黏附性,管状亚型 黏附性,普通亚型
		黏液性	黏液性	未分化型	Ⅱ.高分化管状,富于黏液型	黏液性,黏液结节亚型 黏液性,浸润亚型
弥漫型	游离细胞型	低黏附性,印戒细胞型	印戒细胞癌	未分化型	Ⅳ.低分化管状,富于黏液型	弥漫性,普通亚型
		低黏附性,其他细胞类型	低分化,非实性型		Ⅲ.低分化管状,缺乏黏液型	弥漫性,低级别促结缔组织增生亚型
混合型	混合型	混合型				
不确定型	实性型	未分化型	低分化,实性型	未分化型	Ⅲ.低分化管状,缺乏黏液型	间变型
	罕见变异类型	罕见变异类型				高度淋巴样反应型

5.1.1　Lauren 分型

尽管 Lauren 分型的首次提出可追溯到 1965 年,但其至今仍是被广泛认可和使用的形态学分型(西方国家较多采用),分为两种主要类型:一种是肠型 GC,通常是外生性生长,易发生溃疡,与胃部的肠上皮化生相关,以形成管状和乳头状结构为形态特征;另一种是弥漫型 GC,其特征在于出现分化较差的浸润性病灶,而导致胃壁增厚(即皮革胃)。对于形态学表现不能归入上述两种类型的,则被界定为混合型 GC(上述两种成分比例大致相当)和不确定型 GC(分化差者或为腺鳞癌、肝样腺癌等少见类型)。肠型 GC 和弥漫型 GC 具有不同的流行病学特征和生物学行为,表现为:两种类型均遭受同样的环境风险因素(如 Hp 和 EBV 感染、饮食习惯和烟雾的影响等),但弥漫型 GC 发病机制更加不明了且具有可遗传的特性;肠型 GC 主要发生于老年男性病人,而弥漫型 GC 更常见于青年女性患者;肠型GC虽在GC高发区多见但发生率稳步下降,而弥漫型GC多发于GC低发区但发生率相当稳定;肠型GC往往通过血道转移至肝脏,而弥漫型GC通常沿着腹膜表面播散;根据近期的研究报道,弥漫型GC由于比肠型GC更具侵袭性而拥有独立的预后因子。

1995年,Carneiro等进一步阐述了混合型GC的生物学特征和预后意义,其被定义为兼具肠型GC和弥漫型GC的双重分化图像,但预后较后两型要差得多。混合型GC会表现出比单纯的肠型GC和弥漫型GC更具侵袭性的特征,包括更大的尺寸、更深层的浸润、更易发淋巴管侵犯和淋巴结转移。有趣的是,混合型GC也具有双重的转移模式(血道转移和伴有淋巴结转移的腹膜播散),表明可能是肠型和弥漫型GC不良生物学行为的累加效应。因而,识别出混合型GC是非常必要的,且该型已被收录到2010版的WHO分型里。

5.1.2 WHO分型

WHO分型是基于对GC特定组织形态特征进行识别与划分的,自1979年首次提出以来,成为世界范围内广泛使用的又一种形态学分型,也是我国临床病理诊断通常采用的分型。目前使用的是2010年颁布的第四版分型,该版WHO分型主要为腺癌(约占95%),包括管状腺癌和乳头状腺癌(对应于Lauren分型中的肠型)、黏液性腺癌、低黏附性癌(包括印戒细胞癌和其他亚型,对应于Lauren分型中的弥漫型)、混合型腺癌五个主要分型(图5-1),还有其他少见的类型(约占5%),包括腺鳞癌、肝样腺癌/产生α-AFP的癌、伴淋巴样间质的癌(淋巴上皮瘤样癌/髓样癌)、鳞状细胞癌、未分化癌、绒毛膜癌、癌肉瘤、壁细胞癌、恶性横纹肌样肿瘤、黏液表皮样癌、潘氏细胞癌、内胚窦瘤、胚胎性癌、单纯性胃卵黄囊瘤、嗜酸细胞腺癌、神经内分泌肿瘤等。主要针对腺癌进行分级,通常采用三级分法,即高分化、中分化和低分化,高分化者主要由分化良好的腺样或乳头状结构组成;低分化者缺乏腺样分化,由不规则的细胞巢或黏液性的腺管或单个细

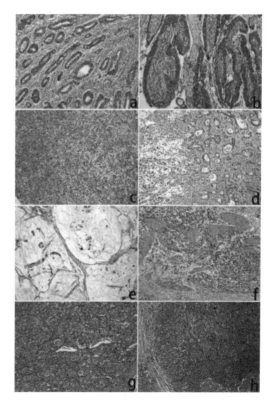

图5-1 GC的组织形态学图像

胞组成;中分化者介于两者之间,常具有筛状的腺样结构。对其他少见亚型或变异亚型 GC 不主张进行分级。

另值得一提的是,第四版 WHO 分型专门用一个章节介绍了遗传性弥漫型胃癌 (hereditary diffuse gastric cancer,HDGC)。HDGC 是在胃中发现的第一个常染色体显性遗传癌症易感综合征,约占家族性 GC 的 1%～3%,以出现弥漫型印戒细胞癌和乳腺小叶癌为特征。据认为,*E-cadherin* 基因(CDH1)和 *α-E-catenin* 基因(CTNNA1)发生反复的杂合性胚系突变从而失活是导致 HDGC 的主要原因。

尽管上述组织形态学的分类在 GC 的类型识别和分化程度划分方面取得了长足的进步,但在组织学水平上进行生物学行为评判和药物治疗应用仍存在巨大的缺陷,这也就从更精准的分子角度促成了各种分子表型的提出。

5.2　胃癌的分子表型

早先对 GC 的全基因组特征,如基因稳定性(genomically stable,GS)、染色体不稳定性(chromosome instability,CIN)、微卫星不稳定性(microsatellite instability,MSI)、CpG 岛甲基化表型 (CpG island methylator phenotype,CIMP)和稳定或二倍体肿瘤的分析和描述,已经被广泛接受,后来高通量平台检测全基因组、转录组和蛋白质组方法的应用,进一步证实了 GC 在遗传学及表观遗传学水平上的显著异质性,突显了此疾病的分子复杂性。将对 GC 的基因表达谱分析用于发现那些可能预测病人生存期和治疗反应性的亚型,也就陆续产生了一些分子病理学分类方案(表 5-2)。

5.2.1　Tan 分子分型

Tan 等通过对 GC 细胞系进行分层聚类分析,将 GC 分为两种具有不同基因特征的类型:一种是与肠型 GC 相关,富于碳水化合物与蛋白质代谢及细胞黏着功能,即 G-INT 型;另一种是与弥漫型 GC 相关,富于细胞增殖和脂肪酸代谢功能,即 G-DIF 型。尽管该分子分型与 Lauren 的组织分型相关,但整体一致性仅有 64%。实际上,其与 Lauren 分型不同之处在于,G-INT 型和 G-DIF 型基因的表达状态是不同患者人群的预后因子,G-DIF 型 GC 患者预后更差。此外,体外实验发现,G-INT 型细胞系对 5-氟尿嘧啶(5-fluorouracil,5-FU)和奥沙利铂;G-DIF 型细胞系对顺铂均有不同程度的敏感性,且 G-INT 型肿瘤患者可以从基于 5-FU 的辅助治疗中受益。

表 5-2 GC 的分子病理学分类及特征

Tan 分子分型（2011）

G-DIF 型	G-INT 型
预后差	预后好
对顺铂敏感	对 5-FU 与奥利沙利铂敏感
弥漫型 GC	肠型 GC

Singapore-Duke 分子分型（2013）

间充质型	增殖型	代谢型
高频的 TP53 突变	低频的 TP53 突变	低频的 TP53 突变
E-cadherin mRNA 低表达	基因组不稳定性	表达正常胃黏膜基因
具有肿瘤干细胞/上皮-间质转化属性	原癌基因扩增①	对 5-FU 敏感
mTOR 抑制剂弥漫型 GC	DNA 低甲基化	肠型 CG（胃表型）
	肠型 GC（肠表型）	

TCGA 分子分型（2014）

EBV 阳性型	MSI 型	GS 型	CIN 型
EBV-CIMP	胃型-CIMP	CDH1 突变	高频的 TP53 突变
CDKN24A 沉默	MLH1 沉默	RHOA 突变	TKR-RAS 扩增
PIK3A 突变	PIK3A 突变	CLDN18-ARHGAP 融合（RhoA-GTPase）	细胞周期介质扩增
PD-L1/2 扩增	HER2/3 突变	弥漫型 GC	肠型 GC
JAK2 扩增	EGFR 突变		
	预后好		
	肠型 GC		

ACRG 分子分型（2015）

MSI 型	MSS/EMT 型	MSS/TP53 阴性型	MSS/TP53 阳性型
MLH1 缺失	CDH1 缺失	TP53 高频突变	MSS/TP53 阳性型中所包括的 EBV 阳性病例
高频突变（KRAS、ARID1A、PIK3A）	预后差	基因组不稳定性	预后一般
预后好	弥漫型 GC	原癌基因扩增②	肠型 GC
肠型 GC		预后一般	
		肠型 GC	

注：①包括 ERBB2、CCNE1、MYC 和 KRAS；②包括 ERBB2、EGFR、CCNE1、CCND1、MDM2、ROBO2、GATA6 和 MYC。

5.2.2　Singapore-Duke 分子分型

Lei 等在 Tan 等的研究基础上,进一步分析了 248 例 GC 患者的基因表达特征而将 GC 分为三型,即 Singapore-Duke 分子分型:

(1)增殖型,主要对应于肠型 GC,具有 *ERBB*2、*KRAS*、*CCNE*1 和 *MYC* 高频扩增的基因组不稳定性,*TP*53 突变和 DNA 低甲基化。

(2)间充质型,主要对应于弥漫型 GC,具有肿瘤干细胞和上皮—间质转化属性,且对 PI3K-AKT mTOR 激酶途径的抑制剂特别敏感。

(3)代谢型,无明确对应的组织学类型,存在与代谢通路相关的基因高表达。其中代谢型肿瘤细胞在体外实验中对 5-FU 敏感,这与代谢型 GC 病人在无病生存期方面可从 5-FU 的治疗中受益是相吻合的。Das 等运用 nCounter 技术对 54 例 GC 组织标本进行分析,进一步证实了上述的表达谱特征,且认定了对 mTOR 抑制剂具有反应性的新的生物标记,即 MMP9 和 BRCA2 基因的过表达。

5.2.3　TCGA 分子分型

癌症基因组图谱(the cancer genome atlas,TCGA)研究网对 GC 进行了更为全面的"里程碑式"的研究,该研究通过运用基于阵列的体细胞拷贝数分析、全外显子测序、基于阵列的 DNA 甲基化分析、mRNA 测序、micro-RNA 测序、反相蛋白阵列等技术对 295 例手术切除后未经治疗的 GC 进行分析,从而提出了四种分子分型:

①EBV 阳性型 GC,以高频的 *PIK*3*CA* 突变、*JAK*2 和 *PD-L*1 扩增和高度的 DNA 超甲基化为特征;②MSI 型 GC,以 DNA 超甲基化和 *MLH*1 沉默为特征;③GS 型 GC,与弥漫型的形态学分型相关和反复发生的 *CDH*1 和 *RHOA* 事件相关;④CIN 型 GC,主要为肠型的形态学特征,多具有 *TP*53 突变和酪氨酸激酶受体扩增。

特别是其中的 EBV 阳性型 GC 和 MSI 型 GC,与显著的免疫反应相关,它们的组织形态相似,常表现为伴有淋巴样间质 GC 的特征,且有越来越多的证据支持 PD-1/PD-L1 免疫检查点抑制剂可用于这两型 GC,体现在:EBV 阳性 GC 中出现频发性的 PD-L1 扩增;有研究证实,相比 MSS 型的肿瘤,使用派姆单抗(抗 PD-1 单克隆抗体)治疗高频 MSI 型的结肠癌、子宫内膜癌、小肠癌和 GC 具有更高的反应率和疾病控制率,因为 PD-L1 的过表达常与高密度的 CD3 和 CD8 阳性的肿瘤间质浸润性淋巴细胞相关,这样的肿瘤有伴淋巴样间质的 GC 或 EBV 阳性型 GC、高频 MSI 型 GC 等。

5.2.4　ACRG 分子分型

亚洲癌症研究小组(The Asian Cancer Research Group,ACRG)根据 GC 的相关基因表达数据,也将其分为四种分子分型:EMT/MSS 型、MSI 型,MSS/*TP*53 阳性型和

MSS/$TP$53 阴性型,后面两种分型是基于 $TP$53 是否突变。在这四种分型里,EMT/MSS 型 GC 对应的形态学主要为弥漫型 GC,发病年龄较轻且具有最差的预后和最高的复发率;MSI 型 GC 是高频突变的,常发生在胃窦部,大部分为肠型 GC,具有最好的总体预后和最低的复发率;MSS/$TP$53 阳性型和 MSS/$TP$53 阴性型 GC 具有居中的预后和复发率,且前者预后好于后者,而后者(大致相当于前述的增殖型和 CIN 型 GC)具有 TKR 和/或 RAS 的基因组扩增,且这两种基因的扩增常常是相互排斥的,这是目前已在使用或潜在的治疗靶点。

5.3 基于 mRNA 及蛋白质表达的胃癌分型

正如表 5-2 所示,以上几种分子分型只有部分重叠,这就需要一种高度统一的分型以用于预后评估和靶向治疗的患者分层。同时,上述的多种分子检测技术由于高昂的成本和复杂的操作步骤,因此在实践中的应用受到限制。Setia 等基于目前广泛使用的免疫组织化学 (immunohistochemistry,IHC) 和原位杂交 (in situ hybridization,ISH) 技术,研究并整合了上述的 Singapore-Duke、TCGA 和 ACRG 等三种分子分型,成功地从蛋白质及 mRNA 水平将分子分型诠释为具有与预后意义相关的特定的免疫表型。他们的团队收集了 146 例 GC 病例,运用 ISH 检测 EBV,IHC 检测 p53、错配修复蛋白(MLH1,PMS2,MSH2 和 MSH6)、E-cadherin、PD-L1、MUC2、CDX2、CD10、MUC5AC 和 MUC6 等,提出了 GC 的 5 种免疫表型:EBV 阳性型、MSI 型、E-cadherin 异常表达型、p53 异常表达型和 p53 正常表达型。其中 p53 异常表达型被进一步细分为:肠型(表达 MUC2 和/或 CD10),胃型(表达 MUC5AC 和/或 MUC6),混合型(表达前面肠型和胃型标记)和 Null 型(不表达前面任何标记)。在 GC 进展期间,可能会发生从胃型到肠型的表型转换;另外,带有胃型表型的 GC 也可能发展成分化更差的类型。

然而,Setia 等的研究仍需进一步验证。首先,该研究只收集了 146 例 GC 病例,样本量需要继续扩大;其次,该研究中 IHC 的敏感性和特异性程度需要进一步探究;最后,鉴于 IHC 是非定量的检测方法,可精准定量的分子检测(如 qRT-PCR)尽管是昂贵的技术,仍可考虑作为一种替代方法来进行评估。

5.4 IHC 检测技术在胃癌诊疗及预后中的应用

IHC 检测具有相对较高的特异性和敏感性、定位准确、操作简便、成本低廉等特点,并能将形态研究与功能研究有机地结合在一起,目前是国内各级医院病理科及众多研究机构广泛应用的病理辅助检查技术。对 GC 组织进行相关生物标志物的 IHC 检测,可以鉴定肿瘤性质、探讨肿瘤起源和细胞类型、了解分化程度、确定肿瘤分期、指导治疗及预后等。

5.4.1　与胃癌病理诊断及鉴别诊断相关的免疫标记

多数情况下,GC 特别是普通类型的腺癌,依靠典型的组织病理学形态即可明确诊断,一些少见及特殊的亚型则需要在其组织形态的基础上借助于 IHC 检测来进行辅助诊断。如绝大部分的腺癌可标记 MUC2、CDX2、CD10、MUC5AC 和 MUC6;伴淋巴样间质的癌(淋巴上皮样癌/髓样癌)可标记 CKpan、CD3、CD4、CD8、CD20 和 EBV(通常用 ISH 法检测);肝样腺癌/产生 α-AFP 的癌可标记 HepPar-1、GCP3、AFP、CK19 等;绒毛膜癌可标记 β-HCG 和 HPL;腺鳞癌和鳞癌可标记 p63 和 CK5/6;神经内分泌肿瘤可标记 CKpan、Syn、CgA、CD56、NSE 和 Ki-67;微卫星不稳定检测可标记 MLH1、MSH2、MSH6 和 PMS2;癌肉瘤和恶性横纹肌样肿瘤可标记 Vimentin、EMA、CKpan 等加以鉴别。

5.4.2　与胃癌治疗相关的免疫标记

1. 与靶向治疗相关的免疫标记

人类表皮生长因子受体 2(human epidermal growth factor receptor 2,HER2/ERBB2)是一种细胞膜受体,参与细胞生长和分化,在 10%~40%的 GC 中过表达,HER2 是目前最主要且最成功的 GC 靶向治疗单克隆抗体分子靶点,准确评估 GC 中的 HER2 蛋白表达和基因扩增状况对临床诊疗具有重要的意义。2011 年,国内有关专家结合我国实际制定了《胃癌 HER2 检测指南》(2011 版),对 GC 组织 HER2 检测流程的各个环节进行了规范,包括样本固定、蜡块选择、检测方法、结果判读、质量控制等方面,指南提出 IHC 是检测 HER2 的首选方法,具体评分标准见表 5-3。对于 IHC 3+者直接判定为阳性,IHC 0 和 1+者直接判定为阴性,IHC 2+者判定为不确定阳性,需要进一步做荧光原位杂交或其他原位杂交方法检测,若有扩增(即 HER2/CEP17 比值≥2.0)则判定为阳性,否则判定为阴性。2016 年在第十一届全国胃癌学术会议上,中国抗癌协会发布了第二版《HER2 阳性晚期胃癌分子靶向治疗的中国专家共识》和《NCCN 消化系统肿瘤临床实践指南》(中文版),将 HER2 检测首度纳入 GC 诊治必检项目,同时胃癌 HER2 检测指南专家组也发布了新版的《胃癌 HER2 检测指南》(2016 版),内容基本沿用 2011 版,做了适当的补充及更新。这些指南和共识明确提出无论是内镜活检标本还是手术切除标本,所有经病理确诊为 GC 的患者均须接受 HER2 检测,并指出对于复发或转移病例,如能获得标本,建议重新进行 HER2 检测;对于初诊 HER2 阴性的病例,再次获得标本后检测 HER2 状态,可提高 5.7%~8.7%的阳性检出率。

表 5-3　GC 的 HER2 评分标准

分值	手术标本	活检标本	HER2 表达评估
0	无反应或＜10％肿瘤细胞膜染色	任何肿瘤细胞无膜染色	阴性
1+	≥10％肿瘤细胞微弱或隐约可见膜染色；仅有部分细胞膜染色	肿瘤细胞团①微弱或隐约可见膜染色（不管着色的肿瘤细胞占整个组织的百分比）	阴性
2+	≥10％肿瘤细胞有弱到中度的基底侧膜、侧膜或完全性染色	肿瘤细胞团①有弱到中度的基底侧膜、侧膜或完全性膜染色（不管着色的肿瘤细胞占整个组织的百分比，但至少有 5 个成簇的肿瘤细胞着色）	不确定
3+	≥10％肿瘤细胞基底侧膜、侧膜或完全性膜强染色	肿瘤细胞团①的基底侧膜、侧膜或完全性膜强染色（不管着色的肿瘤细胞占整个组织的百分比，但至少有 5 个成簇的肿瘤细胞着色）	阳性

注：①≥5 个癌细胞。

针对 HER2 的单克隆抗体——曲妥珠单抗（商品名赫赛汀）已上市并证明可使 GC 患者生存获益，人社部于 2017 年 7 月发布的第 54 号文件中，已将曲妥珠单抗纳入《国家基本医疗保险、工伤保险和生育保险药品目录（2017 年版）》抗肿瘤药乙类范围，用于治疗 HER2 阳性的晚期转移性 GC，并确定了医保支付标准，这无疑为 GC 患者带来了福音。

表皮生长因子受体（epithelial growth factor receptor，EGFR）也是一种细胞膜受体，在 30％～50％的 GC 中过表达。EGFR 的激活引起参与调控细胞内/细胞间进程的信号级联反应，如细胞周期进展、细胞生存与凋亡、细胞增殖等。研究发现，EGFR IHC 检测＋＋/＋＋＋的 GC 患者可能从针对 EGFR 的单克隆抗体——尼妥珠单抗中获益。另据报道，针对介导肿瘤血管生成信号通路的血管内皮生长因子受体 2（vascular endothelial growth factor receptor 2，VEGFR2）、作为 GC 驱动基因的肝细胞生长因子受体（mesenchymal‐epithelial transition receptor，MET）等，均有相应的靶向治疗药物被研发出来，对 GC 组织中 EGFR、VEGFR2 和 MET 的 IHC 检测极有可能成为靶向治疗的重要前提。目前尚无统一的 IHC 判读标准，有文献推荐采用与 HER2 IHC 检测类似的评估标准：

0：无着色或≤10％的癌细胞膜和/或浆着色。

1+：＞10％的癌细胞呈弱的完整或不完整膜和/或浆着色。

2+：＞10％的癌细胞呈中等的完整或不完整膜和/或浆着色。

3+：＞10％的癌细胞呈强的完整或不完整膜和/或浆着色。

2. 与化疗相关的免疫标记

目前关注较多的与 GC 化疗相关的免疫标记有 Ki-67、β-微管蛋白-Ⅲ（β-tubulinⅢ）、核苷酸切除修复互补基因 1(excision repair cross-complementation group 1，ERCC1)、胸苷酸合成酶(thymidylate synthase，TS)、胸苷磷酸化酶(thymidine phosphorylase，TP)和乳腺癌 1 号基因(breast cancer 1，BRCA1)等。其中 Ki-67 是细胞核增殖抗原，细胞毒性化疗药物只对进入细胞分裂周期的肿瘤细胞有效，而 Ki-67 阳性率高意味着更多癌细胞进入细胞分裂周期且有可能对化疗药物敏感，对于 Ki-67 的 IHC 检测评估标准，推荐采用百分比计数，即在核阳性细胞最密集区域计数 1000 个癌细胞，然后计算阳性细胞的百分比。研究发现，其他免疫标记 β-tubulinⅢ、ERCC1、TS、TP 和 BRCA1 的表达水平与对紫杉醇、氟尿嘧啶以及铂类等化疗药物的敏感性具有相关性，但通过 IHC 检测上述标志物的蛋白表达状态与相应化疗药物间的关系，仍需要扩大样本量做进一步研究。

3. 与预后相关的免疫标记

近年来，关注较多的与 GC 的生物学行为及预后相关的是一些潜在的富集 GC 干细胞的标志物，如 CD133、CD44、Lgr5 等。如 IHC 检测到 GC 细胞胞浆中出现 CD133 的阳性表达，则提示具有很高的恶性行为、化疗耐药、容易复发及预后不良，GC 中 CD133 阳性判定标准为＞5％的癌细胞呈阳性表达。另外，CDH1 是一种肿瘤抑制基因，其编码的跨膜糖蛋白 E-cadherin 参与细胞之间的黏附和上皮分化。中国 GC 人群中 E-cadherin 异常表达比例约 46％，E-cadherin 失表达是独立预后因素，原发癌阳性/转移癌阴性者比两个位点均阳性者预后更差。E-cadherin 阴性/β-catenin 核阳性常提示 GC 分化差、失黏附性、浸润能力强、肿瘤进展和预后差等。

国内 2014 版的《胃癌相关标志物免疫组化指标选择专家共识》推荐对 GC 组织进行常规的 Ki-67 检测以评估癌细胞的增殖状态，并可酌情选择 CD133、E-cadherin 来预测 GC 患者预后，而对上述其他免疫标记的蛋白表达水平进行 IHC 检测的临床应用价值尚存在争议，故暂不推荐常规进行 IHC 检测。

5.5 关于胃癌的 TNM 分期

众所周知，GC 在发病率、死亡率、治疗效果及预后等方面存在地域性的差异，这主要是由于肿瘤分期标准存在差异，因此准确的肿瘤分期对 GC 临床治疗决策的选择及预后评估具有重要的指导意义，而国际抗癌联盟(Union for International Cancer Control，UICC)与美国癌症联合会(American Joint Committee on Cancer，AJCC)TNM 分期系统是当今世界范围内最重要的参考标准。从 1976 年起，UICC 及 AJCC 共颁布了 7 个版本的 GC TNM 分期系统，第 7 版 TNM 分期系统(表 5-4)于 2009 年出版并于 2010 年开始实施至今，在数年的使用过程中逐步显露出一定的缺陷，已变得不能满足临床诊疗需要。UICC、AJCC 与国际胃癌学会(International Gastric Cancer Association，IGCA)开展协作，通过对更大范围内 GC 大数据的整理和分析，于 2016 年 10 月颁布了第 8 版 TNM 分期系统。

长久以来,由于始终没有官方版本的临床分期(cTNM)标准,在临床实践中,多数临床医生常常选择将病理分期(pTNM)标准套用于 cTNM,这样做由于缺乏有效的论证依据,因此有可能导致不合理甚至是错误的临床决策。相较于第 7 版,第 8 版 TNM 分期系统创新性地将单一分期系统更改为包括 pTNM(表 5-5)、cTNM(表 5-6)及新辅助治疗后病理分期(ypTNM)(表 5-7)的三标准综合分期系统,临床医师可根据不同的临床状况进行选择,从而为临床决策及预后判断提供更为精准的依据。此外,第 8 版胃癌 TNM 分期系统的主要更新还包括:①对胃食管结合部癌的分期标准做出了更明确的定义,如果癌肿中心位于胃食管交界线以下 2 cm 的范围内且侵及胃食管交界线,应遵循食管癌分期标准;如果癌肿中心位于胃食管交界线以下 2 cm 的范围内但未向上侵及胃食管交界线,或者癌肿中心位于胃食管交界线以下 2 cm 以外的范围并向上侵及胃食管交界线,则应遵循GC 分期标准。②将 N3 分期细分为 N3a 和 N3b 两个独立亚组,再纳入 TNM 分期。③pT4aN2M0 与 pT4bN0M 的分期由第 7 版的ⅢB 期调整为ⅢA 期。据 AJCC 官方网站消息,第 8 版 TNM 分期系统于 2018 年 1 月开始实施,在此之前仍然使用第 7 版。

表 5-4　AGCC/UICC GC TNM 分期系统(第 7 版)

原发肿瘤(T)
Tx:原发肿瘤无法评价
T0:切除标本中未发现肿瘤
Tis:原位癌:肿瘤位于上皮内,未侵犯黏膜固有层
T1a:肿瘤侵犯黏膜固有层或黏膜肌层
T1b:肿瘤侵犯黏膜下层
T2:肿瘤侵犯固有肌层
T3:肿瘤穿透浆膜下层结缔组织,未侵犯脏层腹膜或邻近结构
T4a:肿瘤侵犯浆膜(脏层腹膜)
T4b:肿瘤侵犯邻近组织结构
区域淋巴结(N)
Nx:区域淋巴结无法评价
N0:区域淋巴结无转移
N1:1～2 个区域淋巴结有转移
N2:3～6 个区域淋巴结有转移
N3:7 个及 7 个以上区域淋巴结转移
N3a:7～15 个区域淋巴结有转移
N3b:16 个(含)以上区域淋巴结有转移

远处转移(M)

M0:无远处转移

M1:存在远处转移

分期

0 期:TisN0M0

Ⅰ A 期:TisN0M0

Ⅰ B 期:T1N1M0、T2N0M0

Ⅱ A 期:T1N2M0、T2N1M0、T3N0M0

Ⅱ B 期:T1N3M0、T2N2M0、T3N1M0、T4aN0M0

Ⅲ A 期:T2N3M0、T3N2M0、T4aN1M0

Ⅲ B 期:T3N3M0、T4aN2M0、T4bN0M0、T4bN1M0

Ⅲ C 期:T4aN3M0、T4bN2M0、T4bN3M0

Ⅳ 期:任何 T,任何 N,M1

表 5-5　第 8 版 UICC/AJCC GC pTNM 分期

	N0	N1	N2	N3a	N3b	任何 N,M1
Tis	0					Ⅳ
T1	Ⅰ A	Ⅰ B	Ⅱ A	Ⅱ B	Ⅲ B	Ⅳ
T2	Ⅰ B	Ⅰ A	Ⅱ B	Ⅲ A	Ⅲ B	Ⅳ
T3	Ⅱ A	Ⅱ B	Ⅲ A	Ⅲ B	Ⅲ C	Ⅳ
T4a	Ⅱ B	Ⅲ A	Ⅲ A	Ⅲ B	Ⅲ C	Ⅳ
T4b	Ⅲ A	Ⅲ B	Ⅲ B	Ⅲ C	Ⅲ C	Ⅳ
任何 T,M1	Ⅳ	Ⅳ	Ⅳ	Ⅳ	Ⅳ	Ⅳ

表 5-6　第 8 版 UICC/AJCC GC cTNM 分期

	N0	N1	N2	N3b	任何 N,M1
Tis	0				Ⅳ B
T1	Ⅰ	Ⅱ A	Ⅱ A	Ⅱ A	Ⅳ B
T2	Ⅰ	Ⅱ A	Ⅱ A	Ⅱ A	Ⅳ B
T3	Ⅱ B	Ⅲ	Ⅲ	Ⅲ	Ⅳ B
T4a	Ⅱ B	Ⅲ	Ⅲ	Ⅲ	Ⅳ B
T4b	Ⅳ A	Ⅳ A	Ⅳ A	Ⅳ A	Ⅳ B
任何 T,M1	Ⅳ B	Ⅳ B	Ⅳ B	Ⅳ B	Ⅳ B

表 5-7　第 8 版 UICC/AJCC GC ypTNM 分期

	N0	N1	N2	N3b	任何 N,M1
T1	I	I	II	II	IV
T2	I	II	II	III	IV
T3	II	II	III	III	IV
T4a	II	III	III	III	IV
T4b	III	III	III	III	IV
任何 T,M1	IV	IV	IV	IV	IV

　　GC 是一种异质性很大的疾病,不同的癌肿类型,其至是同一种类型在不同的患者身上,对临床治疗的反应性及预后方面均有或多或少的差异。当今已进入精准医学的时代,对于 GC 的治疗越来越强调个体化治疗方案的运用,除了传统的放疗与化疗,基于干扰特定致癌通路的包括小分子或单克隆抗体的靶向治疗正在如火如荼地开展,并且近年来,通过削弱癌肿逃避免疫监视能力的免疫治疗也作为一种颇有吸引力的治疗策略处于不断的研发中。因此,对 GC 进行精准的分类、分型及分期就显得尤为重要,这就需要参照特定的组织形态学表现,借助于精准的 IHC、ISH 和其他分子检测手段来实施。

参考文献

　　[1]FERLAY J,SOERJOMATARAM I,ERVIK M,et al. GLOBOCAN,2012 v1.0,Cancer Incidence and Mortality Worldwide:IARC CancerBase No.11.Lyon. International Agency for Research on Cancer[EB/OL]. [2013].http://globocan. iarc.fr (accessed October 22,2016).

　　[2]左婷婷,郑荣寿,曾红梅,等.中国胃癌流行病学现状[J].中国肿瘤临床,2017,44(1):52-58.

　　[3]OBA K,PAOLETTI X,et al. Role of chemotherapy for advanced/recurrent gastric cancer:an individual-patient-data meta-analysis[J].Eur J Cancer,2013,49:1565-1577.

　　[4]GULLO I,CARNEIRO F,OLIVEIRA C,et al. Heterogeneity in gastric cancer:from pure morphology to molecular classifications[J].Pathobiology,2017,6:16.

　　[5]LAUREN P. The two histological main types of gastric carcinoma:diffuse and so-called intestinal-type carcinoma:an attempt at a histoclinical classification[J].Acta Pathol Microbiol Scand,1965,64:31-49.

　　[6]CARNEIRO F,GRABSCH H I. Pathogenesis of gastric cancer,in Hochwald SN,Kukar M (eds):minimally invasive foregut surgery for malignancy:principles and practice[J].Cham

Springer,2015:pp61-72.

[7]CHEN Y C,FANG W L,WANG R F,et al. Clinicopathological variation of Lauren classification in gastric cancer[J].Pathol Oncol Res,2016,22:197-202.

[8]CARNEIRO F,SEIXAS M,SOBRINHO-SIMOES M. New elements for an updated classification of the carcinomas of the stomach[J].Pathol Res Pract,1995,191:571-584.

[9]MIN B H,KIM K M,PARK C K,et al. Outcomes of endoscopic submucosal dissection for differentiated type early gastric cancer with histological heterogeneity[J].Gastric Cancer, 2015,18:618-626.

[10]ZHENG H C,LI X H,HARA T,et al. Mixed-type gastric carcinomas exhibit more aggressive features and indicate the histogenesis of carcinomas[J].Virchows Arch,2008,452: 525-534.

[11]PARK H K,LEE K Y,YOO M W,et al. Mixed carcinoma as an independent prognostic factor in submucosal invasive gastric carcinoma[J].J Korean Med Sci,2016,31: 866-872.

[12]CARNEIRO F. Classification of gastric carcinomas[J].Curr Diagn Pathol,1997,4: 51-59.

[13] BOSMAN F T,CARNEIRO F,HRUBAN R H,et al. WHO Classification Of Tumours Of The Digestive System[M]. 4th Ed.Lyon,IARC,2010.

[14] VANDERPOST R S,VOGELAAR I P,CARNEIRO F,et al. Hereditary diffuse gastric cancer:updated clinical guidelines with an emphasis on germline CDH1 mutation carriers [J].J Med Genet,2015,52:361-374.

[15]HANSFORD S,KAURAH P,LI-CHANG H,et al. Hereditary diffuse gastric cancer syndrome:CDH1 mutations and beyond[J].JAMA Oncol,2015,1:23-32.

[16]MAJEWSKI I J,KLUIJT I,CATS A,et al. An α-Ecatenin (CTNNAL) mutation in hereditary diffuse gastric cancer[J].J Pathol,2013,229:621-629.

[17]OTTINI L,FALCHETTI M,LUPI R,et al. Patterns of genomic instability in gastric cancer:clinical implications and perspectives[J].Ann Oncol (official journal of the European Society for Medical Oncology/ESMO),2006,17(Suppl 7):vii97-102.

[18]TAN I B,IVANOVA T,LIM K H,et al. Intrinsic subtypes of gastric cancer,based on gene expression pattern, predict survival and respond differently to chemotherapy [J]. Gastroenterology,2011,141:476-485.

[19]LEI Z,TAN I B,DAS K,et al. Identification of molecular subtypes of gastric cancer with different responses to PI3-kinase inhibitors and 5-fluorouracil[J].Gastroenterology,2013, 145:554-565.

[20]DAS K,CHAN X B,EPSTEIN D,et al. NanoString expression profiling identifies

candidate biomarkers of RAD001 response in metastatic gastric cancer[J].ESMO Open,2016,
1:e000009.

[21] Cancer Genome Atlas Research Network: BASS A J, THORSSON V,
SHMULEVICH I,et al. Comprehensive molecular characterization of gastric adenocarcinoma
[J].Nature,2014,513:202-209.

[22]SOLCIA E,KLERSY C,MASTRACCI L,et al. A combined histologic and molecular
approach identifies three groups of gastric cancer with different prognosis[J].Virchows Arch,
2009,455:197-211.

[23]PARK S,CHOI M G,KIM K M,et al. Lymphoepithelioma-like carcinoma:a distinct
type of gastric cancer[J].J Surg Res,2015,194:458-463.

[24]LIM H,PARK Y S,LEE J H,et al. Features of gastric carcinoma with lymphoid
stroma associated with Epstein-Barr virus[J]. Clin Gastroenterol Hepatol, 2015, 13: 1738-
1744,e1732.

[25] Cancer Genome Atlas Research Network: BASS A J, THORSSON V,
SHMULEVICH I,et al.Comprehensive molecular characterization of gastric adenocarcinoma
[J].Nature,2014,513:202-209.

[26]LE D T,URAM J N,WANG H,et al. PD-1 blockade in tumors with mismatch-repair
deficiency[J].N Engl J Med,2015,372:2509-2520.

[27] KAWAZOE A, KUWATA T, KUBOKI Y, et al. Clinicopathological features of
programmed death ligand 1 expression with tumor-infiltrating lymphocyte,mismatch repair,and
Epstein-Barr virus status in a large cohort of gastric cancer patients[J].Gastric Cancer,2017,
20:407-415.

[28] BOGER C, BEHRENS H M, MATHIAK M, et al. PD-L1 is an independent
prognostic predictor in gastric cancer of Western patients[J].Oncotarget,2016,7:24269-24283.

[29]CRISTESCU R,LEE J,NEBOZHYN M,et al. Molecular analysis of gastric cancer
identifies subtypes associated with distinct clinical outcomes[J].Nat Med,2015,21:449-456.

[30]SETIA N,AGOSTON A T,HAN H S,et al. A protein and mRNA expression-based
classification of gastric cancer[J].Modern Pathol,2016,29:772-784.

[31] SHIROSHITA H, WATANABE H, AJIOKA Y, et al. Re-evaluation of mucin
phenotypes of gastric minute welldifferentiated-type adenocarcinomas using a series of HGM,
MUC5AC,MUC6,MGGMC,MUC2 and CD10 stains[J].Pathol Int,2004,54:311-321.

[32] KUSHIMA R, VIETH M, BORCHARD F, et al. Gastric-type well-differentiated
adenocarcinoma and pyloric gland adenoma of the stomach[J].Gastric Cancer,2006,9:177-184.

[33]KIM D H,SHIN N,KIM G H,et al. Mucin expression in gastric cancer:reappraisal of
its clinicopathologic and prognostic significance[J].Arch Pathol Lab Med,2013,137:1047-1053.

[34]VALENTE P,GARRIDO M,GULLO I,et al. Epithelial dysplasia of the stomach with gastric immunophenotype shows features of biological aggressiveness[J].Gastric Cancer,2015,18:720-728.

[35]COCCOLINI F,MONTORI G,CERESOLI M,et al. Advanced gastric cancer:what weknow and what we still have to learn[J].World J Gastroenterol,2016,22:1139-1159.

[36]《胃癌 HER2 检测指南》编写组. 胃癌 HER2 检测指南[J].中华病理学杂志,2011,40(8):553-557.

[37]《胃癌 HER2 检测指南(2016 版)》编写组.胃癌 HER2 检测指南(2016 版)[J].中华病理学杂志,2016,45(8):528-532.

[38]JORGENSEN J T. Role of human epidermal growth factor receptor 2 in gastric cancer:biological and pharmacological aspects[J].World J Gastroenterol,2014,20:4526-4535.

[39]CAPPETTA A,LONARDI S,PASTORELLI D,et al. Advanced gastric cancer and cancer of the gastrooesophageal junction:focus on targeted therapies[J]. Crit Rev Oncol Hematol,2012,81:38-48.

[40]毛伟敏,倪型灏.常见肿瘤病理诊断与告别指南[M].杭州:浙江大学出版社,2015:102-104.

[41]薛卫成,樊祥山,孟刚.胃癌相关标志物免疫组化指标选择专家共识(2014 年)[J].临床与实验病理学杂志,2014,30(9):951-953.

[42]AMIN M B,EDGE S B,GREENE F L,et al. AJCC Cancer Staging Manual[M].8th Ed. New York:Springer,2016:203-220.

[43]陕飞,李子禹,张连海,等. 国际抗癌联盟及美国肿瘤联合会胃癌 TNM 分期系统(第8 版)简介及解读[J].中国实用外科杂志,2017,37(1):15-17.

[44]ALSINA M,MOEHLER M,HIERRO C,et al. Immunotherapy for gastric cancer:a focus on immune checkpoints[J].Target Oncol,2016,11:469-477.

（杨文圣　陈玉强）

第6章 进展期胃癌的化学治疗

6.1 胃癌化学治疗的地位

6.1.1 胃癌化学治疗的益处

迄今为止,胃癌(gastric cancer)的治疗仍以手术为主。不同国家和地区,由于胃癌的早期诊断率不同,术后 5 年生存率也不同。西方国家早诊率仅 4%～7%,5 年生存率 10%左右,而日本胃癌早诊率达 30%～60%,术后 5 年生存率可高达 50%左右。总的来说,胃癌患者术后 5 年生存率为 20%～30%,多数患者仅通过手术难以治愈,化学治疗在胃癌的治疗中占有重要地位。化学治疗的作用机制主要是影响、干扰、破坏癌细胞 DNA 的合成及其结构与功能,对生长活跃的正常组织如造血器官、消化道黏膜、毛发会有一定影响,而产生一些不良反应,严重时可出现致命毒性。胃癌化学治疗的有效性与安全性一直是人们关注的问题,对于晚期胃癌患者,是否接受化疗在医患、家属与社会中存在疑虑。

1995 年 Pyrhonen 等报道晚期胃癌 FEMTX(5-FU,EPI,MTX)方案全身化疗对比最佳支持治疗(best supportive care,BSC)的随机对照研究,化疗组的有效率(response rate,RR)为 29%,两组患者的中位肿瘤进展时间(median time to progression,mTTP)分别为 5.4 个月和 1.7 个月($P=0.0013$),中位总生存期(median overall survival,mOS)分别为 12.3 个月和 3.1 个月($P=0.0006$),FEMTX 是治疗晚期胃癌的有效方案。应用 FAMTX、ELF(VP-16,LV,5-FU)方案对比 BSC 的三项随机对照临床研究也得到同样的结果(表 6-1)。北京肿瘤医院消化内科统计,其 1996—2006 年收治的 261 名老年胃癌患者中卡氏评分(Karnofsky,KPS)≥70 分的共 234 人,结果化疗组的 mOS 优于 BSC 组 (13.1 个月 vs. 8.3 个月,$P<0.05$),而 KPS≤60 分的化疗和 BSC 组的 mOS 比较无差异,提示 KPS≥70 分的患者可从姑息化疗中获益。由此,化疗可以延长晚期胃癌患者的生存期,同时可改善生活质量,而所采用化疗方案都为 20 世纪 90 年代左右的传统方案,方案中有效单药包括 5-FU、MMC、MTX、DDP、ADM、Me-CCNU 和 VP-16,RR 为 10%～25%,mTTP 为 3～6 个月。

表 6-1　四项晚期胃癌全身化疗与 BSC 的对照研究

方案	n	mOS/M	1 年生存率/%	2 年生存率/%
FEMTX	21	12.3$P=0.0006$	—	—
BSC	20	3.1	—	—
FAMTX	30	10$P<0.001$	40	6
BSC	10	3	10	0
ELF	10	10$P<0.05$	—	—
BSC	8	4	—	—
ELF	52	10.2$P<0.05$	35	10
BSC	51	5	8	0

注:FAMTX:5-FU,ADM,MTX。

FEMTX:5-FU,EPI,MTX。

ELF:VP-16,LV,5-FU。

受试患者体力状况(performance status,PS)0～2 级,无化疗禁忌。

(Wils J.*Semin Oncol*,1996)

胃癌化学治疗包括:

(1) 新辅助化疗(neoadjuvant chemotherapy):又称术前化疗,估计手术切除局部癌灶有困难,采用术前短期化疗,目的是使癌灶局限,以利于手术彻底切除,抑制癌细胞生物活性,有利于减少术中播散,消灭亚临床癌灶,降低术后复发率。

(2)辅助化疗(adjuvant chemotherapy):又称术后化疗,手术不能发现的亚临床癌灶是术后复发的根源,进展期胃癌(advanced gastric cancer,AGC)根治切除后的辅助化疗,目的是防止复发与转移,提高 5 年生存率。

(3) 术中化疗(interoperative chemotherapy):当胃癌手术中发现肿瘤已浸润至浆膜外或肉眼可判定有淋巴结转移、腹膜播散种植以及估计有残存癌灶时,进行术中化疗消灭残存癌灶。

(4) 姑息性化疗(palliative chemotherapy):不能手术、姑息手术或术后复发晚期胃癌的挽救治疗,目的是控制原发与转移癌灶,争取消除病灶,缓解症状,改善生活质量,延长生存期。

(5) 区域性化疗(local chemotherapy)应用于术前、术后或晚期胃癌,提高局部癌灶杀伤作用,如区域动脉介入化疗、腹腔内化疗、经内镜对胃内癌灶注射化疗药及光动力学疗法。

以上五种化疗应用于胃癌的不同病期。

在各期胃癌中占到 $60\%\sim70\%$ 的 Ⅲ 期、Ⅳ(M_0)期的新辅助化疗是研究重点,在西方国家已证实其优于单纯手术,亚洲各国基于 D2 手术的研究证据也显示术前化疗可显著提高肿瘤 RR％及 R0 切除率,安全性良好。Ⅲ期根治性切除术后辅助化疗是最可能使患者受益的措施,Ⅳ期胃癌全身化疗能使患者获益,已有循证医学证据(表 6-1)。全身或区域化疗以及双路化疗成为主要方法,已被国内外公认。对占 30％的Ⅰ期、Ⅱ期胃癌的化疗主要用于术后,对于 T1N1M0 和 T2N0M0 是否术后辅助化疗,目前并无充分的循证医学证据,中国专家组共识:淋巴结阳性患者应行辅助化疗,对于 T2N0,低龄(<40 岁)、组织学分级高级别或低分化、有神经束或血管、淋巴管浸润因素者进行辅助化疗,可能减少复发。

6.1.2　胃癌化学治疗的困境

1942 年 Gilman 报告化学药物氮芥(HN_2)治疗恶性淋巴瘤的成功开创了恶性肿瘤化学治疗的新纪元。化学治疗成为继手术切除、放射治疗等局部疗法后恶性肿瘤的三大传统治疗手段之一。化学治疗作用于全身和局部,以杀灭和消除肿瘤细胞为目标,对原发灶与转移灶均有治疗作用。少数对化疗药物敏感的血液肿瘤或实体肿瘤已能够达到治愈。但对于大多数晚期肿瘤,化学治疗仅起到姑息性治疗作用,化学药物靶向目标不强,肿瘤对抗癌药物原发或继发耐药,肿瘤负荷过大、转移广泛,化疗药物的不良反应尤其是对心脏、肝脏、肾脏及造血器官的毒性等都会影响其发挥更大作用。为克服以上缺点,研发高效、低毒的新药以及对已有化疗联合方案的改进成为热点。

胃癌的化学治疗起步早,是最先开展化疗的癌症之一,属于化疗相对敏感肿瘤。20 世纪60 年代,5-氟尿嘧啶(5-FU)被证实治疗胃癌有效;2000 年以来,新药、新方案使胃癌化学治疗效果得到了改善,但化疗的 RR 仅在 20％～58％,患者中位生存时间(median survival time,MST)不超过 10 个月。在对晚期胃癌很多化学治疗方案疗效比较的随机对照研究的结果均无统计学差异,因此晚期胃癌的化学治疗至今仍然未能确定标准方案,处于滞后状态,是肿瘤内科学的难题之一。近年来成功研发了许多新药,尤其是联合靶向药物治疗、抗 PD-1 单抗免疫治疗,以循证学方法开展临床研究,使化学治疗的有效性与安全性判断更趋科学、客观、可信,使化学治疗在胃癌各期的治疗中发挥了更大作用,胃癌化学治疗滞后的局面也将得到改善。

6.1.3　胃癌化学治疗的进展

1.胃癌化学治疗的有效药物

20 世纪 60 年代开始出现化学药物单药治疗晚期胃癌,主要药物有 5-氟尿嘧啶(5-FU)、甲氨蝶呤(MTX)及环磷酰胺(CTX)。经过 40 多年的发展,胃癌的化学治疗目前已发展至主要包括烷化剂(alkylating agents)、抗代谢药(antimetabolites)、抗生素类(antibiotics)及植物生物碱(plant alkaloids)四大类四十余种常用的有效药物。各类代表药物如表 6-2 所示。

表 6-2　胃癌常用的有效化学药物

年　代	药　物(单药治疗首报年代)
20 世纪 60 年代	氟尿嘧啶(5-fluorouracil,5-FU,1960)
	丝裂霉素(mitomycin C,MMC,1966)
20 世纪 70 年代	替加氟(tegafur,ftorafur,FT-207,TGF,1974)
	甲氨蝶呤(methothexate,MTX,1975)
	多柔比星 (adriamycin,doxorubicinT,ADM,1975)
	羟喜树碱(hydroxy camptothecine,HCPT,HPT,1977)
20 世纪 80 年代	顺铂(cisplatin,DDP,1982)
	依托泊苷(etoposide,VP-16,1982)
	复方替加氟(优福定,UFT,1983)
	卡铂(carboplatin,CBP,1984)
	表柔比星(epirubicin,EPI,1985)
20 世纪 90 年代	伊立替康(irinotecan,CPT-11,IRI,1993)
	多西紫杉醇(docetaxel,DTX,TXT,1994)
	替吉奥(tegafur,TS-1,S-1,1995)
	紫杉醇(paclitaxel,taxol,PTX,TAX,1998)
21 世纪初	吉西他滨(gemcitabine,GEM,2000)
	卡培他滨(capecitabine,CAP,2001)
	奥沙利铂(oxaliplation,L-OHP,OXA,2001)

表 6-2 中所列多数至今仍是临床常用的化疗药物,有些药物如环乙亚硝脲(CCNU)、司莫司汀(Me-CCNU)、羟基脲(HU)、卡莫司汀(BC-NU)、尼莫司汀(ACNU)、阿糖胞苷(Ara-C)以及卡英氟(HCFU),自 2000 年以来逐渐被淘汰。卡铂(CBP)单药治疗胃癌 RR仅 5%,国外极少将其用于胃癌,国内少数报道将其用于介入灌注化疗或腹腔化疗。晚期胃癌常用化疗药物单药治疗的 RR 如表 6-3 所示。

表 6-3　化学药物单药治疗晚期胃癌的有效率

分　类	药　物	n	RR/%
抗代谢药	5-FU	577	19
	FT-207	19	27
	UFT	286	28

分　类	药　　物	n	RR/%
	S-1	936	36
	CAP	119	26
	MTX	28	11
	GEM	15	0
烷化剂	DDP	283	21
	CBP	41	5
抗生素类	MMC	211	30
	ADM	141	17
	EPI	80	19
植物生物碱	VP-16	35	20
	CPT-11	161	19
	PTX	154	24
	DTX	282	22

表 6-3 中，5-FU 及 DDP 仍然是胃癌化疗的基本药物。5-FU 及其前体药物单药治疗的 RR 较高，5-FU 前体药物 CAP、S-1 成为新亮点，并已取代了 FT-207 和 UFT，尤其是 S-1 的 RR 最高可达到联合化疗水平，日本报告 S-1 治疗 3801 例晚期胃癌的 mOS 为 8.3 个月，1 年生存率为 33.3%。第三代铂类 OXA 的联合方案（如 FOLFOX、XELOX）治疗胃癌是国内外最常用的化疗方案之一，但罕见其单药治疗的研究报道。中国研制的喜树碱（CPT）单药治疗 RR 为 40%（1974 年），羟喜树碱（HCPT）单药治疗 RR 为 46.9%（1977 年），曾是国内治疗胃癌最常用的药物之一，但由于多年未按 GCP 标准进行Ⅲ期临床研究，在联合方案中无规范用法可依，目前临床已罕见使用。近年来其他倍受关注的新药还有喜树碱类 CPT-11 及紫杉烷类的 PTX 和 DTX。

2.胃癌化学治疗的联合用药

恶性肿瘤联合化疗的疗效优于单药化疗已有共识。在胃癌化疗方面，Wangner 等对 20 世纪 80 年代以来 11 项关于单药化疗与联合化疗对比的研究进行荟萃分析（meta analysis），也得出了联合化疗优于单药化疗的结论。自 1976 年太田和雄报道 FMC 方案治疗晚期胃癌有效至 2000 年，各种两药、三药乃至四五药联合化疗的研究报道甚多，但不少报道病例数较少，也未被后人验证，可信度较低。报道较多的具有代表性的传统联合方案如表 6-4 所示。

表 6-4　晚期胃癌联合化学治疗方案

方案	组成	文献数	n	RR/%	mOS/M
FMC	5-FU,MMC,Ara-C	1	87	40	NA
FP	5-FU,DDP	5	260	41	9.3(8～10.6)
UFTM	UFT,MMC	2	285	54	10.1
FAM	5-FU,ADM,MMC	18	755	28	6～10
FAMTX	5-FU,ADM,MTX	8	517	35	7(3.5～10.5)
EAP	VP-16,ADM,DDP	8	262	47	7.5(6～18)
ELF	VP-16,LV/5-FU	4	163	33	7(6.5～11)
ECF	EPI,DDP,5-FU	4	399	52	8～9
LFEP	LV/5-FU,EPI,DDP	5	254	54	8～11

晚期胃癌化学治疗的传统方案经过 40 多年的发展,包括 FAM、FAMTX、EAP、ELF、FP、ECF 等,除 EAP 方案外,均含有 5-FU 类药物,其次是 DDP,因此公认 5-FU 联合 DDP 是治疗晚期胃癌的基本联合用药。目前 FP、ECF 方案仍在临床广泛应用。胃癌联合化疗的 RR 多数在 40% 以上,但难以破突 60%,mMST 也不超过 10 个月,而且不同化疗方案 mOS 差别不大。自 20 世纪 90 年代以来,有许多科研工作者以循证医学方法对肿瘤治疗进行了临床研究,审视其可靠性,并对上列方案进行了大样本随机对照研究(randomized controlled trial,RCT),见表 6-5。

表 6-5　晚期胃癌联合化疗的 RCT 结果

报道者	方案	n	RR/%	P 值	mOS/m	P 值
Cullinan(1985)	5-FU	51	18		7.2	ns
	FA	49	27		7.2	
	FAM	51	38		7.2	
Wils(1991)[①]	FAM	103	7	<0.0001	6.7	0.004
	FAMTX	105	33		9.6	
Kelsen(1992)	EAP	30	20	ns	6.1	ns
	FAMTX	30	33		7.3	
Kim(1993)	5-FU	94	26	<0.01	6.9	ns
	FP	103	51		8.5	
	FAM	98	25		6.6	
Cocconi(1994)	FAM	52	15		5.6	ns
	PELF	85	43		8.1	

报道者	方案	n	RR/%	P 值	mOS/m	P 值
Webb(1997)	ECF	126	45	0.02	8.9	0.0009
	FAMTX	130	21		5.7	
Vanhoefer(2000)[①]	FP	134	20	ns	7.2	ns
	ELF	132	9		7.2	
	FAMTX	133	12		6.7	
Cocconi(2001)	PELF	98	38	0.009	7.7	ns
	FAMTX	97	21		6.9	
Ohtsu(2003)[②]	5-FU	106	11		7.1	ns
	UFTM	70	9		6.0	
	FP	104	34		7.3	
Bouche(2003)	LV5-FU2	45	13		6.8	ns
	LV5FU2＋DDP	44	27		9.5	
	LV5FU2＋IRI	45	40		11.3	
Ajani(2003)	FP	112	23	0.012	8.5	0.0064
	DCF	111	39		10.2	

注：①来源于欧洲癌症研究与治疗组织（European Organization for Research and Treatment of Cancer，EORTC）。

②来源于日本临床肿瘤协会（Japan Clinical Oncology Group，JCOG）。

自 1980 年，FAM 方案被推出后，10 多年间受到后起 FAMTX、ELF 方案的挑战，最终，FAMTX vs. FAM vs. EAP 方案的临床研究结果显示 FAMTX 胜出，其被视为"金标准"方案。但在不到 5 年间，FAMTX 又受到 ECF、PELF 甚至 FP 方案的挑战，FAMTX 并无优势。2000 年后新药研究兴起，多项随机对照Ⅲ期临床研究结果显示，DCF vs. FP 方案突显了 DCF 的优势，以新药 OXA 替代 DDP、CAP 替代 5-FU 的 EOF/EOX 方案 vs. ECF/ECX 方案的研究向 ECF 挑战，结果显示含新药 OXA、CAP 的 EOX 方案在有效性与安全性方面均更具优势。

3.胃癌化学治疗新药

化学药物针对肿瘤细胞起到细胞毒作用，但存在靶向选择性差、不良反应大、易产生耐药等问题。而胃癌化学治疗至今尚无标准推荐方案，近年对晚期胃癌的研究主要集中在以下几个方面：①对已有联合化疗方案给药方法进行改进；②继续对已有的标准方案进行疗效评价；③新药的应用；④将分子靶向药物与化疗药物联合，旨在提高治疗的有效性与安全性。自 21 世纪以来，研发应用新药成为新趋势，2006 年后国内外文献报道晚期胃癌全身化疗含新药方案已占95％以上，主要包括以下四大类6种新药(表6-6)。

表 6-6　胃癌化学治疗的新药

类　别	药　物
新 5-FU 前体药物	卡培他滨(capecitabine,xeloda,CAP)
	替吉奥(tegafur,ftorafur,S-1,TS-1)
紫杉烷类(taxanes)	紫杉醇(paclitaxel,taxol,PTX,TAX)
	多西紫杉醇(docetaxel,taxotere,DTX,TXT)
第三代铂类(platinum,Pts)	奥沙利铂(oxaliplatin,eloxatin,L-OHP,OXA)
拓扑异构酶-Ⅰ(TOPO-Ⅰ)抑制剂	伊立替康(irinotecan,camptosar,IRI,CPT-11)

CAP 具有在肿瘤细胞内选择性激活杀伤癌细胞的特点，是高效、安全、方便的口服抗癌药物，与 Pts、taxanes 联合治疗胃癌已取得较好的效果。S-1 是 FT-207 新一代的口服制剂，增加了细胞毒作用，减少了不良反应，RR 达到较高水平。国产 CAP、S-1 仿制药物也已在国内上市多年，并获得了相似疗效。taxanes 治疗胃癌也有显著进展，形成了新亮点。OXA 联合方案治疗胃癌亦有取代 DDP 的趋势。CPT-11 是喜树碱类人工合成药，在研究人员阐明其作用于拓扑异构酶-Ⅰ的特有机制以来，其已成为晚期胃癌二、三线治疗的常用药物之一。

4.胃癌化学治疗新进展

近年来，我国参照国外胃癌化学治疗研究进展，以晚期胃癌全身化学治疗为重点开展了多项新药临床研究，设计验证新药联合方案，并开展多中心协作研究。胃癌的全身化疗、围手术期辅助化疗、区域化疗尤其是腹腔化疗与动脉介入化疗均取得全面进展。

(1)胃癌全身化学治疗：四项研究比较了化疗与 BSC 的结果，显示化疗可延长晚期胃癌患者的生命达 6 个月，mOS 从 3～5 个月延长至 9～10 个月，同时可改善患者生活质量。其中 FP、ECF 较 FAM、EAP、FAMTX 方案有生存获益优势，FP 方案的 RR 为40％～50％，mMST 为 8～10 个月，因此，目前很多国家仍把 FP 作为胃癌化疗的标准方案。

在欧洲，过去 20 多年间胃癌化疗的临床研究取得了较好成绩，1991 年，Cunningham 等报道 5-FU 持续静注(continuous intravenous infusion,CIV)21 天的 ECF 方案在 RR 及 OS 方面均优于 FAMTX 方案，因此，EORTC 推荐 ECF 方案为晚期胃癌治疗的标准化疗方案。

1984 年，de Gramont 等报道应用 5-FU 持续静注 48 h 联合亚叶酸钙(LV)的 LV5-FU2 方案治疗晚期结直肠癌，与 Mayo Clinic 的静脉冲入 5-FU 相比，RR 增加而血液学毒性减低。借鉴结直肠癌化疗的成功经验，1991 年 de Gramont 报道了 LV5-FU2 方案治疗 25 例晚期胃癌的 RR 为 44％，初治和复治疗效相似，MST 为 7 个月，未见Ⅱ度以上不良反应。因此，LV5-FU2 方案目前已被临床广泛采用。

化疗新药如紫杉烷类(PTX、DTX)、OXA、CPT-11 以及 5-FU 衍生物 CAP、S-1 等的出现促进了胃癌化疗的发展。近年来,在 LV5-FU2 基础上联合新药治疗晚期胃癌的临床研究均取得了满意结果,RR 最高可达 65%。而 S-1 和 CAP 有可能作为标准的持续静注5-FU 治疗的替代方法。靶向治疗单药或联合化疗治疗也是目前研究的热点。紫杉类药物有相同的药理特点和作用机制,但临床前研究发现,DTX 与微管的亲和力比 PTX 更高,血浆半衰期更长,而且两者耐药谱不同。尽管如此,紫杉烷类药物在晚期胃癌中显示出很好的效果,单药一线和二线治疗 RR 为 15%～24%。

PTX 与 DDP 有时间依赖性协同作用,两者联合已应用于包括胃癌在内的多种实体肿瘤治疗。但目前缺乏含 PTX 方案治疗晚期胃癌的大样本Ⅲ期临床研究结果。多个Ⅱ期临床研究显示 PTX 联合 DDP 或 5-FU 治疗的 RR 在 22%～65%,MST 为 10 个月(6～14 个月)。一系列 DTX 单药治疗的Ⅱ期、Ⅲ期研究结果显示 RR 在 18%～20%。联合化疗多与 DDP 加减 5-FU 联合。2004 年,胃肠道肿瘤会议报道瑞士临床癌症研究小组(The Swiss Group for Clinical Cancer Research,SAKK)研究,比较 DCF(DTX,DDP,5-FU) vs. DC(DTX,DDP) vs. ECF 方案,结果 RR 分别为 55%、42%、46%,mOS 分别为 10.4 个月、11.0 个月和 8 个月。2005 年,美国临床肿瘤学会议(American Society of Clinical Oncology,ASCO)报告了 V325 研究结果,显示在 FP 方案中加入 DTX 可使病变进展的风险降低 32.1%,死亡风险降低 22.7%,生活质量得到改善。DCF 组Ⅲ/Ⅳ度不良反应发生率为 81%(FP 组为 75%),主要为骨髓抑制,其他还有腹泻、黏膜炎等。

CPT-11 是 TOPO-Ⅰ抑制剂,治疗晚期胃癌单药 RR 为 20% 左右,Ⅱ期临床 FFCD 9803 研究对比了 LV5-FU2 vs. LV5-FU2＋DDP / CPT-11 三种方案,结果 CPT-11 组疗效最优,且血液学毒性和恶心呕吐发生率也低于 DDP 组。2005 年,胃肠肿瘤学会议上报告的另一项研究显示,IF(CPT-11,LV,5-FU)方案的 RR 和 mOS 均优于 ELF(VP-16,LV,5-FU),分别为 45% vs. 24%,10.8 个月 vs. 8.4 个月,这些研究表明,CPT-11 在胃癌治疗中有一定的地位。而另一项Ⅱ期随机临床研究显示,IF 方案的 RR、mTTP 和 mOS 均优于 IC 方案(CPT-11,DDP),且耐受性更好。因此,2005 年 ASCO 报告的 V306 研究,采用 IF 与目前的标准治疗 FP 方案对比,结果 IF 的 TTP 优越性更加突显,同时有更好的安全性,IF 可望成为晚期胃癌不含铂类一线治疗的新选择。

新一代铂类化合物 OXA 与 DDP 相比,消化道反应及肾毒性、耳毒性相对较低。多项临床研究表明,OXA 与 5-FU/LV 联合方案的 RR 在 38%～63%,mMST 为 8.6～11.2 个月。5-FU 的前体药物 CAP 在晚期胃癌中的作用已被确立,两项Ⅲ期临床研究(REAL-2 和 ML-17032)比较了 CAP 与 5-FU 的疗效和安全性。2006 年报道的 REAL-2 研究结果显示,在 ECF 方案中,CAP 可代替 5-FU 灌注,OXA 可代替 PDD,并发现上述两药均比被取代后的 EOX 方案有生存优势。与 DDP 相比,OXA 在中性粒细胞(absolute neutrophil count,ANC)减少、脱发、肾毒性和血小板(PLT)减少的发生率更低,但Ⅲ/Ⅳ度腹泻和末梢神经毒性高于 DDP 组。CAP 与 5-FU 的不良作用无差异。而 ML-17032 研究结果显示，XP(CAP,DDP)方案一线治疗晚期胃癌的 RR 和 mOS 均优于 FP 方案(分别为 41% vs. 29%,10.5 个月 vs. 9.3 个月)，但 TTP 无差异(5.6 个月 vs. 5.0 个月)，表明 CAP 疗效与 5-FU 相似。

另一个 5-FU 前药 S-1 是一种复合制剂，早期的临床研究已证实 S-1 单药或联合 DDP 治疗晚期胃癌有效。2007 年报道的 JCOG 9912 研究比较了单药 5-FU、S-1 和 IC(CPT-11,PDD)方案，从 RR(分别为 9%、28%、38%)和中位无进展生存期(progression free survival,PFS,分别为 2.9 个月、4.2 个月、4.8 个月)可见 S-1 疗效至少不亚于 5-FU。2008 年报道了另一项Ⅲ期 SPIRITS 研究显示，SP 方案(S-1,DDP)的 RR、mPFS 和 mOS 均优于单药 S-1(分别为 54% vs. 31%,6.0 个月 vs. 4.0 个月,13.0 个月 vs. 11.0 个月)，因此，日本把 SP 作为胃癌的最新标准治疗方案。

我国胃癌化学治疗与时俱进，从 2010 年至今我国正式发表的分析治疗状况与进展的文献看，最常用的化疗药物有四大类共 9 种，组成常用的 13 个联合方案和 5 个单药方案(表 6-7)。

表 6-7 我国晚期胃癌常用全身化疗方案

联合方式	方　案	组　成
双药方案	FP	DDP,5-FU ± LV
	XP	DDP,CAP
	SP	DDP,S-1
	FOLFOX 或 FLO	OXA,LV,5-FU
	XELOX	OXA,CAP
	SOX	OXA,S-1
	FOLFIRI	CPT-11,LV,5-FU
三药方案	ECF	EPI,DDP,5-FU
	EOX	EPI,OXA,CAP
	EOF	EPI,OXA,5-FU
	ECX	EPI,DDP,CAP
	DCF 或 mDCF	DTX,DDP,5-FU
	FLOT	DTX,OXA,LV,5-FU
单药方案	S-1	40～60 mg,po,bid,d1～d14,休 1 周;或 d1～d21,休 2 周
	DTX	75～100 mg/m², d1
	PTX	80mg/m²,d1,d8,d15;或 135～175 mg/m²,d1
	CPT-11	150～180 mg/m²,d1;或 125 mg/m²,d1、d8
	CAP	1250mg/m²,po,bid,d1～d14

20 世纪 90 年代,我国胃癌化疗常用的化疗方案中新药方案很少,多为引进的传统方案如 FAM、ELF、EAP、UFTM 及 HLFP。近年来,随着所有的胃癌化学药物均已国产仿制上市,使用新药方案也不断上升,包括了 OXA、PTX、DTX 及 S-1,原传统方案只有 FP 仍常用,而 ELF 则以 ECF 取代,国外一度誉为"金标准"的 FAMTX,以及 HLFP、EAP、UFTM 已被弃用。在 5-FU 用法上 LV 使 5-FU 生化调节增效的观念已被普遍接受,de Gramont 的 LV5-FU2 及改良用法的规范用法也被广泛采用。目前我国胃癌化学药物治疗已经有比较充分的循证医学证据以及丰富的临床实践经验。

(2)胃癌的腹腔化疗:胃癌合并腹水的形成多是晚期肿瘤侵犯胃壁浆膜层和淋巴管的广泛转移、淋巴管堵塞所致,腹水中多含有大量的脱落癌细胞,是造成腹膜种植转移的重要原因,并进一步加重腹水的形成。而此时患者多伴有腹腔淋巴结、腹膜、卵巢和腹腔内弥漫性转移及大网膜种植等,故胃癌合并腹水是主要致死原因之一,也是临床治疗的难题。

全身化疗联合腹腔灌注化疗治疗晚期胃癌已得到大家的共识,尤其是对合并癌性腹水的患者。由于腹膜-血浆屏障的存在,腹腔化疗使高浓度化疗药物与腹膜腔直接而广泛接触,通过直接浸泡或渗透作用,充分有效地作用于原发灶和癌细胞,杀灭癌细胞,改善淋巴循环,从而达到控制腹水的目的。由于腹腔给药后,药物经门静脉入肝,提高了门静脉的药物浓度,且绝大部分被肝分解代谢,仅少量进入体循环,全身毒性较小,又利于控制肝转移灶,但影响了对远处转移癌细胞的杀伤力,尤其是腹膜后淋巴结转移。因此全身加腹腔化疗,通过多种途径作用,既提高了肿瘤及转移淋巴结内化疗药物的浓度,又不增加全身毒性。临床研究表明,腹腔内温热化疗对胃癌腹膜转移、控制癌性腹水是安全有效的,癌细胞在 39℃~42℃能引发细胞凋亡,在 40℃能逆转及减少细胞的耐药性,采用腹腔热灌注化疗可使疗效得到进一步提升,而诸多化疗药物中以 DDP 与高热协同的增效作用最明显。

在国内术后早期腹腔化疗(early postoperative intraperitoneal chemotherapy,EPIC)的 103 篇文献报道中,治疗对象主要是有浆膜侵犯的 Ⅱ/Ⅲ 期患者,行 D2 根治术后当天至第 8 天内行腹腔化疗,以 0.9% NS 或低渗液稀释化疗药物,液体量多用 1000~2000 mL 或 20 mL/kg 计算,有 1/3 报道采用加温至 43~45℃,最常用的药物有 5-FU(750~1000 mg)、DDP(40~60 mg,也有报道为 100 mg)、MMC(10~40 mg)、CBP(100~200 mg,也有报道为 400 mg)、HCPT(20~30 mg),单药或联合使用。有 39 篇与单纯手术或全身辅助化疗随机对照,1~3 年生存率腹腔化疗组显著提高,两组不良反应多无差异。腹腔化疗组可出现腹胀、腹痛症状,极少发生粘连性肠梗阻,无肠穿孔的报道。

在晚期胃癌双路化疗的 36 篇文献报道中多为伴有腹水者,随机对照报道较少,联合全身化疗方案多为传统方案。作者于 2009—2010 年采用口服 S-1(40~60 mg,bid,d1~d14)联合静脉(DTX 40 mg/m², d1)和腹腔灌注(DDP 60 mg/m²＋0.9% NS 1500~2000 mL,

加温 40～42℃,d1)化疗治疗 28 例晚期胃癌腹水,结果腹水控制率和 mTTP 与对照组静脉(5-FU、DTX)联合腹腔(DDP)比较均无差异(分别为 78.6％ vs. 67.9％,6.4 个月 vs. 5.9 个月,均 $P>0.05$),而从数值看治疗组似乎更具优势,且临床受益反应(clinical benefit response,CBR)优于对照组(92.9％ vs. 71.4％,$P<0.05$)。不良反应及严重反应发生率也明显低于对照组($P<0.05$)。

而 2016 年日本 Ishigami 等在欧洲肿瘤内科学会(European Society of Medical Oncology,ESMO)报道一项多中心随机对照Ⅲ期临床 PHOENIX-GC 研究。该研究对比了腹腔内灌注 PTX(20 mg/m²,d1、d8)灌注联合 PTX(50 mg/m² iv,d1)＋S-1(80 mg/m²,po,d1—d14)全身系统化疗(IP 组) vs. 单纯系统化疗(S-1 80 mg/m²,po,d1—d21;DDP 60 mg/m²,iv,d8)(SP 组)的疗效。入组人群的病理诊断为胃腺癌腹膜转移,且既往未接受或仅接受短期化疗(<2 个月),共 183 例。结果显示,IP 组和 SP 组的 RR 并无差异(53％ vs. 60％,$P=1.0$),mMST 也无差异(17.7 个月 vs. 15.2 个月,HR＝0.72,95％ CI:0.49～1.04,$P=0.080$),IP 组 3 年 OS 为 21.9％(95％ CI 14.9％～29.9％),SP 组为 6.0％(95％CI:1.6％～14.9％)。但在校正了基线腹水情况后,IP 组的 OS 比 SP 组长(HR＝0.59,95％CI:0.39～0.87,$P=0.008$),且亚组分析发现,在 IP 组中女性、病理类型为未分化癌以及盆腔外腹水患者的 OS 更长。两种治疗方案患者均可耐受。该研究结果为胃癌腹膜转移接受腹腔灌注化疗提供了循证依据,虽未能显示腹膜内 PTX 加全身化疗的统计学优势,但是探索性分析提示腹腔内 PTX 可能对胃癌有临床获益,尤其是对改善大量腹水患者的症状和生存仍有积极意义。2017 年,胃癌腹膜转移中国专家共识推荐对出现症状的腹水患者进行腹腔灌注化疗联合系统性化疗。

此外,日本还开展了一项Ⅱ期 CY-HPOENIX 研究,将 PHONEIX-GC 方案用于 POCY-1 人群,结果显示 94.7％患者 IP 方案治疗后腹水细胞学转阴,化疗后胃切除患者的 OS 率显著高于未行胃切除患者,1 年 OS 率为 84.2％,提示了腹腔化疗在 POCY-1 患者中具有不错的转化治疗效果。因此,对于晚期胃癌尤其是合并症状的癌性腹水,在腹水引流后行全身加腹腔双路化疗是有效治疗方法之一,但尚不推荐在临床实践中常规应用。

(3)基于分子分型的胃癌化疗:研究表明,在所有恶性肿瘤中,胃癌的异质性尤其显著,不同种族、不同发生部位、不同发病机制、不同病理分型乃至不同的分子分型导致了完全不同的生物学行为,因此,基于分子病理分型来选择胃癌化疗药物无疑是胃癌个体化治疗的一个新方向,恶性肿瘤治疗模式已经进入了个体化精准治疗的模式转变。例如,Tchjkawa 测定了 78 例进展期胃癌患者的二氢嘧啶脱氢(DPD)的基因表达(mRNA 量)及活性,其中肠型 42 例,弥漫型 36 例。结果显示,DPD-mRNA 表达水平在癌旁组织中虽无差异,但肿瘤组织中弥漫型的水平显著高于肠型,与 β-actin 的比值分别为 1.24 和 0.99($P=0.014$),这与 DPD 活性的检测结果一致,而同时 TS 的表达水平明显低于肠型胃癌,相对比值分别为 2.26 和 2.96($P=0.0014$)。S-1 为含 DPD 酶抑制剂的 5-FU 类制剂,因此弥漫型胃癌从 S-1 治疗中获益更大。DPD 和脱氧胸苷酸合成酶(TS)均为 5-FU 类药物敏感性相关的关键酶,DPD 高表达/TS 低表达成为弥漫型胃癌的分子特点。

此外,研究表明基于化疗药物的作用机制,所有药物都有各自的疗效相关或不良反应相关的分子标志物,如紫杉烷类的疗效可能与 β 微管蛋白Ⅲ型低表达相关,铂类疗效可能与 ERCC-1 低表达相关,CPT-11 的 UGTlAI＋28 等位基因 7/7 基因型与其腹泻及中性粒细胞(ANC)减少的发生相关等。由此可见,胃癌对治疗的反应都可能是上述各种疗效或不良反应预测标志物的组合结果,组成不同的分子表型谱。同时,如果其他有关不同预后、转移模式、发生风险等分子也参与上述表型谱,最终会构成一个真正体现个体特点的分子分型表达谱。因此,基于高通量芯片技术所获悉的、以肿瘤分子表达为特征的分子病理分型能够为胃癌化学治疗药物及方案的选择提供指导意义,已成为决定未来胃癌个体化化学治疗发展的关键分型系统,能够最大限度地提供治疗决策所需的信息。目前,CSCO 胃癌诊疗指南也推荐胃癌经组织病理学确诊后,应进行相关分子检测,这将有助于根据分子分型指导治疗,并可对可疑 5-FU 类药物代谢障碍者行 DPD 酶检测。

6.2　胃癌化学治疗的传统方案

6.2.1　5-FU 应用研究进展

5-FU 自首次用于胃癌治疗已有 50 多年历史,经过对 5-FU 用法的改进,在有效性提高的同时减少了毒性,至今,5-FU 本身及其衍生物仍然是胃癌化疗的基本药物,超过 70％的胃癌化疗方案中含有 5-FU。5-FU 治疗晚期胃癌的有效率也随其用法的演进而不断提高(表 6-8)。

表 6-8　5-FU 治疗晚期胃癌的疗效与时俱进

年　　代	1960—1985 年	1985—1990 年	1990—2000 年	2000 年至今
5-FU 用法	push,drip	LV/5-FU,bolus	LF(b,civ)	LF(b,civ)＋(另一两种药)
方案	单药	Mayo	FP,LV5-FU2	ECF,DCF,FOLFOX
RR/％	15	30	40	50

注:drip(iv 4～6 h),bolus(iv 经壶输入 5～15 min,＜30 min),civ(持续静推 24 h)。

LV/5-FU(Mayo Clinic):LV 20 mg/m² (b),5-FU 425 mg/m² (b),或 LV 200 mg/m² (iv 2 h),5-FU 370 mg/m² (b)。

LV5-FU2(de Gramont):LV 200 mg/m² (iv 2 h),5-FU 400 mg/m² (b),5-FU 600 mg/m² (civ 22 h)× 2 d,q2w。

5-FU 属于细胞周期特异性药物(cell cycle specific agents,CCSA 类药),其进入体内

后转变为 5-氟-2'-脱氧尿嘧啶核苷酸,抑制脱氧胸苷酸合成酶(TS),导致脱氧尿嘧啶核苷酸无法转变为胸腺嘧啶核苷酸,干扰 DNA 的合成,从而抑制肿瘤细胞的复制。近年来,5-FU用法的改进,一是 LV 生化调节使 5-FU 增效,二是 5-FU 采用持续静脉输注(civ)。

亚叶酸钙(甲酰四氢叶酸钙,leucovorin,calcium folinate,LV,CF)为四氢叶酸(THF)的甲酰衍生物。在 DNA 合成过程中脱氧尿苷酸(dUMP)需在 TS 的催化下接受 THF 转来的甲基,形成脱氧胸苷酸(dTMP)。此时,需要二氢叶酸还原酶使二氢叶酸转变为 THF。而 5-FU 的主要作用机制是进入体内后先代谢为氟尿嘧啶脱氧核苷酸(FdUMP),竞争性抑制 TS。在反应过程中,TS 与 THF、dUMP 三者形成一个过渡性复合物。一般反应结束后复合物分解,释放二氢叶酸、TS 酶和 dTMP。但在给予 5-FU 后形成的三联复合物(ternary complex)不能分解,酶的功能受到抑制,不能生产 dTMP,DNA 合成受到抑制。而 FdUMP 与酶的结合力与 THF 的浓度成正比,提高 THF 的外源性供给可使 5-FU 抑制 TS 酶的作用增强。因此,LV 与 5-FU 并用可增加 5-FU 的抗肿瘤作用。

为达到最佳增效作用,应重视 LV 与 5-FU 的给药次序和方法,使两者血药浓度同时达到峰值时增效作用最好。研究证明,先输 LV 后输 5-FU,LV 输入≥200 mg/m² 时,在 iv 2 h 时达到血液峰值,并可维持 2～4 h 后逐渐下降。5-FU 采用 bolus 或 push 后在 5～10 min 后即可达血液峰值。因此,应用 LV 200 mg/m² iv 2 h 后 5-FU bolus 较为合理,如 Mayo Clinic 方法与 de Gramamt LV5-FU2 方法,若 LV 采用 20 mg/m² 则用 bolus。该标准用法已得到临床验证和专家共识,同时 5-FU 联合 LV 比单用 5-FU 的 RR 高(表 6-9)。

表 6-9　5-FU 联合 LV 治疗晚期胃癌

用　　法	文献数	n	有效数/n	RR/%
5-FU iv	11	577	110	19(3～46)
5-FU(b)＋LV	7	225	66	29(8～61)
LV5-FU2	1	25	11	44

由于 5-FU 属于 CCSA 类药,只对 DNA 合成期(S 期)有效,其半衰期仅 10～20 min,因此,iv、push、bolus 或滴注数小时与增殖细胞处于 S 期的接触时间短暂,细胞毒作用差。而应用 civ 法,能使肿瘤细胞持续与 5-FU 接触,使抑制 TS 及阻止 DNA 合成的作用加强,提高了 5-FU 的日剂量,但每小时血药浓度并未加大,发挥抑瘤作用的同时并未加重不良反应。对应用 5-FU civ 时是否联合 LV 的问题,目前国内外共识认为每次 5-FU civ 给药高剂量[如 1.2～3.0/(m² · 24 h)]前,先输 LV 200～500 mg/m²,iv 2 h,应用 24～48 h 有增效作用,如 de Gramont FOLFOX7,AIO 用法。而连续应用 5-FU 5 天或更长时间,应用一般剂量或低剂量时,由于 LV 体内库容有限,连续输入的 LV 并不能被利用还原,因此 5-FU 应用 civ 5 天及更长天数不联合应用 LV,如 PFC、DCF 及 ECF 方案均无加用 LV(表 6-10)。

表 6-10　5-FU civ(不加 LV)联合方案治疗晚期胃癌

方　案	组　成	5-FU/mg·m^{-2} civ	文献数	n	RR/%	mOS/m
FP	5-FU,DDP	200～500,×5 d/w	5	89	50.0	4～9.0
ECF	EPI,DDP,5-FU	200,×21 d	4	399	52.0	8～9.0
PFC	PTX,5-FU,DDP	600～750,×5 d	2	77	67.0	NA
DCF	DTX,DDP,5-FU	750,×5 d	1	115	39.0	10.2

表 6-10 中均为目前推荐的有效方案,如 ECF 被 EORTC 推荐为标准化疗方案,而 DCF 方案由欧美牵头(EORTC,Anderson)的全球多中心随机Ⅲ期临床 V325 研究证实,并于 2006 年被美国食品药物管理局(the U.S.Food and Drug Administration,FDA)批准用于晚期胃癌治疗。这些有效方案中均含有 5-FU civ,连用≥5 天,而不加 LV。

此外,也有学者应用 5-FU 时辰给药法(chronomodulated infusion,CHR),可提高疗效,降低毒性。但需专门设备及人力投入,对该用法仍有争议,也尚未见其与 5-FU civ 的随机对照研究。目前国内外多应用 civ 法,使用便携式微量输注泵,方便患者日常生活行动,极少应用 CHR 法。

5-FU 应用 civ 法在增效的同时并未增加毒性。一项治疗 2107 例结直肠癌的临床研究比较了 5-FU civ 与 bolus 的不良反应(表 6-11)。结果 5-FU civ 的血液学毒性明显减少了,非血液学毒性如胃肠道反应等与 bolus 相似,但 5-FU civ 时手足综合征(hand-foot syndrome,H-FS)明显增加,LV/5-FU civ 组的毒性并不比 5-FU civ 组显著加重。

表 6-11　5-FU civ vs. bolus 的不良反应比较(WHO Ⅲ/Ⅳ度)

不良反应	5-FU civ	bolus	LV /5-FU civ	bolus
血液学/%	3	26	2	13
非血液学/%	11	11	26	27
H-FS/%	33	11	8	1

统计国内 2000—2017 年的文献报道,5-FU 仍是晚期胃癌化疗最常用的主要药物以及联合化疗的主要组成药物,超过 70% 的化疗方案使用了 5-FU,在 329 篇文献中报道的使用方法主要有如下四种(表 6-12)。

表 6-12　我国晚期胃癌化疗 5-FU 的常见用法

用　法	文献数/%	备　注
5-FU,iv,drip 4～6 h	31(9.4)	多在 FAM、FAMTX、FP 等传统方案中应用
LV drip+5-FU drip 4～6 h	67(20.4)	被称为"中国方案",而无国际共识
5-FU civ	152(46.2)	其中 civ ×5 d 加 LV,占 14.6%
LV5-FU2 及改良法	79(24.0)	多见 FOLFOX 方案,少量 FOLFIRI 方案

5-FU 应用国际上推荐的 de Gramont 法与 civ ×5 d 法占了 80.2%，但绝大多数为 2010 年以来的文献报道，也说明了 LV/5-FU 及 5-FU civ 这两项新进展，目前在国内已有共识并得到了广泛推广。5-FU 单用 iv，push 或 drip 几乎全在 20 世纪的传统方案中应用，近年来已基本不用。同时有 20.4% 采用了滴注 LV 与 5-FU 的"中国方案"，引起了国内外较多争议，该用法中 LV 多用了 200 mg/m^2，iv 2 h，与 Mayo Clinic HD LV 及 de Gramant LV5-FU2 相同。不同的是，5-FU 国内应用 4～6 h 滴注，而后者 5-FU 应用 bolus，目的是使 LV 与 5-FU 血液峰值同步，进入细胞内同时与 TP 结合，加强三重结合使 5-FU 增效。应用 5-FU 缓慢滴注后，LV 与 5-FU 血液峰值并不同步，5-FU 滞后，会影响三重结合的含量与力度，降低 LV 对 5-FU 增效的作用。"中国方案"仍缺乏大样本的随机对照研究，也尚未在国际使用推广与验证，LV/5-FU drip 虽有一定疗效，也优于 5-FU drip，但缺乏循证医学证据，近年来已少见文献报道。同时，国内有少数报道采用 5-FU civ ×5 d 时先加 LV drip 也未得到大样本验证。

1984 年，法国的 de Gramont 教授设计了 LV5-FU2 给药方法，是 LV/5-FU 与 5-FU civ 两大进步的融合，是对 Mayo Clinic 静脉冲入 5-FU 法的发展。用法前半步，LV 200 mg/m^2，iv 2 h 后 5-FU 400 mg/m^2 bolus 与 Mayo 相同，紧接着 22 h 应用了 5-FU 600 mg/m^2，civ。LV5-FU2 与 Mayo Clinic 治疗结直肠癌的随机对照研究突显了 LV5-FU2 有效率增加而血液学毒性更低的优势，成为欧洲标准方法之一。近年来一项由 Mayo Clinic Goldberg 牵头的治疗晚期结直肠癌的全球多中心大样本随机对照 N9741 研究，结果显示 FOLFOX4(LV,5-FU,OXA) 方案胜出而再次得到了验证。中国抗癌协会胃癌专业委员会(CGCA)在 2011 年国际胃癌大会(IGCC)报道一项多中心Ⅲ期临床研究结果也显示，FOLFOX4 治疗晚期胃癌的 RR 为 43%，mTTP 为 5 个月，mOS 为 8 个月。FOLFOX 治疗胃癌已成为国内外常用的新药方案之一。

胃癌化疗中 5-FU 的推荐用法为：

1.LV5-FU2

LV 200 mg/m^2，iv 2 h，5-FU 400 mg/m^2，bolus，5-FU 600 mg/m^2，civ 22 h × 2 d，q2w。

2.LV5-FU6

LV 400 mg/m^2，iv 2 h，5-FU 400 mg/m^2，bolus，5-FU 2.4～3.6 g/m^2，civ 46 h，q2w。

3.LV5-FU7

LV 400 mg/m^2，iv 2 h，5-FU 2.4～3.6 g/m^2，46 h，q2w。

上述三种用法与 OXA 联合时分别称 FOLFOX4、FOLFOX6、FOLFOX7，OXA 用量分别为 85 mg/m^2、85 mg/m^2、100 mg/m^2，近年来，国内外报道 FOLFOX6 最多，其次为 FOLFOX4。LV5-FU2 与 CPT-11 用量 180 mg/m^2 联合时称 FOLFIRI。

4.三周五日方案,与其他化疗药物联合

5-FU 500~750mg/m² (推荐 600 mg/m²),civ d1~5,q3w。

与 PTX、DDP(PFC),或 DTX、DDP(DCF),或 DDP(FP),或 EPI、DDP(ECF),或 EPI、OXA (EOF)组成联合化疗方案。

6.2.2 5-FU 联合 DDP 方案

铂类(Pts)药物属于细胞周期非特异性药物(cell cycle nonspecific agents,CCNSA 类)的烷化剂,其进入细胞核,作用于 DNA 分子后形成 Pt-DNA 化合物,导致 DNA 的结构改变和复制转录障碍,从而破坏癌细胞,是临床应用中对多种肿瘤有较高活性的抗癌药物。由于铂类抗癌药物存在剂量限制,多与其他药物联用。自 1969 年第一代铂类——顺铂(顺氯氨铂,cisplatin,DDP)问世,目前已发展到三代铂类,已在临床应用的主要铂类药物还包括第二代卡铂(carboplatin,CBP)、奈达铂(nedaplatin,NDP)、依铂(eptaplatin,EP),第三代奥沙利铂(oxaliplatin,OXA)、洛铂(lobaplatin,LBP)。

CBP 的主要作用靶点和抗癌谱与 DDP 类似,且与 DDP 不完全交叉耐药,两者的差别在于形成 Pt-DNA 化合物的速率不同,因而 CBP 治疗效果稍弱,毒性也更小。但由于 CBP 血液学毒性大,单药治疗胃癌效果差,因此在联合方案中极少使用。NDP 和 LBP 的作用机制同 DDP,但广谱性不如 DDP,目前还缺乏治疗胃癌的循证依据。新药 EP 化学名称顺丙二酸双氨甲基异丙基二氧戊环合铂,1999 年在韩国上市。EP 有良好的溶解性和高稳定性,可通过与细胞内 DNA 交联来抑制基因的复制与转录,从而抑制癌细胞的有丝分裂。基础研究显示,在对 5 种胃腺癌细胞株的抑制率上,EP>DDP>CBP。Ⅱ期临床研究显示,EP(300~400 mg/m²,q4w)治疗 35 例晚期胃癌,结果完全缓解(complete response,CR)1 例、部分缓解(partial response,PR)5 例,TTP 为 48 周。另一项Ⅱ期临床研究显示,EP(360 mg/m²,q4w)治疗 37 例晚期胃癌的 RR 为 17.1%,其中 CR 2 例,mOS 为 9.1 个月,主要不良反应为贫血和蛋白尿,未见Ⅲ/Ⅳ度血液学毒性。但至今未见 EP 治疗晚期胃癌的大样本随机对照及Ⅲ期临床研究报道。目前应用最多的是 DDP。

DDP 抗癌谱广,作用强,与多种抗肿瘤药物有协同作用,且不产生交叉耐药,有利于增强联合治疗的效果。治疗晚期胃癌中含 DDP 的方案仅次于 5-FU,占 50%左右,而与 5-FU 联合者占大多数,以 5-FU+DDP 为基础的联合化疗方案既有较好的理论根据,也得到临床验证,DDP 的标准用法推荐为:

HD DDP　60~80 mg/m²　d1,q3~4w

LD DDP　15~20 mg/m²　d1~5,q3~4w

DDP 均可与其他化疗药物组合成二药、三药联合方案,而 DDP 与 5-FU 联合属于 CCNSA 与 CCSA 类药物的组成,更有其理论根据。DDP+5-FU 是互补性协同作用,两者作用靶点均是细胞内 DNA,5-FU 阻碍 DNA 合成,DDP 破坏 DNA 结构与功能。而低剂量(LD)DDP+5-FU 具有生化调节作用,可以增强 5-FU 疗效。低剂量 DDP 改变了细胞膜通透性,阻碍蛋氨酸(methionine)进入细胞内,从而使细胞内蛋氨酸合成亢进,刺激了叶酸代谢,使细胞内还原型叶酸(CH_2-FH_4)合成增加,与 5-FU、TS 形成的三重复合物增多,加强抑制 dTMP 生成的作用,干扰 DNA 的形成。

Konishi 和金懋林等学者统计了国内文献报道 HD/LD DDP+5-FU 联合(FP 方案)化疗的 RR 并无差别,而 LD DDP(< 20 mg/m^2)+5-FU civ 治疗晚期胃癌有其优势,未发现有增加耐药的证据,血液学毒性少而轻,非血液学毒性如恶心、呕吐也较 HD DDP 轻;且无须水化,肾毒性小,高龄患者(> 80 岁)也能耐受治疗;临床医师还可以根据患者疗程中出现的不良反应,随时调整,避免对患者产生不必要的伤害。因此,我国和日本报道应用 LD DDP 多于 HD DDP,而欧美国家多应用 HD DDP,国内常用 LD DDP $15\sim20$ mg/m^2+5-FU $500\sim600$ mg/m^2 civ,也常加用 LV 20 mg/m^2 iv d1~5,或 200 mg/m^2 iv d1。结合国内外临床研究,推荐胃癌化疗 FP 方案的标准用法为:

用法一:

DDP $75\sim100$ mg/m^2,iv drip,d1

5-FU $750\sim1000$ mg/m^2,civ 24 h,d1~4

每 3~4 周重复

用法二:

DDP 50mg/m^2,iv drip,d1

LV 200 mg/m^2,iv drip,d1

5-FU 2000 mg/m^2,civ 24 h,d1

每 2 周重复

用法三:

DDP $15\sim20$ mg/m^2,iv drip,d1~5

5-FU $500\sim750$ mg/m^2,civ,d1~5

$\pm$ LV 20 mg/m^2 iv drip　d1~5,或 200 mg/m^2,iv drip,d1

每 3 周重复

用法四:

DDP $60\sim80$ mg/m^2,iv drip,d1

5-FU $500\sim750$ mg/m^2,civ,d1~5

$\pm$ LV 20 mg/m^2,iv drip,d1~5,或 200 mg/m^2,iv drip,d1

每 3 周重复

目前,美国国立综合癌症网络(National Comprehensive Cancer Network,NCCN)和中国临床肿瘤学会(Chinese Society of Clinical Oncology,CSCO)胃癌诊疗指南均已认为 5-FU+DDP 是晚期胃癌的基本方案。统计 1991—2003 年国外 FP 治疗 741 例晚期胃癌

报道的 RR 为 $20\% \sim 51\%$，mOS 为 $7.2 \sim 10.6$ 个月(表 6-13)。

表 6-13 FP 方案治疗晚期胃癌

报道者	*n*	RR/%	mOS/m	毒性死亡/%
Ohtsu(1991)	20	45	—	0
Lacave(1991)	56	41	10.6	0
Kim(1993)*	103	51	9.2	0
Wilke(1995)	44	27	8	5
Cervantes(1999)	119	50	9.3	0
EORTC(2000)*	134	20	7.2	0
Bouche(2003)*	44	27	9.5	—
JCOG(2003)*	104	34	7.2	—
Ajani(2003)*	117	23	8.5	0

注:* 为随机对照Ⅲ期临床研究

FP 方案与传统化疗方案已有不少随机对照临床研究,包括与 FAM、ELF、FAMTX 及 UFTM 等三药联合方案的比较,如 1993 年 Kim 报道的 5-FU vs. FAM vs. FP 方案对照研究,2000 年 EORTC 报道的 FAMTX vs. ELF vs. FP 方案对照研究,以及 2003 年 JCOG 报道的 5-FU vs. UFTM vs. FP 方案对照研究,结果 FP 均胜出。因此,目前美国、日本及我国等很多国家仍把 FP 作为胃癌治疗的标准化疗方案之一。

以新药口服 5-FU 类前体药物 CAP 或 S-1 替代 5-FU 加 DDP 的新方案治疗晚期胃癌已有较多研究报道,取得了良好疗效,这也是 FP 方案的发展趋势。OXA 替代 DDP 与 5-FU 联合是又一新进步,并引起重视。OXA 与 DDP 作用机制相同,但比 DDP 作用更快、更强、更好。此外,一些治疗胃癌的新药联合方案也常与 FP 方案对照研究,如 DCF vs. FP,SP(S-1,DDP) vs. FP 等,新药的进展将在下节论述。

6.2.3 FP 为基础联合方案

以 FP 为基础加第三药构成的三联方案治疗晚期胃癌已得到了广泛应用,且有不少方案的 RR 有所提高,其中包括新药三联方案(表 6-14)。如 DCF 方案是随机对照Ⅲ期临床研究胜出的新方案,RR 达 $39\% \sim 54\%$，mOS 为 10.2 个月,1 年生存率为 44.1%。

表 6-14　以 FP 为基础的三药方案治疗晚期胃癌

报道者	方 案	5-FU/mg・m^{-2} (civ)	DDP/ mg・m^{-2}	第三药/mg・m^{-2}	周期	RR/%
Cascinu(1997)	PELF	500,d1+LV/w	40/w	EPI 35/w	qw×3	62
Preusser(1997)	ECF	200 ×21	60	EPI 50	3w	52
Kim(1999)	PFC	750 ×5	20 ×5	PTX 175	3w	65
Morgan(2000)	ACF	200 ×21	60	ADM 30	3w	38
Mochizuki(2001)	ELFP	370 ×5,＋ LV	70	VP-16 70 ×2	4w	47
GCMSG(2001)	HLFP	500 ×5,＋ LV	20 ×5	HCPT 6 ×5	3w	49
kikuyama(2001)	FMP	360 ×5/w ×2	7 ×5/w ×2	MMC 13	4w	48
Sohn(2002)	FEP	1000 ×3	80	VP-16 100 ×3	3w	20
Schleucher(2003)	IFP	2000/w+LV	50 ×2/w	CTP-11 80/w	6w	74
Ajani(2003)	DCF	750 ×5	75	DTX 75	3w	54

1960 年首次报告 5-FU 单药治疗胃癌。1976 年,太田和雄最早报道 FMC 方案(5-FU,MMC,Arc-C)治疗 82 例晚期胃癌的 RR 为 40%,开创了胃癌的联合化疗,联合化疗疗效优于单药。国内也有类似验证报道,不久研制出复方喃氟啶(FT207co,UFT)。木村与太田等推出 UFTM 方案,认为优于 FMC,并于 1980 年后推广到全世界,并成为我国流传最广的方案之一,与此同时蒽环类与铂类的研制上市,使胃癌化疗进入新的阶段。自 1980 年推出 FAM 方案后,晚期胃癌化疗经过了 FAM、FAP、FAMTX、EAP、ELF、FP、ECF、PELF 等方案的发展,多数以 5-FU 为主联合 ADM 或 DDP。这些方案也是 20 世纪 90 年代国内流传最多的方案,在此后对这些流传多年的联合化疗方案进行反复临床验证,在临床中应用这些初报高效的新药新方案,却并未见成效甚至有些方案毒性甚大,而且文献报道也未能验证首报疗效。20 世纪 90 年代循证医学的兴起,对传统化疗方案进行了多项 RCT 验证,得出了客观、公正、公平的评价。目前除 FP、ECF 方案仍在临床广泛应用外,大多数传统化疗方案已被否定。

ECF 方案首先由 Cunningham 在 1991 年 ASC0 上报道,研究结果认为,与 FAMTX 方案相比,ECF 在 RR 及 OS 方面均得到了显著改善。该方案以 FP 为基础,5-FU 持续静脉输注 21 天,不用 LV,与每 3 周一次 HD DDP 及 EPI 联合组成。对于 EPI 单药治疗晚期胃癌,1991 年 Findlay 报道的 RR 为 21%,高于 1988 年 Preusser 报道 ADM 的 17%,EPI 心脏毒性也低于 ADM,是治疗胃癌的常用药物之一。EPI 50 mg/m^2,q3w 是治疗胃癌公认的标准用法,比其他敏感肿瘤用量低。此后的 10 年间各国对 ECF 方案进行了多项研究验证,RR 在 56% 左右(44%～71%),mOS 为 8～10 个月,处于较高水平(表 6-15)。因此,1997 年欧洲 EORTC 推荐 ECF 方案作为治疗晚期胃癌的标准化疗方案。

表 6-15　ECF 方案治疗晚期胃癌

报道者	n	CR	PR	RR/%	mOS/m
Findlayt(1994)	128	15	76	71	8.2
Zaniboni(1995)	33	8	22	56	10.0
Mclcher(1996)	27	—	15	56	—
Bamias(1996)	135	15	67	61	8.0
Waters(1999)	274	—	—	46	8.7
Thuss-Patience(2002)	25	2	9	44	—
Roth(2004)	40	—	—	46	8.0

为利于合并有心脏病的胃癌患者治疗,在 ECF 方案的基础上又以 MMC 代替 EPI 组成 MCF 新方案。1999 年 Ross 等报告一项 MCF vs. ECF 方案治疗晚期胃癌的随机对照研究,结果显示两方案的疗效并无显著差异(表 6-16)。

表 6-16　MCF vs. ECF 方案治疗晚期胃癌

方案	用 法/mg·m^{-2}	n	RR/%	mOS/m	1yS/%	主要不良反应
ECF	EPI 50,q3w	278	42.4(mCy 6)	9.4	40.2	WBC 减少
	DDP 60,q3w					
	5-FU 200 civ d1~21					
MCF	MMC 7~14,q6w	272	44.1(mCy 5)	8.7	32.7	PLT 减少
	DDP 60,q3w					
	5-FU 300 civ d1~21					

注:mCy(mCycle,中位周期)

ECF 方案与传统方案及新药方案的随机对照研究已有较多报道。1999 年,Waters 等报道了 ECF vs. FAMTX 方案的研究,结果显示 ECF 的 RR 和 mOS 均显著优于 FAMTX。2002 年,Thuss-Patience 在 ASCO 报道了 ECF 与新药方案 DF(DTX 75 mg/m^2 d1, 5-FU 200 mg/m^2 civ × 21 d,q3w)对照研究结果,各组 25 例,两组的 RR 相同,均为 44%,不良反应也无明显差异。2004 年,Roth 等在 ASCO 报道了一项对比 DCF vs. DC vs. ECF 方案治疗 119 例晚期胃癌的 Ⅱ 期临床 SAKK 研究,结果三组的 RR 分别为 55%、42%、46%,mTTP 分别为 7.3 个月、4.3 个月、5.0 个月,mOS 分别为 10.4 个月、11.0 个月和 8.0 个月,Ⅲ 度以上中性粒细胞减少分别为 58%、76% 和 73%,疗效并无显著差别。结合国内外临床研究,推荐胃癌化疗 ECF 方案的标准用法为:

EPI　50mg/m^2,iv,d1

DDP　60mg/m²,iv,d1

5-FU 200 mg/m²,civ 24 h,d1-21

每3周重复

从 ECF 方案衍生出的新药方案,以 CAP 代替 5-FU,OXA 代替 DDP,组合成 ECX (EPI,DDP,CAP)、EOF(EPI,OXA,5-FU)、EOX(EPI,OXA,CAP)三个新方案。2004 年,Cho 报道了 ECX 方案治疗 50 例晚期胃癌的 RR 为 59%,其中 CR 为 7%、PR 为 52%、mTTP 为 6 个月,mOS 为 9.6 个月。2005 年,Sumpter 和 Cunnihgham 等在 ASCO 报道了 REAL-2 研究,ECF vs. EOF vs. ECX vs. EOX 方案,结果 EOX 新药方案胜出。以 CAP 代替 5-FU civ,方便患者,可避免长期持续泵注带来的不便。

6.3　胃癌化学治疗新药及其方案

回顾胃癌化学治疗 50 多年的历史,对已有标准方案进行评价,改进给药方法,研发应用新药,以循证医学方法开展随机对照研究,并且随着时间的推移研究不断深入,同时对胃癌生物学行为的肿瘤-宿主-药物相关关系的了解不断加深。胃癌对化学药物相对敏感,有天然抗药性,且容易形成抗药及多药耐药。在早年研制的化学药物及联合方案治疗晚期胃癌的研究中,确实提高了 RR,但在延长 TTP 和 OS 方面并不理想,生活质量改善也不够满意。有些近期疗效好的化疗方案由于严重不良反应难以承受而被淘汰。胃癌化疗至今尚无标准规范的方案。要改变这种滞后局面就需要化学药物的靶向性强,细胞毒力度大,对正常组织损伤少的高效、低毒、安全、方便的新药产生。进入 21 世纪以来,晚期胃癌化学治疗迎来了新时代,化疗新药物、新方案及其联合分子靶向药物治疗成为临床研究的主流,并已取得可喜进展。这些新药有新研发的药物,如新 5-FU 前体药物 CAP 和 S-1、第三代铂类 OXA,还有在其他肿瘤获得肯定疗效的药物,如紫杉烷类 PTX 和 DTX、TOPO Ⅰ 抑制剂 CPT-11,近年来被启用于胃癌治疗,也作为新药列入。这些新药成为晚期胃癌化疗的主流与热点。20 世纪的传统化疗方案已极少有研究报道了。目前四大类六种新药与含新药方案构成了胃癌化学治疗的新平台。

6.3.1　新 5-FU 前体药物

5-FU 为 CCSA 类、抗代谢类肿瘤药物,主要抑制 S 期细胞,半衰期短(10～20 min),是时间依赖性药物,在各种组织中均匀分布,不良反应较大。而新 5-FU 类口服制剂 CAP、S-1 的出现,可克服上述不足,避免了 5-FU 深静脉置管持续泵注带来的不便和相关并发症(静脉炎、静脉血栓等),且患者可在门诊口服治疗,提高了患者的生活质量和治疗依从性,也可为患者节省开支。同时在不断的临床研究和应用中,其已展示出对胃癌治疗的良好效果,临床研究 ML-17032、REAL-2、JCOG 9912 及 FLAGS 结果已证实了 CAP 和

S-1 是 5-FU 的良好替代药物,并成为目前晚期胃癌常用的化疗药物以及理想的维持治疗药物。

1.卡培他滨

口服氟化嘧啶都属于 5-FU 前体,这一类药物包括 FT-207、UFT、S-1、5′-DFUR、CAP、HCFU,以及 5-乙炔基-尿嘧啶、BOF-A2 等。卡培他滨(希罗达,capecitabine,xeloda,CAP)还可认为是 5′-DFUR 前体药物,与 S-1 两者是近年来治疗胃癌报道最多的新药,这些 5-FU 前体药物口服吸收后,经一种或一种以上的特定酶作用生成 5-FU,从而发挥抗癌作用。

(1)CAP 的作用机制:CAP 经由三种酶转化成 5-FU 发挥抗癌作用,其作用机制如图 6-1 所示。

$$\text{CAP po} \xrightarrow[\text{小肠}]{\text{CE}} 5'\text{-DFCR} \xrightarrow[\text{肝、肿瘤}]{\text{CyD}} 5'\text{-DFUR} \xrightarrow[\text{肿瘤}]{\text{TP}} 5\text{-FU}$$

图 6-1　CAP 作用机制

三种酶:羧酸酯酶(carboxylesterase,CE)、胞苷脱氨酶(cytidine deaminase,CyD)、胸苷磷酸化酶(thymidine phosphorylase,TP)。

两种中间物:脱氧氟胞苷(5′-DFCR)、氟尿苷(furtulon,5′-DFUR)。

① CAP 的主要成分为氟尿嘧啶氨甲酸酯,口服经小肠黏膜原形吸收后,在肝脏中经 CE 水解作用,首先转化为无活性的中间体 5′-DFCR。

② 接着 5′-DFCR 被肝脏和肿瘤内的 CyD 进一步催化成为最终中间体 5′-DFUR。

③ 最后 5′-DFUR 经过关键的 TP 催化成为有活性的 5-FU,能够模拟持续 5-FU 抗肿瘤作用。

④ PyNpase 是尿苷磷酸化酶(UP)与胸苷磷酸化酶(TP)的总称,在小鼠主要是 UP,在人主要是 TP。

⑤ TP 的活性在肿瘤组织中比正常组织高 3～10 倍,故将 CAP 的选择性抗癌作用认定为细胞靶向药物,研究表明,OXA、PTX、DTX 可上调 TP 活性,联合治疗可增加 CAP 的抗癌作用。

⑥ 定时每 12 h 早晚口服 CAP,可保持恒定血药浓度,相似于 5-FU civ 的作用,既方便患者,又不必静脉置管。

⑦ CAP 抗瘤谱广,可用于胃肠、乳腺、宫颈、卵巢、膀胱、前列腺等部位的癌症治疗,胃癌治疗是继大肠癌之后才开展的研究,在 21 世纪进行的多项联合化疗研究获得了成功。

(2)CAP 单药治疗晚期胃癌:2006 年,Cunningham 等报道英国一项多中心Ⅲ期临床 REAL-2 研究,结果显示在治疗进展期或晚期胃癌时,CAP 可以代替 5-FU,而不良反应与 5-FU 相似。目前 CAP 采用间歇给药不加 LV 已成为标准方法,单药治疗的 RR 为

$24.0\% \sim 46.4\%$, mOS 为 $8.3 \sim 9.5$ 个月(表 6-17)。

表 6-17 CAP 单药治疗晚期胃癌

报道者	n	用法/(mg·m^{-2}·d^{-1})	RR/%	mTTP/m	mOS/m
Koizumi(2001)	25	1657×3w,q4w	24.0	2.8	8.3
Hong(2002)	39	2500×2w,q3w	28.2	—	—
Kondo(2003)	55	1656×3w,q4w	25.5	3.4	8.8
Lee JL(2008)	44	2500×2w,q3w	27.2	4.7	9.5

研究结果显示,CAP 日剂量在 $1656 \sim 2500$ mg/(m^2·d)的间歇给药,RR 无显著差异,证明在联合化疗中减量 20% 是可行的。由于 CAP 只有转化成 5-FU 后才会发挥抗癌作用,因此 CAP 具有一定选择性,且不良反应相对较低。

(3)CAP 联合方案治疗晚期胃癌:FP(5-FU civ,DDP)已被公认为胃癌化疗的基本联合方案,CAP 作用相似于 5-FU civ,以 CAP 代替 5-FU civ 合理可行。CAP 联合 DDP 组成 XP 新方案治疗晚期胃癌的研究报道(表 6-18),其中采用高剂量 CAP+DDP 的 RR 为 $28\% \sim 55\%$。而国内另一项多中心研究采用低剂量 CAP+分次 DDP 的 RR 为 46%,mOS 为 12 个月,且不良反应少,值得扩大验证。

表 6-18 XP 方案治疗晚期胃癌

报道者	CAP/(mg·m^{-2}·d^{-1})·14	DDP/(mg·m^{-2}·d^{-1})	n	RR/%	mPFS/m	mOS/m	Ⅲ/Ⅳ度 ANC↓	H-FS
Kim(2001)	2500	60 d1,q3w	38	54.8	6.3	10.1	32.5%	7.5%
Viteri(2004)	2500	60 d1,q3w	16	37.5	—	—	6.3%	6.3%
Kang(2005)	2500	60 d1,q3w	30	28	5.8	11.2	38%	31%
Moehler(2006)	2000	80 d1,q3w	31	42	5.0	9.4	24%	2%
Jin(2006)	2000	20×5d,q3w	141	46	9.0*	12.0	0	2.3%
Lee(2007)	2000~2500	60~80 d1,q3w	123	46	6.3*	11.1	NR	
储大同(2009)	2000	80 d1,q3w	26	50	—	13.7	19.2%	—

注:* mTTP/m。

既往以 FP 方案治疗晚期胃癌(1991—2003 年)9 篇报道 741 例患者,RR 为 $20\% \sim 51\%$,mOS 为 $7.2 \sim 10.6$ 个月(表 6-19)。2006 年,日本 Kang 等人在 ASCO 报道一项全球多中心、随机对照、Ⅲ期临床 ML-17032 研究中,对比了 XP vs. FP 方案一线治疗晚期胃癌,结果 XP 方案的 RR 和 mOS 均优于 FP 方案,且与表 6-19 结果相近。治疗相关不良事件中,XP 组除 H-FS 发生率较高外,ANC 减少和胃肠道不良反应均少于 FP 组。

表 6-19　XP vs. FP 方案一线治疗晚期胃癌

方案	用法/(mg · m^{-2} · d^{-1})	n	RR/%	mPFS/m	mOS/m
XP	CAP 2000 ×14d;DDP 80 d1,q3w	160	41	5.6	10.5
FP	5-FU 800 ×5d;DDP 80 d1,q3w	156	29	5.0	9.3
	P 值		0.03	0.081	0.27

CAP 联合紫杉类药物治疗是 CAP 联合方案的新热点,两者均属新药、单药治疗胃癌,有效率高,联合治疗能达到强强联合,且有其理论依据:CAP 选择性杀伤肿瘤细胞强度的大小,决定于 TP 的活性高低,而临床前研究结果发现一些化疗药物可以上调 TP 活性,其中最为显著的药物有 PTX、DTX、MMC 和 OXA。在临床研究中发现二线治疗蒽环类耐药乳腺癌以 CAP + DTX 有明显优势。近年来,CAP + PTX/DTX 治疗晚期胃癌的报道增多,有效性与安全性均显示出优势。5-FU 前药联合 PTX 治疗晚期胃癌的多项Ⅱ期临床研究也初步提示其疗效有优势(表 6-20),但还需扩大验证并开展Ⅲ期对照研究。

表 6-20　5-FU 前药联合 PTX 治疗晚期胃癌

报道者	n	5-FU 前药/(mg · m^{-2} · d^{-1})	PTX/(mg · m^{-2} · d^{-1})	RR/%	mOS/m
Kang(2004)	33	CAP 1650 ×14d	175 d1,q3w	53	15
Taxeyoshi(2005)	26	5′-DFUR 533 ×5d/w	80 d1、8、15,q4w	46	8.6
Narahara(2004)	33	S-1 80 ×14d	50 d1、8,q3w	50	—
Chao(2005)	33	LV/UFT 300 ×14d	100 d1、8,q3w	39	7.7

CAP 联合 DTX 方案治疗晚期胃癌的临床研究报道较多,RR 在 37%～67%,mOS 在 8.4～17 个月,不良反应Ⅲ/Ⅳ度 H-FS 发生率为 13%～52%,ANC 减少 10%～37%(表 6-21)。

表 6-21　CAP 联合 DTX 治疗晚期胃癌

报道者	n	CAP/(mg · m^{-2} · d^{-1})	DTX/(mg · m^{-2} · d^{-1})	RR/%	mOS/m
Hee Y(2003)	35	2500×14d	75 d1,q3w	67	17
Kim HK(2004)	47	2000×14d	36 d1、8,q3w	40	12
Kim JG(2005)	30	2000×14d	75 d1,q3w	44	8.4
Catalano(2005)	21	1250×14d	36 d1、8,q3w	37	—
Thuss-Patience(2005)	17	2000×14d	75 d1,q3w	55	—
Thuss-Patience(2006)	40	2000×14d	60 d1,q3w	55	9.5

CAP 联合紫杉烷类药物治疗晚期胃癌的疗效已初显优势，但仍待扩大验证，而关于 CAP ＋ PTX vs. CAP＋DTX 方案治疗孰为优，以及 CAP＋紫杉烷类药物二联方案 vs. CAP＋紫杉烷类药物＋铂类三联方案的随机对照，目前也未见研究报道。

CAP 三联方案已有研究报道，ECF 方案中以 CAP 替代 5-FU 也取得了很好疗效。2003 年，Shin 在 ASC0 报道一项 ECX 方案（EPI 50 mg/m², d1，DDP 60 mg/m², d1，CAP 2000 mg·m^{-2}·d^{-1}×14，q3w）治疗 37 例晚期胃癌的研究结果显示，RR 为 65％，其中 CR 8％、PR 57％，mTTP 为 5.2 个月，mOS 为 13 个月。另一项 REAL-2 研究随机对照 ECF vs. EOF vs. ECX vs. EOX 方案，两项含有 CAP 的随机对照研究在 OXA 新药一项中论述。

（4）CAP 的用法及不良反应：2000 年，EORTC 报道一项由 Van Cutsem 牵头的随机对照研究，目的是对 CAP 单药治疗晚期结直肠癌选择最佳用药方法（表 6-22）。

表 6-22　不同用法 CAP 治疗结直肠癌

	项　目	连续服药	间歇服药	LV＋间歇服药
	n	39	34	35
方法	CAP/(mg·m^{-2}·d^{-1})	1331，分 2 次	2510，分 2 次 ×2w，q3w	1657，分 2 次×2w，q3w
	LV/(mg·d^{-1})	—	—	60 ×2w，q3w
结果	CR/n	2	1	2
	PR/n	6	7	6
	RR/％	20.5	23.5	22.9
	mTTP/m	4.2	7.5	5.4
	Ⅲ/Ⅳ度腹泻及 H-FS	少见	少见	多见

CAP 连服或再加 LV 均未增效，LV＋CAP 不良反应多。因此，目前多推荐 CAP 间歇给药法，标准用法为：

单药治疗：CAP 1250 mg/(m²·次)，po，bid，d1～14，q3w 为 1 个周期，至少用 2 周期。

联合化疗：CAP 剂量减量 20％。

CAP 治疗的总体不良反应较轻，易于处理且可逆。其主要的常见不良反应有：

① 消化道反应：如腹泻、恶心、呕吐、口腔炎等，发生率约 48％，其中Ⅲ～Ⅳ度反应占 13％。

② 手足综合征（H-FS）：发生率约 54％，其中Ⅲ～Ⅳ度反应占 17％，以麻木、麻刺感、感觉迟钝或异常为主要表现，可伴有肿胀、皮肤脱屑、红斑、水泡或疼痛等，严重者皮肤或指甲可脱落，大剂量维生素 B$_6$（90～300 mg/d）可减少 H-FS 而不影响 CAP 疗效。

③ 骨髓抑制：发生率低于 LV/5-FU（Mayo Clinic 法），主要表现为 ANC 减少，多为Ⅰ

～Ⅱ度,仅约 3% 可达Ⅲ～Ⅳ度,少见贫血和 PLT 减少。

④ 心血管系统:少数患者可有心电图异常、心绞痛、心肌梗死、心力衰竭、下肢水肿等。

2.替吉奥

替吉奥(tegafur,gimeracil and oteracil porassium capsules,TS-1,S-1)又称为氟特嗪,属第三代 5-FU 类口服抗癌剂,是替加氟(FT)及优福定(UFT)的升级换代产品,最早在日本研发上市,1999 年被日本批准用于晚期胃癌的治疗,目前已成为日本治疗胃癌的首选药物。据统计,在日本晚期胃癌的化疗中,有 80% 以上的病例使用 S-1。由于中国人和日本人在人群种属上极为接近,因此 S-1 在日本的研究结果对中国人群有很好的参考意义。S-1 的抗肿瘤活性谱与 5-FU 相似,目前已用于治疗多种肿瘤,且疗效好,尤其对胃癌治疗作用更强,并在胃癌术后辅助化疗、晚期胃癌化疗、新辅助化疗等方面均有较好优势,且不良反应发生率较低。

(1)S-1 的作用机制:S-1 由 5-FU 的前体药物 FT,以及两种生化调节剂吉美嘧啶(CDHP)和奥替拉西钾(OXO)以 1∶1.4∶1 摩尔比组成的复方制剂。在成分组成中,每粒(片)20 mg 规格的 S-1 含 FT 20 mg、CDHP 5.8 mg 与 OXO 19.6 mg;而 25 mg 规格的含 FT 25 mg、CDHP 7.25 mg 与 OXO 24.5 mg,服药剂量以 FT 含量计。作用机制如图 6-2 所示。

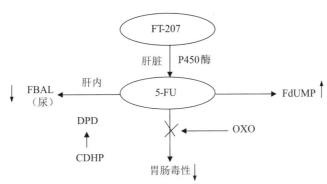

FT-207—替加氟;

CDHP—gimeracil,吉美拉西,二羟基吡啶(吉莫斯特);

OXO—0teracil potassium,氧嗪酸钾;

FdUMP—氟尿嘧啶脱氧核苷酸;

DPD—dihydropyrimidine dehydrogenase,二氢嘧啶脱氢酶;

FBAL—F-β-alanine,丙氨酸。

图 6-2 S-1 的组成及作用机制

① FT 具有优良的口服生物利用度,口服后吸收入肝脏,经肝微粒体细胞色素 P450酶作用,在体内转化为 5-FU,再活化成 FdUMP。克服了 5-FU 口服给药吸收不完全的问题,同时 FT 化疗指数为 5-FU 的 2 倍,毒性仅为 5-FU 的 1/4～1/7,提高了抗肿瘤活性。

② CDHP 能选择性抑制肝内 DPD,阻止 5-FU 被分解代谢,可延长血液和肿瘤组织中 5-FU 的药效时间,半衰期长达 12 h,而使 FdUMP 生成增加,增强抗肿瘤活性,取得与 5-FU 持续静脉输注类似的疗效,并克服 5-FU 半衰期短、代谢快的不足。

③ OXO 在胃肠黏膜中具有较高分布浓度,口服后通过对消化道内分布的乳清酸磷酸核糖转移酶(ORPT)的选择性拮抗作用,阻止 5-FU 磷酸化转变为 FdUMP,进而降低 5-FU 在人体胃肠道的毒性并使其不良反应减少 80% 以上。

(2)S-1 单药治疗晚期胃癌:2005 年 Nagashima 统计了 1999—2000 年 3801 例 S-1 单药治疗晚期胃癌的随访结果,mOS 为 8.3 个月(95% CI,8.0~8.6 个月),1 年生存率为 33.3%(95% CI,31.8%~34.9%)。作者也统计了 1995—2010 年国外 10 篇报道 S-1 单药治疗 936 例晚期胃癌的 RR 为 36.4%(21.2%~54.0%),Ⅲ～Ⅳ级不良反应:血液学<5%,胃肠道<3%(表 6-23)。其中,2007 年日本 Boku 等在 ASCO 上报道大型随机Ⅲ期临床 JCOG 9912 研究,对比了 S-1 单药 vs. IC(CPT-11,DDP)方案 vs. 5-FU 单药治疗晚期胃癌,其中 S-1 组(40 mg/m², bid, d1~28, q6w),IC 组(CPT-11 70 mg/m², d1、15;DDP 80 mg/m², d1, q4w),5-FU 组(800 mg/m^{-2}·d^{-1}, civ, d1~5, q4w),结果三组的 RR 分别为 28%、38% 和 9%,mPFS 分别为 4.2 个月、4.8 个月和 2.9 个月,mOS 分别为 11.4 个月、12.3 个月和 10.8 个月。S-1 组的 mPFS 和 mOS 均优于 5-FU 组($P=0.001, P=0.034$)。提示 S-1 单药不劣于 CP 方案及 5-FU 单药,甚至比 5-FU civ 更优,且毒性较低。

表 6-23 国外 S-1 单药治疗晚期胃癌

报道者	n	RR/%	mTTP/m	mOS/m
Sugimchi(1995)	28	53.6	—	—
Sakata(1998)	51	49.0	—	—
Takuchi(1999)	129	47.3	—	—
Maehara(2003)	101	44.6	—	7.5
Yonemori(2004)	111	26.1	4.7	12.6
Chin(2007)*	162	26.5	3.6	10.5
Boku(2007)*	126	44.4	4.2	11.4
Wasaburo(2008)*	150	31.3	4.0	11.0
Lee J L(2008)	45	28.9	4.2	7.9
Koizumi W(2010)	33	21.2	3.9	15.7

注:* 为Ⅲ期临床研究。

随着日本 S-1 在我国上市,国内学者也针对 S-1 治疗晚期胃癌疗效做了不少研究,证明 S-1 的疗效显著。2009 年,鲁南制药在国内首仿上市,此后相继出现恒瑞制药、齐鲁制药、海王制药等国产 S-1。同时研究显示,国产 S-1 与日产 S-1 的体内过程和药代动力学特征相似,且具有等效性。Ⅲ期临床研究已证实国产 S-1 对国人 AGC 也是安全有效的,国家食品药品监督管理局(China Food and Drug Administration,CFDA)已批准将其用于胃癌治疗。据统计,2011—2016 年国内报道 TTP 文献 9 篇 271 例晚期胃癌,RR 为 27.3%(15.4%～40.9%),疾病控制率(disease control rate,DCR)为 68.3%(51.7%～86.4%),mTTP 为 4.2～7.8 个月,也处于单药治疗胃癌的高水平,甚至比一些联合化疗效果好(表 6-24)。

表 6-24　国内 S-1 单药治疗晚期胃癌

用　法	n	RR/%	DCR/%	mTTP/m	Ref.no.
40mg/m² 每次,bid,d1～14,q3w	87	15.4～30.6	56.0～86.1	4.2～5.9	3(2011～2014)
40～60 mg/次,bid,d1～14,q3w	61	30.0～31.3	51.7～68.8	4.5～5.7	2(2016)
40～60 mg/次,bid,d1～28,q6w	101	20.0～33.3	53.3～68.1	5.1～5.9	3(2012～2014)
40～60 mg/次,bid,d1～10,q2w	22	40.9	86.4	7.8	1(2012)

(3)S-1 联合方案治疗晚期胃癌:S-1 自日本上市后,不断有研究报道其疗效良好而不良反应小,与多种化疗药物联合具有协同作用。目前,临床晚期胃癌多推荐 S-1 与铂类、紫杉醇类或 CPT-11 等药物联合为主。其中,S-1 与 DDP 联合组成 SP 方案治疗晚期胃癌,国内外均有较多报道显示其 RR 较高(表 6-25)。不良反应中血液学毒性Ⅲ/Ⅳ度者 S-1+HD DDP 为 9.5%～15.6%,S-1+LD DDP 在 5% 以下。而非血液学反应均较轻。2010 年日本 Abe 等研究表明,SP 方案化疗时,相同剂量 S-1 连续口服 2 周与 3 周相比疗效相当,不良反应发生率明显下降,患者依从性提高。2012 年,国内焦洋等的研究也认为,S-1 持续口服 2 周更佳,提高了患者的治疗耐受性。2011 年,Takahari 等研究发现 SP 治疗时,S-1 较 DDP 先用能提高疗效。

表 6-25　国内外 SP 方案治疗晚期胃癌

方　案	n	用法/mg·m⁻²	RR/%	mOS/m	Ref.no.
S-1+HD DDP	1053	S-1 80/d ×2～3w	54.3～74.0	9.6～13.7	14(2001—2017)
		DDP 60～75 d8,q4～5w			
S-1+LD DDP	1636	S-1 80/d ×3w	20.7～70.6	9.3～14.5	21(2003—2017)
		DDP 7～15/d/w ×3,q5w			

　　国外有几项比较 SP 方案治疗晚期胃癌疗效的多中心开放性、随机对照Ⅲ期临床研究。2008 年,日本 koizumi 等报道一项以 OS 为主要研究终点的 SPIRITS 研究,298 例既往无化疗史且不能切除的复发性或进展期胃癌,随机接受 S-1 单药(40～60 mg/m²,bid, d1～28,q6w,150 例)或 SP(S-1 40～60 mg/m², bid,d1～21;DDP 60 mg/m²,d8,q5w, 148 例),结果 SP 组的 RR 显著提高(54.0% vs. 31.1%,$P=0.001$),mPFS 和 mOS 显著延长(分别为 6.0 个月 vs. 4.0 个月,$P<0.001$;13.0 个月 vs. 11.0 个月,$P=0.04$),1 年和 2 年生存率也更高(54.1% vs. 46.7%;23.6% vs. 15.3%)。且 SP 组 III/IV 度 WBC 减少、贫血、恶心、食欲下降等不良反应高于 S-1 单药组,但患者总体可耐受。因此,SP 方案被日本推荐为晚期胃癌治疗的标准化疗方案。

而 2010 年由美国学者 Ajani 等报道的一项预设研究终点为 OS 的 FLAGS 研究结果显示,引入 S-1 并未延长 OS。该研究比较了 SP vs. FP 方案在西方人群晚期胃腺癌或胃食管腺癌一线治疗中的疗效,1053 例患者被随机分为 SP 组(DDP 75 mg/m²,d1;S-1 25 mg/m² bid ×3 w,q4w),或 FP 组(DDP 100 mg/m²,d1;5-FU 1000 mg/m²,civ,d1-5, q4w)。结果两组 mPFS 和 mOS 相似(分别为 4.8 个月 vs. 5.5 个月,$P=0.1983$;8.6 个月 vs. 7.9 个月,$P=0.1983$),但 SP 组耐受性更好,且亚组分析显示弥漫型胃癌或胃食管腺癌中 SP 有更多生存获益。造成该研究中 SP 方案的 OS 低于 SPIRITS 研究(8.6 个月 vs. 13.0 个月)的原因,可能是这两个研究的 S-1 剂量不同,也可能与东西方人群不同,或与该研究中仅 31% 患者在疾病进展后接受二线治疗有关(在 SPIRITS 中,该比例为 74%)。另一项美欧等 26 国 180 中心正在进行的 SP 与 FP 方案治疗进展期胃癌的 III 期随机对照临床研究,已有报道提示治疗组的 RR 为 56%～74%,mOS 为 12 个月。

国内有三项 SP vs. PF 方案的多中心开放性、随机对照 III 期临床研究(表 6-26)。其中 2008 年 Jin 等在 ASCO 上报道以 RR 为研究终点的 SC-101 研究,比较了 S-1 单药 vs. SP vs. FP 治疗不可切除或复发晚期胃癌疗效,结果显示 SP 的 RR 优于 FP,且 mMST 较 S-1 和 FP 显著延长。2012 年,刘鹏等报道 SP 一线治疗晚期胃癌的 RR、DCR 和 mTTP 均优于 FP 方案,除 SP 组腹泻发生率相对较高外,两组的不良反应无差异。2013 年,徐瑞华在 ASCO 报道 SP vs. FP 治疗晚期胃癌或胃食管腺癌的 RR,mTTP 和 mOS 均无差异,但是 S-1 为口服药,应用相对方便,毒性可以接受。表明 S-1 单药或 SP 在中国人群中均为安全有效的治疗方案,SP 有望取代 FP 的地位,成为中国晚期胃癌标准治疗方案之一。

表 6-26 国内 SP vs. PF 治疗晚期胃癌 III 期临床研究

报道者	方案	用 法/mg·m⁻²	n	RR/%	mTTP	mOS
Jin	S-1	40 po bid d1～28,q6w	77	24.7	—	267 d
(2008)	SP	S-1 40 po bid d1～21 DDP 60 iv d8,q5w	74	37.8	—	433 d* ($P<0.001$)
	FP	5-FU 600 civ d1～5 DDP 20 iv d1～5,q4w	73	19.2** ($P=0.0021$)	—	309 d** ($P=0.038$)

报道者	方案	用 法/mg·m⁻²	n	RR/%	mTTP	mOS
刘 鹏 (2012)	SP	S-140 po bid d1～21 DDP60 iv d8,q5w	122	34.34	22.0 w	—
	FP	LV200 iv d1～5 5-FU400 iv4～6h d1～5 DDP60 iv d1,q4w	55	15.91 ($P=0.028$)	12.5 w ($P=0.002$)	—
Rui-huaXu (2013)	SP	S-1 40 po bid d1～21 DDP 20 iv d1～4,q5w	120	22.5	5.51m	10.0m
	FP	5-FU 800civ 120h DDP 20iv d1～4,q4w	116	21.5 ($P=0.86$)	4.62m ($P=0.86$)	10.46m ($P=0.82$)

注:* 为 SP 与 FP 比较,** 为 SP 与 S-1 比较。

紫杉烷类为细胞周期 M 期特异性药物,通过聚合微管,发挥抗有丝分裂作用,有很强的抗癌活性,是新一代人工半合成抗肿瘤药物,与 S-1 联合作用于胃癌细胞株时,可引起 DPD、TS、OPRT 等 5-FU 代谢关键酶的改变,而产生抗肿瘤协同作用。目前关于 S-1＋PTX(PS)治疗晚期胃癌的报道多来自日本及韩国,国内也有不少报道,但多为Ⅱ期临床研究(表 6-27)。例如,2006 年 Hokita 等报道 PS 方案治疗 15 例晚期胃癌的 RR 达 53％;2010 年 Tamura 等报道治疗胃癌伴腹膜转移的 RR 为 44％,腹膜转移灶消失率为 38％;2010 年日本 Ueda 报道治疗 54 例晚期胃癌的 RR 为 46.3％,其中 CR 2 例,mTTP 为 6.0 个月,mOS 为 14.3 个月,也处于联合治疗胃癌的高水平,但有待进一步Ⅲ期临床研究验证。

表 6-27　S-1 联合 PTX 治疗晚期胃癌

用 法/mg·m⁻²	n	RR/%	mTTP/m	mOS/m	Ref.no.
S-1 40 bid d1～14 PTX60 d1、8、15,q4w	289	47.8(40.0～51.1)	5.1～9.5	12.6～14.0	6(2011—2014)
S-1 40 bid d1～14 PTX160～175 d1,q3～4w	150	52.7(43.8～60.0)	5.6～8.0	13.1～15.5	5(2011—2015)
S-1 60 bid d1～14 PTX 135 d1,q4w	28	17.8	—	9.5	1(2013)

在 PS 方案与其他联合方案疗效对比中,有几项多中心Ⅱ期随机临床研究显示 PS 较单药 S-1 及 PTX＋5-FU(PF)方案有优势,而与 OXA＋S-1(SOX)比较无差异(表 6-28)。PS 治疗的主要不良反应为血液学和胃肠道反应,Ⅲ/Ⅳ度发生率低于 SOX,而与 PF 无差异,且多数＜5％。

表 6-28　PS 方案 vs. 其他方案治疗晚期胃癌

报道者	n	方案	用法/mg·m^{-2}	RR/%	mPFS/m	mOS/m
Wang(2013)	41	PS	S-1 40 po bid d1～14	46.3	6.0	14.0
			PTX 60 iv d1、8、15,q4w			
	41	S-1	S-1 40 po bid d1～14,q4w	24.4	4.0	11.0
			P 值	0.04		0.02
Huang(2013)	119	PS	S-1 80～120mg/d d1～14	50.0	5.1	—
			PTX 60 iv d1、8、15,q4w			
	110	PF	PTX 60 iv d1、8、15	28.3	4.3	—
			5-FU 500civ d1～5			
			LV 20 iv d1～5,q4w			
			P 值	0.002	0.641	
姜　敏(2015)	32	PS	S-1 40 po bid d1～14	43.8	5.6	13.1
			PTX175 iv d1,q3w			
	29	SOX	S-1 40 po bid d1～14	41.4	4.9	13.6
			OXA 130iv d1,q3w			
			P 值	0.607	0.335	0.532

关于 S-1＋DTX(DS)治疗晚期胃癌,近年来国内外均有较多Ⅱ期临床研究报道显示其疗效较好(表 6-29)。例如,2009 年日本 Tsutani 等报道治疗 48 例晚期胃癌的 RR 为 56.2%,DCR 为 93.8%,mTTP 为 7.3 个月,mOS 为 14.3 个月;2011 年 Kunisaki 报道一线治疗 45 例复发性或进展期胃癌的 RR 为 57.8%,mTTP 为 6.9 个月,mOS 为 15.3 个月;2013 年 Fushida 等报道治疗 27 例晚期胃癌的 RR 为 51.9%,其中 CR 3 例,DCR 为 88.9%,mOS 为 16.2 个月,1 年生存率为 70.4%,2 年生存率为 33.4%。2012 年国内学者 Cui 等也报道治疗 61 例晚期胃癌的 RR 为 42.6%,DCR 为 90.2%,mTTP 为 6.0 个月,mOS 为 13.0 个月。DS 方案治疗的Ⅲ/Ⅳ度不良反应主要为 ANC 减少发生率 19%～40%,WBC 减少 29%～44%,脱发 38%,口腔黏膜炎 28%,未见治疗相关性死亡报道。

表 6-29　S-1 联合 DTX 治疗晚期胃癌

用　法/mg·m^{-2}	n	RR/%	mTTP/m	mOS/m	Ref.no.
S-1 40 po bid d1～14 DTX40 iv d1,q3～4w	261	51.3(40.5～66.7)	6.0～7.4	13.0～16.2	6(2009—2014)
S-1 40 po bid d1～14 DTX 75 iv d1,q3w	279	49.5(40.6～57.1)	6.8～9.1	10.5～14.3	7(2012—2014)

用　法/mg・m^{-2}	n	RR/%	mTTP/m	mOS/m	Ref.no.
S-1 40 po bid d1～7 DTX 40 iv d1、15,q2w	45	57.8	6.9	15.3	1(2011)
S-1 35 po bid d1～14 DTX 35 iv d1、8,q3w	58	44.8	8.0	10.5	1(2012)

　　S-1 作为 FT 的增效减毒性改良制剂,除了与 DDP、紫杉烷类联合外,还与其他新药如 OXA、CPT-11 等联合应用,也已取得较好疗效,将在相应的新药项中论述。

　　(4)S-1 与 CAP 治疗胃癌的比较:对同为 5-FU 衍生物口服抗癌剂的 S-1 与 CAP,孰为优问题,2008 年韩国 Lee 等报道一项针对年龄≥65 岁转移或复发胃癌的 Ⅱ 期随机临床研究,结果显示 S-1 与 CAP 单药治疗疗效无差异,但不良反应发生率低于 CAP 组(表 6-30)。

表 6-30　单药 S-1 vs. CAP 治疗晚期胃癌

项　目	S-1/mg・m^{-2}	CAP/mg・m^{-2}
N	45	44
用法	40-60 bid d1～28,q6w	1250 bid d1～14,q3w
RR/%	28.9	27.2
DCR/%	68.9	68.1
mTTP/m	4.2	4.7
mOS/m	8.2	9.5
Ⅲ 或 Ⅳ 度不良反应/%		
WBC 减少	4.8	6.8
乏力	7.1	9.1
厌食	9.5	6.8
腹泻	0	2.3
H-FS	0	6.8

　　2011 年,作者也研究对比了单药 S-1(40 mg/m^2,bid,d1～28,q5w,28 例) vs. CAP (1250 mg/m^2,bid,d1～14,q3w,28 例)一线治疗老年进展期胃癌,结果两组 RR 和 DCR 均无差异(分别为 46.4% vs. 42.9%,67.9% vs. 60.7%),但 S-1 组的不良反应发生率及严重反应率更低(P <0.01)。2016 年,杨洁等报道另一项随机 Ⅱ 期临床研究,单药 S-1 (40 mg/m^2,bid,d1～14,q3w,26 例) vs. CAP(1250 mg/m^2,bid,d1～14,q3w,26 例),结果两组 RR 和 CBR 也均无差异(分别为 35.6% vs. 38.5%,57.7% vs. 65.4%),且两组的不良反应发生率亦无差异。上述研究证明,S-1 与 CAP 一线治疗晚期胃癌疗效相当,但

S-1 的耐受性更好,尤其是对老年患者来说。但至今尚未见两药的大样本随机对照Ⅲ期研究报道。

在 S-1 或 CAP 与其他药物联合方案的比较方面。2012 年,Bang 等报道一项Ⅰ期随机对照临床研究,首次对 S-1 或 CAP 联合 OXA 治疗晚期胃癌的效果进行了比较。结果表明,S-1+ OXA 组(SOX)与 CAP+ OXA 组(XELOX)的 mPFS 和 mOS 并无差异(分别为 6.2 个月 vs. 7.2 个月,12.4 个月 vs. 13.3 个月)。2013 年,刘桂兰报道另一项对比 SP vs. XP 方案治疗晚期胃癌,SP(S-1 40 mg/m², bid,d1~14;PTX 135 mg/m²,d1、8,q3w),XP(CAP 1500 mg/m²,bid,d1~14;PTX 135 mg/m²,d1、8,q3w),结果显示 SP 组的 RR、DCR 均优于 XP 组(分别为 63.3% vs. 28.3%;83.4% vs. 50.0%,均为 $P<0.01$),恶心呕吐发生率也低于 XP 组(21.7% vs. 56.7%,$P<0.05$)。

2014 年,孙习鹏等报道一项评价 S-1+OXA/DDP vs. CAP+OXA/DDP 治疗晚期胃癌的 Meta 分析,共纳入 14 项 RCT,1051 例患者。结果 S-1 组与 CAP 组的 RR、CR、PR 均无差异(均为 $P>0.05$)。安全性方面,CAP 组 H-FS 发生率高于 S-1 组($P<0.0001$),而口腔黏膜炎低于 S-1 组($P=0.0004$)。骨髓抑制、恶心呕吐、腹泻、神经毒性、肝肾毒性等两组无差异($P>0.05$)。因此认为 S-1 联合铂类与 CAP 联合铂类治疗晚期胃癌的有效性相似,但 S-1 联合铂类更易引起口腔黏膜炎,而 CAP 联合铂类更易引起 H-FS。

(5)S-1 的用法及不良反应:S-1 与 5-FU 相比具有能维持较高血药浓度、提高抗癌活性、减少药物毒性、给药方便等优势。单药治疗晚期胃癌是迄今为止众多化疗药中 RR 最高者,并已接近联合化疗治疗胃癌的水平,推荐标准用法为:

S-1 每次剂量:按不同 BSA(m²)取整计算,BSA <1.25,剂量为 40 mg;≥1.25~1.5 剂量为 50 mg,≥1.5 剂量为 60 mg(或按 40 mg/m² 计算),bid,早、晚餐后口服。

①单药治疗:d1~14,每 3 周重复;或 d1~21,每 5 周重复;或 d1~28,每 6 周重复。

②双药联合治疗:d1~21,每 5 周重复。

③三药联合治疗:d1~14,每 4 周重复。

在西方Ⅱ~Ⅲ期临床研究中,S-1 的剂量限制性毒性是腹泻,其他胃肠道反应很常见,治疗中往往需要对 S-1 的剂量进行调整。而日本和我国的研究报道消化道反应很轻微,这可能与西方人与东方人存在 $CYP2A6$ 基因多态性有关。近年来,我国报告 S-1 常见的不良反应有 WBC 减少、ANC 减少、PLT 减少、贫血、食欲不振、恶心呕吐、腹泻、色素沉淀、黏膜炎、皮疹、蛋白尿等。不良反应总发生率仅 8%,其中Ⅲ/Ⅳ度占 11%~23%,包括 WBC 减少、ANC 减少、腹泻、皮疹等,而Ⅳ度反应较少见。

6.3.2　紫杉类

紫杉类(taxanes)属紫杉烷类、CCSA 类药物,包括 PTX 和 DTX,以微管蛋白为靶点,通过促进微管双聚体装配成微管,同时通过防止去多聚化过程使微管稳定,阻滞细胞于

G2 和 M 期,抑制细胞有丝分裂和增殖,导致肿瘤细胞死亡,还可通过抗肿瘤血管形成而诱导肿瘤细胞凋亡。PTX 与 DTX 的药理学特征和作用机制相似,但也有各自不同之处。taxanes 抗瘤谱广,对多种肿瘤有效,体外研究显示其对 MGC80-3 胃癌细胞敏感。20 世纪 90 年代即开始单药治疗胃癌,进入 21 世纪后 PTX 或 DTX 联合方案治疗晚期胃癌出现了高潮,是报道最多的新药方案之一。近年来,也有改良型 taxanes,如 PTX 脂质体、白蛋白结合型 PTX 治疗晚期胃癌优于普通 PTX 的报道。

1.紫杉醇

紫杉醇(paclitaxel,taxol,PTX,TAX)又称泰素、紫素、特素,化学名称 5β,20-环氧-1,2α,4,7β,10β,13α-六羟基紫杉烷-11-烯-9-酮-4,10-二乙酸酯-2-苯甲酸酯-13[($2'R,3'S$)-N-苯甲酰-3-苯基异丝氨酸酯],分子式 $C_{47}H_{51}NO_{14}$。1963 年,美国化学家 Wani 和 Wall 首次从太平洋杉树皮和木材中分离到 PTX 的粗提物,1971 年确定该粗提物活性成分的化学结构为一种四环二萜化合物,并将其命名为紫杉醇(taxol),同年在红豆杉中提取到 PTX。1992 年,PTX 药物由美国施贵宝公司研制上市,1998 年首次用于治疗胃癌。2004 年国产 PTX 上市,研究显示国产和进口 PTX 治疗的有效率和不良反应并无差异。

(1)PTX 单药治疗晚期胃癌:自 1998 年 Ajani 首次报道 PTX 治疗晚期胃癌有效,其单药 RR 为 24%,mOS 为 9.5 个月,已有多篇单药治疗晚期胃癌报道(表 6-31)。

表 6-31 **PTX 单药治疗晚期胃癌**

报道者	n	用　法/mg·m^{-2}	RR/m
Ajani(1998)	17	210 iv 3h,q3w	24
Cascinu(1998)	36	225 iv 3h,q3w	22
Ohtsu(1998)	15	210 iv 3h,q3w	20
Yamada(2001)	60	210 iv 3h,q3w	23
Arai(2003)	26	80 iv 1h/w ×3,q4w	23
Hironaka(2013)* **	108	80 iv 1h/w ×3,q4w	21

注:* 为随机对照Ⅲ期临床研究,** 为 PTX 二线治疗。

表 6-31 中 PTX 每周一次,单次用量为 80 mg/m^2,连用三周,与每三周一次单药用量 210 mg/m^2 相比,疗效并无显著差异,但 PTX 周疗的血液学毒性更低、耐受性更好。目前,国内外均已推荐 PTX 单药方案作为晚期胃癌二线治疗的可选标准方案之一。

(2)PTX 联合治疗晚期胃癌:以 PTX 为基础的化疗也是目前研究的热点,以联用 5-FU、DDP 或 FP 最多,国内外均有较多文献报道(表 6-32)。

表 6-32 PTX 为基础联合方案治疗晚期胃癌

方案	用法/mg·m⁻²	n	RR/%	mTTP/m	mOS/m	Ref.no
PF	PTX 175/3w,90/2w,60~75/w×2	328	60(41~66)	4.5~6.4	8.5~14.0	18(1999—2017)
	5-FU civ 600~750×5d/3w,LV5FU2					
TP	PTX 175/3w,60~75/w×2	185	45(22~63)	4.0~6.5	6.0~10.3	11(2000—2012)
	DDP 60~75/3W,20 ×5d,q3~4w					
PCF	PTX 175/3w,60~70/w×2	462	51(43~69)	5.0~9.0	9.5~15.0	28(1999—2015)
	5-FU civ,750 ×5d					
	DDP 20×5d,q3~4w					

PTX 单药用量多为 210 mg/m² · 3w⁻¹,联合用药 175 mg/m² · 3w⁻¹,减量约 20%。联合方案中 5-FU 采用 civ 600~750 mg/m²×5d/3w,DDP 20 mg/m²×5d/3w,均是常用给药方法。基础研究表明,PTX 与 DDP 或 5-FU 之间有时间依赖性协同作用,但目前缺乏含 PTX 方案治疗晚期胃癌的大样本Ⅲ期临床研究结果。多个Ⅱ期临床研究显示,PTX 的二药与三联方案 RR、mTTP、mOS 并无差异,主要不良反应有 WBC 减少,Ⅲ~Ⅳ度者 15%~35%,还没有推荐最佳方案。此外,2004 年 Kang 等报道 PTX+CAP 治疗 33 例晚期胃癌也取得较好疗效,RR 为 53%,尤其是 mOS 长达 15 个月,而不良反应较轻。更有韩国方面研究 PTX、S-1、DDP 三药联合方案治疗晚期胃癌的Ⅱ期临床研究,结果显示 RR 为 59.1%,mPFS 为 9.4 个月,mOS 为 11.2 个月,值得关注。

(3)PTX 的用法及不良反应:从表 6-31 及表 6-32 可以看出,PTX 单药用量多为 210 mg/m² · 3w⁻¹,联合用药用量为 175 mg/m² · 3w⁻¹,减量约 20%。联合方案中 5-FU 采用 civ 600~750 mg/m²×5d/3w,DDP 20 mg/m²×5d/3w,均是常用给药方法。推荐 PTX 可选用法为:

①单药治疗:

PTX   80 mg/m²,iv drip,d1、8、15

(每 4 周重复)

或 135~175 mg/m²,iv drip 3h,d1,G-CSF 支持下可达 200~250 mg/m²

(每 3~4 周重复)

②联合治疗:

PTX   135~175mg/m²,iv drip 3h,d1

(每 3~4 周重复)

PTX 用药前应先询问患者有无过敏史,WBC 或 PLT 低下者慎用,ANC<1.5×10⁹/L 者禁用。为了预防发生过敏反应,推荐 Bookman(1997 年)改良预防法,即在 PTX 前12 h 和 6 h 口服地塞米松 20 mg,PTX 前 30 min 肌注苯海拉明 50 mg、静脉注射西咪替丁

300 mg或雷尼替丁50 mg、静脉注射地塞米松5~20 mg,过敏发生率可降至4.6%。用药开始后测血压、心率、呼吸,1次/15分钟,注意有无过敏反应。治疗开始2周内检查血像至少2次/周。

PTX主要不良反应为:

①过敏反应:发生率约39%,其中严重过敏发生率2%,多数为Ⅰ型变态反应,表现为支气管痉挛性呼吸困难、荨麻疹和低血压,几乎所有反应发生在用药后最初10 min内;只有轻微症状,如颜面潮红、皮肤反应、心率略快、血压稍降可调慢滴速而不必停药;如出现严重反应,如血压低、血管神经性水肿、呼吸困难、全身荨麻疹,应停药并抢救。

②骨髓抑制:主要剂量限制性毒性反应,表现为ANC减少,严重发生率为47%,一般发生在用药后8~10 d;PLT降低少见,严重发生率为5%;贫血较常见。

③神经毒性:周围神经病变发生率62%,最常见为指趾麻木,严重的神经毒性发生率为6%。

④心血管毒性:可有低血压、短时间无症状性心动过缓,一般无须处理,但在滴注的第1 h内应严密观察。

⑤四肢肌肉关节疼痛:发生率为55%,发生率和严重程度呈剂量依赖性,用药后2~3 d会出现,一般1~2周内恢复。

⑥胃肠道反应:恶心呕吐、腹泻和黏膜炎,发生率分别59%、43%和39%,多为Ⅰ~Ⅱ度反应。

⑦肝脏毒性:胆红素、碱性磷酸酶、谷草转氨酶升高,发生率分别为8%、23%和18%。

⑧其他:脱发发生率达80%,输注药物时静脉和局部外渗可引起炎症反应。

2.多西紫杉醇

多西紫杉醇(docetaxel,taxotere,DTX,TXT)又称多西他赛、泰索帝、紫杉特尔,与PTX同属taxanes类药,是从欧洲天然紫杉针叶中提取,经人工修饰半合成,分子式为$C_{43}H_{53}NO_{14}$。临床前研究表明,DTX与PTX的细胞毒性相似,而DTX抑制微管解聚、促进微管二聚体聚合的能力比PTX强2倍,在细胞内潴留浓度比PTX高3倍,且滞留时间长,因此对微管的亲和力更强、血浆半衰期更长。体外抗瘤活性研究已证实DTX的抗瘤活性是PTX的1.3~12倍。DTX与PTX无交叉耐药,两者抗瘤谱相同,DTX的过敏反应和心脏毒性发生率小于PTX,而血液学毒性DTX更严重。DTX治疗胃癌报道早,单药治疗已有20多年历史。

(1)DTX单药治疗晚期胃癌:统计1994—2002年的7篇文献,除Mavroudis为单中心外,其余均是多中心临床研究报道(表6-33),282例晚期胃癌,DTX单药一线治疗用法60~100 mg/m²,q3w,RR为21.6%(17.5%~24.2%)。单药100 mg/m²与60~75 mg/m²的RR比较并无差异,后者为东方报道的给药方法。

表 6-33   DTX 单药一线治疗晚期胃癌

报道者	n	用　　法/mg·m^{-2}	CR/n	PR/n	RR/%
Sulkes(1994)	33	100,iv 1h,q3w	0	8	24.2
Einzig(1996)	36	100,iv,q3w	2	5	19.4
Taguchi(1999)	59	60,iv,q3~4w	1	13	23.7
Mai(1999)	59	60,iv,q3~4w	1	13	23.7
Vanhoefer(1999)	25	100,iv,q3w	1	4	20.0
Mavroudis(2000)	30	100,iv,q3w	1	5	20.0
Bang Y J(2002)	40	75,iv,q3w	0	7	17.5

2014 年,Ford Hugo 等报道一项 COUGAR-02 研究,该研究为 DTX 二线治疗晚期胃食管腺癌的多中心、随机、开放Ⅲ期临床研究,共纳入英联邦 30 个中心、168 例患者,主要入选标准为组织学确诊的胃或胃食管腺癌,既往姑息化疗不超过一次、一线化疗结束后6 个月内进展的患者,合适的骨髓肝肾功能,ECOG≤2 分。DTX(75 mg/m² ,q3w)84 例,治疗直至疾病进展、毒性不可耐受、患者要求退出或死亡,主要研究终点为 OS。结果DTX 二线对比 BSC 组 mOS 明显延长(5.2 个月 vs. 3.6 个月,HR=0.67,95% CI 为 0.49~0.92,P=0.01),并且改善患者的腹部疼痛评分(P=0.01)和吞咽困难症状(P=0.02),而功能或总体健康量表评分无差异(P=0.53)。DTX 组的Ⅲ～Ⅳ度不良反应发生率高于BSC 组,分别为 ANC 减少(15% vs. 0)、感染(19% vs. 3%)、ANC 减少性发热(7% vs. 0),提示DTX 能使患者的生存时间及生活质量双重获益。因此,TDX 可作为局部晚期/转移性胃和胃食管结合部腺癌经铂类/5-FU 类一线治疗失败后的标准治疗方案。

(2)DTX 二联方案治疗晚期胃癌:国内外报道较多的有 DTX＋5-FU(DF),DTX＋CAP(XD),DTX＋DDP(DC),DTX＋CPT-11(DI)方案,其中联合 5-FU、CAP 及 DDP 的RR 较高,mOS 最长可达 16 个月(表 6-34)。TDX 联合方案用量推荐为 75 mg/ m² ·3w^{-1},二联方案不良反应主要是 WBC 减少和 ANC 减少,但并不比 DTX 单药明显加重。

表 6-34   DTX 二联方案治疗晚期胃癌

方案	n	用　　法/mg·m^{-2}	RR/%	mTTP/m	mOS/m	Ref.no
DF	358	DTX 75~100 d1	54.5	4~6	8~12	12(2000—2015)
		5-FU 200 civ×14 d,q3w				
		或 5-FU 500 civ ×5 d,q3w				
DC	443	DTX 75~100 d1	41.6	3~5	7~13	11(2000—2016)
		DDP 75~100 d1,q3w				
XD	591	DTX 75 d1	53.1	4~5	8~16	19(2002—2017)

方案	n	用　法/mg·m^{-2}	RR/%	mTTP/m	mOS/m	Ref.no
DI	211	DTX 35～40 d1、8 CAP 2000～2500/d×2 w,q3w DTX 60～75 d1 IRI 160～250 d1,q3w 或 IRI 50/w ×3 w,q4w	30.8	3～5	7～11	6(2003—2015)

（3）DTX 三联方案治疗晚期胃癌：目前国内外报道最多的是与 FP 联合组成的 DCF 方案，以及与 OXA、5-FU 联合组成的 FLOT 方案（在新药 OXA 一项论述）。DCF 方案主要有两项随机对照研究报道。

一项是 2004 年 Roth 等在胃肠道肿瘤会议报道的 Ⅱ 期临床 SAKK 研究，对比了 DCF（DTX 85 mg/m², d1；DDP 75 mg/m², d1；5-FU 300 mg/m²×2 w,q3w）vs. DC（DTX 85 mg/m², d1；DDP 75 mg/m², d1,q3w）vs. ECF（EPI 50 mg/m², d1；DDP 60 mg/m², d1；5-FU 200 mg/m²×3 w,q3w）。结果三组的 RR 分别为 55%、42%、46%，mTTP 分别为 7.3 个月、4.3 个月、5.0 个月，mOS 分别为 10.4 个月、11.0 个月和 8 个月，Ⅲ 度以上 ANC 减少分别为 58%、76% 和 73%，突显了 DCF 方案的优势。

另一项是 2005 年在 ASCO 报道的 V325 研究。该研究为由 Ajani（M D Anderson）与 Van Cutsem（EORTC）共同牵头，欧、美、亚多国多中心参加的一项 DC vs. DCF（Ⅱ 期）与 FP vs. DCF（Ⅲ 期）随机对照研究，也是 taxanes 治疗晚期胃癌最早完成的 Ⅲ 期临床研究（表 6-35）。

表 6-35　V325 研究 Ⅱ 期 DC vs. DCF → Ⅲ 期 PF vs. DCF

方案	n	用　法/mg·m^{-2}	RR/%	mTTP/m	mOS/m	Ⅲ 或 Ⅳ 度 ANC/%
DC	63	DTX 85　d1 DDP 75 d1,q3w	31.8	—	—	60
DCF	61	DTX 75　d1 DDP 75 d1 5-FU 750 civ d1～5,q3w	54.1	—	—	49
		Ⅱ 期结果由独立专家委员会评估，决定 DCF 进入 Ⅲ 期研究				
FP	117	DDP 100 d1 5-FU 1000 civ d1～5,q4w	23.0	3.7	8.5	60
DCF	115	DCF 用法同 Ⅱ 期	39.0	5.2	10.2	84
			$P=0.012$	0.0008	0.0064	

DC 方案是临床报告治疗胃癌较多的方案，V325 Ⅱ 期研究的目的是证明 DC vs. DCF 方案 RR 的优劣，决定胜出方案进入 Ⅲ 期研究，与 FP(5-FU＋DDP)基本方案比较。2005 年 Ajani 等报道了 Ⅱ 期研究，结果 DCF 有更高的 RR，进入 V325 的 Ⅲ 期研究，DCF vs. FP 方案研究还要证明 DTX 在 DCF 方案中的地位与作用，并以终点目标 TTP 与 OS 为依据，结果 DCF 不仅 RR、mTTP、mOS 显著优于 FP，而且 1 年生存率、2 年生存率也均高于 PF(44.1％ vs. 31.6％；37％ vs. 25％，$P＝0.0106$)，DCF 的 Ⅲ/Ⅳ 度 ANC 减少 84％。此外，伊朗有一项比较 DCF vs. ECF 方案对生活质量影响的小样本随机对照研究，结果也显示 DCF 在改善生活质量上优于 ECF 组。因此，DCF 方案被美国 FDA 批准为一线治疗进展期及晚期胃癌的化疗方案。

DCF 方案虽然能达到改善晚期胃癌患者生活质量、延长生存期等良好疗效，但其最大不足是 Ⅲ/Ⅳ 度骨髓抑制和 ANC 减少相关性发热的发生率较高。亚洲有多个单组研究对 DCF 的疗效和毒性进行验证，也显示该方案血液学毒性较为严重，且减少 5-FU 用量对减轻血液学毒性作用不大，因此，应同时减少 DTX 剂量强度以减少血液毒性(表 6-36)。

表 6-36　DTX＋DDP＋CAP/S-1 治疗晚期胃癌

报道者	n	用　法/mg·m^{-2}			RR/%	mTTP/m	mOS/m	ANC Ⅲ/Ⅳ 度/%
		DTX	DDP	5-FU 前体药物				
Kang (2003)	35	60	60	CAP 1875～2500×2w,q3w	54.3	7.9	11.9	17
Takayama(2005)	11	60	60	S-1 80×2w,q3w	91.0	—	14	0

表 6-36 中 DTX 60 mg/m^2·3w^{-1} 比 DCF 或 DC 方案中 DTX 用量降低，疗效好而血液毒性明显减轻。DCF 方案如采用 DTX 60 mg/m^2，d1，DDP 60 mg/m^2，d1 或 15 mg/m^2，d1～5，5-FU 600 mg/m^2，civ×5 d，q3w 可行，血液学毒性可减轻。2016 年，我国学者 Wang 等报道一项基于 V325 研究结果进行的多中心、随机对照 mDCF vs. FP 方案治疗晚期胃癌的 Ⅲ 期临床研究，主要研究终点为 PFS，次要研究终点为 OS、ORR、TTF 和安全性。结果表明，与 FP 相比，减少剂量强度的 DCF 改良方案(mDCF)，能显著延长 PFS 和 OS，提高 RR，并且能达到与 DCF 同样的疗效而毒性较少，更适用于我国胃癌患者(表 6-37)。

表 6-37　mDCF vs. FP 方案治疗晚期胃癌

项　目	mDCF	FP	P 值
n	121	122	
用法/mg·m^{-2}	DTX 60　d1,DDP 60　d1	DDP 75　d1	
	5-FU 600 civ d1～5,q3w	5-FU 600 civ d1～5,q3w	
RR/%	48.7	33.9	0.0244

项　目	mDCF	FP	P 值
mTTF/m	3.4	2.4	0.0027
mPFS/m	7.2	4.9	0.0008
mOS/m	10.2	8.5	0.0319
Ⅲ/Ⅳ度不良反应/%	77.3	46.1	

(4)DTX 与 PTX 治疗胃癌的比较:关于 PTX 与 DTX 治疗晚期胃癌孰为优的问题,目前尚无单药治疗的对照研究,而多项单组治疗的研究结果显示,PTX 单药治疗的 RR 为 20%～24%,与 DTX 的 17.5%～24% 比较并无差异(表 6-31 和表 6-33)。在联合治疗对照方面,2006 年,Park 等报道一项 Ⅱ 期 RCT 研究,共入组 77 例进展期胃癌(AGC),随机接受 PF(PTX 175 mg/m², d1; 5-FU 500 mg/m², civ d1～5, q3w),或 DF(TXT 75 mg/m², d1; 5-FU 用法同 PF, q3w)。结果显示,PF 组的 RR、mTTP 和 mOS 与 DF 组比较均无差异(分别为 42% vs. 33%, $P=0.53$; 3.6 个月 vs. 4.2 个月, $P=0.92$; 9.9 个月 vs. 9.3 个月, $P=0.42$),两方案疗效相类似。Ⅲ～Ⅳ度不良反应比较亦无差异(68% vs. 85%, $P=0.09$),仅在治疗中用药减量者 PF 为 9%,DF 为 19%,存在差异($P<0.01$),PTX 耐受性似乎更好。在胃癌治疗时选择 PTX 或 DTX 可参照患者具体情况个体化决定。

(5)DTX 的用法及不良反应:推荐 DTX 治疗的可选用法如下所示。

①单药治疗:

$$DTX\ 75～100mg/m²(国内常用\ 75\ mg/m²), iv\ 1h$$

(每 3 周重复)

②每周疗法:

$$DTX\ 35～40mg/m², iv\ 1h, d1、8$$

(每 3 周重复)

③联合治疗:

$$DTX\ 60～75mg/m², iv\ 1h, d1$$

(每 3 周重复)

DTX 以生理盐水(normal saline, NS)或 5% 葡萄糖注射液(glucoseand sodium, GS)稀释,浓度为 0.3～0.9 mg/mL。使用 DTX 前需预服糖皮质激素类药物,如地塞米松片 8 mg, po, 1 次/12 小时,连用 3 d,以预防过敏反应和体液潴留。滴注 DTX 时 10 min 内滴速宜<20 滴/分,并监测生命体征。与 DDP 联用时宜先用 DTX 后用 DDP,以免降低 DTX 消除率;而与蒽环类药物联用时,宜先用蒽环类后用 DTX。当 ALT 或 AST 超过正常值上限的 1.5 倍,并伴 AKP 超过正常值上限的 2.5 倍者,慎用 DTX。ANC≤$1.5×10^9$/L 者禁用 DTX。

DTX 治疗的主要不良反应有：

①骨髓抑制：主要剂量限制性毒性反应是 ANC 减少，Ⅲ～Ⅳ度发生率为 81%～90%，使用 G-CSF 预防可使其降至 36%，也可见 PLT 下降、贫血。

②过敏反应：表现为潮红、皮疹、胸部紧缩感、背痛、呼吸困难、药物热和寒战。大多发生于治疗后的 10 min 内。部分病例可发生严重过敏反应，表现为低血压与支气管痉挛，需要中断治疗。

③皮肤反应：较常见，表现为局限于手、足、双臂、面部或胸部的凸起皮疹或红斑，可伴瘙痒，少数情况下可发生脱皮。

④液体潴留：未预防用药者发生率为 61%，包括水肿、胸腔积液、心包积液、腹水和体重增加等，停药后可消失。

⑤胃肠道反应：恶心、呕吐、腹泻、黏膜炎，多为Ⅰ～Ⅱ度反应。

⑥神经系统：较常见，如感觉迟钝、烧灼感等，多不严重。

⑦肝功损害：AST、ALT、胆红素和碱性磷酸酶升高。

⑧其他：低血压、脱发、乏力、肌痛、色素沉着、局部刺激、静脉炎。有报道用药期间出现心动过速、房颤、心律失常、高血压或心力衰竭等。

6.3.3　第三代铂类——奥沙利铂

奥沙利铂(oxaliplatin,eloxatin,L-OHP,OXA)又称草酸铂、乐沙定、艾恒，是继 DDP 和 CBP 之后的第 3 代铂类化合物，它的作用位点和作用机理与其他铂类药物一致，均作用于 DNA，形成铂原子-DNA 链的链内和链间交联，抑制 DNA 的合成与复制。OXA 的化学名称为(SP-4-2)-(1R-反式)-(1,-2 环己二胺-N,N')[草酸(2-)-O,O']合铂，分子式为 $C_8H_{14}N_2O_4Pt$。它的化学结构不同于 DDP 和 CBP，以 1,2—二氨基环己烷基团 (diaminocyclohexane ligand,DACH)代替 DDP 中的氨基(NH_4)，以草酸基代替 Cl，形成体积较大的 Pt-DNA 化合物，导致 DNA 更难修复和复制，诱导更多细胞凋亡。DACH-Pt 与 DNA 的结合速率比 DDP 快 10 倍以上，且结合牢固、作用更强，结合后的 Pt 能够破坏 DNA 功能，而 5-FU 可以干扰 DNA 的合成，故与 5-FU 类联合应用对胃癌细胞株有协同细胞毒作用。

OXA 于 1996 年由法国赛诺菲(Sanofi)公司首发上市，1999 年进口我国，2001 年国内垣瑞制药、南京制药等企业成功研制出国产 OXA。OXA 是一种溶解性和稳定性良好的铂类药物，抗癌活性高，抗癌谱广，与 DDP、CBP 的抗瘤谱和耐药机制不完全相同，无交叉耐药。由于 Pt 与 DNA 形成的化合物在结构上的差异，导致铂类药物毒性不同，OXA 无心脏、肝脏、肾脏及耳毒性，不引起脱发，血液学毒性轻于 CBP 和 DDP；非血液学毒性方面，胃肠反应轻于 DDP，常规剂量无须水化，对轻中度肝肾功能不全者无须调整剂量。研究表明，OXA 单药治疗对很多肿瘤效果不显著，因而其单药使用极少，多与其他化疗药物联用。

(1)OXA 二联方案治疗晚期胃癌:21 世纪以来多项多国大样本量的随机对照研究公认 OXA+5-FU(FOLFOX)为治疗晚期结直肠癌的一线方案,具有良好的疗效和较低的毒性,完全取代了 DDP 治疗大肠癌的地位。在胃癌全身化疗中,OXA 联合化疗也成为国内外研究的热点,是治疗胃癌最常用的药物之一,居 5-FU、DDP 之后列第三位,是新药中使用报道最多的药物,并已用于胃癌术前新辅助化疗和根治术后辅助化疗。2001 年,Artru 首报 FOLFOX6 治疗晚期胃癌的 RR 为 46%,2011 年我国 CGCA 在 IGCC 上报道一项 FOLFOX4 治疗 40 例晚期胃癌的多中心Ⅲ期临床研究,结果 RR(初治,复治)为 43%(50%,25%),mTTP 为 5 个月,mOS 为 8 个月。国内外相继发表许多 FOLFOX 方案治疗晚期胃癌的临床研究报道(表 6-38)。

表 6-38 FOLFOX4/FOLFOX6 治疗晚期胃癌

Ref.no	方案	n	RR/%	mTTP/m	mOS/m
FOLFOX4	1860	47(32~60)	5~7	8~12	36(2001—2017)
FOLFOX6	2538	48(33~55)	5~6	8~11	49(2001—2017)

表 6-38 中,FOLFOX4:OXA 85~100 mg/m², iv 2 h, d1;LV 200 mg/m², iv 2 h, d1~2;5-FU 400 mg/m², bolus, d1~2;5-FU 600 mg/m², civ 22 h, d1~2, q2w。

FOLFOX6:OXA 85~100 mg/m², iv 2 h, d1;LV 400 mg/m², iv 2 h, d1;5-FU 400 mg/m², bolus, d1;5-FU 2400~3000 mg/m², civ 46h, q2w。

FOLFOX 治疗晚期胃癌的不良反应轻,患者耐受性好,Ⅲ~Ⅳ度不良反应发生率:ANC 减少 15%~20%,贫血<10%,PLT 减少<10%,胃肠道反应 5%~20%,ALT 升高 2%~5%。外周感觉异常是 OXA 所特有的不良反应,Ⅲ~Ⅳ度发生率 10~20%,多出现在 OXA 累积用药达 850 mg/m² 以上者,但停药后可以逐渐恢复。目前,NCCN 和 CSCO 胃癌诊疗指南均已推荐 FOLFOX 方案作为晚期胃癌化疗的一线方案。

国内也有采用 OXA+LV/5-FU drip 4~6 h 治疗晚期胃癌的文献报道,统计 2002—2009 年 17 篇共 469 例,RR 为 46%(31%~64%),即使 LV/5-FU drip 用法无理论依据,仍获得较好疗效。以循证医学原则,LV/5-FU drip 既没有随机对照研究,又无合理之处。因此,不推荐 OXA+LV/5-FU drip×5 d 法,建议采用 FOLFOX 治疗晚期胃癌。

OXA 作为第三代铂类药物具有比 DDP、CBP 更强的抗癌作用,FP 方案是晚期胃癌化疗的基础方案。由两个新药 OXA 和 S-1 分别代替 DDP 和 5-FU 组成新方案 SOX 治疗晚期胃癌,近年来已越来越受到重视。几项Ⅱ期非随机对照研究和回顾性病例对照研究显示,SOX 治疗进展期胃癌或晚期胃癌均获得较好效果(表 6-39)。SOX 治疗的主要不良反应为血液学毒性、外周神经毒性和胃肠道反应,多为Ⅰ~Ⅱ度,但发生率不高,未出现Ⅳ度不良反应。2008 年,Lee 等在 ASCO 上报道采用 SOX 治疗晚期胃癌,将 S-1 剂量调整为 50 mg/m²,但随着 S-1 剂量增加而其疗效并未增加,不良反应发生率却有所上升。

表 6-39　SOX 方案治疗晚期胃癌

报道者	n	S-1/ mg・m⁻²・d⁻¹	OXA/mg・m⁻²	RR/%	mTTP/m	mOS/m
Liu B(2012)	51	80×14d	100 d1,q21d	41.0	6.8	11.8
Oh SY(2012)	41	80×28d	85 d1、15、29	53.7	4.6 *	7.8
Koizumi(2010)	55	80×14d	100 d1,q21d	59.0	6.5	16.5
何忠杰(2010)	56	80×14d	130 d1,q21d,	48.2	9.3	11.2 **
张　军(2010)	26	80×14d	130 d1,q21d	50.0	9.1	11.3

注:* 为 PFS,** 为 MST。

OXA 联合 CAP(XELOX)治疗晚期结直肠癌被认为是标准方案,治疗晚期胃癌也有较多报道,是近年来晚期胃癌化疗最常用的联合方案之一,也是胃癌术后辅助化疗中唯一被 I 级推荐的联合化疗方案。统计 2005—2012 年的 5 项临床研究报道(表 6-40),XELOX 方案治疗 203 例晚期胃癌疗效良好,RR 为 47.8%(34.1%～62.2%),mOS 为 6.4～11.9个月,主要血液学不良反应为 III～IV 度 ANC 减少 11%～12%,其他常见非血液学不良反应有感觉神经毒性 22%～70%、呕吐 34%～50%、手足综合征 26%～39%、腹泻 24%～33%,以 I～II 度反应常见,III～IV 度反应罕见。

表 6-40　XELOX 方案治疗晚期胃癌

报道者	n	CAP/mg・m⁻²・d⁻¹×14	OXA/ mg・m⁻²,q21d	RR/%	mTTP/m	mOS/m
Jatoi(2005)	44	2000	130,d1	34.1	3.8	6.4
Quek(2006)	27	2000	130,d1	59.3	5.9	7.6
Park YH(2008)	37	2000	130,d1	62.2	5.8	11.9
Luo HY(2010)	50	2000	130,d1	42.0	5.8	11.1
Xiang(2012)	45	1700	130,d1	48.9	6.0	10.0

(2)含 OXA 二联方案的对照研究:随着晚期胃癌含 OXA 化疗方案应用的增多,国内外也开展了不少随机对照研究。2006 年德国 Batran 在 ASCO 报道一项由 32 个中心联合开展的 FLO vs. FLP 方案一线治疗 220 例晚期胃癌或食管胃腺癌的 III 期 RCT,FLO 方案(5-FU 2600 mg/m²,civ 24 h;LV 200 mg/m²;OXA 85 mg/m²,q2w),FLP 方案(5-FU 2000 mg/m²,civ 24 h;LV 200 mg/m²;DDP 50 mg/m²,q2w)。结果两方案在 RR、mPFS 和 mOS 虽无差异(分别为 34.8% vs. 24.5%;10.7 个月 vs. 8.8 个月,均为 P >0.05),但在 mPFS 上,FLO 显示出接近统计学意义优势(5.8 个月 vs. 3.9 个月,P=0.077)。进一步分析年龄≥65 岁的 94 例亚组资料发现,FLO 的 RR、mPFS 和 mOS 均优于 FLP(分别

为41.3% vs. 16.7%,$P=0.012$;6.0个月 vs. 3.1个月,$P=0.029$;13.9个月 vs. 7.2个月)。不良反应方面,FLO vs. FLP主要出现贫血(54% vs. 72%)、恶心(53% vs. 70%)、呕吐(31% vs. 52%)、脱发(22% vs. 39%)、疲劳(19% vs. 34%)、肾毒性(11% vs. 34%)、血栓栓塞事件(0.9% vs. 7.8%)、周围神经病变(22% vs. 63%),FLO的毒性相对减少,仅增加了周围神经毒性,且多数为Ⅰ～Ⅱ度反应。2004年,国内学者马恩奇也报道随机对照FLO vs. FLP方案各30例晚期胃癌,结果FLO组RR高($P<0.05$)。OXA治疗晚期胃癌已显示出优势,并可取代DDP组成联合方案,尤其是老年患者能获益更大。

2011年,Montagnani等对3项临床研究、1294例晚期胃癌的Meta分析发现,含OXA方案治疗的PFS和OS均优于含DDP方案,且毒性更低,耐受性更好,尤其适合老年及采用双药2周方案治疗者。SOX方案治疗晚期胃癌的RR为41.0%～59.0%,优于SP方案;mTTP为6.5～9.1个月,与SP比较也有差异($P=0.048$);mOS为7.8～16.5个月,则有延长趋势。主要不良反应为血液学毒性、外周神经毒性和胃肠道反应,多为Ⅰ～Ⅱ度反应,但发生率不高,Ⅳ级不良反应少见。

2013年,Fan报道一项SOX vs. SP方案的Ⅱ期临床研究,SOX组30例(S-1 40～60毫克/次,bid,d1～14;OXA 130 mg/m²,d1,q3w),SP组26例(S-1 40～60毫克/次,bid,d1～14;DDP 25 mg/m²,d1～3,q3w),结果显示两方案的RR、DCR、mPFS和mOS比较均无差异(分别为46.7% vs. 38.5%,$P=0.596$;80.0% vs. 76.9%,$P=1.000$;6.0个月 vs. 5.6个月,$P=0.831$;12.3个月 vs. 11.5个月,$P=0.401$)。两组的Ⅲ～Ⅳ度血液学毒性也无差异,非血液学毒性都为Ⅰ～Ⅱ度,SOX组主要是周围神经炎,SP组主要是肾功能异常和恶心呕吐。而改善KPS方面,SOX优于SP(83.3% vs. 46.2%,$P=0.027$)。因此,SOX具有更好的耐受性。而2016年来自韩国的SOPP研究结果也显示,SOX方案在PFS、ORR和OS方面均不劣于SP方案。

目前对比SOX方案与XELOX方案间疗效和不良反应的大规模随机对照研究仍然较少,也尚无Ⅲ期临床研究报道。而国内外已有的几项小样本Ⅱ期临床研究,多数认为两方案疗效相当,但也尚未得出明确结论(表6-41)。例如,2012年Kim等报道一项多中心Ⅱ期临床研究,是首次以随机对照研究的方式对比了SOX方案与XELOX方案对晚期胃癌的疗效,结果显示SOX与XELOX均有较好的疗效和较低的不良反应,两方案间RR、mPFS和mOS比较均无差异,不良反应发生率为15.4% vs. 18.8%。而2014年Dang等报道的另一项Ⅱ期临床研究给出了不同的结果,SOX组的RR和DCR均优于XELOX组(分别为68.4% vs. 55.3%,92.1% vs. 76.3%,均为$P<0.05$),KPS改善也更优($P<0.05$),两组的不良反应主要是Ⅰ～Ⅱ度血液学毒性、胃肠道反应,而SOX组的WBC减少、恶心呕吐、腹泻的发生率分别为39.5%、42.1%、1.5%,明显低于XELOX组的65.8%、89.5%、36.8%(均为$P<0.05$),但该研究并未报道TTP和OS。

表 6-41　SOX vs. XELOX 方案治疗晚期胃癌

	方 案	n	用 法/mg·m^{-2}	RR/%	mPFS/m	mOS/m
Kim GM(2012)	SOX	65	S-1 40 bid ×14d OXA130 d1,q3w	40.0	6.2	12.4
	XELOX	64	CAP1000 bid ×14d OXA130 d1,q3w	44.0	7.2	13.3
樊翠珍(2012)	SOX	40	S-1 40 bid ×14d OXA130 d1,q3w	51.8	6.8	14.0
	XELOX	54	CAP1000 bid ×14d OXA130 d1,q3w	46.4	6.6	13.5
Dang(2014)	SOX	38	S-140 bid ×14d OXA130 iv d1,q3w	68.4	—	—
	XELOX	38	CAP 1000 bid×14d OXA 130 d1,q3w	55.3	—	—
薛丽英(2014)	SOX	29	S-1 40~60/次 bid ×14d OXA130 d1,q3w	34.5	5.7	11.4
	XELOX	36	CAP1000 po Bid,×14d OXA130 d1,q3w	33.3	5.8	10.4
曹　凤(2016)	SOX	45	S-1 30 bid ×14d OXA130 d1,q3w	51.1	5.3	11.2
	XELOX	45	CAP1000 bid,×14d OXA130 d1,q3w	48.9	5.0	12.1
林丽娥(2017)	SOX	30	S-1 30 bid×14d OXA130 d1,q3w	43.3	10.7	15.7
	XELOX	32	CAP1000 bid ×14d OXA130 d1,q3w	46.9	11.0	14.8

　　SOX vs. ECF 方案治疗晚期胃癌,国内有两项随机对照 Ⅱ 期临床研究。一项是 2015 年唐志等报道将其用于一线治疗晚期胃癌,SOX(OXA 130 mg/m^2,d1;S-1 80 mg/m^2·d^{-1}, d1~14,q3w,20 例) vs. ECF(EPI 50 mg/m^2,d1;DDP 60 mg/m^2,d1;5-FU 600 mg/m^2, civ 120 h,q3w,38 例),结果两方案治疗的 RR、DCR、mTTP 和 mOS 均无差异(分别为 46.7% vs. 35.7%,83.3% vs. 78.6%,5.7 个月 vs. 5.5 个月,8.1 个月 vs. 7.8 个月,均为 $P > 0.5$),但 SOX 的不良反应发生率低于 ECF 组($P < 0.05$)。而 2017 年陈楚钦等报道另一项研究,SOX(OXA 130 mg/m^2,d1;S-1 80 mg/m^2·d^{-1},d1~14,q3w,38 例) vs. ECF (EPI 60 mg/m^2,d1;DDP 75 mg/m^2;5-FU 500 mg/m^2,civ 96 h,q3w,38 例),结果显示 SOX 组的 RR 和 DCR 均优于 ECF(分别为 78.9% vs. 60.5%,92.1% vs. 76.3%,$P <$ 0.05),1 年生存率和 2 年生存率也优于 ECF(55.3% vs. 34.2,39.4% vs. 18.4%,均为 $P <$

0.05）。两组的主要不良反应为 WBC 减少和胃肠道不适，SOX 组低于 ECF 组（34.2％ vs. 52.6％，$P < 0.05$）。

从上述几项研究中，与 SP、ECF 方案化疗相比，XELOX 或 SOX 方案均可使胃癌患者得到相似甚至更多的生存获益，OS 更长，Ⅲ～Ⅳ度不良反应发生率也略低。因此，认为 OXA 联合 S-1 或 CAP 治疗均可作为晚期胃癌一线化疗方案，并且相比于联合 DDP 的方案，具有更好的耐受性，尤其适用于身体状况较差的患者。

（3）OXA 三联方案治疗晚期胃癌：三药联合方案值得关注的是以 OXA 取代 DDP 的Ⅲ期随机对照研究，ECF 在欧洲已被推荐为一线治疗晚期胃癌的规范方案。2005 年，Sumpter、Cunningham 等报道一项国际多中心、2×2 设计的Ⅲ期临床研究 REAL-2 结果，该研究入组 1002 例晚期食管胃癌（食管癌 30％），在 ECF 方案基础上，以 OXA 替代 DDP 及以 CAP 替代 5-FU，设计分组如下（图 6-3，表 6-42）。

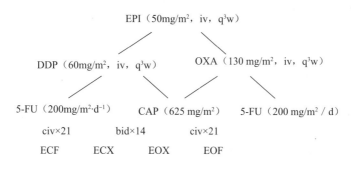

图 6-3　ECF/ECX vs. EOF/EOX（1cy＝3w）

表 6-42　ECF vs. ECX vs. EOF vs. EOX 治疗晚期胃癌

方案	组成	*n*	RR/％	mOS/m	lyS/％
ECF	EPI,DDP,5-FU	263	31(95％ CI:18.7～46.3)	9.9	37.7
ECX	EPI,DDP,CAP	250	35(95％ CI:21.4～50.3)	9.9	40.8
EOF	EPI,OXA,5-FU	245	39(95％ CI:25.9～53.1)	9.3	40.4
EOX	EPI,OXA,CAP	244	48 (95％ CI:33.3～62.8)	11.2*	46.8

注：* ECF vs. EOX，$P = 0.025$。

各组 RR 无差异，但与含 5-FU 组比较，含 CAP 组的死亡风险比为 0.86（95％ CI:0.80～0.99），与含 DDP 组比较，OXA 组死亡风险比为 0.92（95％ CI:0.80～1.10）。含有 CAP、OXA 的 EOX 显示优势，mOS 明显高于 ECF，死亡风险比为 0.80（95％ CI:0.66～0.97，$P = 0.02$）。不良反应中，EOX 的 ANC 减少明显低于其他 3 组，但非血液学毒性较高。与 DDP 相比，OXA 的 ANC 减少、脱发、肾毒性和 PLT 减少的发生率显著低于 DDP，但是Ⅲ/Ⅳ度腹泻和末梢神经毒性显著高于含 DDP 治疗组。CAP 与 5-FU 不良反应无显著差异。

国内外也报道了以 5-FU＋OXA 为基础组成 OELF、OHLF3、FLOT、EOF 等三联方案,将其用于治疗晚期胃癌并取得较好疗效,尤其是联合 DTX 治疗的疗效可达到 DCF 水平。国外 EOF 方案中 5-FU 多应用 civ 21 d,而国内应用方法多样化,但近年来多见以不加 LV 的低剂量 5-FU civ 120 h 共 5 d 取代标准剂量 5-FU civ 21 d 组成改良 mEOF 方案,而疗效并无差异(表 6-43)。

表 6-43　以 5-FU＋OXA 为三联方案治疗晚期胃癌

方案	n	5-FU/mg·m^{-2}	OXA/mg·m^{-2}	第三药/mg·m^{-2}	RR/%	mOS/m	Ref.no
OHLF3	68	LV5-FU3	130	HCPT 6×5d	48～50	11	2(2004—2005)
FLOT	85	LF civ	85	DTX 50	53～55	10～11	2(2013—2015)
OELF	21	LV5-FU2	130	EPI 50	43～45	8	2(2003)
mEOF	76	LV5-FU3	85～130	EPI 50	44～42	8	2(2005—2011)
mEOF	113	LV5-FU6	85	EPI 50	46～52	9～10	3(2007—2009)
mEOF	752	375～750 civ×5d	100～130	EPI 50～60	47～54	10～12	13(2010—2016)

(4)OXA 的用法及不良反应:推荐 OXA 治疗的可选标准用法如下所示。

单药治疗:

$$OXA\quad 130mg/m^2,iv\ 3\ h,d1$$

(每 3 周重复)

联合治疗:

$$OXA\quad 85mg/m^2,iv\ 3\ h,d1$$

(每 2 周重复)

$$或\ OXA\quad 130\ mg/m^2,iv\ 3\ h,d1$$

(每 3 周重复)

将 OXA 溶于 250～500mL 的 5% GS 中(浓度达 0.2 mg/mL 以上),持续静脉输注 2～6 h。OXA 禁止用 NS 或碱性溶液配制,避免接触铝制品,调整剂量以安全性尤其是神经学安全性为依据。化疗期间避免用冷水洗脸刷牙,禁冷饮食,在用药中、后要适当保温,可预防外周神经毒性反应。联合 5-FU 时 OXA 应在输注 5-FU 前给药。

OXA 治疗的主要不良反应有:

① 神经系统毒性:发生率 82%～95%,以末梢神经炎为特征的周围感觉神经障碍,是 OXA 的剂量限制性毒性反应,毒性可积蓄、可逆性,停药后能改善或完全消退。当 OXA 累积量达 850 mg/m^2 时出现持续症状的危险性约 10%,当累积量达 1020 mg/m^2 则危险性为 20%。临床 I 期研究发现,单次使用可产生短暂的急性感觉迟钝或感觉异常,偶尔伴随急性的咽喉感觉障碍(发生率<2%),多次使用可产生慢性的末梢神经中毒现象,遇

冷时症状可激发或加重,约3％患者3年后仍可存在持续症状,OXA可影响钠离子与钙离子交换是引起该毒性的主要原因。

② 胃肠道反应:发生率达65％,可有恶心、呕吐、腹泻等,但反应程度比DDP轻。

③ 骨髓抑制:程度比DDP轻,RBC、PLT和ANC均可受影响,多为Ⅰ～Ⅱ度反应,偶尔达Ⅲ～Ⅳ度反应。

④ 其他:少数可有发热、便秘、皮疹等。

6.3.4　拓扑异构酶Ⅰ抑制剂——伊立替康

伊立替康(irinotecan,camptosar,IRI,CPT-11)又称开普拓、艾力、亿迈林,属于CCSA类药物,是从珙桐科植物喜树中提取的人工半合成喜树碱类(CPTs)水溶性衍生物,组成与喜树碱相似的五环化学结构,在体内被羧酸酯酶代谢为SN-38,为CPT-11的活性产物,与TOPOⅠ-DNA结合成稳定三联复合物,可对DNA复制所必需的拓扑异构酶Ⅰ(TOPOⅠ)造成抑制,从而引起DNA双链断裂,导致肿瘤细胞无法进行DNA复制。这种细胞毒性呈时间依赖性,并特异性作用于S期。CPT-11化学名称为(＋)-(4S)-4,11-二乙基-4-羟基-9-[(4-哌啶基哌啶)羰基]-1H-吡喃并[3,4:6,7]吲哚嗪[1,2b]喹啉-3,14-(4H,12 h)-二酮盐酸盐三水合物,分子式$C_{33}H_{38}N_4O_6$。CPT-11抗瘤谱广,而且与现有抗肿瘤药物无交叉耐药性,除具有抗肿瘤活性外,最相关的药理学作用为抑制乙酰胆碱酯酶。CPT-11由辉瑞制药于1993年首发上市,治疗胃癌已有20多年历史。国产CPT-11也由恒瑞制药、齐鲁制药等厂家在国内上市多年。

(1)CPT-11单药治疗晚期胃癌:统计1994—2002年5篇文献报道CPT-11单药一线治疗晚期胃癌的RR为19.3％(14.3％～27.3％),见表6-44。国外报道多采用3周1次高剂量300～350 mg/m² · $3w^{-1}$,但也有采用100～125 mg/m² · w^{-1}用法,以剂量强度计算,每周给药不应低于3周高剂量给药。HD CPT-11(350 mg/m² · $3w^{-1}$)的RR为17％,LD CPT-11(100～125 mg/m² · w^{-1})的RR为18％,两组并无差别,而HD的不良反应高于LD CPT-11。对于CCSA类药物,采用每周或两周分次给药的治疗更合理,既保证疗效又减少了毒性。

表6-44　CPT-11单药治疗晚期胃癌

报道者	n	用　法	RR/％
Futatsuki(1994)	60	100 mg/m²,qw ×4	23.3
Köhne(1998)	35	350 mg/m²,q3w	17.1
Lin(2001)	21	125 mg/m²,qw ×4	14.3
Enzinger(2001)	34	125mg/m²,qw ×4	14.7
Wilke(2002)	11	350mg/m²,q3w	27.3

2011 年，Thuss-Patience 等报道一项德国的前瞻性、开放性、多中心、随机Ⅲ期临床 AIO 研究。该研究评估了单药 CPT-11 二线治疗对晚期胃癌的生存获益情况，主要的纳入和排除标准为组织学确诊胃或胃食管腺癌，既往姑息化疗不超过 1 次，一线化疗结束后 6 个月内进展的患者，合适的骨髓、肝肾功能，ECOG≤2 分。单药 CPT-11 组 19 例 （250 mg/m²，第 1 周期，以后 350 mg/m²，q3w）治疗直至疾病进展、毒性不可耐受、患者要求退出或死亡，19 例对照组 BSC，主要研究终点为 OS。结果显示，CPT-11 二线对比 BSC 可明显延长 mOS（4.0 个月 vs. 2.4 个月，HR＝0.48，95% CI：0.25～0.92，P＝0.012），且不良反应可控。基于该研究成果，单药 CPT-11 被 NCCN 和 CSCO 等指南推荐为晚期胃癌的二线治疗方案。

2013 年，Hironaka 等报道一项随机对照Ⅲ期临床 WJOG 4007 研究（表 6-45）。该研究对比了每 2 周单药 CPT-11 vs. 每周 PTX 二线治疗 219 例 5-FU 类和铂类耐药的晚期食管胃癌，主要研究终点为 OS，次要终点为 PFS。结果显示，两单药方案疗效相当，且Ⅲ ～Ⅳ度不良反应基本相似，均可作为晚期胃癌的二线治疗选择。

表 6-45　CPT-11 vs. PTX 单药二线治疗晚期胃癌

项　　目	CPT-11	PTX	P 值
n	111	108	
用法/mg・m⁻²	150,d1,15,q4w	80,d1,8,15,q4w	
RR/%	13.6	20.9	0.24
mPFS/m	2.3	3.6	0.33
mOS/m	8.4	9.5	0.38
Ⅲ/Ⅳ度不良反应/%			
ANC 减少	39.1	28.7	
贫血	30.0	21.3	
厌食	17.3	7.4	
治疗相关死亡/%	1.8	0	

（2）CPT-11 联合用药治疗晚期胃癌：关于 CPT-11 与其他化疗药物联合治疗晚期胃癌，目前国内外报道众多（表 6-46），其中与传统化疗药物如 MMC、DDP、5-FU 联合，RR 差别在 1 倍以上。与新药联合的方案中，仅 CPT-11＋S-1 的 RR 较高，而与 PTX、DTX、OXA 联合的 RR 并不高。4 篇文献中三联 CPT-11＋LF＋DDP 类似 HCPT 三联方案，RR 最高达 63%，但仅报告 73 例，因此有待进一步做随机对照研究。

表 6-46　CPT-11 联合用药治疗晚期胃癌

方　案	n	RR/%	Ref.no
CPT-11＋MMC	65	20～65	3(1999—2001)
CPT-11＋DDP	369	17～60	8(2001—2003)
CPT-11＋5-FU	257	22～47	5(2001—2006)
CPT-11＋LF＋DDP	73	51～63	4(2002—2009)
CPT-11＋OXA	102	40～46	3(2003—2017)
CPT-11＋PTX	96	29～41	4(2002—2017)
CPT-11＋DTX	253	25～39	5(2002—2015)
CPT-11＋CAP	101	36～58	3(2009—2016)
CPT-11＋S-1	408	46～71	11(2002—2017)

　　然而 CPT-11 与 DDP 联合好,还是与 5-FU 联合更好? 目前有 4 项随机对照临床研究证明了 CPT-11＋5-FU 更有优势。2001 年,Pozzo 在 ASC0 首次报道了 IF vs. IC 方案治疗晚期胃癌的 Ⅱ 期临床研究结果(表 6-47)。

表 6-47　IF vs. IC 方案治疗晚期胃癌

项　目	IF	IC	P 值
n	38	40	
用法/mg·m^{-2}	LV 500/w＋5-FU 2000 civ 22 h/w	CPT-11 200 d1	
	CPT-11 80/w ×6,q8w	DDP 60 d1,q4w	
RR/%(CR/%)	42(3)	28(0)	
mTTP/m	6.5	4.5	0.0001
mOS/m	10.7	6.9	0.003
1 年生存率/%	44	25	
Ⅲ/Ⅳ度 WBC 减少/%	25	56	
Ⅲ/Ⅳ度腹泻/%	24	15	

　　CPT-11＋LF(AIO 法)的有效性显著高于 CPT-11＋DDP。此后,法国 Bouche 在 2004 年 ASCO 上报道了另一项随机对照 Ⅱ 期临床 FFCD 9803 研究 LV5-FU2 vs. LV5-FU2C vs. LV5-FU2I,也证明了 CPT-11＋5-FU 方案的优势(表 6-48)。LV5-FU2I 和 LV5-FU2C 疗效均优于单用 LV5-FU2,而 LV5-FU2I 亦优于 LV5-FU2C,血液学毒性和恶性呕吐发生率也明显低于 DDP 组。

表 6-48　LV5-FU2 vs. LV5-FU2C vs. LV5-FU2I 治疗晚期胃癌

项　目	LV5-FU2	LV5-FU2C	LV5-FU2I
n	45	44	45
用法/mg·m^{-2}	LV5-FU2,q2w	LV5-FU2	LV5-FU2
	(de Gramont)	DDP 50 d1 或 2,qw	CPT-11 180 d1 或 2,q2w
RR/%	13	27	40
mTTP/m	3.2	4.9	6.7
mOS/m	6.8	9.5	11.3
1 年生存率/%	31	43	43
Ⅲ/Ⅳ度 ANC 减少/%	11	61	40
Ⅲ/Ⅳ度贫血/%	16	30	16
Ⅲ/Ⅳ度腹泻/%	2	3	22

　　LV5-FU2I 即 FOLFIRI 是晚期结直肠癌标准化疗方案之一,治疗晚期胃癌的疗效也得到证明,CPT-11＋5-FU 是优化二联组合。2005 年,Moehler 在胃肠肿瘤学会议上报道又一项随机对照 ILF vs. ELF 方案治疗晚期胃癌。CPT-11 是 TOPOI 抑制剂,VP-16 是 TOPOⅡ抑制剂,属同类药,ELF 又是使用多年的传统方案。结果 ILF 组无论 RR、mOS、Ⅲ/Ⅳ度不良反应(ANC 减少 9％ vs. 57％、恶心 7％ vs. 16％)发生率均优于 ELF 组。

　　由于 IF vs. IC 方案的Ⅱ期临床研究证明了 IF 组的 RR、mTTP 和 mOS 更好,且耐受性更好,因此,2005 年 Dank 等在 ASCO 报道的多中心随机Ⅲ期临床 V306 研究中(表 6-49),采用的是 IF 方案与目前的标准治疗 FP 方案进行对比,结果显示对于晚期胃或食管胃结合部腺癌,两组的 RR、mTTP 和 mOS 均无差异,但 IF 组显示出 mTTF 有优越(4.0个月 vs. 3.4 个月,$P＝0.018$),同时有更好的安全性。该 4 项研究表明 CPT-11 在胃癌治疗中有一定的地位,当患者无法接受含铂化疗方案时,可以考虑用 CPT-11 代替铂类药物。但考虑到这些临床研究联合方案设计在剂量上和用法上均有不同,因此还需更多高质量Ⅲ期研究验证。

表 6-49　CPT-11＋5-FU 方案 vs. ELF/FP 方案治疗晚期胃癌

报道者	方案	n	用法/mg·m^{-2}	RR/%	mTTP/m	mOS/m	Ⅲ或Ⅳ度 ANC/%
Moehler (2005)	ILF	48	LV 500;5-FU 2000 civ24h CPT-11 80,qw×6,q7w	45	—	10.8	9
	ELF	52	LV 300;5-FU 500 civ d1～3 VP-16 120 d1～3,q6w	24	—	8.4	57

报道者	方案	n	用 法/mg·m^{-2}	RR/%	mTTP/m	mOS/m	Ⅲ或Ⅳ度 ANC/%
Dank M (2005)	IF	170	LV 500;5-FU 2000 civ22 h CPT-11 80,q6~7w	31.8	5.0	9.0	10.0
	FP	160	5-FU 1000 civ24 h d1~5 DDP 100,q4w	25.8	4.2	8.7	21.5

对于 CPT-11 联合新 5-FU 前体药物治疗晚期胃癌,目前也有研究报道。2010 年,Moheler 等报道一项多中心随机Ⅱ期研究,结果显示虽然 CPT-11 联合 CAP(IX)与 CAP 联合 DDP(XP)治疗的 RR 和 mPFS 比较无差异(分别为 37.7% vs. 42.0%,4.2 个月 vs. 4.8 个月),但 IX 组的 mOS 有延长趋势(10.2 个月 vs. 7.9 个月),该结果尚需更大规模Ⅲ期研究验证。而 2011 年,Narahara 报道另一项 IRI-S vs. 单药 S-1 一线治疗 162 例晚期胃癌的Ⅲ期临床 GC0301/TOP-002 研究,IRI-S 组(S-1 80 mg/m^2·d^{-1},d1~21;CPT-11 80 mg/m^2,d1、15,q5w),S-1 单药组(80 mg/m^2·d^{-1},d1~28,q6w)。结果两组在 mTTF、mOS 和 1 年生存率等生存期方面无差异(分别为 4.5 个月 vs. 3.6 个月,$P=$ 0.157;12.8 个月 vs. 10.5 个月,$P=0.233$;52.0% vs. 44.9%),但 IRI-S 组的 RR 明显提高(41.5% vs. 26.9%,$P=0.035$)。两方案的不良反应均可耐受,而 IRI-S 组 ANC 减少、腹泻和食欲下降较为多见。由于该研究例数较少,CPT-11 联合 S-1 能否作为标准方案有待进一步扩大研究验证。

目前 CPT-11 联合 5-FU 方案在晚期胃癌的二线化疗中也显示了较好的疗效和安全性。2009 年,Lorizzo 等报道了一项 FOLFIRI(CPT-11 180 mg/m^2;LV 200 mg/m^2;5-FU 400 mg/m^2,d1;5-FU 2400 mg/m^2,civ 46 h,q2w)二线治疗 DDP 耐药的 28 例转移性胃癌,结果 RR 为 21%,mTTP 为 4.0 个月,mOS 为 5.0 个月,不良反应轻微。由于目前仍然缺乏 CPT-11 与其他药物联合可延长晚期胃癌患者生存期的Ⅰ类证据,因此 CPT-11 首选作为二线或三线治疗。

(3)CPT-11 的用法及不良反应:推荐 CPT-11 治疗的可选标准用法如下所示。

单药治疗:

CPT-11　125mg/m^2,iv,d1、8(每 3 周重复)

或 150~180 mg^2,iv,d1(每 2 周重复)

联合治疗:

CPT-11　180~200mg/m^2,iv(每 2 周重复)

或 80~100 mg/m^2,iv,d1、8(每 3 周重复)

或 250 mg/m^2,iv,d1(每 3 周重复)

CPT-11 滴注时间为 30~90 min。当患者的胆红素>正常值上限 3 倍时慎用,慢性炎性肠病或肠梗阻者禁用。CPT-11应在所有的不良反应恢复到0或Ⅰ度,且与治疗相关腹泻完全缓解后使用。应减少CPT-11剂量,并推迟治疗1～2周。如延迟2周后仍不能恢复,应考虑停止CPT-11化疗。当发生ANC减少Ⅳ度、发热性ANC减少、PLT减少及WBC减少Ⅳ度、非血液学毒性Ⅲ～Ⅳ度等时,CPT-11的剂量应减少15%～20%。

CPT-11治疗胃癌的主要不良反应包括迟发性腹泻、ANC减少、急性胆碱能综合征这三类,具有可预测、可控制、不累积等特点。对765例接受CPT-11单药治疗($350 mg/m^2$),及145例接受联合治疗(CTP-11 $180 mg/m^2$,q2w,联合5-FU/LV)的研究表明,CPT-11的不良反应与使用剂量相关,单药治疗($350 mg/m^2$)时三种不良反应重,在联合用药中减少了CPT-11用量,可减轻急性胆碱能综合征、迟发性腹泻等毒性反应,在重复给药后随用药次数增加而初次发生的不良反应减轻或消失。而ANC减少加重可能与联合药物的种类相关,如与DTX合用ANC减少可达60%～80%,临床使用时应注意。

① 胃肠道反应:迟发性腹泻是剂量限制性毒性反应,发生在用药24 h后,中位时间为第5天,Ⅲ～Ⅳ度腹泻发生率在单药治疗时为20%,在联合治疗时为13.1%,表现为稀便、水泻甚至血便,一旦出现腹泻需饮用大量电解质饮料并抗腹泻治疗,洛哌丁醇(氯苯哌酰胺/易蒙停,loperamide)首次服用4 mg,然后2 mg/2 h,止泻后维持12 h,中途不得改量,用药不短于12 h且不超过48 h,以免导致麻痹性肠梗阻。重症者同时用抗生素,易蒙停无效者改用生长抑素,如奥曲肽;Ⅲ～Ⅳ度恶心/呕吐单药治疗发生率为10%,联合治疗分别为2.1%和2.8%;便秘在单药治疗时少于10%、联合治疗时为3.4%;其他轻微反应有厌食、腹痛及黏膜炎。

② 血液学毒性:ANC减少也是剂量限制性毒性反应,中位发生时间为用药后第8天。单药治疗的ANC减少发生率达78.7%,其中Ⅲ～Ⅳ度反应为22.6%、合并发热为6.2%、合并感染为5.3%,联合治疗时ANC减少达82.5%,其中Ⅲ/Ⅳ度为9.8%、合并发热为3.4%、合并感染为2.1%,应采取积极治疗,如应用G-CSF及广谱抗生素;贫血发生率为58.7%,其中Ⅲ～Ⅳ度为8%;PLT减少为32.6%,其中Ⅲ/Ⅳ度为0.9%。几乎所有骨髓抑制均在第22天恢复。

③ 急性胆碱能综合征:可在用药后即刻至24 h内发生,表现有流涎、流泪、出汗、潮红、腹痛、腹泻、低血压、视力障碍、瞳孔缩小等,Ⅲ～Ⅳ度反应在单药治疗时为9%、联合治疗时仅为1.4%,治疗可用阿托品(atropine)0.25 mg皮下注射,首次用药不主张预防用阿托品,出现反应者再次用CPT-11时可预先应用阿托品。

④ 肝功能损害:Ⅰ～Ⅱ度转氨酶、碱性磷酸酶、胆红素升高,单药治疗时发生率分别为9.2%、8.1%和1.8%,联合治疗时分别为15%、11%和10%,未观察到Ⅲ～Ⅳ度升高。

⑤ 其他反应:Ⅲ～Ⅳ度乏力单药治疗时少于10%、联合治疗时为6.2%;无感染及ANC减少的发热,单药治疗时为12%,联合治疗时为6.2%。早期的反应如呼吸困难、肌肉收缩、痉挛及感觉异常等也有报道。

6.4 化学治疗联合靶向治疗晚期胃癌

6.4.1 *HER*2 在胃癌的表达及预后

原癌基因人类表皮生长因子受体 2（human epidermal growth factor receptor 2，*HER*2/*neu*）基因，即 *cerbB*-2 基因，具有酪氨酸激酶活性，与肿瘤细胞的增殖、转移、黏附、侵袭和分化等有关。1979 年由 Weinberg 教授等从大鼠神经系统肿瘤中发现，随后的研究证实乳腺癌存在 *HER*2 基因的扩增或过表达，且患者的预后显著差于 *HER*2 阴性者。1986 年，Fukushige 等首次报道 *HER*2 在胃癌患者中也有高表达。目前报道全球胃癌 *HER*2 过表达阳性率为 7.3%～20.2%，我国胃癌 *HER*2 阳性率为 12%～13%，但各研究采取的 *HER*2 检测方式不尽相同。而著名的 ToGA 研究中采用免疫组化（immunohistochemical，IHC）和原位杂交（in situ hybridization，ISH）结合，定义 *HER*2 阳性为 IHC 3+ 和（或）FISH ＋，共 3807 例患者接受筛选，*HER*2 阳性率为 22.1%，分层分析发现真正从抗 *HER*2 靶向治疗中获益的是 *HER*2 高表达者（IHC 2+/FISH ＋，或 IHC 3+ ），其阳性比例约 16%。因此，目前对 *HER*2 阳性胃癌的定义亦多参照这个标准。《胃癌 *HER*2 检测指南》(2016 版)推荐了胃癌标本 *HER*2 的检测流程：首选 IHC 检测，当 IHC 结果为 3+ 时判定为 *HER*2 阳性，当 IHC 为 2+ 时，则进一步行 ISH（FISH 或 DSISH），IHC 2+/ISH ＋ 视为 *HER*2 阳性，IHC 2+/ISH－为 *HER*2 阴性，若 IHC 为 0 或 1+ 时均无须再行 ISH 检测，视为 *HER*2 阴性。

有几项回顾性研究显示，*HER*2 阳性表达与年龄较大、男性、组织学 Lauren 分型为肠型、肿瘤位于胃部上 1/3 等有关，*HER*2 与早期胃癌的不良预后有关，并非晚期胃癌的独立预后因素。但与乳腺癌不同，*HER*2 在胃癌预后判断中的价值目前尚无一致结论。2012 年，丹麦 Jrgensen 等报道一项针对 *HER*2 过表达与胃癌关系的 Meta 分析，共纳入 42 项研究、12479 例患者，结果有 15 项研究显示 *HER*2 阳性与胃癌预后呈负相关，13 项研究发现 *HER*2 阳性者有不良临床病理学特征（如浆膜受侵、淋巴结转移、远处转移、分期较晚），11 项研究未发现 *HER*2 阳性与胃癌预后及临床特征之间有相关性。2012 年，Chua 等系统分析了 49 项研究中的 11337 例患者，其中在 35 项评估 *HER*2 阳性对生存影响的研究中，有 20 项研究结果显示 *HER*2 阳性与否对 OS 无影响，2 项研究结果显示 *HER*2 阳性者 OS 延长，13 项研究结果显示 *HER*2 阳性者 OS 缩短。

2013 年，Sheng 等回顾分析了我国胃癌的 *HER*2 状态及与预后关系，共纳入多个中心、726 例患者，*HER*2 阳性率为 13%，*HER*2 阳性多见于肠型、高-中分化、胃食管连接部胃癌及男性患者；在年龄、淋巴结转移、病理分期方面无特异性，该研究还发现 *HER*2 阳性组与阴性组的 3 年 OS 率并无差异，提示 *HER*2 并不是胃癌的预后因素。2014 年，ASCO 报道了中山大学肿瘤防治中心的一项研究，共 840 例胃癌，*HER*2 阳性率为

11.2%。Lauren 分型显示弥漫型胃癌 51.8%、肠型 33.0%、混合型 15.2%，$HER2$ 阳性率分别为 2.8%、25.6% 和 8.6%。剔除混合型，将患者分为 4 组：$HER2$ 阳性和弥漫型胃癌；$HER2$ 阳性和肠型胃癌；$HER2$ 阴性和弥漫型胃癌；$HER2$ 阴性和肠型胃癌，4 组的 mOS 分别为 7.9 个月、10.2 个月、10.8 个月和 13.7 个月，提示 $HER2$ 阴性肠型胃癌患者生存结局最佳，$HER2$ 阳性弥漫型胃癌生存结局最差。$HER2$ 状态在胃癌原发灶与转移灶的一致性尚无定论，而近期的几项研究结果显示胃癌原发灶与转移灶的 $HER2$ 表达状态基本一致。目前国内外胃癌诊疗指南均已推荐所有经病理确诊为胃腺癌的病例均需进行 $HER2$ 状态检测。

6.4.2　化疗联合曲妥珠单抗治疗晚期胃癌

曲妥珠单抗(transtuzumab,herceptin,赫赛汀)是首个针对 $HER2$ 设计的人源化单克隆抗体，通过拮抗 $HER2$ 信号转导通路的传递，影响细胞周期，抑制肿瘤血管生长、提高抗体依赖细胞介导的细胞毒性(antibody dependent cell-mediated cytotoxicity,ADCC)效应等而发挥抗肿瘤作用。1998 年，一项大型Ⅲ期临床研究结果首次证实曲妥珠单抗与化疗药物联用可以减缓 $HER2$ 阳性乳腺癌的肿瘤进展，延长患者生存期。治疗的主要不良反应包括疼痛、发热、感冒样症状、心血管事件、消化道反应等，但发生率<5%。胃癌的靶向治疗借鉴了乳腺癌的治疗经验。临床前研究证实曲妥珠单抗对 $HER2$ 过表达的胃癌细胞株也有生长抑制作用，当它与 ADM、CAP、CPT-11、DDP、DTX、PTX 等联用时，可增加细胞毒作用，曲妥珠单抗联合化疗是治疗晚期胃癌的良好策略。

1.化疗联合曲妥珠单抗的临床研究

目前，国内外关于曲妥珠单抗联合化疗治疗晚期胃癌的临床研究报道，主要包括两个Ⅱ期研究和一个Ⅲ期临床研究。2011 年，Grávalos 等报道了一项曲妥珠单抗联合 DDP 治疗 22 例 $HER2$ 阳性无法手术切除或转移的进展期胃癌和胃食管结合部腺癌，曲妥珠单抗首剂负荷量 8 mg/kg，之后维持量 6 mg/kg，联合 DDP 75 mg/m²，q3w，直至疾病进展。结果 RR 为 32%，DCR 为 64%，mPFS 为 5.1 个月，未见Ⅳ度毒性反应。2011 年，Lordick 等报道另一项评价曲妥珠单抗联合 DDP 和 DTX 治疗 $HER2$ 阳性的转移性胃癌和胃食管结合部腺癌疗效，采用方案与 Grávalos 等一致，仅加用 DTX 75 mg/m²，q3w。初步结果显示最初入组的 5 例在用药 5～11 个周期后 DCR 达 100%，包括 CR 1 例、PR 3 例、SD 1 例。

2009 年，Bang 等在 ASCO 报道了 ToGA 研究，该研究是首个证实曲妥珠单抗应用于 $HER2$ 阳性胃癌的前瞻性随机对照Ⅲ期研究，共纳入亚洲、澳洲、欧洲和美洲在内的 24 个国家、122 个中心、3807 例局部晚期或复发转移胃和胃食管腺癌患者，ECOG 评分≤2，其中 22.1% 为 $HER2$ 阳性，符合入组标准的 594 例按 1:1 被随机分为单纯化疗组与化疗联合曲妥珠单抗组。结果联合组在有效率和生存期方案均显著获益，死亡风险降低 26%

（HR=0.74），而两组不良反应相似，且联合组未出现不良反应谱以外的事件。亚组分析发现 HER2 高表达者（即 IHC2＋/FISH＋或 IHC 3＋）的 mOS 较单纯化疗组延长 4.2 个月。2013 年，Lin、Shen 等报道了 ToGA 研究在中国患者的亚组分析，与 ToGA 研究结论一致（表 6-50）。基于 ToGA 研究结果，2010 年美国 FDA 批准曲妥珠单抗联合 CAP/5-FU＋DDP 用于转移性胃癌或胃食管腺癌的治疗。2012 年，我国国家食品药品监督管理总局（China Food and Drug Administration，CFDA）也批准了曲妥珠单抗联合化疗用于 HER2 阳性转移性胃癌的治疗，开启了胃癌真正意义上的分子靶向治疗新时代。

表 6-50　晚期胃癌 Ⅲ 期临床 ToGA 研究结果

项　目	单纯化疗	化疗＋曲妥珠单抗	P 值
n	296	298	
方案	5-FU＋DDP(FP)或 CAP＋DDP(XP) q3w×6 周期	化疗方案同单纯化疗组 曲妥珠首次 8mg/kg,6mg/kg/3w	
RR％/％	34.5	47.3％	0.0017
mPFS/m	5.5	6.7	0.0002
总体 mOS/m	11.1(95％ CI:10～13)	13.8(95％ CI:12～16)	0.0048
HER2 高表达者 mOS/m	11.8	16.0	HR=0.65
Ⅲ/Ⅳ度不良反应/％	67.9	66.4	
心脏不良率事件/％	5.7	6.0	
最常见不良反应			
恶心/％	66.6	61.7	
呕吐/％	49.7	45	
ANC 减少/％	53.0	55.4	
中国患者/n	48	36	
总体 mOS/m	9.7	12.6	HR=0.72
HER2 高表达者 mOS/m	9.7	16.0	HR=0.55
Ⅲ/Ⅳ度不良反应/％	47.9	63.9	

2.化疗联合曲妥珠单抗的方案优化

在 ToGA 研究的结果公布后，曲妥珠单抗联合 DDP 和 5-FU/CAP 已被各大指南 1 类推荐为 HER2 阳性进展期和转移胃癌的一线标准治疗方案。但对于曲妥珠单抗的优化组合与维持治疗，目前仍处于探索阶段。一项正在进行的 Ⅲ 期临床 HELOISE 研究，将对比不同剂量的曲妥珠单抗联合 XP 方案治疗 HER2 阳性转移性胃及胃食管结合部癌的疗效和安全性。将患者随机分为两组，曲妥珠单抗的首剂负荷剂量仍为 8 mg/kg，其中一组维持剂量为每 3 周使用 6 mg/kg，另一组每 3 周使用 10 mg/kg，主要研究终点为 OS。

希望能通过该研究找到曲妥珠单抗的最优使用剂量和方法,提高临床获益。

有多项Ⅱ期临床研究评估了曲妥珠单抗联合其他化疗方案作用,也显示了较好的疗效和安全性。例如,2015年,韩国Ryu等报道的一项多中心Ⅱ期临床研究结果显示,曲妥珠单抗联合XELOX治疗HER2阳性不可切除进展期胃或胃食管腺癌,RR达67%,mPFS为9.8个月,mOS为21个月。2015年,德国Al-Batran等在ESMO报道了HERMES研究结果,共纳入149个中心、383例患者,其中194例使用不含DDP的方案、59例接受曲妥珠单抗治疗超过1年,mPFS为7.73个月,与ToGA研究中的mPFS相当,最常见不良反应为腹泻(11%)、恶心(9%)、呕吐(7%)和疲乏(7%)。该研究中,曲妥珠单抗平均使用周期数为9.9,用药6周期和15周期后,分别有16.73%及44.33%患者接受曲妥珠单抗单药维持治疗。随着患者获益,治疗过程中接受曲妥珠单抗单药维持治疗的患者比例会增加。

2018年,日本Kagawa报道一项单臂多中心Ⅱ期临床DASH研究,结果显示曲妥珠单抗(首剂8 mg/kg,随后周期6 mg/kg,d1)+DS化疗(DTX 40 mg/m²,d1;S-1 40 mg/m²,d1~14,q3w)一线治疗23例既往未接受过化疗的HER2阳性进展期或转移性胃癌,RR为39.1%,DCR为73.9%,mTTF为4.4个月,mPFS为6.7个月,mOS为17.5个月。最常见的Ⅲ~Ⅳ度不良反应为ANC减少(39.1%)、WBC减少(30.4%)、ANC缺乏性发热(8.7%)、腹泻(4.3%)和皮疹(4.3%)。该研究结果初步表明,S-1+DTX+曲妥珠单抗方案有可能成为HER2阳性晚期胃癌的标准一线治疗方案,但有待Ⅲ期研究验证。另一项由北京大学肿瘤医院牵头的Ⅱ期临床研究(NCT01364493),使用曲妥珠单抗联合XELOX方案一线治疗HER2阳性晚期胃癌,6个疗程后由CAP和曲妥珠单抗维持治疗,初步结果RR为66.7%,mPFS达277天。而在ToGA研究中,有159例(54.1%)联合化疗组接受6周期XP/FP联合曲妥珠单抗治疗后就停止化疗,采用单药曲妥珠单抗维持治疗直至肿瘤进展,尽管没有头对头比较,但这部分患者的单药维持治疗周期明显长于单纯化疗组结束治疗后的观察周期。因此,曲妥珠单抗联合化疗后维持治疗直至疾病进展有望成为HER2阳性胃癌的一线治疗选择,但仍需进一步Ⅲ期临床研究验证。

3.化疗联合曲妥珠单抗的跨线治疗

对于曲妥珠单抗二线治疗既往未使用过曲妥珠单抗的HER2阳性胃癌的临床疗效,目前尚未有定论。而2014年Tsunehiro等报道的一项多中心Ⅱ期临床JFMC45-1102研究显示,曲妥珠单抗联合PTX治疗47例既往未使用过曲妥珠单抗治疗的HER2阳性晚期胃癌,直到疾病进展、出现不可耐受毒性反应或患者退出研究为止。结果RR为37.0%(95% CI:23~52),其中1例达CR,mPFS为5.09个月(95% CI:3.79~6.49),OS为16.81个月(95% CI:13.54~18.65)。最常见的Ⅲ~Ⅳ度不良反应为WBC减少(17.4%)、ANC减少(32.6%)和贫血(15.2%)。因此,CSCO胃癌诊疗指南(2018.V1)Ⅱ级推荐,对于一线化疗进展后的HER2阳性晚期胃癌,如既往使用过曲妥珠单抗,则PTX联合曲妥珠单抗治疗有效,且耐受性良好。但曲妥珠单抗联合二线化疗方案是否可使 *HER*2 阳性的晚期胃癌获益还需进一步的Ⅲ期临床研究验证。

在晚期乳腺癌及结直肠癌治疗中,靶向药物的跨线治疗已被广泛认可。而针对 *HER*2 阳性晚期胃癌的曲妥珠单抗跨线治疗,目前尚缺乏高级别循证依据,国内已有多中心前瞻性临床研究报道的初步结果显示,二线继续沿用曲妥珠单抗联合化疗较单纯化疗可以延长 mPFS(20 个月 vs. 3.1 个月)。而日本两项正在进行的研究(UMIN000007636 和 UMIN000009297),分别是一线曲妥珠单抗联合化疗失败后,再次使用曲妥珠单抗联合 CPT-11 二线治疗 *HER*2 阳性晚期胃癌;一线铂类/5-FU 类药物联合曲妥珠单抗耐药的 *HER*2 阳性晚期胃癌,二线使用 PTX 周疗,加或不加曲妥珠单抗的对照研究,希望研究结果能进一步验证。

6.4.3 化学治疗联合新型靶向药物的探索

1.化疗联合其他抗 *HER*2 靶向治疗

曲妥珠单抗-emtansine(trastuzumab-emtansine,T-DM1)是一种抗体药物偶联物,通过硫醚键将曲妥珠单抗与细胞毒制剂 DM1 连接。2017 年,Thuss-Patience 等报道了一项随机对照Ⅱ/Ⅲ期临床 GATSBY 研究,结果显示铂类和 5-FU 类耐药的 *HER*2 过表达晚期胃癌二线治疗中,T-DM1 联合 PTX 比较并未能延长 OS(7.9 个月 vs. 8.6 个月),研究失败可能与胃癌的高异质性及一线治疗后 *HER*2 基因状态改变有关。

帕妥珠单抗(pertuzumab)是新一代人源化单克隆抗体,通过抑制 *HER*2 的二聚体化发挥抗肿瘤作用,也可以介导 ADCC 杀伤肿瘤细胞。与曲妥珠单抗不同,帕妥珠单抗的疗效并不严格依赖 *HER*2 的过表达,对 *HER*2 低表达的肿瘤细胞仍然有效。帕妥珠单抗治疗胃癌也尚处于研究阶段,在 *HER*2 阳性人胃癌异体移植瘤模型中,曲妥珠单抗联合帕妥珠单抗具有协同作用。2017 年,Tabernero 等在 ESMO 会议报道了一项Ⅲ期临床JACOB 研究,对比了帕妥珠单抗/安慰剂＋曲妥珠单抗＋标准化疗(FP/XP)一线治疗 *HER*2 阳性晚期胃癌,结果联合治疗组 OS 有 3.3 个月延长(17.5 个月 vs. 14.2 个月,*P*＝0.0565),并未达到统计学差异。

拉帕替尼(lapatinib)是一种口服的小分子酪氨酸激酶抑制剂(tyrosine kinase inhibitor,TKI),靶点为 *HER*2 和 *EGFR*。2013 年 ASCO 报道了一项 LOGiC 研究,拉帕替尼联合 XELOX vs. 单纯 XELOX 化疗,结果显示,拉帕替尼联合 XELOX 并未给 *HER*2 阳性晚期食管胃腺癌带来 OS 获益(12.2 个月 vs. 10.5 个月,*P*＝0.3492),但 RR 显著提高(53% vs. 39%,*P*＝0.0031)。而亚组分析显示亚洲患者和<60 岁患者的 OS 更获益(16.5 个月 vs. 10.9 个月,*P*＝0.0261),*HER*2 高表达和 IL-8 低表达人群的 RR 和 OS 也更获益。因此,拉帕替尼用于特殊亚组和特定生物标记人群的胃癌治疗值得进一步研究。同期另一项Ⅲ期 TyTAN 研究仅在亚洲人群中进行,结果 PTX＋拉帕替尼二线治

疗 *HER*2 扩增进展期胃癌的 RR 优于单纯 PTX 化疗(27% vs. 9%),但 OS 和 PFS 并无差异。而亚组分析显示,*HER*2 IHC 3＋ 的 mOS 从 7.6 个月延长至 14.0 个月($P=$0.0176)。然而,遗憾的是这两项大型研究均未达到预期结果,并且研究中 *HER*2 阳性条件均设定为 *HER*2 基因扩增,如果将群体再进一步细分,参照曲妥珠单抗适用症定义为阳性,即 *HER*2 高表达,结果可能会有所差异。

2.化疗联合抗 EGFR 靶向治疗

西妥昔单抗(cetuximab)是一种人鼠嵌合单抗,可竞争性与肿瘤细胞表面 EGFR 相结合,阻断下游信号转导,抑制肿瘤细胞增殖,促进凋亡。西妥昔单抗＋FOLFIRI 的Ⅱ期研究结果显示 RR 为 44%。2013 年,Lordick 报道了一项全球多中心Ⅲ期临床 EXPAND 研究,对比 XP(CAP 1000 mg/m², d1～14;DDP 80 mg/m², d1, q3w) vs. XP 联合西妥昔单抗(首剂 400 mg/m²,以后 250 mg/m², qw)一线治疗 904 例晚期食管胃癌,结果两组的 mPFS 并无差异(5.6 个月 vs. 4.4 个月,$P=$0.32),Ⅲ/Ⅳ度不良反应发生率(77% vs. 83%),血液学毒性化疗组较高,皮疹则联合组较高。而帕尼单抗(panitumumab)是一种完全人源化的作用于 EGFR 的单克隆抗体。2013 年,Waddell 报道一项多中心 REAL-3 研究,对比 mEOX＋P(EPI 50 mg/m², d1;OXA 100 mg/m², d1;CAP 1000 mg/m², d1～21;帕尼单抗 9 mg/m², d1) vs. EOX(EPI 50 mg/m², d1;OXA 130 mg/m², d1;CAP 1250 mg/m², d1～21)一线治疗 553 例晚期食管胃腺癌,结果两组的 mOS 也无差异(8.8 个月 vs. 11.3 个月,$P=$0.013)。mEOX＋P 组的Ⅲ/Ⅳ度反应腹泻、皮疹、黏膜炎和低镁血症发生率较 EOX 组高,而血液学毒性更低。该两项研究均未取得预期结果,因此其用于胃癌治疗均尚未获批准。

3.化疗联合抗 VEGF 靶向治疗

贝伐珠单抗(bevacizumab)是一种人源化的抗 VEGF 单克隆抗体。两项关于贝伐珠单抗分别联合 DTX 或 IC 方案的多中心Ⅱ期研究结果显示,RR 分别为 27% 和 65%。2011 年,Ohtsu 等报道了抗血管生成药物第一项在胃癌中开展的全球多中心、大规模Ⅲ期临床 AVAGAST 研究,对比了 XP(DDP 80 mg/m², d1;CAP 1000 mg/m², d1～14, q3w)或 XP 联合贝伐珠单抗(7.5 mg/m²)一线治疗 774 例晚期胃癌,结果联合组的 RR 和 mPFS 均优于单纯化疗组(分别为 46.0% vs. 37.4%,$P=$0.0315;6.7 个月 vs. 5.3 个月,$P=$0.0037),但两组的 mOS 无差异(12.1 个月 vs. 10.1 个月,$P=$0.102)。亚组分析显示人群获益美洲＞欧洲＞亚洲。该研究尽管改善了次要研究终点,但主要观察终点 OS 未取得阳性结果。

雷莫芦单抗(ramucirumab)是另一种抗 VEGFR-2 单克隆抗体,2014 年 Fuchs 等报道了Ⅱ期临床 REGARD 研究,证实了其二线治疗经含铂类或 5-FU 化疗后进展的晚期胃食管腺癌,对比安慰剂可延长 mOS(5.2 个月 vs. 3.8 个月,$P=$0.047),雷莫卢单抗组的不良反应仅高血压更为常见,其他不良反应发生率与安慰剂组相似。同期 Wilke 等报道了

Ⅲ期 RAINBOW 研究,进一步证实了雷莫芦单抗联合 PTX 作为二线治疗优于 PTX 单药化疗。665 例晚期胃癌随机分至联合组和单药化疗组,结果联合组的 OS 和 mPFS 均更优(分别为 9.6 个月 vs. 7.4 个月,$P=0.017$;4.4 个月 vs. 2.9 个月),而不良反应发生率也相对较高,但大多可耐受。对于一线化疗后病情进展的晚期胃癌,雷莫卢单抗是第一个可为患者带来生存获益的单克隆抗体药物,因此被美国 FDA 批准用于晚期胃癌的二线治疗,我国目前正在进行Ⅲ期临床研究验证。但是 Fuchs 等在 2018 年 ASCO GI 报道的一项Ⅲ期临床 RAINFALL 研究,对比 DDP＋CAP/5-FU 联合或不联合雷莫芦单抗一线治疗转移性胃癌疗效,主要研究终点为 PFS,共纳入 641 例患者。最终 ITT 人群分析显示化疗联合雷莫芦单抗稍延长 PFS(5.85 个月 vs. 5.55 个月,$P=0.0024$),但未改善 OS,0.3 个月的 PFS 获益难以支持雷莫芦单抗用于一线治疗,因此抗血管生成类药物在一线治疗至今仍无地位,如何筛选获益人群和最佳化疗配伍是未来方向,作为跨线或维持治疗方案可能有所突破。

我国自主研发的新药甲磺酸阿帕替尼(apatinib)是一种小分子多靶点酪氨酸激酶抑制剂(tyrosine kinase inhibitor,TKI),其靶点包括 VEGFR-2、RET、c-kit、c-Sre 等。一项多中心随机对照的Ⅱ期临床研究共纳入二线及以上化疗失败的晚期胃癌 141 例,其中安慰剂组 48 例,阿帕替尼 850 mg(qd)组 47 例及 425 mg(bid)组 46 例,28 天为 1 个周期。结果 850 mg(qd)组和 425 mg(bid)组的 mPFS(分别为 3.7 个月和 3.2 个月)均较安慰剂组(1.4 个月)显著延长($P<0.0001$),且两组的 RR 和 mOS 也均高于安慰剂组。2014年,Li 报道了Ⅲ期研究结果,共纳入全国 32 个中心、267 例二线及以上化疗失败后的晚期胃或胃食管交界处腺癌患者,对比阿帕替尼(850 mg,qd)176 例 vs. 安慰剂 91 例。结果显示,阿帕替尼组的 DCR 和 mPFS、mOS 均优于安慰剂组(分别为 42.05％ vs. 8.79％,$P<0.0001$;2.6 个月 vs. 1.8 个月,$P<0.001$;6.5 个月 vs. 4.7 个月,$P=0.0149$),降低死亡风险 30％。主要不良反应为高血压(35.2％)、蛋白尿(44.3％)、手足综合征(27.8％),无Ⅳ度反应,多数不良反应均可通过暂停给药、剂量下调及对症处理实现控制和逆转。基于以上系列研究,2014 年 10 月 17 日 CFDA 批准阿帕替尼用于晚期胃癌或胃食管结合部腺癌的三线及三线以上治疗。

2017 年,程向东教授在 ASCO 年报道了化疗联合阿帕替尼对不可切除晚期胃癌进行转化治疗的经验:33 例伴有肝转移、腹膜转移或腹主动脉旁淋巴结转移的晚期胃癌,化疗(PTX,S-1)＋阿帕替尼(500 mg/d)两疗程,然后停用阿帕替尼,追加化疗一个疗程,结果 28 例可评估疗效的病例中,21 例达到 PR,5 例病情稳定(stable disease,SD)。RR 达到 75％,DCR 达到 92.9％。在 PR 病例中,3 例拒绝手术,其余 18 例获得 R0 切除。术前治疗的不良反应都在可控范围,没有发生手术相关严重并发症及死亡病例。该研究的初步结果证明了阿帕替尼作为抗血管 VEGFR-2 抑制剂与化疗联合一线用于晚期胃癌的有效性。但该研究为Ⅱ期单臂小样本研究,有待随机对照前瞻多中心临床研究验证。

索拉菲尼(sorafenib)和舒尼替尼(sunitinib)均是多靶点 TKI,2009 年,Sun 报道了一项 Ⅱ 期临床 ECOG 5203 研究,结果显示索拉菲尼(400 mg,po,bid,d1～21)联合 DC(DTX 75 mg/m²,d1;DDP 75 mg/m²,d1,q3w)治疗 44 例晚期食管胃腺癌,PR 为 41%,mPFS 为 5.8 个月,mOS 为 13.6 个月。因此索拉菲尼用于胃癌治疗很值得进一步 Ⅲ 期临床研究。2011 年,Moehler 报道了一项舒尼替尼单药治疗晚期胃癌的多中心 Ⅱ 期研究,结果显示 RR 为 3.9%,mPFS 为 1.28 个月,mOS 为 5.81 个月。2012 年,Yi 报道了另一项 Ⅱ 期临床研究,107 例 5-FU 和铂类治疗失败的胃癌,随机接受 DTX 单药组(60 mg/m²,q3w)或 DTX 联合舒尼替尼组(37.5 mg/d),尽管舒尼替尼组提高了 RR(41.1% vs. 14.3%,$P=0.002$),但 PFS 并无差异(3.9 个月 vs. 2.6 个月,$P=0.206$)。因此舒尼替尼联合化疗用于胃癌的治疗还需更进一步研究。

4.化疗联合抗 MET 靶向治疗

MET 是一种跨膜酪氨酸激酶受体,与肝细胞生长因子(hepatocyte growth factor,HGF)具有高亲和力,其自磷酸化可激活多个信号转导级联,导致癌细胞增殖、血管新生、侵袭和转移。胃癌中 MET 过表达率达 18%～68%。onartuzumab(MetMAb)是一种重组人源化单克隆抗体,可通过阻止 HGF 与 MET 的结合而发挥抗肿瘤作用。在一项 Ⅲ 期临床研究中,随机对照 onartuzumab 联合 mFOLFOX6 vs. 单纯化疗一线治疗 *HER*2 阴性但 MET 阳性(IHC 2+/3+)的晚期胃癌,结果两组的 mOS 和 mPFS 均无差异(分别为 9.7 个月 vs. 11.0 个月,$P=0.0612$;5.7 个月 vs. 6.9 个月,$P=0.223$)。在另一项 Ⅲ 期临床 RILOMET-1 研究中,随机对照 HGF 的单克隆抗体雷莫芦单抗联合 ECX 方案 vs. 单纯化疗一线治疗 *HER*2 阴性但 MET 阳性的晚期胃癌,结果主要研究终点 PFS 在两组中无差异,但联合组的 OS 反而不如单纯化疗组(9.6 个月 vs. 11.5 个月)。至此,针对 MET 通路的单克隆抗体在胃癌中的探索基本止步。

近年来,晚期胃癌的个体化精准治疗进展迅速并已初具规模,未来基于病理分子分型的临床研究将接踵而来,为晚期胃癌精准靶向治疗引领新的方向。但是,胃癌的生物学行为特殊,异质性显著,其发生发展是一个多因素、多阶段的复杂过程,很多环节仍需要进一步的研究,比如如何寻找胃癌的驱动基因及新的治疗靶点、甄选出最合适的使用人群、寻找真正可预测疗效的分子标志物、探索最优治疗模式与克服耐药机制等。这些问题有待于未来更多的基础研究与前瞻性临床研究来解答。总之,晚期胃癌化学治疗联合靶向治疗仍然任重而道远。

6.4.4　化学治疗联合免疫治疗晚期胃癌

1.单药靶向 PD-1 免疫治疗

肿瘤免疫治疗是目前肿瘤治疗中最具有研究前景的方向之一,其中以程序性死亡分子-1(programmed death-1,PD-1)及程序性死亡分子-1 配体(programmed death-1, ligand，PD-L1）为代表的免疫检查点在肿瘤的发生、发展中起重要作用。PD-1 受体作为一种免疫抑制受体在 T 细胞表面高表达，通过与其配体 PD-L1 结合，使活化的 T 细胞凋亡，介导了肿瘤的免疫逃逸。免疫检查点抑制剂在晚期胃癌的三线治疗中已有前瞻性研究结果支持。目前在美国、日本和我国已获批的两个抗 PD-1 单克隆抗体分别是纳武单抗（nivolumab，Opdivo）和派姆单抗（pembrolizumab，keytruda）。

纳武单抗是一种抗 PD-1 的全人源化单克隆抗体，Ⅰ/Ⅱ期开放性的 Check Mate 032 研究显示，纳武单抗（3 mg/kg，每 2 周重复）单药治疗 59 例晚期胃癌和胃食管交界癌的 RR 为 12%，DCR 为 47.5%，mPFS 为 7.1 个月，mOS 为 6.8 个月，1 年 OS 率为 38%。2017 年，日本 Kang 报道的Ⅲ期临床 ATTRACTION-2 研究结果显示，患者不经 PD-L1 表达筛选，与安慰剂相比，纳武单抗使 mOS 提高 1.2 个月（5.26 个月 vs. 4.14 个月，$P <$ 0.0001），降低死亡风险 37%，1 年总生存率更高（26.2% vs. 10.9%），因此，2017 年 9 月日本批准纳武单抗用于治疗复发或转移性胃或胃食管腺癌的三线治疗。在 2017 年 ASCO 上，韩国学者报道了一项纳武单抗挽救治疗 493 例既往二线或后线化疗晚期胃癌或胃食管结合部癌的随机双盲Ⅲ期研究结果，治疗组的 RR、mPFS 和 mOS 均优于安慰剂组（分别为 11.2% vs. 0%，$P <$ 0.0001；1.61 个月 vs. 1.45 个月，$P <$ 0.0001；5.32 个月 vs. 4.14 个月，$P <$ 0.0001）。这些研究结果提示纳武单抗可作为既往接受多线治疗的晚期胃癌的新治疗选择，且耐受性良好，也为进一步探索纳武单抗用于胃癌更早线治疗提供了理论依据。

派姆单抗是另一种高度特异性抗 PD-1 的人源化单克隆抗体，2015 年，ASCO 报道了 KEYNOTE-012 研究结果，该研究在供筛查的 162 例接受过一线或二线化疗的晚期胃癌中，通过 22C3 抗体免疫组织化学（immunohistochemistry，IHC）检测，最终纳入了 39 例 PD-L1 阳性患者（定义为 PD-L1 基质染色阳性或肿瘤细胞染色阳性率≥1%），接受每 2 周 10 mg/kg 的派姆单抗治疗，持续 24 个月或直到 CR 或疾病进展（progressive disease，PD）或出现不可接受的毒性。结果按实体肿瘤疗效评价（response evaluation criteria in solid tumors，RECIST 1.1，NCI，2009）标准评估的 RR 为 22.2%，研究人员评估的 RR 为 33.3%，mPFS 与 mOS 分别为 1.9 个月及 11.4 个月，出现应答的 8 例患者均达到 PR，5 例 SD，53% 的患者发生了肿瘤退缩，中位缓解持续时间（duration of response，DOR）为 40 周。亚组分析显示亚洲和非亚洲患者的应答相似。基于该研究结果，进一步开展了晚期胃癌化疗耐药后接受单药派姆单抗治疗的Ⅱ期临床 KEYNOTE-059（队列 1）研究，2017 年在 ASCO 上报道了该研究结果，259 例既往二线及以上治疗失败的晚期胃癌（其中 57.1% 患者 PD-L1 阳性），RR 为 11.6%，DCR 为 27%，mPFS 为 2.0 个月，mOS 为 5.6 个月，其中 PD-L1 阳性表达者 RR 和 DCR 分别为 15.5% 和 33.1%，优于 PD-L1 阴性的 6.4% 和 19.3%。2017 年 9 月，FDA 批准派姆单抗用于治疗 PD-L1 表达≥1% 的复发或转移性胃或胃食管腺癌的三线治疗。此外，2017 年 5 月 FDA 还批准了派姆单抗用于 MSI-H 或

dMMR 的实体瘤患者的三线治疗,MSI-H 或 dMMR 患者 RR 可达 46%。但 2018 年 Shitara 等在 ASCO 报道的Ⅲ期临床 KEYNOTE-061 研究结果显示,派姆单抗作为二线治疗,与 PTX 标准化疗相比并未改善 PD-L1 阳性胃癌的 PFS 和 OS。因此,免疫检查抑制剂的胃癌治疗获益人群等尚存争议,相关临床研究正在开展。

2. 化疗联合 PD-1 免疫治疗

化疗药物的使用可以激活肿瘤的干扰素通路,增加免疫细胞的浸润,为抗 PD-1 治疗提供适宜的微环境。一项对比 派姆单抗联合化疗 vs. 单纯化疗一线治疗非鳞非小细胞肺癌的临床 KEYNOTE-021 研究显示,联合组明显提高了 RR(55% vs. 29%,$P=0.002$)。在胃癌中,抗 PD-1 治疗联合化疗同样也有了初步的研究数据。一项小样本Ⅱ期临床 KEYNOTE-059(队列 2)研究结果显示,派姆单抗联合 FP/XP 方案一线治疗 25 例 *HER*2 无过表达的晚期胃或胃食管结合部腺癌,RR 和 DCR 分别为 60% 和 80%,mPFS 和 mOS 分别为 6.6 个月和 20.8 个月。其中 PD-L1 阳性者 RR 和 DCR 分别为 69% 和 81%,PD-L1 阴性者 RR 和 DCR 分别为 38% 和 75%。不良反应方面,76% 患者发生了Ⅲ~Ⅳ度治疗相关的不良反应,最常见的为 ANC 减少(64%)、口腔炎(20%)、贫血(8%)、食欲下降(8%)、疲乏(8%)、手足综合征(8%)以及 PLT 减少(8%)。其中免疫相关的Ⅲ度以上不良反应为 12%,包括皮疹 8% 和肾炎 4%。该研究提示了抗 PD-1 治疗联合化疗在胃或胃食管结合部腺癌中潜力巨大。

更进一步地,有多项临床研究将探索抗 PD-1 免疫治疗联合化疗在胃或胃食管结合部腺癌姑息或辅助治疗的疗效。例如在已开展的Ⅲ期 KEYNOTE-062 研究中,将比较派姆单抗及化疗(PF/XELOX 方案)单用或联合一线治疗 *HER*2 阴性且 PD-L1 阳性晚期胃癌的疗效。在Ⅲ期 Check Mate-649 研究中,将比较 N(纳武单抗)+Ⅰ(伊匹单抗)组(N_1+I_3×4 程 → N 维持) vs. N+XELOX/FOLFOX vs. XELOX/FOLFOX 一线治疗晚期胃癌的疗效。另一项Ⅱ/Ⅲ期研究(NCTO2746796),将评估亚洲人群纳武单抗+SOX 方案一线治疗晚期胃癌的安全性和疗效,以及对比纳武单抗+SOX /XELOX 和 SOX/XELOX 的疗效。此外,一项在日本开展的多中心Ⅲ期研究(NCT3006705)将评估纳武单抗+S-1/CapOX vs. S-1/CapOX 在胃癌辅助治疗中的价值。研究结果是否能改变目前晚期胃癌一线治疗的临床决策值得期待。

胃癌免疫治疗的临床研究在如火如荼地进行中,并看到了有希望的曙光,全面深入地研究肿瘤微环境中复杂的相互作用机制,为免疫治疗与化疗药物的联合提供理论基础,在临床实践中探索和解答免疫治疗的相关问题,必将给胃癌治疗带来重大变革。但是,胃癌作为一种异质性明显,恶性程度高,预后差,生存时间短的癌症,目前免疫治疗仍有不少有待解决和深入研究的问题。从 PD-1 和 PD-L1 抗体治疗晚期胃癌和胃食管结合部癌的研究结果可以发现,它们治疗的总体 RR 并不高,仅 10%,若 PD-L1 表达阳性(≥1% 为临界值),RR 也才 20%。因此,PD-L1 是否能作为 PD-1/PD-L1 抗体治疗胃癌的疗效预测因子,尚需要更大人群的验证,是否可以通过设定更高的 PD-L1 阳性临界值来缩小目标人群以提高疗效,亦需要更多的数据支持。此外,联合 MSI-H 的预测,有可能使胃癌患者的优势人群更可能从免疫检测点抑制剂的治疗中获益,当然,这需要更多的研究数据。

6.5 晚期胃癌的整体治疗策略

6.5.1 胃癌的治疗原则

对于可切除胃癌,依据临床分期进行治疗选择。早期胃癌(cT1aN0M0)首选内镜治疗,包括内镜下黏膜切除术(endoscopic mucosal resection,EMR)和内镜下黏膜下层剥离术(endoscopic submucosal dissection,ESD),对于不适合内镜治疗(cT1a/bN0M0)的可进行 D1 切除手术,包括开腹手术或腹腔镜手术,若术后病理证实淋巴结阳性者需进行术后辅助化疗(adjuvant chemotherapy)。目前,进展期胃癌的治疗标准是 D2 手术切除联合术后辅助化疗。对于分期较晚(Ⅲ期或以上)的可切除胃癌,术前新辅助治疗,包括新辅助化疗(neoadjuvant chemotherapy)或放化疗(chemoradiotherapy,CRT),也是治疗推荐之一。但对于新辅助治疗后疾病进展以及无法实现 R0 切除的补救治疗,目前尚缺乏充分的循证医学证据,建议对这部分患者应该依据个体情况进行多学科会诊(multi-disciplinary treatment,MDT)讨论制订最佳的治疗方案。此外,对于因个体因素不适合接受手术治疗的可切除胃癌患者,放化疗也可作为一种治疗选择。

对于因肿瘤原因或存在手术禁忌证的不可切除胃癌。若患者一般情况较好且肿瘤尚局限,推荐先行同步放化疗。其中少部分对放化疗较敏感、肿瘤退缩较好的可争取根治性切除。若因局部肿瘤或淋巴结侵犯范围较广,放疗靶区过大导致患者无法耐受同步放化疗的,建议行化疗或单纯放疗。少数对化疗敏感者可争取手术切除,若肿瘤仍无法切除,建议行化疗序贯放疗或同步放化疗。对于消化道梗阻较重、贫血、梗阻性黄疸等导致一般状态较差的患者,可先行营养管置入、支架置入、胃肠道短路手术、局部姑息放疗及对症支持治疗。患者一般状况改善后可考虑行化疗,若无改善则继续 BSC。放疗可缓解晚期胃癌的出血、疼痛、吞咽困难及其他部位梗阻等临床症状,起到提高生活质量、改善一般状况的作用。对于肿瘤病期晚、高龄、心肺功能差或合并多发基础疾病而不宜手术者,可考虑姑息性放疗。

对于失去手术根治机会或复发转移的晚期胃癌,推荐以全身药物治疗为主的综合治疗,包括姑息手术、放射治疗、局部消融、腹腔灌注及经动脉栓塞灌注等局部治疗手段,有助于提高患者生活质量,延长生存期。因此,在晚期转移性胃癌的治疗过程中,仍需强调多学科综合治疗的理念。目前,胃癌药物治疗主要包括化学药物、分子靶向药物,已经有比较充分的循证医学证据及丰富的临床实践经验。免疫治疗药物 PD-1 单抗已被 FDA、日本、CFDA 等各自批准作为晚期胃癌的三线治疗,我国的国产药物也已获批上市。转移性胃癌治疗棘手,特别是二线和三线的药物选择有限,疗效欠佳,*HER2* 阴性的晚期胃癌尚缺乏有效的分子靶向药物,因此应积极鼓励这些患者参与临床研究。胃是重要的消化器官,原发病灶的存在直接影响患者的营养状况,同时可能存在出血、消化道梗阻、消化道穿孔、胆管梗阻等各种并发症,因此,在整个抗肿瘤治疗过程中,需要特别关注患者营养状况的维持、并发症的预防并及时处理,尽量维持患者的生活质量。

6.5.2 晚期胃癌药物治疗的选择

1.胃癌诊疗证据类别及推荐等级

目前,胃癌诊疗方案的制订是以循证医学方法开展相关研究结论为证据,根据回顾性临床研究、随机对照临床研究及其 Meta 分析等结果进行诊疗指引证据的分类(表 6-51)。同时以证据水平的高低和专家组共识程度为标准进行等级推荐:1A 类证据、部分专家共识度高且在中国可及性好的 2A 类证据等为Ⅰ级推荐;1B 类证据、部分专家共识度稍低或在中国可及性不太好的 2A 类证据等为Ⅱ级推荐;对正在探索的诊治手段,虽缺乏强有力循证医学证据,但专家组具有一致共识的 2B 类证据和 3 类证据等为Ⅲ级推荐。胃癌诊疗方案制订应参考胃癌相关指引的推荐等级,并根据患者具体情况进行个体化的治疗选择。

表 6-51　胃癌诊疗的证据类别

证据特征			专家组共识度
类别	水平	来源	
1A	高	严谨的 Meta 分析、大型随机对照临床研究	一致共识(支持意见≥80%)
1B	高	严谨的 Meta 分析、大型随机对照临床研究	基本一致且争议小(支持意见 60%~80%)
2A	稍低	一般质量的 Meta 分析、小型随机对照研究、设计良好的大型回顾性研究、病例对照研究	一致共识(支持意见≥80%)
2B	稍低	一般质量的 Meta 分析、小型随机对照研究、设计良好的大型回顾性研究、病例对照研究	基本一致共识但争议小(支持意见 60%~80%)
3	低	非对照的单臂临床研究、病例报告、专家观点	无共识且争议大(支持意见<60%)

2.晚期胃癌药物治疗策略的推荐

药物治疗是晚期转移性胃癌的主要治疗方式。晚期胃癌虽不能治愈,但多项临床研究结果表明,化疗可使晚期胃癌患者的 OS 和 PFS 显著延长、生存质量提高,优于 BSC。化疗方案包括单药、双药联合或三药联合。而目前研究结果表明,*HER2* 阳性胃癌是一类独特的疾病亚型,可从曲妥珠单抗治疗中获益,需采取不同于 *HER2* 阴性胃癌的诊疗策略和方法(表 6-52)。

表 6-52　晚期转移性胃癌药物治疗的整体策略

分层		Ⅰ级推荐	Ⅱ级推荐	Ⅲ级推荐
一线治疗：				
HER2+		曲妥珠单抗联合 FP/XP 方案化疗	曲妥珠单抗联合其他一线化疗方案（如 XELOX/SP）	曲妥珠单抗联合蒽环类外的一线化疗方案
HER2−		DDP＋5-FU 类（5-FU/CAP/S-1）	三药联合方案 DCF/mDCF	三药联合方案 ECF/mECF
		OXA/DTX/PTX＋5-FU 类	单药化疗（5-FU/紫杉类）	CPT-11 为基础化疗
二线治疗：				
HER2+	ECOG：0-1	临床研究	铂类失败且未用过曲妥珠单抗，则曲妥珠单抗联合 PTX	未用过曲妥珠单抗，则曲妥珠联合蒽环类外二线化疗方案
	ECOG：2	临床研究		
HER2−	ECOG：0-1	单药化疗（DTX/CPT-11/PTX），或临床研究	双药联合 PTX 或 5-FU 类化疗	如既往无铂类治疗失败，DDP 或 OXA 为基础化疗
	ECOG：2	单药 PTX，或临床研究		
三线治疗（不分 HER2 状态）：				
	ECOG：0-1	Apatinib，或临床研究	单药化疗	单药 PD-1 单抗
	ECOG：2	临床研究	BSC	单药 PD-1 单抗单药化疗

3.晚期胃癌药物治疗的临床指导意见

（1）胃癌经组织病理学确诊后，应进行相关分子检测，根据分子分型指导治疗。对于新辅助治疗后的原发病灶及复发转移病灶，如能获得足够标本，建议重新进行 HER2 检测。HER2 基因扩增水平的高低可用来预测晚期胃癌患者对曲妥珠单抗治疗的敏感性和总生存获益。

（2）晚期胃癌药物治疗存在种族和部位等异质性，应积极鼓励患者参加临床研究。但目前尚无充分证据推荐根据 Lauren 分型、分子分型、体外药敏试验、移植瘤模型、药物代谢酶学或代谢组学等进行化疗疗效预测、选择化疗药物及方案。对于可疑 5-FU 类药物代谢障碍者，可行 DPD 酶检测。

（3）5-FU 类、铂类和紫杉类是晚期胃癌最主要的三类化疗药物。目前的多项Ⅲ期临床研究均支持，一线治疗推荐以 5-FU 类为基础，联合铂类和紫杉类组成二药或三药方案，而联合铂类的循证医学依据更充分。基于我国胃癌患者的体力状况和对药物的耐受程度,目前最常用的是 5-FU 类和铂类的二药方案,并综合考虑患者身体状况、年龄、基础疾病等后选择一线化疗方案。

(4)ToGA 研究结果显示,对 *HER*2 过表达晚期胃癌,曲妥珠单抗联合一线标准化疗(5-FU/CAP＋DDP)对比单纯化疗,有效率提高和生存获益。多项Ⅱ期临床研究评估了曲妥珠单抗联合其他化疗方案(如 OXA＋CAP、DDP＋S-1、OXA＋CAP＋DTX、DDP＋S-1＋DTX),也有较好的疗效和安全性。一线化疗进展后的 *HER*2 阳性晚期胃癌,如既往未使用曲妥珠单抗,Ⅱ期临床研究显示了 PTX 联合曲妥珠单抗的疗效和安全性。

(5)晚期胃癌二线化疗的Ⅲ期研究入组患者多数为 ECOG 评分 0～1 分,少部分为 2 分,且均采取单药化疗,但有小样本Ⅱ期研究显示对 ECOG 评分 0～1 分者,双药化疗可带来更好的肿瘤控制,因此需根据患者体力状况,充分衡量治疗获益与风险后考虑单药或联合化疗或不化疗。

(6)Ⅱ期 REGARD 研究显示,经一线含铂类或 5-FU 化疗后进展的晚期胃癌二线应用雷莫芦单抗可延长 OS,且不良反应可耐受。而Ⅲ期 RAINBOW 研究结果显示,与 PTX 单药治疗相比,雷莫芦单抗联合 PTX 二线治疗可使 mOS 延长约 2 个月.因此,2015 年 NCCN 胃癌指南(第 3 版)1 类推荐该方案作为晚期胃癌的二线治疗选择。

(7)Ⅲ期临床研究显示,阿帕替尼治疗能显著提高二线及以上化疗失败晚期胃癌的 DCR 和 mPFS,我国 CFDA 于 2014 年 10 月批准阿帕替尼用于晚期胃癌或胃食管结合部腺癌患者三线及三线以上治疗。

(8)基于 ATTRACTION-2 和 KEYNOTE-059 等研究结果,目前我国 CSCO 胃癌诊疗指南(2018 V1 版)已推荐纳武单抗和派姆单抗用于晚期胃癌的三线治疗。

(9)晚期胃癌的三线治疗仅涉及小样本研究,且患者在二线化疗失败后体力状况多不佳,化疗获益仍不明确,临床实践中特别强调根据患者体力状况、基础疾病、肿瘤相关症状和并发症风险,衡量化疗利弊,并建议以单药为主或参加临床试验。

4.晚期胃癌化学治疗的临床实施

(1)化疗的适应证:①病理学或细胞学确诊为胃癌或胃食管结合部腺癌;②骨髓、心肺、肝肾功能基本正常;③Karnofsky 评分≥60 分或 ECOG 评分≤2 分;④能进半流质饮食,预计生存期在 8 周以上。

(2)化疗的禁忌证:①Karnofsky 评分≤50 分或 ECOG 评分>3 分;②恶病质状态;③重要脏器功能严重障碍;④骨髓功能不全,WBC<$3.0×10^9$/L、Hb<80 g/L、PLT<$80×10^9$/L,或有出血倾向;⑤有消化道梗阻、出血或穿孔等;⑥高龄患者应慎用。

(3)化疗方案的选择:研究证实对胃癌有效的细胞毒药物主要有 5-FU 类(5-FU、CAP、S-1),铂类(DDP、OXA),紫杉烷类(PTX、DTX),EPI 和 CPT-11,但单药治疗的 RR 仅 20% 左右。而研究结果显示联合用药较单药能够为患者带来明显的生存获益,因此一线化疗应首先考虑联合化疗方案。

那么,一线化疗选择三药或二药?目前亚洲晚期胃癌一线化疗推荐首选 5-FU 类联合铂类的二药方案,而欧美研究(V325,FLOT 等)显示在西方人群中三药化疗(DCF 或 FLOT)疗效优于含铂两药,NCCN 和 CSCO 指南也均推荐三药可作为一线方案,但高达 60% 以上的 III/IV 度骨髓毒性限制了其临床运用,至今三药方案在亚洲人群中尚缺乏大样本有效安全的数据。2018 年,Yamada 等在 ASCO 报道了一项日本随机对照 III 期临床 JCOG 1013 研究填补了这个空白。该研究在 740 例 *HER*2 无过表达或不明的晚期胃癌一线治疗中比较 DCS(DTX,S-1,DDP)三药与 CS(S-1,DDP)二药方案的疗效和安全性,结果主要研究终点 OS 在两组间无差异(14.2 个月 vs. 15.3 个月,$P = 0.47$),RR 相似(59.3% vs. 56%);虽然肠型胃癌整体 OS 好于弥漫型(17.5 个月 vs. 14.2 个月),但无论是肠型还是弥漫型的亚组分析中含紫杉类的 DCS 方案均不优于 CS 方案。不良反应方面,三药主要毒性反应仍为骨髓抑制,DCS 方案中 DTX 剂量强度(40 mg/m^2,d1,3w)虽远低于 V308 研究中 DCF 方案(75 mg/m^2),但其 III~IV 度 ANC 减少仍高达 58%。可见 5-FU 类联合铂类的两药方案作为亚洲无 *HER*2 过表达的晚期胃癌一线标准首选方案的地位未能动摇。

而尽管三药联合方案增加了化疗毒性反应,但对于体力状况好且肿瘤负荷较大者,三药方案仍可作为一线治疗方案的选择。单药化疗方案更适用于维持治疗或体力状况较差(ECOG 评分≥2 分)、年龄较大或存在器官功能障碍的患者。两药优于单药化疗,近期疗效略低于三药,但总生存期无差异,且毒性反应率低,可作为体力状况差而不能耐受强烈三药联合化疗患者的选择。

一线治疗失败后的二线化疗在晚期胃癌治疗的地位已经确定,2015 年美国 NCCN 胃癌指南(第 3 版)指出,胃癌二线治疗取决于既往辅助治疗和一线治疗的具体用药以及患者的功能状态(PS)评分,S-1、PTX、CPT-11 或 DTX 单药治疗被推荐为优选化疗方案,而更优化的治疗方案仍在探索中。

(4)化疗计划:一线化疗的最佳持续时间仍未明确,大多数临床研究均以肿瘤进展或患者出现剂量限制性毒性反应为准,一般为 4~6 个月,若疾病控制后需要定期复查。虽无大样本临床研究支持标准化疗后序贯单药维持治疗较标准化疗具有生存期优势,但有 II 期研究显示维持治疗可改善生活质量,减轻不良反应。

(5)注意事项:营养不良及营养风险在晚期胃癌人群中发生率较高,《中国抗癌协会肿瘤营养与支持治疗指南》推荐晚期胃癌患者应进行营养筛查和评估,对存在中重度营养风险者,应在营养治疗的同时或推迟进行化疗。

但在临床实践中,应明确患者体力状态下降是否为肿瘤本身所致,若是并发症所致,如进食少或贫血等原因所导致的体力状况差,通过对症治疗后如果状况改善仍有机会接受化疗,所以应全面慎重考虑,选择最合适的治疗方案。

6.5.3 胃癌常用药物治疗方案的推荐

胃癌的化学治疗研究已有近 60 年历史,也是最早开展化疗的恶性肿瘤之一,但至今没有公认的标准方案。20 世纪 80—90 年代推出多项化疗方案,首报疗效突出,但经受不住各国验证。特别是 20 世纪 90 年代以来,以循证医学方法的审视判断,对胃癌化学治疗和方案的有效性与安全性进行 RCT 研究及对 RCT 的系统综述(systematic reviews, SR),并做出了全面评估。进入 21 世纪后研发出很多新药,设计了多项新药联合化疗方案,已成为胃癌化学治疗研究的主流,首先出晚期胃癌全身化学治疗起步,进行Ⅰ~Ⅲ期临床研究,确认最佳有效方案再应用于胃癌术后辅助化疗、新辅助化疗以及区域化疗。国内胃癌化疗新药研究也逐年增加,对国外报道的新化疗方案进行Ⅱ~Ⅲ临床研究验证,并已得出了成果。目前对于胃癌推荐的化疗药物主要有 5-FU 类、紫杉类、铂类、蒽环类、CPT-11 等,并首选高效低毒,且作用机制不同、毒性不重叠的药物进行联合,常用全身治疗方案如下。

1.双药联合方案

(1)DDP+5-FU 类:

①FP 方案:

$$DDP \quad 75\sim100 \ mg/m^2,iv \ drip,d1$$
$$5\text{-}FU \quad 750\sim1000 \ mg/m^2,civ \ 24 \ h,d1\sim4$$

每 3 周重复

$$DDP \quad 50mg/m^2,iv \ drip,d1$$
$$LV \quad 200mg/m^2,iv \ drip,d1$$
$$5\text{-}FU \quad 2000mg/m^2,civ \ 24 \ h,d1$$

每 2 周重复

$$DDP \quad 20mg/m^2,iv \ drip,d1\sim5$$
$$LV \quad 20mg/m^2,iv \ drip,d1\sim5,或 200 \ mg/m^2,d1$$
$$5\text{-}FU \quad 500\sim750 \ mg/m^2,civ \ 12 \ h,d1\sim5$$

每 3 周重复

②XP 方案:

$$DDP \quad 80mg/m^2,iv \ drip,d1$$
$$CAP \quad 825\sim1000 \ mg/m^2 \cdot d^{-1},po,bid,d1\sim14$$

每 3 周重复

③SP 方案:

$$DDP \quad 60\sim80 \ mg/m^2,iv \ drip,d1$$
$$S\text{-}1 \quad 40\sim60 \ mg,po,bid,d1\sim14$$

每 3 周重复

（2）OXA＋5-FU 类：

①FOLFOX 方案（奥沙利铂＋5-FU/CF）：

OXA　85 mg/m²,iv drip 2～3 h,d1

LV　400 mg/m²,iv drip 2 h,d1

5-FU　400 mg/m²,iv,d1,然后 2400～3600 mg/m² · d⁻¹,civ 46 h

每 2 周重复

②XELOX 方案：

OXA　130mg/m²,iv drip 2～3 h,d1

CAP　1000mg/m² · d⁻¹,po,bid,d1～14

每 3 周重复

③SOX 方案：

OXA　130mg/m²,iv drip 2～3 h,d1

S-1　80mg/m² · d⁻¹,po,bid,d1～14

每 3 周重复

2.三药联合方案

（1）ECF 方案：

EPI 50 mg/m²,iv,d1

DDP　60 mg/m²,iv drip,d1

5-FU　200mg/m² · d⁻¹,civ 24 h,d1～21

每 3 周重复

（2）mECF 方案（EOF、ECX）：

EPI　50mg/m²,iv,d1

OXA　130mg/m²,iv drip,d1

5-FU　200mg/m² · d⁻¹,civ 24 h,d1～21

每 3 周重复

EPI　50mg/m²,iv,d1

DDP　60mg/m²,iv drip,d1

CAP　625mg/m²,po,bid,d1～21

每 3 周重复

③EOX 方案：

EPI　50mg/m²,iv,d1

OXA　130mg/m²,iv drip 2 h,d1

CAP　625mg/m²,po,bid,d1～14

每 3 周重复

④DCF 及 mDCF 方案：

$$DTX \quad 75mg/m^2, iv\ drip, d1$$

$$DDP \quad 75mg/m^2, iv\ drip, d1$$

$$5\text{-}FU \quad 750\sim1000\ mg/m^2 \cdot d^{-1}, civ\ 24\ h, d1\sim5$$

每 3～4 周重复

$$DTX \quad 60mg/m^2, iv\ drip, d1$$

$$DDP \quad 60mg/m^2, iv\ drip, d1$$

$$5\text{-}FU \quad 600mg/m^2 \cdot d^{-1}, civ\ 24\ h, d1\sim5$$

每 3 周重复

⑤FLOT 方案：

$$DTX \quad 50mg/m^2, iv\ drip, d1$$

$$OXA \quad 85mg/m^2, iv\ drip, d1$$

$$LV \quad 200mg/m^2, iv\ drip, d1$$

$$5\text{-}FU \quad 2600mg/m^2, civ\ 46\ h$$

每 14 天重复

3.单药治疗方案

（1）CPT-11 单药方案：

$$CPT\text{-}11\ 150\sim180\ mg/m^2, iv\ drip\ 30\sim90\ min, d1$$

每 2 周重复

$$CPT\text{-}11 \quad 125mg/m^2, iv\ drip\ 30\sim90\ min, d1、8$$

每 3 周重复

（2）PTX 单药方案：

$$PTX \quad 80mg/m^2, iv\ drip\ 3\ h, d1、8、15$$

每 4 周重复

$$PTX \quad 135\sim175\ mg/m^2, iv\ drip\ 3h, d1$$

每 3 周重复

（3）DTX 单药方案：

$$DTX \quad 75\sim100\ mg/m^2, iv\ drip\ 1h, d1$$

每 3 周重复

（4）S-1 单药方案:按照体表面积(BSA)给药。

$$BSA:<1.25\ m^2, 40\ mg, po, bid$$

$$BSA:\geq1.25\sim<1.5\ m^2, 50\ mg, po, bid$$

$$BSA:\geq1.5m^2, 60\ mg, po, bid$$

d1～14,每 3 周重复;或 d1～21,每 5 周重复;或 d1～28,每 6 周重复

4.靶向治疗方案

(1) 曲妥珠单抗＋化疗方案：

Transtuzumab　8 mg/kg,iv,d1,首次用药剂量(第 1 周期,第 1 天)

Transtuzumab　6 mg/kg,iv,d21

每 3 周重复

(2) 甲磺酸阿帕替尼单药方案：

Apatinib　850 mg,po(餐后 30 min),qd

每 4 周为 1 周期,连续服用,直至疾病进展或出现不可耐受的不良反应

(3) 靶向 PD-1 免疫治疗方案：

Pembrolizumab　2 mg/kg,iv 30 min

每 3 周重复

Nivolumab　3 mg/kg,iv 60 min

每 2 周重复

6.6　胃癌化学治疗的问题与展望

6.6.1　确立化学治疗最佳标准方案

　　胃癌的化学治疗起步早、进展慢、方案多、成效少,处于恶性肿瘤化疗的滞后状态。胃癌对化疗药物属于相对敏感,且易继发多药耐药,影响化疗有效性。同时,胃癌病灶发生于胃与发生于其他脏器不同,首先影响消化系统功能,继而影响造血系统功能。胃肠和造血系统对药物毒性反应更敏感,胃癌患者对化学药物耐受性差,如对蒽环类、紫杉类药物敏感的肿瘤的化疗药物用量比胃癌大,疗效高、毒性低,同剂量治疗胃癌不能提高疗效而血液学毒性增加。为了达到胃癌化学治疗高效低毒的目的,应促使化疗药物研究与时俱进,鼓励创新,从开发新药、衍化新药、改造老药、改良用法、联合用药等方面进行。胃癌化学治疗从单药走向联合用药,CAP、S-1、PTX、DTX、OXA、CPT-11 等新药应用的成功,开启了胃癌新药化疗之路,是目前胃癌治疗的主流。但对于晚期胃癌,即使采用联合化疗,患者的 mOS 也难以突破 12 个月。因此,临床仍期待更多新药在胃癌治疗中的应用,如第三代铂 OXA 治疗胃癌已取得了较大成功,但外周神经毒性限制了其在部分人群中的应用,而同为三代铂的洛铂(LBP),体外研究已发现可特异性地改变某些基因的表达,导致 $c\text{-}myc$ 过度表达,对某些 DDP 耐药的胃癌细胞株也有抑制作用,与 LV 联用有协同抗癌作用。新药第二代依铂(EP)的临床前研究发现,其抗肿瘤指数较 DDP 和 CBP 高,Ⅱ期临床研究也显示 EP 治疗晚期胃癌有效。但至今未见 LBP 和 EP 治疗胃癌的Ⅲ期临床研究报道。新型的紫杉醇制剂脂质体紫杉醇、白蛋白结合型紫杉醇,能大幅度降低传统紫杉醇溶解剂聚氧乙烯蓖麻油引起过敏的风险,且更容易从血管渗漏到肿瘤组织,与普通紫杉醇

注射相比,具有明显增加药物疗效、降低不良反应的优势,治疗胃癌的几个小样本Ⅱ期临床研究已显示出初步效果。因此,应以循证医学方法进一步开展和评价更多新药及联合方案在胃癌治疗的Ⅲ期研究,以改变目前胃癌化疗的滞后状况。

晚期胃癌化学治疗至今没有标准方案,直接影响了其整体疗效。晚期胃癌化疗的目标是使患者最终达到高质量的长期生存,经过20多年临床研究,近期疗效RR提高显著。但获CR者很少,随机对照研究的胜出方案也并未都达到OS延长。虽然胃癌有效的化疗药物和联合方案不少,但因研究过于分散,各项研究的例数不多,与结直肠癌化疗研究比较进展缓慢,成效很差。临床上应用和进行研究时还需注意:

①东西方的差异。西方国家胃癌多发生于胃近端、食管下段连接部,而我国、日本、韩国等东方国家多为胃窦部、体部的胃远端癌,术后局部放疗损伤较大,难以接受。手术方式也是东西方有别,东方国家多D2术式。

② 调整临床研究的策略。众所周知,结直肠癌只有3~5种有效药物,两三个有效的联合方案,患者生存的改善从mOS为5~6个月迅速增加到2年以上。究其原因是采用了序贯、联合、维持、停停打打等一系列策略,集中资源,找出几种药物的最佳用法(如5-FU、OXA、CPT-11)、最佳组合(FOLFOX、FOLFIRI以及与靶向药物的联合),而目前针对胃癌的这种临床研究寥寥无几。

③ 加强临床协作。应该说,目前治疗晚期胃癌的FP、ECF、SP、DCF、EOX等方案都不是最佳的方案。在现有各种有效药物的基础上,必须通过国际多中心前瞻性随机对照Ⅲ期临床试验才能筛选出这些药物的最佳用法和组合。

6.6.2 化疗联合靶向治疗的探索

胃癌的靶向药物治疗在研究初期,借鉴了许多其他实体瘤的治疗经验。ToGA研究首个证实了对于HER2阳性晚期胃癌,曲妥珠单抗联合标准化疗的疗效优于单纯化疗,成功地开启了胃癌分子靶向治疗的新篇章,含曲妥珠单抗的联合方案也成为HER2阳性晚期胃癌的标准一线方案,然而HER2在胃癌中的过表达比例不到20%,即使HER2阳性患者也不是都能从曲妥珠单抗的治疗中获益。

尽管胃癌靶向治疗的临床研究日益增多,然而相较于靶向药物在结肠癌、肺癌、乳腺癌中的成功实践,胃癌的靶向治疗仍处于起步探索阶段。目前,针对VEGFR-2的小分子TKI靶向新药阿帕替尼联合与化疗(PTX,S-1)一线治疗晚期胃癌的Ⅱ期单臂小样本研究的初步结果显示有效,但仍缺乏多中心大样本Ⅲ期研究验证。另一个抗VEGFR雷莫芦单抗单药或联合PTX二线治疗晚期胃癌的Ⅱ/Ⅲ期临床研究结果显示其优于安慰剂或单药化疗,但仍缺乏在我国进一步的验证。其他药物如西妥昔单抗、贝伐珠单抗、帕妥珠单抗、拉帕替尼等药物在胃癌中的研究结果,均尚未有充分的循证医学证据证实明确的生存优势。

靶向药物单药或联合化疗在晚期胃癌患者中的疗效差强人意,失败可能涉及多种原因,如胃癌的发生发展涉及多种信号通路组成的网络,针对单一靶点的药物在代偿机制形成后很快失效,且单一药物难以针对异质性明显的胃癌的各亚克隆。同时也揭示只有根据特定的分子标志物筛选最优势人群才有望取得临床研究成功,如 TOGA 研究,因此寻找分子标志物仍是制约靶向药物发展的关键因素,也是未来转化医学研究的重点。胃癌发生发展和侵袭转移的不同阶段可能涉及不同分子机制,早期手术标本检测能否指导整个疗程治疗尚无定论。我们期望能在今后的胃癌靶向药物研究中取得理想结果,进一步提高胃癌患者的总生存期和生活质量。

6.6.3 化疗联合免疫治疗的探索

自 2011 年伊匹单抗针对恶性黑色素瘤上市以来,以免疫检查点抑制剂为主导的肿瘤免疫治疗取得了迅猛快速的发展,各大制药公司投入巨资进行针对免疫检查点药物的研发,纳武单抗、派姆单抗、atexolizumab 和 avelumab 在多种肿瘤获批了适应证。肿瘤的治疗已经进入了免疫治疗的时代。基于 ATTRACTION-2 研究和 KEYNOTE-059 研究结果,纳武单抗和派姆单抗已被批准用于晚期胃部的三线治疗。

全面深入地研究肿瘤微环境中复杂的相互作用机制,为免疫治疗与化疗药物的联合提供了理论基础。化疗药物的使用可以激活肿瘤的干扰素通路,增加免疫细胞的浸润,为抗 PD-1 治疗提供适宜的微环境。在胃癌中抗 PD-1 治疗联合化疗已有了初步的研究数据。如 KEYNOTE-059(队列 2)研究结果显示,派姆单抗联合 FP/XP 方案一线治疗 HER2 无过表达的晚期胃或胃食管结合部腺癌,RR 及 OS 均得到显著改善,提示了抗 PD-1 治疗联合化疗在胃或胃食管结合部腺癌治疗中潜力巨大。此外,有多项正在进行的临床研究将进一步探索抗 PD-1 联合化疗在胃或胃食管结合部腺癌姑息或辅助治疗的疗效,如Ⅲ期临床 KEYNOTE-062 研究等。同样的,放化疗也能够减少肿瘤微环境中的髓系抑制性细胞(myeloid-derived suppressor cells,MDSCs),产生肿瘤新抗原及增强抗原呈递,与抗 PD-1 治疗起到协同抗肿瘤作用。在这些理论基础的支持下,抗 PD-1 治疗与放化疗的联合使用,目前也正在胃癌中开展临床研究。

免疫治疗在晚期胃癌二线及后线治疗中已初见成效。然而抗 PD-1 治疗能否参与、以怎样的治疗模式参与胃癌化疗或放化疗等其他方面的治疗,有待于后续临床研究的结果出炉。我们在积极期待免疫靶向治疗改善胃癌治疗现状的同时,也应该关注随之而来的各种问题和挑战,包括目标人群的筛选和联合治疗的问题,还包括对原发及继发性耐药的研究、如何预测和处理特殊和严重的不良反应、如何更好地评价免疫靶向治疗的疗效、如何确定免疫靶向治疗的最佳用药时长和剂量、如何鉴别和处理快速进展模式(HPD)等等。总之,免疫靶向治疗胃癌是一个充满希望和挑战、值得关注与投入的新领域。

参考文献

[1]石远凯,孙 燕.临床肿瘤内科手册[M].6 版.北京:人民卫生出版社,2015.

[2]李进.肿瘤内科诊治策略[M].3 版.上海:上海科学技术出版社,2017.

[3]金懋林.消化道恶性肿瘤化学治疗[M].北京:北京大学医学出版社,2008.

[4]储大同.老年肿瘤学[M].北京:人民卫生出版社,2009.

[5]李进,秦叔逵,马 军.中国临床肿瘤学进展(2018 版)[M].北京:人民卫生出版社,2018.

[6]张贺龙,刘文超.临床肿瘤学[M].西安:第四军医大学出版社,2016.

[7]中国临床肿瘤学会指南工作委员会.中国临床肿瘤学会(CSCO)胃癌诊疗指南(2018. V1)[M].北京:人民卫生出版社,2018.

[8]SUN P,XIANG J B,CHEN Z Y. Meta-analysis of adjuvant chemotherapy after radical surgery for advanced gastric cancer[J]. Br J Surg,2009,96(1):26-33.

[9]CULLINAN S A,MOERTEL C G,FLEMING T R,et al. A comparison of three chemotherapeutic regimens in the treatment of advanced pancreatic and gastric carcinoma[J]. JAMA,1985,253(14):2061-2067.

[10]WILS J A,KLEIN H O,WAGENER D J,et al. Sequential high-dose methotrexate and fluorouracil combined with doxorubicin-a step ahead in the treatment of advanced gastric cancer:a trial of the European Organization for Research and Treatment of Cancer Gastrointestinal Tract Cooperative Group[J]. J Clin Oncol 1991,9:827-831.

[11]KALSEN D,ATIQ O,SALTZ L,et al. FAMTX versus etoposide,doxorubincin,and cisplantin:a random assignment trial in gastric cancer[J]. J Clin Oncol,1992,10(4):541-548.

[12]KIM N K,PARK Y S,HEO D S,et al. A phase Ⅲ randomized study of 5-fluorouracil and cisplatin versus 5-fluorouracil,doxorubincin and mitomycin C versus 5-fluorouracil alone in the treatment of advanced gastric cancer[J]. Cancer,1993,71(12):3813-3818.

[13]COCCONI G,BELLA M,ZIROMI S,et al. Fluorouracil,doxorubincin and mitomycin combination versus PFLP chemotherapy in advanced gastric cancer:a prospective randomized trial of the Italian oncology group for clinical research[J]. J Clin Oncol,1994,12(12): 2687-2693.

[14]WEBB A,CUNNINGHAM D,SCARFFE H,HARPER P,NORMAN A,JOFFE JK, et al. Randomized trial comparing epirubicin,cisplatin,and fluorouracil,versus fluorouracil, doxorubicin,and methotrexate in advanced esophagogastric cancer[J]. J Clin Oncol,1997,15 (1):261-267.

[15]VANHOEFER U,ROUGER P,WILKE H,et al. Final result of a randomized phase III trial of sequential high-dose methotrexate,fluorouracil,and doxorubicin,versus etoposide,leucovorin,and fluorouracil versus infusional fluorouracil and cisplatin in advanced gastric cancer:a trial of the European Organization for Research and Treatment of Cancer Gastrointestinal Tract Cooperative Group[J]. J Clin Oncol,2000,81:2648-2657.

[16]OHTSU A,SHIMADA Y,SHIRAO K,et al. Randomized phase III trial of 5-fluorouracil alone versus 5-fluorouracil plus cisplatin versus uracil and tegafur plus mitomycin C in patients with unresectable advanced gastric cancer:The Japan Clinical Oncology Group Study (JCOG 9205) [J]. J Clin Oncol,2003,21:54-59.

[17]DE GRAMONT A,BOSSET J F,MILAN C,et al. Randomized trial comparing monthly low-dose leucovorinand fluorouracil bolus plus continuous infusion for advanced colorectal cancer:a French Intergroun.Study[J]. J Clinic Oncol,1997,15 (2):808-815.

[18]ROTH A D,MAIBACH R,FALK S,et al. Docetaxel-cisplatin-5FU (TCF) versus docetaxel-cisplatin (TC) versus epiruai-cin-cisplatin-5FU (ECF) as systemic treatment for advanced gastric carcinoma (AGC):A randomizedn phase II trial of the Swiss Group for Clinical Cancer Research (SAKK) [J]. Gastrointestinal Cancers Symposium,2004,22 (Suppl 14):abstr 4020.

[19]AJANI J A,VAN CUTSEM E,MOISEYENKO V,et al. Docetaxel (D),cisplatin 5-fluorouracil compare tocisplatin (C) and 5-fluorouracil (F) for chemotherapy-naive patients with metastatic or locally recurrent,unresectable gastric carcinoma (MGC):interim results of a randomized phase III trial (V325) [J]. Proc Am Soc Clin Oncol,2003,22:249-252.

[20]MOISEYENKO V M, AJANI J A, TJULANDIN S A,et al. Final results of a randomized controlled phase III trial (TAX 325) comparing docetaxel (T) combined with cisplatin (C) and 5-fluorouracil (F) to CF in patients (pts) with. metastatic gastric adenocarcinoma (MGC) [J]. Proc Am Soc Clin Oncol,2005,23 (16):abstr 4002.

[21]VAN CUTSEM E,MOISEYENKO V M,TJULANDIN S,et al. Phase III study of docetaxel and cisplatin plus fluorouracil compared with cisplatin and fluorouracil as first-line therapy for advanced gastric cancer:a report of the V325 Study Group[J]. J Clin Oncol,2006,24 (31):4991-4997.

[22]AJANI J A,MOISEYENKO V M,T JULANDIN S,et al. Clinical benefit with docetaxel plus cisplatin and fluorouracil com-pared with in a phase cisplatin and fluorouracil in a phase III trial for advanced gastric or gastroesophageal adenocarcinoma:the V325 study Group [J]. J Clin Oncol,2007,25:3205-3209.

[23]DANK M,ZALUSKI J,BARONE C,et al. Randomized phase 3 trial of Irinotecan (CPT-11) + 5-FU/Folinic acid (FA) vs CDDP + 5-FU in 1st-line advanced gastric cancer

patients. ASCO Annual Meeting Proceedings. Part Ⅰ of Ⅱ [J]. J Clin Oncol, 2005, 23: 16s (abstr 4003).

[24]DANK M, ZALUSKI J, BARONE C, et al. Randomized phase Ⅲ study comparing irinotecan combined with 5-fluorouracil and folinic acid to cisplatin combined with 5-fluorouracil in chemotherapy naive patients with advanced adenocarcinoma of the stomach or esophagogastric junction[J]. Ann Oncol, 2008, 19 (8): 1450-1457.

[25]CUNNIHGHAM D, RAO S, STARLING N, et al. Randomized multicenter phase Ⅲ study comparing Capecitabine with Fluorouracil and Oxaliplatin with Cisplatin in patients with advanced esophagogastric cancer. The REAL-2 trial. 2006 ASCO Annual Meeting Proceedings [J]. J Clin Oncol, 2006, 24 (18 Suppl): abstr 4017.

[26]CUNNINGHAM D, STARLING N, RAO S, et al. Upper Gastrointestinal Clinical Studies Group of the National Cancer Research Institute of the United Kingdom. Capecitabine and oxaliplatin for advanced esophagogastric cancer[J]. N Engl J Med, 2008, 358 (1): 36-46.

[27]KANG Y K, KAND W K, SHIN D B, et al. Randomized phase Ⅲ trial of Capecitabine / Cisplatin (XP) vs continuous infusion of 5-FU / Cisplatin (FP) as first-line therapy in patients with advanced gastric cancer (AGC), efficacy and safety results. ASCO Annual Meeting Proceedings Part 1[J]. J Clin Oncol, 2006, 24: 18s (abstr 4018).

[28]KANG Y K, KANG W K, SHIN D B, et al. Capecitabine / cisplatin versus 5-fluorouracil / cisplatin as first-line therapy in patients with advanced gastric cancer: a randomized phase Ⅲ noninferiority trial[J]. Ann Oncol, 2009, 20 (4): 666-673.

[29]BOKU N, YAMAMOTO S, SHIRAO K. et al. Randomized phase Ⅲ study of 5-fluorouracil (5-FU) alone versus combination of irinotecan and cisplatin (CP) versus S-1 alone in advanced gastric cancer (JCOG 9912) [J]. J Clin Oncol, 2007, 25 (18s): a4513.

[30]NARAHARA H, KOIZUMI W, HARA T, et al. Randomized phase Ⅲ study of S-1 alone versus S-1 + Cisplatin in the treatment for advanced gastric cancer (The SPIRITS trial). SPIRITS: S-1 plus Cisplatin vs S-1 in RCT in the treatment for stomach cancer. ASCO Annual Meeting Proceedings, Part Ⅰ of Ⅱ [J]. J Clin Oncol, 2007, 25: 18s (abstr 4514).

[31]KOIZUMI W, NARAHARA H, HARA T, et al. S-1 plus cisplatin versus S-1 alone for first-line treatment of advanced gastric cancer (SPIRITS trial): a phase Ⅲ trial[J]. Lancet Oncol, 2008, 9 (3): 215-221.

[32]邱国钦,许丽贞,王勇军,等. 替吉奥联合静脉和腹腔化疗方案治疗胃癌腹水的临床观察[J]. 现代肿瘤医学,2012,20 (2): 341-345.

[33]ISHIGAMI H, FUJIWARA Y, FUKUSHIMA R, et al. Phase Ⅲ Trial Comparing Intraperitoneal and Intravenous Paclitaxel Plus S-1 Versus Cisplatin Plus S-1 in Patients With Gastric Cancer With Peritoneal Metastasis: PHOENIX-GC Trial [J]. Journal of Clinical

Oncology:JCO,2018778613,2018.

[34]LACAVE A J,BARON F J,ANTON L M,et al. Combination chemotherapy with cisplatin and 5-fluorouracil 5-day infusion in the therapy of advanced gastric cancer:a phase Ⅱ trial[J]. Ann Oncol,1991,2:751-754.

[35] NISHIYAMA M, YAMAMOTO W, PARK J S, et al. Low-dose cisplatin and 5-fluorouracil in combination can repress increased gene expression of cellular resistance determinants to themselves[J]. Clin Cancer Res,1999,5 (9):2620-2628.

[36] KIM R, TANABE K, INOUE H, et al. Mechanism (s) of antitumor action in protracted infusion of low dose 5-fluorouracil and cisplatin in gastric carcinoma[J]. Int J Oncol, 2002,20 (3):549-555.

[37]CUNNINGHAM D,COHN A,MENZIES-CROW N,et al. Cisplatin,epirubicin and 5-fluorouracil (CEF) has significant activity in advanced gastric cancer[J]. Proc Am Soc Clin Oncol,1990,9:1231.

[38]THUSS-PATIENCE P C,KRETZSCHMAR A,VIELHABER A,et al. Docetaxel and 5-FU continuous infusion. (DF) versus epirubicin, cisplatin and 5-FU (ECF) for advanced gastric adenocarcinoma:a randomized phase Ⅱ study[J]. Proc Am Soc Clin Oncol,2002, 21:162.

[39]ROSS P,CUNNINGHAM D,SCARFFE H. Results of a randomized trial comparing ECF with MCF in advanced oesophageal gastric cancer[J]. Proc Am Soc Clin Oncol,1999, 18:272.

[40] SUMPTER K, HARPER-WYNNE C, CUNNINGHAM D, et al. Report of two protocol planned interim analyses in a randomised multicentre phase Ⅲ study comparing capecitabine with fluorouracil and oxaliplatin with cisplatin in patients with advanced oesophagogastric cancer receiving ECF[J]. Br J Cancer,2005,92 (11):1976-1983.

[41]MORABITOA A,CARILLIO G,LONGO R. Systemic treatment of gastric cancer[J]. Grit Rev Oncol Hematol,2009,70 (3):216-234.

[42]COCONI G. Fluorouracil,doxorubincin and mitomycin combination versus PELF chemotherapy in advanced gastric cancer:a prospective randomized trial of the Italian Oncology Group for Clinical Research[J]. Cancer,1999,85:295.

[43]KOIZUMI W,TAGUCHI T. A phase Ⅱ sthdy of capecitabine (Xeloda) in patients with advanced/metastatic gastric carcinoma[J]. Proc Am Soc Clin Oncol,2001,20:142b.

[44] HONG Y, SONG S, CHO J, et al. A Phase Ⅱ trial of capecitabine (Xeloda) in chernotherapy naive patients with advanced and/or metastatic gastric cancer[J]. Pro Arm Soc Clin Oncol,2002,21:156.

[45]KONDO K,CHIN K,SAKAMOTO J. et al. A multicenter phase Ⅱ trial using 4-

week cycles of capecitabine in advanced / metastatic gastric cancer (AGC) [J]. Proc Am Soc Clin Oncol,2003,22:321.

[46]LEE J L,KANG Y K,KANG H J,et al. A randomised multicentre phase Ⅱ trial of capecitabine vs S-1 as first-line treatment in elderly patients with metastatic or recurrent unresectable gastric cancer[J]. Br J Cancer,2008,99 (4):584-590.

[47]KIM T,AHN J,LEE J,et al. A phase Ⅱ trial of capecitabine (X) and cisplatin (P) in previously untreated advanced gastric cancer (AGC) [J]. Proc Am Soc Clin Oncol,2001,20: 166-171.

[48]KANG H,KIM T,CHANG H,et al. A phase Ⅱ study of palitaxel and capecitabine combination chemotherapy in patients with advanced gastric cancer as a first-line therapy[J]. Proc Am Soc Clin Oncol,2004,23:325.

[49]JIN M,SHEN L,HU B,et al. Mature data on capecitabine (X) + fractionated cisplatin (P) as first line therapy in patients (pts) with advanced gastric carcinona (AGC) [J]. Proc Am Soc Clin Oncol,2006,24:196.

[50]SHIN D,CHO E,LEE W K,et al. A phase Ⅱ trial of epirubincin (E),cisplantin (C), and capecitabine (X) combination chemotherapy for previously untreated advanced gastric cancer (AGC) [J]. Proc Am Soc Clin Oncol,2003,22:328.

[51]LEE S S,LEE J L,RYU M H,et al. Combination chemotherapy with capecitabine (x) and Cisplatin (p) as first line treatment in advanced gastric cancer:experience of 223 patients with prognostic factor analysis[J]. Jpn J Clin Oncol,2007,37 (1):30-37.

[52]KANG H J,CHANG H M,KIM T W,et al. Phase Ⅱ study of capecitabine and cisplatin as firstline combination therapy in patients with gastric cancer recurrent after fluoropyrimidine-based adjuvant chemotherapy[J]. British J Cancer,2005,18:1-6.

[53] VAN CUSTM E,FINDLAY M,OSTERWALDER B,et al. Capecitabine,an oral fluoropyrimidine carbaratewith substantial activity in advanced colorectal cancer:results of a randomized phase Ⅱ study[J]. J Clin Oncol,2000,18 (6):1337-1345.

[54]NAGASHIMA F,OHTSU A,YOSHIDA S,et al. Japanese nationwide postmarketing survey of S-1 in patients with advanced gastric cancer[J]. Gastric Cancer,2005,8 (1):6-11.

[55]SAKATA Y,OHTSU A,HORIKOSHI N,et al.Late phase Ⅱ study of novel oral fluoropyrimidine anticancer drug S-1 (1 M tegafur-0.4 M gimestat-1 M otastat potassium) in advanced gastric cancer patients[J]. Eur J Cancer,1998,34 (11):1715-1720.

[56]MAEHARA Y. S-1 in gastric cancer:A comprehensive review[J]. Gastric Cancer, 2003,6 (Suppl 1):2-8.

[57] YONEMORI K,SHIMADA Y,GOTO A,et al. Retrospective analysis of clinical results and predictors of response in chemonaive patients with advanced gastric cancer treated

with S-1,an oral fluoropyrimidine derivative,as single-agent chemotherapy[J]. Gastric Cancer, 2004,7:204-211.

[58]CHIN K,HSHI H,IMAMURA H,et al. Irinotecan plus S-1 (IRIS) versus S-1 alone as first line treatment for advanced gastric cancer:preliminary results of a randomized phase Ⅲ study (GC0301/TOP-002) [J]. J Clin Oncol,2007,25 (18 Supp l):a4525.

[59]LEE J L,KANG Y K,KANG H J,et al. A randomised multicentre phase Ⅱ trial of capecitabine vs S-1 as first-line treatment in elderly patients with metastatic or recurrent unresectable gastric cancer[J]. Br J Cancer,2008,99 (4):584-590.

[60]KOIZUMI W,AKIYA T,SATO A,et al. Phase Ⅱ study of S-1 as first-line treatment for elderly patients over 75 years of age with advanced gastric cancer:the Tokyo Cooperative Oncology Group study[J]. Cancer Chemotherapy and Pharmacology,2010,65 (6):1093-1099.

[61]SEOL Y M,SONG M K,CHOI Y J,et al. Oral Fluoropyrimidines (capecitabine or S-1) and cisplatin as first line treatment in elderly patients with advanced gastric cancer:a retrospective study[J]. J Clin Oncol,2009,39 (1):43-48.

[62]邱国钦,许丽贞,林智才,等. 替吉奥联合顺铂治疗进展期胃癌的近期疗效观察[J]. 临床肿瘤学杂志,2011,16 (8):728-731.

[63]ABE S,TSUJI Y,TSUSHIMA T,et al. Efficacy and feasibility of combination chemotherapy with S-1 and cisplatin (2 weeks regimen) for advanced gastric cancer[J]. J Clin Oncol,2010,40 (4):302-306.

[64]焦洋,宁洁,王芳,等. 替吉奥联合顺铂与替吉奥联合奥沙利铂一线治疗晚期胃癌的比较研究[J]. 临床肿瘤学杂志,2012,17 (3):246-250.

[65]TAKAHARI D,HAMAGUCHI T,YOSHIMURA K,et al. Feasibility study of adjuvant chemotherapy with S-1 plus cisplatin for gastric cancer[J]. Cancer Chemother Pharmacol,2011,67 (6):1423-1428.

[66]AJANI J A,RODRIGUEZ W,BODOKY G,et al. Multicenter phase Ⅲ comparison of cisplatin / S-1 with cisplatin/infusional fluorouracil in advanced gastric or gastro-esophageal adenocarcinoma study:the FLAGS trial[J].J Clin Oncol,2010,28 (9):1547-1553.

[67]JIN M. LU H,LI J,et al. Randomized 3-armed phase Ⅲ study of S-1 monotherapy versus S-1 / DDP (SP) versus 5-FU / DDP (FP) in patients (pts) with advanced gastric cancer (AGC):SC101 study[J]. J Clin Oncol,2008,26 (Suppl 15):a4533.

[68]刘鹏,张弘纲,秦燕,等. 抗代谢类新药替吉奥片联合顺铂一线治疗晚期胃癌的临床研究[J]. 中国慢性病预防与控制,2012,2 (3):317-320.

[69]RUI-HUA XU,GUO-PING SUN,HUI-SHAN LU,et al. A phase Ⅲ study of S-1 plus cisplatin versus fluorouracil plus cisplatin in patients with advanced gastric or gastroesophageal junction adenocarcinoma[J]. J Clin Oncol,2013,31 (suppl):a4025.

[70]HOKITA S,AIKOU T,MIYAZONO F,et al. A phase Ⅰ combination chemotherapy study of biweekly paclitaxel and S-1 administrationin patients with advanced gastric cancer[J]. Cancer Chemother Pharmacol,2006,57 (6):736—740.

[71]TAMURA S,MIKI H,OKADA K,et al. Pilot study of a combination of S-1 and paclitaxel for patients with peritoneal metastasis from gastric cancer[J]. Gastric Cancer,2010,13 (2):101-108.

[72]UEDA Y,YAMAGISHI H,ICHIKAWA D,et al. Multicenter phase Ⅱ study of weekly paclitaxel plus S-1 combination chemotherapy in patients with advanced gastric cancer [J]. Gastric cancer,2010,13 (3):149-154.

[73] NARAHARA H,FUJITANI K,TAKIUCHI H,et al. Phase Ⅱ Study of a combination of S-1 and paclitaxel in patients with unresectable or metastatic gastric cancer[J]. Oncology,2008,74 (1-2):37-41.

[74]WANG X,ZHOU L Y,LU X Y,et al. Randomized phase Ⅱ study comparing paclitaxel with S-1 vs S-1 as first-line treatment in patients with advanced gastric cancer[J]. Clin Transl Oncol,2013,15 (10):836-842.

[75]HUANG D,BA Y,XIONG J,et al. A multicentre randomised trial comparing weekly paclitaxel ＋ S-1 with weekly paclitaxel ＋ 5-fluorouracil for patients with advanced gastric cancer[J]. Eur J Cancer,2013,49 (14):2995-3002.

[76]姜敏,曾越灿,吴荣. 替吉奥联合紫杉醇治疗晚期胃癌的疗效分析[J]. 医学研究杂志,2015,44 (5):52-56.

[77]邱国钦,许丽贞,林智才,等. 替吉奥联合多西他赛和顺铂治疗进展期胃癌的临床观察[J]. 实用癌症杂志,2013,28 (2):158-162.

[78] TSUTANI Y,OHARA M,SUZUKI T,et al. Docetaxel and S-1 as a first-line treatment in patients with advanced or recur rent gastric cancer[J]. Anticancer Res,2009,29 (7):2775-2779.

[79]KUNISAKI C,TAKAHASHI M,MAKINO H,et al. Phase Ⅱ Study of biweekly docetaxel and S-1 combination chemotherapy as first-line treatment for advanced gastric cancer [J]. Cancer Chemother Pharmacol,2011,67 (6):1363-1368.

[80]SHIGEYASU K,KAGAWA S,UNO F,et al. Multicenter phase Ⅱ study of S-1 and docetaxel combination chemotherapy for advanced or recurrent gastric cancer patients with peritoneal dissemination[J]. Cancer Chemother Pharmacol,2013,71 (4):937-943.

[81]FUSHIDA S,KINOSHITA J,KAJI M,et al. Phase Ⅰ/Ⅱ study of intraperitoneal docetaxel plus S-1 for the gastric cancer patients with peritoneal carcinomatosis[J]. Cancer Chemother Pharmacol,2013,71 (5):1265-1272.

[82]ZANG D Y,YANG D H,LEE H W,et al. Phase Ⅰ/Ⅱ trial with Docetaxel and S-1

for patients with advanced or recurrent gastric cancer with consideration to age[J]. Cancer Chemother Pharmacol,2009,63 (3):509-516.

[83]CUI Y,LI Q,YU Y,et al. Combination of low-dose docetaxel and standard-dose S-1 for the treatment of advanced gastric cancer:efficacy,toxicity,and potential predictive factor[J]. Cancer Chemother Pharmacol,2012,86:1186-1187.

[84]邱国钦,许丽贞,林智才,等.吉奥治疗老年进展期胃癌的临床观察[J].中国肿瘤临床与康复,2011,18 (1):61-63.

[85]杨洁,曹凤军.卡培他滨与替吉奥对晚期胃癌的临床疗效比较[J].临床消化病杂志,2016,28 (5):290-292.

[86]BANG Y J,KIM Y W,YANG H K,et al. Adjuvant capecitabine and oxaliplatin for gastric cancer after D2 gastrectomy (CLASSIC):a phase 3 open-label,randomised controlled trial[J]. Lancet,2012,379 (9813):315-321.

[87]刘桂兰.2种化疗方案治疗进展期胃癌的疗效对比观察[J].临床合理用药,2013,6 (8):75-76.

[88]孙习鹏,陈燕,杨黎,等.卡培他滨联合铂类与替吉奥联合铂类治疗晚期胃癌的Meta分析[J].中国药师,2014,17 (10):1707-17013.

[89]AJANI J A,FAIRWEATHER J,DUMAS P,et al. Phase Ⅱ Study of taxol in patients with advanced gastric carcinoma[J]. Cancer J Sciam,1998,4 (4):269-274.

[90]TAGUCHI T. Gastrointestinal cancer and oral anticancer agents[J]. Jpn J Cancer Chemother,1999,26 (3):284-291.

[91]BANG Y J,KANG W K,KANG Y K,et al. Docetaxel 75mg/m2 is active and well tolerated in patients with metastatic or recurrent gastric cancer:a phase Ⅱ trial[J]. Jpn J Clin Oncol,2002,327 :248-254.

[92]WANG JW,XU RH,LI J,et al. Randomized multicenter phase Ⅲ study of a modified docetaxel and cisplatin plus fluorouracil regimen compared with cisplatin and fluorouracil as first-line therapy for advanced or locally recurrent gastric cancer[J]. Gastric Cancer,2016,19 (1):234-244.

[93]FORD H E R,MARSHALL A,BRIDGEWATER J A,et al. Docetaxel versus active symptom control for refractory oesophagogastric adenocarcinoma (COUGAR-02):an open-label,phase 3 randomised controlled trial[J]. Lancet Oncol,2014,15 (1),78-86.

[94]PARK S H,LEE W K,CHUNG M,et al. Paclitaxel versus docetaxel for advanced gastric cnacer:a randomized phase Ⅱ trial in combination with infusional 5-fluorouracil[J]. Anticancer Drugs,2006,17 (2):225-229.

[95]ARTRU P,ANDRE T,TIGAUD,et al. Oxaliplantin (OXA),5-fluorouracil (FU) and folinic acid (FA) (FOLFOX6) in advanced/metastatic gastric carcinoma (A / MGC) patients

(pts):final results of a multicenter phase Ⅱ study[J]. Proc Am Soc Clin Oncol,2001,20:165a (abstr 164).

[96]LEE H H,HUR H,KIM S,et al. Outcomes of modified FOLFOX-6 as first line treatment in patients with advanced gastric cancer in a single institution:Retrospective analysis [J]. Cancer Res Treat,2010,42 (1):18-23.

[97]MOHAMMAD H A,MAGDY F M,MAHMOUD O M. FOLFOX (oxaliplatin and 5-fluorouracil / leucovorin) in patients with untreated metastatic gastric adenocarcinoma Phase Ⅱ study[J]. Indian J Cancer,2011,48 (4):460-465.

[98]AI-BATRAN S E,HARTMANN J T,PROBST S,et al. Phase Ⅲ trial in metastatic gastroesophageal adenocarcinoma with fluorouracil, leucovorin plus either oxaliplatin or cisplatin:a study of the Arbeitsgemeinschaft Internistische Onkologie[J]. J Clin Oncol,2008,26 (9):1435-1442.

[99] LEE J,RYU M,CHANG H, et al. Phase Ⅰ / Ⅱ and pharmacokinetic study of combination chemotherapy with S-1 and oxaliplatin in patients with advanced gastric cancer[J]. Orlando:Gastrointestinal Cancers Symposium,2008:abstr 108.

[100] LIU B, YING J, LUO C, et al. S-1 combined with oxaliplatin as firse line chemotherapy for Chinese advanced gastric Cancer patients[J]. Hepatogastroenterology,2012, 59 (114):649-653.

[101]OH S Y,KWON H C,JEONG S H,et al. A phase Ⅱ study of S-1 and oxaliplatin (SOx) combination chemotherapy as a firstline therapy for patients with advanced gastric cancer[J]. Invest New Drugs,2012,30 (1):350-356.

[102]KOIZUMI W,TAKIUCHI H,YAMADA Y,et al. Phase Ⅱ study of oxaliplatin plus S-1 as first-line treatment for advanced gastric cancer (GSOX study) [J]. Ann Oncol,2010,21 (5):1001-1005.

[103]张军,李林均,王亚萍,等.替吉奥联合奥沙利铂治疗晚期及复发性胃癌的临床观察 [J].西部医学,2010,22 (12):2228-2230.

[104]PARK Y H,LEE J L,RYOO B Y,et al. Capecitabine in combination with oxaliplatin (XELOX) as a first-line therapy for advanced gastric cancer[J]. Cancer Chemother Pharmacol, 2008,61:623-629.

[105]LUO H Y,XU R H,WANG F,et al. Phase Ⅱ trial of XELOX as first-line treatment for patients with advanced gastric cancer[J]. Chemotherapy,2010,56 (2):94-100.

[106]XIANG X J, ZHANG L, QIU F, et al. A phase Ⅱ study of capecitabine plus oxalipltion as first-line chemotherapy in elderly patients with advanced gastric cancer [J]. Chemotherapy,2012,58 (1):1-7.

[107]AL-BATRAN S,HARTMANN J,PROBST,et al. A randomized phase Ⅲ trial in

patient with adenocarcinoma of the stomch receiving first-line chemotherapy with fluorouracil, leucovorin and oxaliplatin (FLO) versus fluorouracil,leucovorin and cisplatin (FLP) [J]. J Clin Oncol,2006,24:182s (abstr 4016).

[108]MONTAGNANI F,TURRISI G,MARINOZZI C,et al. Effectiveness and safety of oxaliplatin compared to cisplatin for advanced,unresectable gastric cancer:a systematic review and meta-analysis[J]. Gastric Cancer,2011,14 (1):50-55.

[109]FAN W F,WANG J,MENG L J,et al. Clinical study of S-1 plus oxaliplatin versus S-1 plus cisplatin as the first-line treatment for elderly patients with advanced gastric cancer[J]. Chinese Clinical Oncology,2013,18 (1) :50-53.

[110]KIM G M,JEUNG H C,RHA S Y, et al. A randomized phase Ⅱ trial of S-l-oxaliplatin versus capecitabine-oxaliplatin in advanced gastric cancer[J]. Eur J Cancer,2012. 48 (4):518-526.

[111]樊翠珍,初玉平,戴 红.卡培他滨联合奥沙利铂与替吉奥联合奥沙利铂治疗进展期胃癌的对比研究[J]. 临床肿瘤学杂志,2011,16 (8):725-727.

[112]DANG J S,ZHAO X H. The Application Value of S-1 Combined with Oxaliplatin for Advanced Gastric Cancer[J]. The Practical Journal of Cancer,2014,7:775-778.

[113]薛丽英,南景龙,蔡智慧,等.XELOX 方案和 SOX 方案治疗进展期胃癌疗效观察[J]. 中华实用诊断与治疗杂志,2014,28 (4):369-371.

[114]曹凤,王德林,刘承伟,等.替吉奥或卡培他滨联合奥沙利铂治疗晚期胃癌的疗效观察[J]. 中国医院用药评价与分析,2016,16 (10):1311-1314.

[115]林丽娥.奥沙利铂联合替吉奥或卡培他滨治疗老年晚期胃癌的疗效及安全性观察[J].慢性病学杂志,2017,18 (11):1230-1232.

[116]唐志,廖湘辉,彭丽娇,等.替吉奥联合奥沙利铂方案与 ECF 方案治疗晚期胃癌疗效分析[J]. 吉林医学,2015,36 (12):2484-2486.

[117]陈楚钦.老年晚期胃癌患者采用奥沙利铂联合替吉奥化疗方案治疗疗效及安全性分析[J]. 齐齐哈尔医学院学报,2017,38 (3):311-312.

[118]ABEER H A,RASHA M A. The safety and efficacy of fluorouracil, leucovorin, oxaliplatin,and docetaxel (FLOT) combination in the front-line treatment for patients with advanced gastric or gastroesophageal adenocarcinoma:phase Ⅱ trial[J]. Medical Oncology, 2013,30 (1):1-6.

[119]朱晓东,赵晓莹,彭 伟,等.表柔比星联合奥沙利铂和短期 5-FU 持续滴注的 EOF5 方案一线治疗晚期胃癌的疗效评估[J]. 中国癌症杂志,2014,24 (8):615-621.

[120]徐雪明,陈德连,陈明聪,等. SOX 方案与 EOF 方案一线治疗进展期胃癌的临床对比研究[J]. 中国癌症杂志,2012,22 (7):533-536.

[121]陈俊,陶庆松,黄佳,等. 改良 EOF 方案治疗晚期胃癌 32 例临床观察[J]. 中华肿瘤

防治杂志,2009,16 (7):550-552.

[122]赵建国,熊建萍,邱峰,等. 表柔吡星联合奥沙利铂、5-氟尿嘧啶一线治疗晚期胃癌的临床观察[J]. 癌症,2009,28 (1):54-57.

[123] THUSS-PATIENCE P C, KRETZSCHMAR A, BICHEV D, et al. Survival advantage for irinotecan versus best supportive care as second line chemotherapy in gastric cancer-a randomised phase Ⅲ study of the Arbeits-gemeinschaft Internistische Onkologie (AIO) [J]. Eur Cancer,2011,47 (15):2306-2304.

[124]HIRONAKA S,UEDA S,YASUI H,et al. Randomized,open-label,phase Ⅲ study comparing irinotecan with paclitaxel in patients with advanced gastric cancer without severe peritoneal metastasis after failure of prior combination chemotherapy using fluoropyrimidine plus platinum:WJOG 4007 trial[J]. J Clin Oncol,2013,31 (35):4438-4444.

[125] POZZO C, BARONE C, SZANTO J, et al. Irinotecan in combination with 5-fluorouracil and folinic acid or with cisplatin in patients with advanced gastric or esophageal-gastric junction adenocarcinoma:results of a randomized phase Ⅱ study[J]. Ann Oncol,2004,15:1773-1781.

[126]BOUCHE O,RAOUL J L,BONNETAIN F,et al. Randomized multi-center phase Ⅱ trial of a biweekly regimen of fluorouracil and leucovorin (LV5FU2),LV5FU2 plus cisplatin,or LV5FU2 plus irinotecan in patients with previously un-treated metastatic gastric cancer:a Federation Francophone de Cancerologic Digestive Group Study FFCD 9803[J]. J Clin Oncol,2004,22(21):4319-4328.

[127] BOUCHE O, YCHOU M, BURTIN P, et al. Adjuvant chemother-apy with 5-fluorouracil and cisplatin compared with surgery alone for gastric cancer:7-year results of the FFCD randomized phase Ⅲ trial (8801) [J]. Ann Oncol,2005,16 (9):1488-1497.

[128]MOEHLER M H,EIMERACHER A,SIEBLER J,et al. CPT11/FA/5-FU versus ELF in chemonaive patients with advanced or metastatic adenocarinoma of the stomach or gastroe-sophageal junction:a randomized phase Ⅱ study [J]. Gastro-intestinal Cancers Symposium,2005,abstr 25.

[129]MOEHLER M,KANZLER S,GEISSLER M,et al. A randomized multicenter phase Ⅱ study comparing capecitabine with irinotecan or cisplatin in metastatic adenocarcinoma of the stomach or esophagogastric junction[J].Ann Oncol,2010,21 (1):71-77.

[130] NARAHARA H, HSHI H, IMAMURA H, et al. Randomized phase Ⅲ study comparing the efficacy and safety of irinotecan plus S-1 with S-1 alone as first-line treatment for advanced gastric cancer (study GC0301/TOP-002) [J]. Gastric Cancer,2011,14 (1):72-80.

[131] LORIZZO K, FAZIO N, RADICE D, et al. Simplified FOLFIRI in pre-treated patients with metastatic gastric cancer[J]. Cancer Chemotherapy and Pharmacology,2009,64

（2）：301-306.

[132] BANG Y J，VAN CUTSEM E，FEYEREISLOVA A，et al. Trastuzumab in combination with chemotherapy versus chemotherapy alone for treatment of HER2-positive advanced gastric or gastro-oesophageal junction cancer（ToGA）：a phase 3，open-label，randomised controlled trial[J]. Lancet，2010，376（9742）：687-697.

[133]中国临床肿瘤学会抗肿瘤药物安全管理专家委员会，中国抗癌协会胃癌专业委员会、肿瘤病理专业委员会. HER 阳性晚期胃癌分子靶向治疗的中国专家共识（2016 版）[J]. 临床肿瘤学杂志，2016，21（9）：831-839.

[134]JRGENSEN J T，HERSOM M. HER2 as a Prognostic Marker in Gastric Cancer-A Systematic Analysis of Data from the Literature[J]. J Cancer，2012，3：137-144.

[135] CHUA T C，MERRETT N D. Clinicopathologic factors associated with HER2-positive gastric cancer and its impact on survival outcomes-a systematic review[J]. Int J Cancer，2012，130（12）：2845-2856.

[136]SHENG W Q，HUANG D，YING J M，et al. HER2 status in gastric cancers：a retrospective analysis from four Chinese representative clinical centers and assessment of its prognostic significance[J]. Ann Oncol，2013，24（9）：2360-2364.

[137]QIU M，ZHOU Y，ZHANG X，et al. Lauren classification combined with HER2 status is a better prognostic factor in Chinese gastric cancer patients[J]. BMC Cancer，2014，14：823-830.

[138] GRÁVALOS C，GÓMEZ-MARTÍN C，RIVERA F，et al. Phase Ⅱ study of trastuzumab and cisplatin as first-line therapy in patients with HER2-positive advanced gastric or gastroesophageal junction cancer[J]. Clin Transl Oncol，2011，13（3）179-184.

[139]LORDICK F. Trastuzumab：a new treatment option for HER2-positive metastatic gastric and gastroesophageal junction cancer[J]. Future Oncol，2011，7（2）：187-199.

[140]LIN，SHEN，XU J M，FENG F Y. Trastuzumab in combination with chemotherapy versus chemotherapy alone for first-line treatment of HER2-positive advanced gastric or gastroesophageal junction cancer：a Phase Ⅲ，multicenter，randomized controlled trial，Chinese subreport[J]. Chinese journal of oncology，2013，35（4）：295-300.

[141]RYU M H，YOO C，KIM J G，et al. Multicenter phase Ⅱ study oftrastuzumab in combination with capecitabine and oxaliplatinfor advanced gastric cancer[J]. Eur J Cancer，2015，51（5）：482-488.

[142]BATRAN A，KROENING H，HANNIG C V，et al. Trastuzumab in combination with different first-line chemotherapies for treatment of HER2-positive metastatic gastric or gastro-oesophageal junction cancer：Updated findings from the German non-interventional study HERMES[J]. ESMO，2015：abs 2333.

[143]YELENA Y J,GEOFFREY Y K,DAVID H I,et al. A phase Ⅱ study of afatinibin patients (PTS) with metastatic human epidermal growth factor receptor (HER2)-positive trastuzumab refractory esophagogastric (EG) cancer[J]. J Clin Oncol,2015,33 (suppl 3; abstr 59).

[144]KAGAWA S,MURAOKA A,KAMBARA T,et al. A multi-institution phase Ⅱ study of docetaxel and S-1 in combination with trastuzumab for HER2-positive advanced gastric cancer (DASH study) [J]. Cancer Chemotherapy and Pharmacology,2018,81 (2):387-392.

[145]TSUNEHIRO T,KAZUHIRO N,AKIRA M,et al. Efficacy and safety result of trastuzumab (T-mab) and paclitaxel for T-mab naive patients with HER2-positive previously treated advanced or recurrent gastric cancer (JFMC45-1102):Final report[J]. Gastrointestinal Cancers Symposium,2014:abs 79.

[146]THUSS-PATIENCE P C,SHAH M A,et al. Trastuzumab emtansine versus taxane use for previously treated HER2-positive locally advanced or metastatic gastric or gastro-oesophageal junction adenocarcinoma (GATSBY):an international randomised,open-label,adaptive,phase 2/3 study[J]. Lancet Oncol,2017,18 (5):640-653.

[147]TABERNERO J,HOFF L,SHEN A,et al. Pertuzumab (P) trastuzumab (H) chemotherapy (CT) for HER2-positive metastatic gastri or gastro-oesophageal junction cancer (mGC/GEJC):Final analysis of a Phase Ⅲ study (JACOB) [J]. Annals of Oncology,2017,28 (5):209-268.

[148]SATOH T,XU R H,CHUNG H C,et al. Lapatinib plus paclitaxel versus paclitaxel alone in the second-line treatment of HER2-amplified advanced gastric cancer in Asian populations:TyTAN-a randomized,phase Ⅲ study[J]. J Clin Oncol,2014,32 (19):2039-2049.

[149]LORDICK F,KANG Y K,CHUNG H C,et al. Capecitabine and cisplatin with or without cetuximab for patients with previously untreated advanced gastric cancer (EXPAND):a randomised,open-label phase 3 trial[J]. Lancet Oncol,2013,14:490-499.

[150] WADDELL T,CHAU I,CUNNINGHAM D,et al. Epirubicin,oxaliplatin and capecitabine with or without panitumumab for patients with previously untreated advanced oesophagogastric cancer (REAL-3):a randomised,open-label phase 3 trial[J]. Lancet Oncol,2013,14:481-489.

[151]OHTSU A,SHAH M A,VAN CUTSEM E,et al. Bevacizumab in combination with chemotherapy as first-line therapy in advanced gastric cancer:a randomized,double-blind,placebo-controlled phase Ⅲ study[J]. J Clin Oncol,2011,29:3968-3976.

[152] FUCHS C S,TOMASEK J,YONG C J,et al. Ramucirumab monotherapy for previously treated advanced gastric or gastro-oesophageal junction adenocarcinoma (REGARD):an international,randomized,multicenter,placebo-controlled,phase 3 trial[J].

Lancet. 2014,383 (9911):31-39.

[153]WILKE H,MURO K,VAN CUTSEM E,et al. Ramucirumab plus paclitaxel versus placebo plus paclitaxel in patients with previously treated advanced gastric or gastro-oesophageal junction adenocarcinoma (RAINBOW):a double-blind,randomised phase 3 trial[J]. Lancet Oncol,2014,15:1224-1235.

[154]FUCHS C S,et al. RAINFALL:A randomized,double-blind,placebo- controlled phase Ⅲ study of cisplatin (Cis) plus capecitabine(Cap) or 5-FU with or without ramucirumab (RAM) as first-line therapy in patients with metastatic gastric or gastroesophageal junction(G-GEJ) adenocarcinoma[J]. ASCO GI,2018:Abstract 5.

[155]LI J,QIN S,XU J,et al. Randomized,Double-Blind,Placebo- Controlled Phase Ⅲ Trial of Apatinib in Patients With Chemotherapy-Refractory Advanced or Metastatic Adenocarcinoma of the Stomach or Gastro- esophageal Junction[J]. J Clin Oncol,2016,34 (13):1448-1454.

[156]CHENG X D,XU Z Y,DU Y,et al. Phase Ⅱ study of conversion therapy using S1/Paclitaxel chemotherapy plus apatinib in unsectable gastric cancer (Ahead-G325 trial) [J]. ASCO GI Annual Meeting Proceedings,2017.

[157]SUN W,POWELL M,O′DWYER P J,et al. Phase Ⅱ study of sorafenib in combination with docetaxel and cisplatin in the treatment of metastatic or advanced gastric and gastroesophageal junction adenocarcinoma:ECOG 5203[J]. J Clin Oncol,2010,28:2947-2951.

[158]MOEHLER M,MUELLER A,HARTMANN J T,et al. An open-label,multicentre biomarkeroriented AIO phase Ⅱ trial of sunitinib for patients,with chemo-refractory advanced gastric cancer[J]. Eur J Cancer,2011,47:1511-1520.

[159]YI J H,LEE J,PARK S H,et al. Randomised phase Ⅱ trial of docetaxel and sunitinib in patients with metastatic gastric cancer who were previously treated with fluoropyrimidine and platinum[J]. Br J Cancer,2012,106:1469-1474.

[160]KANG Y K,BOKU N,SATOH T,et al. Nivolumab in patients with advanced gastric or gastro-oesophageal junction cancer refractory to,or intolerant of,at least two previous chemotherapy regimens (ONO-4538-12,ATTRACTION-2):a randomised,double-blind,placebo-controlled,phase 3 trial[J]. Lancet. 2017,390 (10111):2461-2471.

[161]WAINBERG Z A,JALAL S,MURO K,et al. KEYNOTE-059 update:efficacy and safety of pembrolizumab alone or in combination with chemotherapy in patients with advanced gastric or gastroesophageal (G/GEJ) cancer[R]. 2017 ESMO Abstract LBA-28.

[162]SHITARA K,et al. Pembrolizumab versus paclitaxel for previously treated,advanced gastric or gastro-oesophageal junction cancer (KEYNOTE-061):a randomised,open-label,controlled,phase 3 trial[J]. The Lancet,2018-07-14.

[163]LEE C K,KIM S S,PARK S,et al. Depth of response is a significant predictor for

long-term outcome in advanced gastric cancer patients treated with trastuzumab [J]. Oncotarget,2017,8 (19):31169-31179.

[164]YAMADA Y,et al. Phase Ⅱ study comparing triplet chemotherapy with S-1 and cisplatin plus docetaxel versus doublet chemotherapy with S-1 and cisplatin for advancedgastric cancer (JCOG 1013) [J]. ASCO,2018:abs 4009.

[165]NISHIKAWA K,FUJITANI K,INAGAKI H,et al. Randomised phase Ⅲ trial of second-line irinotecan plus cisplatin versus irinotecan alone in patients with advanced gastric cancer refractory to S-1 monotherapy:TRICS trial[J]. Eur J Cancer,2015,51 (7):808-816.

[166]NAKAJIMA T,NASHIMOTO A,KITAMURA H,et al. Adjuvant mitomycin and fluorouracil followed by oral uracil plus tegafur in serosa-negative gastric cancer :a randomized tri-al[J]. Gastric Cancer Surgical Study Group. Lancet,1999,354(9175) :273-277.

[167]SAKURAMOTO S,SASAKO M,YAMAGUCHI T,et al. Adjuvant chemotherapy for gastric cancer with S-1,an oral Fluoropyrim-idine. ACTS-GC Group[J]. N Engl J Med,2007,357 (18):1810-1820.

[168] SASAKO M,SAKURAMOTO S,KATAI H,et al. Five-year outcomes of a randomized phase Ⅲ trial comparing adjuvant chemotherapy with S-1 versus surgery alone in stage Ⅱ or Ⅲ gastric cancer[J]. J Clin Oncol,2011,29 (33):4387-4393.

[169]BANG Y J,KIM Y W,YANG H K,et al. Adjuvant capecitabine and oxaliplatin for gastric cancer after D2 gastrectomy (CLASSIC):a phase 3 open-label,randomised controlled trial[J]. Lancet,2012,379 (9813):315-321.

[170]KODERA K,et al. A randomized phase Ⅲ study comparing S-1 plus docetaxel with S-1 aloneas a postoperative adjuvant chemotherapy for curatively resected stage Ⅲ gastric cancer (JACCRO GC-07 trial) [J]. 2018 ASCO:Abstract 4007.

[171]TERASHIMA M,et al. Updated report of a randomized phase Ⅲ trial comparing 4 and 8 courses of S-1 adjuvant chemotherapy for p-stage gastric cancer:JCOG 1104 (OPAS-1) [J]. ASCO,2018:abstract 4024.

[172]MARI E,FLORIANI I,TINAZZI A,et al. Efficacy of adjuvant chemotherapy after curative resection for gastric cancer:a meta-analysis of published randomized trials. A study of the GISCAD[J]. Ann Oncol,2000,11 (7):837-843.

[173]JANUNGER K G,HAFSTROM L,NYGREN P,et al. A systematic overview of chemotherapy effects in gastric cancer[J]. Acta Oncol,2001,40 (2-3):309-326.

[174]HU J K,CHEN Z X,ZHOU Z G,et al. Intravenous chemotherapy for resected gastric cancer:meta-analysis of randomized controlled trials[J]. World J Gastroenterol,2002,6:1023-1028.

[175] PANZINI I,GIANNI L,FATTORI P,et al. Adjuvant chemothera-py in gastric cancer:a meta-analysis of randomized trials and comparision with previous meta-analyses[J].

Tumori,2002,88（1）:21-27.

[176]LIU T S,WANG Y,CHEN S Y,et al. An updated meta-analy-sis of adjuvant chemotherapy after curative resection for gastric cancer[J]. Eur J Surg Oncol,2008,34（11）: 1208-1216.

[177]DENT D M,WERNER I D,NOVIS B,et al. Prospective randomized trial of combined oncological therapy for gastric carcinoma[J]. Cancer,1979,44:385-391.

[178]MACDONALD J S,SMALLEY S R,BENEDETTI J,et al. Chemoradiotherapy after surgery compared with surgery alone for adenocarcinoma of the stomach or gastroesophageal junction[J]. N Engl J Med,2001,345（10）:725-730.

[179]LEE J,LIM D H,KIM S,et al. Phase Ⅲ trial comparing capecitabine plus cisplatin versus capecitabine plus cisplatin with concurrent capecitabine radiotherapy in completely resected gastric cancer with D2 lymph node dissection: the ARTIST trial[J]. J Clin Oncol, 2012,30（3）:268-273.

[180]PARK S H,SOHN T S,LEE J,et al. Phase Ⅲ Trial to Compare Adjuvant Chemotherapy With Capecitabine and Cisplatin Versus Concurrent Chemoradiotherapy in Gastric Cancer:Final Report of the Adjuvant Chemoradiotherapy in Stomach Tumors Trial, Including Survival and Subset Analyses[J]. J Clin Oncol,2015,33（28）:3130-3136.

[181]LI T,CHEN L. Efficacy and safety of SOX regimen as neoadjuvant chemotherapy for advanced gastric cancer[J]. Zhonghua Wei Chang Wai Ke Za Zhi,2011,14（2）:104-106.

[182]LI Z Y,KOH C E,BU Z D,et al. Neoadjuvant chemotherapy with FOLFOX: improved outcomes in Chinese patients with locally advanced gastric cancer[J]. J Surg Oncol, 2012,105（8）:793-799.

[183]LORENZEN S,PAULIGK C,HOMANN N,et al. Feasibility of perioperative chemotherapy with infusional 5-FU,leucovorin,and oxaliplatin with（FLOT）or without（FLO） docetaxel in elderly patients with locally advanced esophagogastric cancer[J]. British Journal of Cancer,2013,19（108）:519-526.

[184]OKI E,EMI Y,KUSUMOTO T,et al. Phase Ⅱ Study of Docetaxel and S-1（DS）as Neoadjuvant Chemotherapy for Clinical Stage Ⅲ Resectable Gastric Cancer[J]. Annals of Surgical Oncology,2014,21（7）:2340-2346.

[185]CUNNINGHAM D,ALLUM W H,STENNING S P,et al. MAGIC Trial Participants. Perioperative chemotherapy versus surgery alone for resectable gastroesophageal cancer[J]. N Engl J Med,2006,355（1）:11-20.

（邱国钦　夏继斌）

第7章 进展期胃癌的放射治疗

7.1 胃癌的概述

7.1.1 胃癌的发病率和死亡率

胃癌是世界第四大常见恶性肿瘤,居全球癌症死亡原因的第2位,每年约100万新发病例及80万死亡病例。近年来,西方国家远端胃癌发生率已经下降,胃食管结合部癌及近端胃癌发生率却持续增长,而亚洲国家仍以非近端胃癌为主。5个导致男性和女性肿瘤死亡的主要癌症是肺和支气管癌、胃癌、肝癌、食道癌和结直肠癌,约占所有癌症死亡的3/4。在男性患者中,5个最常见的癌症按降序排列,依次为:肺和支气管癌,胃癌、食道癌、肝癌、结直肠癌,约占2/3的癌症病例。据Torre等报道,2012年全球范围内,胃癌新发病例有951600例,死亡病例723100例。男性胃癌的发病率高达女性的2倍,并且不同国家发病率差异较大。

国家癌症中心发布2015年癌症发病率,男性中胃癌位列第二,女性中胃癌位列第四(表7-1):

表 7-1 全国分性别主要恶性肿瘤死亡前十位

男性		女性	
	1. 肺癌		1. 乳腺癌
	2. 胃癌		2. 肺癌
	3. 肝癌		3. 肠癌
	4. 食管癌		4. 胃癌
	5. 肠癌		5. 甲状腺癌
	6. 前列腺癌		6. 肝癌
	7. 膀胱癌		7. 宫颈癌
	8.胰腺癌		8.食管癌
	9.淋巴瘤		9.子宫癌
	10.脑癌		10.脑癌

注:引自郑荣寿,孙可欣,张思维,等.2015年中国恶性肿瘤流行情况分析[J].中华肿瘤杂志,2019,41(1):19-28.

国家癌症中心发布 2015 年癌症死亡率,在城市中,胃癌在癌症致死率中仅次于肺癌、肝癌,排位第三;在农村中,胃癌占癌症死亡率也是第三位(表 7-2)。

表 7-2　全国分区域主要恶性肿瘤死亡前十位

小城市		中等城市		大城市	
前 10 位	死亡率	前 10 位	死亡率	前 10 位	死亡率
肺癌	40.71	肺癌	47.79	肺癌	54.19
胃癌	25.91	胃癌	26.13	肝癌	21.80
肝癌	25.83	肝癌	25.89	胃癌	19.33
食管癌	18.99	食管癌	20.84	肠癌	19.08
肠癌	9.04	肠癌	12.41	胰腺癌	8.96
脑癌	4.31	胰腺癌	6.88	食管癌	8.56
乳腺癌	8.44	乳腺癌	9.59	乳腺癌	12.78
胰腺癌	3.75	脑癌	4.46	淋巴癌	4.71
白血病	3.58	白血病	4.08	白血病	4.60
淋巴瘤	2.45	淋巴瘤	3.37	胆囊癌	4.44

注:引自郑荣寿,孙可欣,张思维,等.2015 年中国恶性肿瘤流行情况分析[J].中华肿瘤杂志,2019,41(1):19-28.

可见,胃癌严重威胁人类生命健康,如何妥善预防胃癌发生及有效治疗已发胃癌成为各国肿瘤学者的研究热点。

7.1.2　胃癌的转移途径

和很多实体肿瘤一样,胃癌的主要转移途径有以下 4 条:

1. 直接浸润

浸润型胃癌细胞可沿黏膜或浆膜直接浸润相邻胃壁、食管、十二指肠等相邻脏器。癌肿侵犯浆膜后,也可直接蔓延侵犯肝、胰、脾、横结肠、空肠、膈肌、大网膜及腹壁等邻近器官或组织。

2. 淋巴结转移

淋巴结转移是胃癌转移的最主要途径之一,胃癌细胞进入淋巴管,并在淋巴管内形成癌栓,并转移至淋巴结。淋巴结转移占胃癌转移的 70%。

值得注意的是,小淋巴结在胃癌的淋巴结转移中占很高比例。胡荣剑等的研究显示,CT 检出淋巴结 174 个,病理证实其中 71 个(41%)淋巴结转移阳性,小于 10 mm 的淋巴结转移占 38%,1～5 mm 和 6～9 mm 淋巴结转移率分别为 17% 和 31%;10 mm 以上淋

巴结转移阳性为 $50\%\sim76\%$。Mönig 等研究了胃癌的淋巴结转移情况,1253 个淋巴结中,有 331 个淋巴结转移,其中,10 mm 以下的淋巴结转移占 90%,1~5 mm 的淋巴结转移率为 29%,6~9 mm 淋巴结转移率为 40%。可见,胃癌小淋巴结转移率也较高,不能单纯依据淋巴结大小来判断淋巴结转移与否。

3. 血行转移

随着疾病的发展,中晚期胃癌中胃癌细胞入血,多发生血行转移,基本过程分 5 步:

(1)癌细胞从原发肿瘤脱落进行迁移。

(2)脱落的癌细胞与血管外层的细胞基质的特异性受体结合而黏附。

(3)释放多种水解酶使细胞外基质降解。

(4)癌细胞以主动方式侵入循环管道,形成癌栓。

(5)进入血液循环的癌细胞在特定器官的毛细血管黏着,从血管穿出,定居,增殖,形成转移灶。进展期胃癌细胞可通过门静脉转移至肝脏,并可在肺、骨、肾、脑、脑膜、肾上腺、脾、甲状腺及皮肤等远隔脏器形成转移灶。

4. 腹腔种植性转移

腹腔种植性转移是胃癌直接浸润的一种特殊形式。胃癌细胞侵及胃浆膜后可脱落,播散于腹腔、盆腔,在腹腔内种植,引起腹水,转移灶可见于腹腔、肠系膜、肠壁和盆腔。临床上癌性腹膜炎、大量的血性腹水、肠腔压迫梗阻等很多由胃癌转移而来。进展期胃癌根治术后腹膜转移复发者占 $40\%\sim50\%$。浸润深度与胃癌腹膜转移的发生显著相关。

7.1.3　胃癌的淋巴引流方式

王红岩等报道,胃下部癌常转移至幽门下、胃下及腹腔动脉旁等淋巴结,而上部癌常转移至胰旁、贲门旁、胃上等淋巴结。晚期癌可能转移至主动脉周围及膈上淋巴结。随着癌瘤侵犯的深度及广度的增加,淋巴结的转移也逐渐增加,由于腹腔淋巴结与胸导管直接交通,癌细胞可沿胸导管转移至左锁骨上淋巴结,甚至是两侧。

7.1.4　胃癌术后的复发模式

对于 R_0 切除,且 $\geq D_0$ 淋巴结清扫术的局部晚期胃癌患者,即使接受了根治性切除,术后局部区域复发和远处转移率仍高达 $40\%\sim70\%$。

1964—2004 年,中山大学肿瘤防治中心收治的 2633 例胃癌患者中,接受手术治疗的 2561 例(97.13%)中,淋巴结转移率达 72.18%,浆膜受侵者共 1619 例(63.12%),邻近器官受侵 1010 例(39.14%),腹腔种植转移 510 例(19.19%)。美国明尼苏达州立大学的 Gunderson 等对胃癌术后复发的患者进行了二次剖腹探查手术,107 例患者中 69% 发现局部复发或(和)伴淋巴结转移,局部腹膜种植转移率为 42%,绝大多数复发病灶位于瘤床(81%),其中吻合口复发 39%,区域淋巴结复发 63%。

王鑫等关于局部晚期胃癌根治术后复发的研究中,145 例患者复发,中位复发时间 20.6 个月。总复发率为 48.8%,其中术后第 1 年复发的有 15.5%(46 例),第 2 年复发的有 27.6%(82 例),第 3 年复发的有 38.7%(115 例)。145 例复发患者中,104 例为单一部位复发,29 例为同时出现的多部位复发,12 例复发部位不详。局部区域复发 82 例,与全组远处转移的 79 例相当。腹腔内脏器转移仅发现于肝脏。局部复发部位主要见于吻合口或(和)残胃,区域淋巴结复发率较高。远处转移最常见部位为肺,其次为纵隔或(和)颈部、锁骨上淋巴结。

　　中外数据均表明胃癌根治术后局部失败是影响胃癌根治效果的主要因素之一,胃癌术后局部失败的高发生率表明术后辅助治疗的意义重大,复发的部位也为如何制定放疗计划提供了依据。

7.1.5　进展期胃癌的概念及治疗原则

　　进展期胃癌指胃癌超越了胃的解剖结构,至少侵犯至浆膜和(或)局部淋巴结,无远处转移。第 7 版美国癌症分期联合委员会(American Joint Committee on Cancer,AJCC)胃癌分期标准将解剖学差别及治疗预后因素相结合对胃癌重新进行分期,据此提出进展期胃癌的定义为 $T_{3\sim4}N_0M_0$ 或 $T_{1\sim2}N_{(+)}M_0$ 期。

　　根治性手术是胃癌唯一的治愈手段,但因胃癌患者临床症状不典型以及缺乏有效的筛查手段,就诊时多数患者已为局部晚期,获得 R_0 切除者不足一半。因此我国胃癌的总体疗效欠佳。

　　在手术方面,西方国家多采用 D_0、D_1 淋巴结清扫术,治疗失败的主要原因为原位复发及局部淋巴结转移,而亚洲国家多首选 D_2 式式,治疗失败多见于远处转移。2010 年,荷兰发表了一项长达 15 年的随机分组研究结果,该试验是比较 D_1、D_2 手术的最具代表性研究,结果显示 D_2 术与 D_1 术相比,其 LR 率(12%:22%)与胃癌相关死亡率(37%:48%)均较低,OS 率有升高趋势(29%:21%),但 D_2 术的手术相关死亡率、并发症发生率和再手术率较高。

　　D_2 淋巴结清扫术是胃癌根治术中淋巴结清扫的标准术式,但受到技术条件、技术水平及术后护理经验等多方面条件限制,并非所有的医疗中心都能完成 D_2 淋巴结清扫术。因此,肿瘤局部复发仍是治疗失败的常见原因,复发率高达 20%~40%。所以,术后同步放化疗对肿瘤未能切除干净,或者淋巴结清扫不足的患者来说,是弥补手术不足的有效措施,其作用主要在于通过降低局部区域复发率而改善患者的生存质量。这说明要提高局部晚期胃癌的治疗效果,不能单靠手术,还应重视放化疗价值。而对于 D_2 淋巴结清扫术后是否需要辅助放疗,目前还未达成一致意见。前瞻性研究的亚组分析结果显示,放疗对于有淋巴结转移的患者可能有益。

　　近年来,放化疗在胃癌术前及术后的应用可概括如下:

（1）对可手术局部晚期胃癌可首选新辅助化疗或术后化疗加放疗（Ⅰ类证据）。

（2）术前放化疗降期作用显著，生存优势尚不明确，对近端胃癌可能更优（Ⅲ类证据）。

（3）术后辅助化疗可提高生存率，但尚无标准化疗方案。

（4）D_0、D_1术后建议行辅助放化疗，伴有高危因素的D_2手术也考虑辅助放化疗，淋巴结阳性患者似更获益。

（5）积极采用调强放射治疗（intensity modulated radiation therapy，IMRT）等精确放疗技术及新型化疗药物（如 S-1 等）对治疗效果可能存在一定的影响。

总体来说，局部晚期胃癌的治疗模式有共识也有争议，尚需更多设计严谨、方法科学的大型多中心随机对照研究的支持。

总之，根治性手术是目前胃癌患者唯一的治愈手段，但是多数胃癌患者就诊时已是晚期，因此单纯手术治疗效果往往不理想，而放疗在提高手术切除率、局部控制率和长期生存率以及姑息减症治疗等方面都有明确的疗效。放疗联合化疗并结合各种放疗模式（如术前、术中、术后放疗），能进一步提高疗效。目前，3D-CRT 和 IMRT 的应用日益广泛，可最大限度地保护胃周的高危器官，提高靶区剂量。

7.2 术前放疗及新辅助放化疗对进展期胃癌的作用

7.2.1 术前放射治疗

术前放疗的目的是提高 R_0 切除率，降低局部或区域复发率。进展期的胃癌患者，由于病变范围较广而失去了手术治疗机会。对这些患者可以通过术前放疗降低肿瘤负荷，使其从不能手术变为能够手术。术前单纯放疗目前在胃癌中应用较少，作用不十分明确。

7.2.2 术前放化疗

术前放化疗能在血供和解剖结构被手术破坏之前增加 LC 率，其疗效已在食管癌及直肠癌中得到证实。关于进展期胃癌术前放化疗的第一项多中心研究结论在 2004 年发表，33 例可切除患者术前进行氟尿嘧啶或甲酰四氢叶酸、顺铂化疗并 45 Gy 放疗，70％患者达到 R_0 切除，其中 30％达到病理完全缓解（pathologic complete response，pCR）。此后相继有多项不同药物的非对照前瞻性试验同样提示术前放化疗可以使局部晚期胃癌患者获益，总体上可使手术后 pCR 率达 20％～30％，R_0 切除率达 70％～90％。

2008 年，荷兰启动了一项Ⅲ期随机对照研究，纳入 363 例胃食管交界癌及食管癌患者，分为术前放化疗＋手术组及单纯手术组，术前放化疗＋手术组采用每周紫杉醇＋卡铂方案化疗，并同期放疗 41.4 Gy，结果显示术前放化疗组 R_0 切除率达 92.3％，而单纯手术组为64.9％，术前放化疗组中位生存期优于单纯手术组（49 个月：26 个月），且术前放化疗组的 1、2、3 年 OS 率均高于单纯手术组（82％、67％、59％：70％、52％、48％），从而进一步奠定了术前放化疗在食管癌及胃食管结合部癌治疗中的地位。随着新型化疗药的发展，术前放化疗模式进一步提高了局部切除率。2012年，Pera等发表一项Ⅱ期多中心临床研究，采用奥沙利铂、顺铂、氟尿嘧啶联合45 Gy术前治疗，手术后R$_0$切除率达94%，pCR率达16%。但是由于缺乏大样本临床研究支持，因而在进展期胃癌治疗中并没有被广泛推荐。

术前放化疗在我国进展期胃癌治疗中也仅作为Ⅲ类证据参考。有学者提出，进行术前放化疗较单纯化疗可能会产生更高的LC率，能否达到生存获益是其重要评价指标。Stahl等对126例胃食管结合部癌患者进行研究，随机给予术前放化疗及单纯术前化疗，和预想的相同，放化疗联合使N分期明显降低，显著增加了pCR率（16%：2%）。术前放化疗组的3年OS率显示出了延长趋势（47%：28%，$P=0.07$）；该研究提出术前放化疗可能对近端胃癌或胃食管结合部癌的疗效更佳。对于局部晚期胃癌，手术切除有一定难度，因而术前治疗的效果关系到手术能否充分进行，尤其是淋巴结清扫程度，以及影响着患者RFS及远期生存。

国内外许多学者对术前同步放化疗进行了探索。Ajani等对20个机构43例局部进展期胃癌患者先行2个周期的诱导化疗（5-氟尿嘧啶、亚叶酸钙及顺铂），再续用5-氟尿嘧啶、紫杉醇化疗和同步放疗（DT45 Gy/25次），疗程结束后5~6周行手术治疗，50.0%的患者接受了D$_2$手术，R$_0$切除率为77.0%；病理完全缓解率为26.0%，病理完全缓解者1年生存率为82.0%，未达病理完全缓解者为69.0%。Rohatgi等对2个类似的前瞻性术前放化疗临床研究进行了分析，对入组的74例患者先行诱导化疗，后做同步放化疗，结果手术切除率达到93.0%，行R$_0$切除术者达到81%，病理完全缓解为27.5%。Rivera等选择23例可手术切除的Ⅱ~Ⅳ期胃癌患者，所有患者在术前接受2个周期的诱导化疗（依立替康、顺铂）后，行45 Gy放疗联合同期化疗，放疗结束5~8周后行切除手术。病理完全缓解率为9%，R$_0$切除率65%，中位生存期14.5个月，2年生存率为35%。Fiorica等的Meta分析结果显示，术前放疗较单纯手术可明显降低3年和5年死亡率，且术前放疗安全性良好。现有研究结果表明，术前放化疗具有较好的耐受性，可以提高手术切除率，降低局部复发率，并且不增加手术并发症，但能否提高长期生存率尚不清楚，其远期疗效还有待进一步研究，而术前放疗的剂量仍需进一步探索。

7.3 术后放疗及术后同步放化疗对进展期胃癌的作用

胃癌术后的高复发率使得术后的辅助治疗被广泛研究。INT0116指出辅助化疗并没有比单独手术获得更高的生存率，胃癌根治术后的患者有40%~65%发生局部复发，复发的部位包括瘤床、吻合口，或（和）局部淋巴引流区。放疗在胃癌治疗中具有重要的意义。这在美国国立综合癌症网络（NCCN）胃癌指南上早已体现。既往认为胃癌多为腺癌,对放射治疗不敏感。临床上大部分胃癌患者就诊时已处于进展期,有淋巴结转移、邻近器官浸润和远处转移等,导致手术难以彻底切除。胃癌术后放疗多配合化疗进行,单独应用较少,许多学者认为术后放化疗联合能获得较好的局部控制率和生存率。

近年的一些研究证明,术后放化疗能消灭已知肿瘤病灶,提高局部控制率,延长生存率。Dikken 等对 91 例胃癌术后放化疗患者与荷兰胃痛组实验接受单纯手术的 694 例患者进行回顾性比较,D$_1$ 术后接受放化疗的患者($n=39$)与荷兰实验组 D$_1$ 术后患者($n=369$)的局部复发率为 2% 和 8%($P=0.001$)。而 D$_2$ 术后放化疗的患者($n=25$)与荷兰实验组 D$_2$ 术后患者($n=325$)的局部复发率差异无统计学意义,表明 D$_1$ 手术术后放化疗降低了局部复发率。Orditura 等入组 29 例 III 期或 IV 期胃癌根治术后患者,所有患者接受 8 个周期 FOLFOX-4(奥沙利铂、亚叶酸钙、氟尿嘧啶)方案辅助化疗和 45 Gy 的放疗,放疗始于化疗的第 2 个周期后。所有患者均完成治疗。严重的血液和胃肠道毒性反应发生率分别为 10% 和 33%,未发现急性肝、肾毒性反应,一例患者发生了严重的神经毒性反应。1、2、3 年无瘤生存率和总生存率分别为 79%、35%、35% 和 85%、62.6%、50.1%,明显高于术后未接受辅助治疗的患者。所以,对高危胃癌患者进行术后同步放化疗应作为一种常规治疗手段,但不同的化疗药物在术后与放疗的联合方面尚需进一步研究,应进行多中心大样本随机对照研究,进一步分层研究不同术式、不同分期与不同放化疗的联合方式,以得出更明确的结论。

Macdonald 等报道 SWOG 9008/INT0116 随机对照 III 期临床试验,证实西方胃癌患者能从术后辅助放化疗中获益,堪称胃癌术后辅助治疗中里程碑式的研究。美国西南肿瘤协作组(SWOG 9008/INT0116)进行了一项大型随机对照研究,患者入组条件为 I B~IV M$_0$。将 556 例患者随机分成单纯手术组(275 例)和手术加术后放化疗组(281 例)。化疗方案应用 5-氟尿嘧啶(5-FU)+甲酰四氢叶酸,d 1~5,28 d 为 1 个周期,第 28 天时化疗同时应用放疗。放疗前 4 d 和最后 3 d 应用 5-FU+甲酰四氢叶酸。放疗后 1 个月,再用 5-FU 和甲酰四氢叶酸化疗 2 个周期。中位随访 5 年。结果显示,同步放化疗组和单纯手术组的中位生存期分别为 36 个月和 27 个月,3 年生存率分别为 50% 和 41%($P=0.005$)。中位无复发生存期分别为 30 个月和 19 个月,3 年无复发生存率分别为 48% 和 31%($P<0.001$),复发率分别为 43% 和 64%。同步放化疗组和单纯手术组分别有 120 例和 177 例复发,局部复发率分别为 19% 和 29%,区域复发率分别为 65% 和 72%,远处转移率分别为 33% 和 18%。该研究结果显示,辅助放化疗组 OS 期明显优于手术组(36 个月:27 个月),中位 RFS 期改善(30 个月:19 个月)。自此,北美地区将辅助放化疗作为具有高风险因素胃癌根治术后的标准模式。这些高风险因素包括低分化癌、淋巴管浸润、神经浸润、年龄<50 岁等。2012 年 7 月,该研究组随访 10 年发布了 INT0116 的更新研究结果,长期观察后仍得出相同结论,术后辅助放化疗能提高 OS、RPS 率;亚组分析显示弥漫型者较肠型者获益不明显,提示辅助放化疗可能对这种类型患者疗效不佳。尽管该

研究结果令人振奋,但其入组条件过于宽泛,而引起了部分学者的质疑。由于其过多地纳入了 D_0、D_1 手术病例(90%),这部分患者相比 D_2 术后患者更有可能从辅助放化疗中获益,对进行 D_2 手术的病例是否依然有益存在争议。为此,2005 年韩国进行了一项 3447 例的大型回顾性观察研究,结果显示,在 D_2 术后进行辅助放化疗者较单纯手术者中位生存期延长(95.3 个月:62.6 个月,$P=0.025$),5 年 RFS 率提高(4.5%:47.9%,$P=0.016$),OS 率也有所提高(57.1%:51.0%,$P=0.020$)。该研究虽然不是随机对照研究,但却是第 1 篇证实 D_2 术后辅助同期放化疗能使患者获益的大样本报道,因而具有较大的指导意义。王鑫等对 297 例局部晚期胃癌患者术后预后因素进行多因素分析发现,Borrmann 分型为Ⅲ、Ⅳ型,淋巴结检出总数≤18 个,阳性淋巴结数>14 个,病理分期为Ⅲb、Ⅳ期均为预后不良因素。具有其中 2 个以上的不良因素者的生存率低、复发率高,即使行 R_0 切除且>D_0 淋巴结清扫,并接受术后化疗,其长期生存仍较差,术后治疗应考虑同期放化疗。

2012 年,韩国发表了一项前瞻性Ⅲ期临床研究,旨在探讨术后化疗与术后放化疗两种治疗模式的优劣。该研究纳入 D_2 术后的局部晚期胃癌患者 458 例,术后随机进入两组,对照组采用卡培他滨+顺铂化疗(XP 方案),共 6 周期;放化疗组采用 XP 方案化疗 2 周期后,以卡培他滨 1650 mg/m^2 共 5 周,联合同期放疗 45 Gy,其后继续行 XP 方案 2 周期,中位随访 53.2 个月;结果显示辅助放疗的加入虽然并未延长 DFS($P=0.086$),但辅助放化疗组与化疗组相比,其 DFS 显示出较好趋势(78.2%:74.2%);从生存曲线上看两组在 24 个月后产生交点,说明放化疗对 LC 率的影响需要长期的观察时间。ARTIST 研究亚组分析显示,术后病理伴淋巴结转移的患者接受辅助放化疗后其 DFS 具有优势,HR=0.687,95%CI=0.474~0.995,$P=0.047$),这引起了研究者的兴趣。

秦玉娥等分析 183 例Ⅱ～Ⅳ(M_0)期胃癌根治术后病例的辅助化疗及辅助放化疗疗效,分层分析显示仅Ⅲ～Ⅳ(M_0)期或淋巴结转移个数>6 个者从术后放化疗中生存获益,术后放化疗中 D_0 切除者生存获益,D_1、D_2 切除者均未获益;提示分期较晚及局部淋巴结转移广泛者适于放化疗,这与既往国内外研究结论相符,但在手术方式对预后影响方面仍存在争议。郭旗等用荟萃分析方法比较胃癌术后辅助放化疗与辅助化疗间的疗效差异,最终纳入 12 个包括 1674 例患者的临床对照研究资料,结果显示与术后辅助化疗相比,辅助放化疗 3 年、5 年 OS 率更高($P=0.000$),辅助放化疗 LR 率更低($P=0.000$),但远处转移率相似($P=0.130$)。Zhu 等 2012 年发表了胃癌 D_2 术后辅助 IMRT 联合化疗与单纯辅助化疗的随机对比研究,将 380 例患者随机分组,所有患者随访 5 年以上;结果显示 OS 期分别为 58 个月、48 个月($P=0.122$),RFS 期分别为 50 个月、36 个月($P=0.029$)。该研究与 ARTIST 研究设计相似,但在 RFS 结果上较其获得更为明显优势,原因可能为我国学者研究观察时间较长,辅助放化疗 LC 作用得到相对有效的显现。另外值得注意的是,IMRT 对放疗区域的定位更加准确,能有效保护正常组织,使靶区剂量分布更加合理,从而提高 LC 率,降低放疗不良反应。尤其在放化疗同期进行模式下,IMRT 以及 3DCRT

等精确放疗技术的应用能充分降低不良反应,增加治疗耐受性,更加值得深入研究推广。

为了进一步说明胃癌术后化放疗对生存率和局部无复发率的贡献,韩国的 Kim 等回顾性分析了 544 例 D₂ 根治手术后接受放化疗的胃癌患者以及同期 446 例 D₂ 根治术后未接受进一步放化疗的患者。结果显示,术后放化疗组和单纯手术组中位总生存时间分别为 95.3 个月和 62.6 个月。术后化放疗组和单纯手术组中位持续无复发生存时间分别为 75.6 个月和 52.7 个月,差异具有显著性。

7.4 不可手术的进展期胃癌的放疗

胃癌的治疗以外科手术为主,但对于病情进展失去手术机会或由于各种原因不能耐受或不愿手术的患者,放疗联合化疗可以起到姑息减症、延长生存期、提高患者生存质量的作用。以往的研究显示,胃癌对放疗不敏感,但新近研究发现,放疗对胃癌有一定敏感性。据 Myint 报道,对于因原发灶本身进展或出现远处转移而不能手术的胃癌患者,通过高剂量短程放疗,可缓解患者症状,而且放疗的毒副作用可以耐受。在 2004 年的 ASCO 会议上,已提出进展期胃癌同步放化疗的标准方案。目前,对同步放化疗治疗进展期胃癌的观点趋于一致,肯定了放化疗对胃癌的敏感性。

Asakura 等进行了一项回顾性研究,纳入了接受姑息放疗的进展期胃癌并发胃出血患者 30 例,放疗总量为 30 Gy/10 次。22 例患者(73%)获得了止血效果,再出血中位时间为 3.3 个月。结果显示 30 Gy/10 次的放疗对预后不良并发出血的进展期胃癌患者治疗是有效的。

张永等的关于进展期胃腺癌放化疗与单纯化疗疗效比较的研究显示,放化疗联合组的总有效率提高,TTP 和 MST 均有所延长,毒副作用无明显增加,可见放化疗联合治疗晚期胃癌较单纯化疗有一定优势。该研究结果显示,对不能手术的晚期胃癌患者,放化疗联合治疗方案的疗效明显,CR 较高,且毒副反应可以耐受。这对目前缺乏有效治疗措施的、不能手术的晚期胃癌患者来说,不失为一种较好的治疗方案。

对于晚期胃癌患者,放疗可减轻胃出血、梗阻、疼痛症状。对于病情进展已失去手术机会或由于各种原因不能耐受或不愿手术的患者,高剂量短程放疗可起到姑息减症、延长生存期和提高生活质量的作用。

麻省总医院(Massachusetts general hospital,MGH)对 40 例接受放化疗的局部晚期胃癌进行了分析,全组 3 年 OS 为 20%,而其中得到手术切除的部分患者生存可达 43%。Mayo clinic 在分析了 60 例不可手术、复发或 R₂ 术后胃癌患者后,也得出了"更高的照射剂量与提高肿瘤 LC 率有关"的结论。

安德森医院先后 2 次分别对 37 例和 66 例仅行姑息性放疗的胃癌病例进行了总结。结果显示,不仅≥70% 的患者临床症状得到了明显缓解,并且接受 CRT 患者的中位生存期较 RT 有延长趋势(6.7 个月：2.4 个月,$P=0.08$)。当生物有效剂量(biologically effective dose,BED)达到 41 Gy 以上可以提高局部控制率,特别是对 T_4 期病变者更为有效。2012 年分析的全部患者放疗剂量提高至 45 Gy/25 次或 50.4 Gy/28 次,同期化疗也全部采用了以氟尿嘧啶为基础的联合用药,全组中位生存期达到 14.5 个月,CR 率 35%(放疗后活检病理无癌且影像学无癌)。并且,达到 CR 患者相较于未达 CR 者生存期明显延长。

同期放化疗与单纯放疗绝大部分前瞻性研究结果显示,同期放化疗疗效优于单纯放疗。2 个前瞻性随机对照研究来源于梅奥诊所(May oclinic)和欧洲癌症治疗与研究组织(EORTC)。May oclinic 早于 1969 年便开展了同期放化疗(CRT)对比单纯放疗(RT)治疗局部晚期不可手术胃癌的研究。结果显示,CRT 组的中位生存期和 5 年 OS 率均明显好于 RT 组。EORTC 将 115 例根治手术和姑息手术后患者随机分为 RT、CRT、RT＋辅助化疗(CT)和 CRT＋CT,4 个组的中位生存期分别为 12 个月、10 个月、15 个月、18 个月($P=0.041$),22 例肿瘤有残存者中 3 例长期生存者(19 个月、49 个月、90 个月)均为 CRT＋CT 组。晚期胃癌的远处转移是导致死亡的主要因素,因此放疗的实施多依托于化疗。初步研究显示,放疗与化疗以同期、序贯的方式结合可为部分患者带来生存获益。而鉴于同期放化疗的有效性在胃肠道肿瘤,包括胃癌、食管癌、直肠癌等综合治疗中得到了印证,目前已代替了单纯放疗,通常仅在评估患者不能耐受较大的不良反应或因其他因素不能使用同期化疗药物时才考虑单纯放疗。

关于同期放化疗对比单纯化疗在局部晚期胃癌中疗效的前瞻性研究较少,较早期胃肠道肿瘤研究组(Gastrointestinal Tumor Study Group,GITSG)将 90 例局部晚期不可手术或已经进行了手术切除的胃癌患者随机分为 CRT 组与 CT 组。CRT 组 4 年 OS 显著提高(18%：6%);即使是姑息性手术切除,也可改善预后,无论术后进行任何形式的辅助治疗。同期放化疗是否优于单纯化疗,目前尚缺乏大型临床研究证据。从局部晚期可手术胃癌的研究结果看,同期放化疗在提高手术切除率、肿瘤降期率和 pCR 率等方面疗效优于单纯化疗,但这能否转化为远期生存获益,还需要长期观察。如何选择适当的患者进行放疗以及放疗介入时机很重要。除此以外,照射野设计和剂量学研究,以及如何与新化疗或靶向药物组合,是我们还需要探索的问题。

由此可见,对放化疗敏感、肿瘤退缩满意的患者生存期可明显延长;针对 T_4 期病变可采用提高局部照射剂量的方法,并选择合适的化疗方案来提高疗效。我国济南千佛山医院使用 3DCRT 技术同期给予 XELOX(奥沙利铂＋卡培他滨)化疗的治疗模式,对术后复发胃癌患者进行复发灶累及野照射(中位剂量 50 Gy)。结果显示,与术后复发仅行单纯 XELOX 方案化疗者(38 例)相比,同期放化疗组(41 例)有效率和疼痛、出血等临床症状缓解率都明显高于单纯化疗组,中位生存期也有延长趋势(13.4 个月：5.4 个月,$P=0.06$)。胃癌术后腹腔淋巴结的复发比较常见,并且这部分患者预后同样很差,影像学评价为临床 $N_2 \sim N_3$ 期患者的中位生存期仅 3.7~7.3 个月。单纯腹腔淋巴结复发后并没有确定的治疗手段,放疗是可选择方法之一。上海复旦大学中山医院对接受不同治疗方案的79例胃癌术后腹腔淋巴结复发的患者进行回顾性分析,37例接受3DCRT(RT组),其余仅接受化疗或支持治疗(非RT组)。RT组ORR达84％,生存期也比非RT组明显延长(中位生存期11.4个月:4.8个月;2年OS为27.6％:4.1％,$P=0.002$)。多因素分析结果亦支持"足够剂量的放疗($\geqslant$50 Gy)可以延长胃癌术后腹腔淋巴结复发患者生存期"的结论。另一个韩国的回顾性研究病例较少(26例),但结果基本同上(胃癌术后腹腔淋巴结复发行放疗者较未放疗者OS明显延长。中位生存期36个月:16个月;$P<0.001$)。腹腔和腹膜后淋巴结是胃癌最常见的受累部位,即使是根治性手术切除,术后复发概率仍可达20％～50％。在二次手术可能性不大的情况下。至少50 Gy的放疗剂量对复发仅局限于腹腔或腹膜后淋巴结的患者是安全有效的。因淋巴结转移后远处转移率也相应加大,因此建议身体条件许可者仍然应采用同期放化疗的方式。综上,对于一般情况良好、无远处转移的不可手术切除胃癌患者,放疗剂量多在45～55 Gy,同期化疗以氟尿嘧啶或紫杉醇方案为主。这在NCCN指南中也是Ⅰ类证据。因此可以得出,结合我国胃癌现状,同期放化疗在局部晚期胃癌中的治疗作用是重要的,也是必要的。

7.5　进展期胃癌的放疗技术

近年,随着治疗方法的不断改进和治疗理念的不断更新,胃癌的治疗模式也随之产生了变化。从开始的单一手术,到手术加术后辅助放化疗,再到近年的术前新辅助放化疗,胃癌患者的生存情况逐步得到改善。而放疗技术也从常规二维放疗(2D)发展到三维适行放疗(3D-CRT),再到调强放疗(IMRT)和以调强放疗为基础的容积弧形调强放疗(volumetric modulated arc radiotherapy,VMAT)及螺旋断层放疗(tomotherapy,TOMO)等,从而进一步降低了治疗不良反应,提高了患者的生活质量。

7.5.1　二维常规大野放疗

胃癌的二维常规大野放疗是指前后对穿野(AP-PA)包括胃原发灶、胃或残胃及淋巴引流区等需要照射的区域。INT0116表明采用胃癌术后的放化疗可以带来生存率上的改善,却报道有众多的患者发生了严重的急性反应。主要原因为INT0116采用的是常规大野放射治疗,常规大野照射由于照射野大,许多正常组织也被包括进了靶区,肝、肾等危及器官(organ sat risk)没有得到很好的保护,由此导致较多的毒性反应。

7.5.2　三维适形放疗(threedimensional conformal radiotherapy,3D-CRT)

作为一种局部治疗手段,理想的放射治疗技术应按照肿瘤形状给靶区以一定的致死剂量,而靶区周围的正常组织尽量少受到照射。要使治疗区的剂量分布与靶区的形状相一致,必须从三维方向上进行剂量分布的控制。3D-CRT 通过调整入射方向,使得高剂量放射线区主要分布于类似于靶区的形状上,从而能够有效地对肿瘤组织进行集中照射,并在杀伤肿瘤细胞的同时尽量避免对周围正常组织的伤害。其应用的理论基础在于增加肿瘤剂量以提高局部控制率和无瘤生存率,进而可降低远处转移率,通过减少正常组织受照射量,可改善无并发症的生存率。适形放疗的应用,在物理上使得胃癌的放疗更为精确,理论上有了更好的治疗效果和更少的毒性反应。

Soyfer 等进行了胃癌术后 3D-CRT 计划与前后对穿野(AP-PA)计划的比较研究。入组 19 例胃癌根治术后患者,放疗剂量为 45 Gy。3D-CRT 和 AP-PA 两种计划的临床靶区(clinical target volume,CTV)均可被 95% 的等剂量曲线全部包绕,3D-CRT 和 AP-PA 两种计划的左肾平均受量分别为 19.25 Gy 和 24.59 Gy,左肾 V20(受 20 Gy 剂量的体积百分比)分别为 40.1% 和 52.5%,差别有统计学意义。脊髓的最大受量在 3D-CRT 和 AP-PA 两种计划中分别为 37.88 Gy 和 51.70 Gy($P = 0.019$)。可见胃癌术后放疗患者在 3D-CRT 计划中危机器官(脊髓和肾脏)的受量低于常规 AP-PA 照射。

Ringash 等研究人员采用 3D-CRT 技术评估了 20 例患者。这 20 例胃癌患者,分期为ⅠB~Ⅲ,没有远处转移。放化疗方案按照 INT0116,放射角度采用 5 野适形。20 例患者中,14 例完成了全部的放化疗,有 19 例完成了放疗,6 例没有完成全部的化疗或者偏离了原来的方案。5 例患者发生 3~5 级的毒性反应。1 年生存率为 75%,2 年生存率为 70%。适形放疗可以改善患者的急性毒性反应,该试验中 3 级及 3 级以上毒性反应发生率为 25%,远期毒性反应方面,仅仅有 2 例患者发生 1 度的间断性胃肠道不适,与 INT0116 相比毒性反应明显降低了。Kassam 等研究了ⅠB~Ⅲ(M$_0$)期的 82 例接受胃或者胃食管连接部切除的患者,采用 5 野适形放射治疗,化疗方案同 INT0116 或者给予 5-FU 和顺铂。中位随访期为 22.8 个月,3 级和 3 级以上的急性毒性反应发生率为 57%。预后:3 年总生存率和无复发生存率分别为 69% 和 54%。相对于传统照射,三维适形放射治疗带来了生存优势,并且减少了毒性反应。令人非常遗憾的是,其急性毒性反应仍然非常高,因为毒性反应,大约 27% 的患者没有完成放疗计划。适形调强放疗作为一种更为先进的放疗方法,使胃癌的放疗理论上能够获得更好的生存优势和更少的毒性反应。

7.5.3　适形调强放疗

适形调强放疗(intensity-modulated radiation therapy,IMRT)是在 3D-CRT 的基础上发展起来的放疗技术,其主要依据靶区解剖学形态,并通过计算系统预定靶区剂量,同时有效地限定周围重要组织及器官的剂量,达到双重适形照射,从而更进一步地避免对正常组织的照射。

IMRT 是一种更高精度的放射治疗,是指在三维适形照射的基础上对照射野截面内诸点输出剂量进行调整,经过旋转照射使射线剂量在体内空间分布与病变一致,形成高剂量区。这样不仅使靶区接受较高剂量的照射,提高了肿瘤控制率,而且降低周围正常组织的受量,减少了正常组织的损伤。与适形放射治疗相比,IMRT 有许多优势。首先,它能够优化配置照射野内各线束的权重,实现肿瘤放射治疗中剂量分布的更合理和优化,使计划靶区内的剂量分布更均匀,且与靶区表面的剂量一致,同时还可以在边缘形成非常陡的剂量梯度。其次,IMRT 的潜在效率更高,对照射野方向要求不高。另外。IMRT 可在一个计划里同时实现大野照射及小野的剂量追加。

IMRT 不仅具有靶区高剂量三维适形的优点,而且与常规三维适形放疗相比,靶区内及表面剂量处处相等,因而决定了 IMRT 在胃癌应用中有着特殊优势。胃周围的组织器官如肝脏、肾脏以及血液系统等对放射均具有较高的敏感性,因此放疗过程中,临床医生通常采用设置铅挡等措施保护这些器官免受射线损伤,从而缓解患者不适症状以及提高其术后生存率。目前,相关医学研究结果表明,与 3D-CRT 相比,IMRT 除能够减少患者肾脏的接受剂量外,还能够有效提高患者术后 3 年生存率,降低肝脏 V_{30} 的接受剂量,维持血清肌酸酐含量的稳定。

Lohr 等将 8 野静态调强与常规三维适形 4 野技术对比,结果表明,IMRT 可以明显减少肾脏和肝脏的中位剂量。他们比较了胃癌的放射治疗对上腹部脏器的影响,发现当靶器官的中位照射剂量为 45 Gy 时。在常规三维适形放疗中,右肾受照剂量低于其耐受量,左肾受照剂量范围在 $14.8 \sim 26.9$ Gy;IMRT 则将左肾的受照剂量减少到 10.5 Gy,将右肾的受照剂量控制在 8 Gy 以下。在肝脏的保护方面。IMRT 也优于常规三维适形放射治疗。对于肺的受量,两者没有明显差异。IMRT 对脊髓的照射剂量高于三维适形放疗,但在脊髓的耐受范围内。靶区内的剂量分布 IMRT 优于三维适形。

Minn 等比较了使用 3D-CRT 和 IMRT 的胃癌患者的术后放化疗毒性。入组 57 例胃癌术后患者,3D-CRT 组 26 例,IMRT 组 31 例,放疗剂量 45 Gy。3D-CRT 与 IMRT 组 2 年整体存活率分别为 51% 和 65%(均 $P=0.5$)。$\geqslant 2$ 级急性消化道毒性在 3D-CRT 和 IMRT 的患者分别为 61.5%、61.2%,但 3D-CRT 组更多地需要治疗中断,分别为 3 次和 0 次。双肾中位受量在 IMRT 组和 3D-CRT 组分别为 13.9 Gy 和 11.1 Gy($P=0.05$)。双肾 V_{20} 在 IMRT 组和 3D-CRT 组分别为 17.5% 和 22%($P=0.17$)。肝脏中位受量 IMRT 组和 3D-CRT 组分别 13.6 Gy 和 18.6 Gy($P=0.19$)。肝 V_{30}(受 30 Gy 剂量的体积百分比)在 IMRT 组和 3D-CRT 组分别为 16.1% 和 28%($P<0.001$)。可见 IMRT 在减少肝肾剂量方面比 3D-CRT 有优势。Boda－Heggemann 等入组 60 例术后放化疗胃癌患者,3D-CRT 组 27 例,IMRT 组 33 例。IMRT 和 3D-CRT 组的 2 年生存率分别为 67% 和 37%,左肾中位受量分别为 16.8 Gy 和 20.2 Gy($P>0.05$),左肾 D30 分别为19.5 Gy 和 26.8 Gy($P=0.0015$),右肾中位受量分别为 13.7 Gy 和 7.1 Gy($P<0.0001$)。右肾 D_{30} 分

别为15.6 Gy和11.6 Gy($P=0.017$)。脊髓最大受量分别为38.7 Gy和32.2 Gy($P=0.0016$)。结果显示 IMRT 组与 3D-CRT 组相比有更高的总生存率,降低了左肾受量,而对右肾和脊髓无优势。

Chung 等比较了 IMRT 和 3D-CRT 两种计划靶区的剂量分布及正常器官的受量,IMRT 的 PTV 分布明显好于 3D-CRT,V_{45}(受 45 Gy 剂量的体积百分比)分别为 95%、72%($P<0.001$),肾脏平均受量和 V_{20} 无显著差异,但 IMRT 计划中 V_{30} 和 V_{40}(受40 Gy 剂量的体积百分比)明显低于 3D-CRT。在肝脏平均受量及 V_{30} 和 V_{40} 方面,IMRT 均显示出优势,差异有统计学意义。Alani 等对 14 例胃腺癌患者分别采用 3D-CRT 和 IMRT 计划进行评估,二者 95% 的等剂量都能较好地包绕靶区,但 IMRT 可以更好地保护肾和脊髓。3D-CRT 和 IMRT 应用于胃癌治疗,可优化靶区内剂量分布,同时降低靶区周围器官的受量,对于周边有高危器官的上腹部靶区,IMRT 优于 3D-CRT。但临床应用时,上腹部器官易于活动这一特点在制订放疗计划时必须被考虑进去。放疗靶区应该根据患者的一般情况、肿块部位及浸润深度、手术切除情况、切缘情况、淋巴结状态等由有经验的放疗专家进行个体化规划。

Ringash 等对 20 例已经进行了适形放射治疗 45 Gy 的患者再应用 IMRT 计划。将 5 野适形计划与 7~9 野的共面 IMRT 计划进行对比。每组计划由 2 个独立的胃肠道肿瘤影像专家进行双盲评估,优劣评判的标准是哪种计划能提供更好的靶体积及能更好地保护正常组织,并由他们选择将哪一种方案用于患者。结果 IMRT 的采用率为 89%。Milano 等关于术后放射治疗剂量学的比较的报道也表明,IMRT 在减少肝肾剂量方面有优势。同时还报道了一组胃癌切除术后的患者经 IMRT 后的毒性反应,晚期毒性反应均不超过 2 级,不过病例数仅 7 例。上述研究均从剂量学角度说明了 IMRT 优于传统放射治疗方式,从而具有潜在的临床治疗方面的优势。然而由于病例少,均需要大宗随机临床试验来进一步证实。放疗技术的进步为胃癌的术后放疗提供了新的有效的方法。适形放疗和调强放疗使得患者可获得较高的剂量学优势,降低了毒性反应并获得较好的生存优势。

尽管Ⅲ期临床试验表明多学科综合治疗对胃癌的预后有意义,但是要达到一种更为理想的效果仍有许多路要走,特别是在胃癌放射治疗技术上还需要进一步的研究。

7.5.4　进展期胃癌的放疗靶区勾画及剂量分割方式

1.进展期胃癌的放疗靶区勾画

患者定位时取仰卧位,定位前使胃充盈。大体肿瘤靶区(gross tumor volume,GTV)为影像检查所确定的大体肿瘤区域,PGTV 为 GTV 外扩 1.0~1.5 cm。CTV 为根据指南定义的淋巴结预防照射区域。CTV 包括 GTV、吻合口、十二指肠残端和区域淋巴结,T_{4b}

期病变还包括瘤床。CTV 外扩 1 cm 形成计划靶区(planned target volume,PTV)。勾画危及器官(OAR),包括脊髓、小肠、十二指肠、肝脏、大肠和双肾。脊髓外放 5 mm 形成脊髓 PTV,包含摆位误差。

术后放疗的靶区勾画:

金晶团队采用 IMRT 技术,CTV 根据肿瘤部位、手术前后影像、术中描述和术后病理确定,包括瘤床和区域淋巴引流区和吻合口上下 2 cm 区域等范围;PTV 以 CTV 为基础,左右和腹背方向扩大 0.5～1.0 cm,头脚方向扩大 1.0～1.5 cm;处方剂量 95% PTV 45 Gy/25 次,1.8 Gy/次。正常组织限量以 DVH 评估,参照本院胃癌术后同期放化疗 I 期研究约定,脊髓剂量≤40 Gy;残胃 V_{40}<50%,肝脏 V_{30}<40%,肾脏 V_{20}<30%,小肠 V_{50}<10%。

Zhang 等的胃癌术后放疗靶区 CTV 包括吻合口、瘤床及区域淋巴引流区,PTV 为 CTV 外扩 5 mm。胃癌术后放疗的靶区相对比较统一。

随着精确放疗在胃癌治疗中的广泛应用,靶区准确勾画对提高肿瘤靶区的放疗剂量及减少周围器官受量变得尤为重要。Jansen 等评价了不同观察者勾画临床靶区(CTV)的差异性。10 个放疗中心按相同的靶区范围(包括胃癌术后瘤床、胃空肠吻合口、十二指肠残端及腹腔、脾门、肝门、胰十二指肠淋巴结)对同一胃癌术后患者 CTV 进行勾画,计划靶区(PTV)为 CTV 外扩 1 cm。结果显示,CTV 的体积范围为 240～812 cm^3(392 cm^3± 176 cm^3),PTV 的体积范围为 634～1677 cm^3(915 cm^3±312 cm^3)。不同观察者勾画 CTV 的最大差异部分位于 CTV 上部和下部。Wysocka 等测量胃癌术后辅助放疗时分次放疗间及不同呼吸状态下的器官运动范围。入组 22 例胃癌术后患者,自由呼吸状态下行定位 CT 扫描,然后在放疗的第 1 周、第 3 周、第 5 周分别在自由呼吸状态下、平静呼吸吸气末及呼气末行 CT 扫描。得到的所有 CT 图像以椎体为参考进行融合(图 7-1)。标记出感兴趣区(肾脏、胃、肝脏、胰腺、腹腔干、肝门)和在头脚方向(CC)、前后方向(AP)、左右方向(RL)分次放疗间的器官位移,结果在自由呼吸、吸气末、呼气末 3 种状态的分次放疗间的器官位移是相似的。分次放疗时中位呼吸动度在 CC、AP 和 RL 三个方向上分别为 14 mm、4.8 mm 和 1.7 mm。分次放疗间所有感兴趣点相对于椎体的中位位移在 CC 方向上大约为 6 mm,其他方向上为 2 mm。勾画 PTV 边界时应该考虑到这些位移。胃是一个韧性较大的空腔器官,呼吸运动、胃蠕动及周围淋巴组织增大等因素,易引起胃在体内位置的改变,随着放疗的进行,肿瘤形态及位置亦发生变化。在胃癌的精确放疗中,胃癌靶区变动会严重影响计划靶区和实际靶区的吻合程度以及靶区临近重要器官的受照剂量,因此胃癌靶区的勾画范围及靶区分次放疗间的可重复性有待于进一步研究。

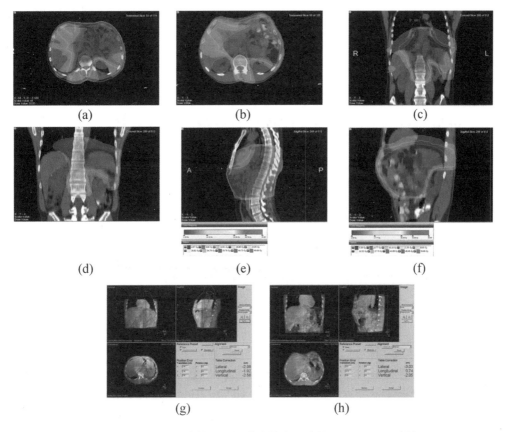

图 7-1　胃以及胃食管结合部肿瘤的容积剂量调强(VMAT)计划

图 7-1 中,(a)～(c)为胃食管结合部肿瘤:(a)横截面;(b)冠状位;(c)矢状位;(d)～(e)为胃癌容积剂量调强(VMAT)计划;(g)为 CBCT 位置校准图。

图中插入了等剂量线以及剂量分布图,总剂量为 45 Gy。PTV 外扩包括了远端食管,剔除了心脏的后壁、肺及左肾肾皮质的背外侧。

2.进展期胃癌的放疗剂量分割方式

姑息性放疗剂量:采用 IMRT 放疗技术,PGTV 54 Gy/30 次,PTV 45 Gy/25 次,5 次/周。小肠或十二指肠 $D_{max} \leqslant 52$ Gy,肠道 $V_{50} < 5$ mL。

术后放疗由于受到上腹部胃肠道、肝脏、肾脏和脊髓等器官的影响,放疗剂量明显受到限制。NCCN 推荐的术后辅助放疗的总剂量为 45～50.4 Gy。在该治疗剂量下,胃和小肠产生严重毒性反应的危险性≤5%。

7.5.5　进展期胃癌放疗的适应证

卢宁宁等对不可手术或术后残存或复发胃癌的行尼妥珠单抗联合卡培他滨同步放化疗进行前瞻性研究。入组条件:年龄 18～75 岁,病理证实胃癌,预期生存时间＞3 个月,影像检查有可测量病变,主要指局部晚期或转移性不可手术、术后残存或复发胃癌和(或)

可行放疗的远处转移。

术后放疗在胃癌领域的研究尚处于探索之中。已有的研究表明，接受小于 D_2 根治术或 R_1、R_2 切除的局部晚期胃癌患者应常规进行术后同步放化疗，D_2 根治术后则需根据情况，选择淋巴结有转移、肠型或有其他高危预后不良因素的患者进行放疗。

7.5.6　进展期胃癌放疗近期反应及患者对放疗的依从性

常规大野照射由于照射野大，许多正常组织也被包括进了靶区，危及器官（organs at risk）没有得到很好的保护，所以，产生了较多的毒性反应。INT0116 采用的常规大野放射治疗，其主要毒副作用为白细胞减少，41% 的患者有 Ⅲ 度毒性反应，32% 有 Ⅳ 度毒性反应。其中高达 54% 的患者发生血液系统的毒性反应，33% 的患者发生胃肠道毒性反应，最终有 17% 的患者终止治疗，说明患者对大范围的常规放疗耐受性较差。当然，该研究始于 20 世纪 90 年代，治疗条件有限，3D-CRT 或 IMRT 还未像现在这样广泛应用。到了 21 世纪初，韩国 ARTIST 研究中，开始了 2D 到 3D-CRT 的应用转变，同时靶区照射也依据既往研究证据将"残胃"排除于射野范围之外。因此，该研究中 3 度和 4 度非血液学不良反应发生率仅为 1%～12%，明显低于 INT0116。虽然 3 度和 4 度血液学不良反应发生率（中性粒细胞减少为 40.7%～48.4%）较高，但是 ARTIST 研究辅助治疗强度更大，同步放化疗组放疗实施前后均需做辅助化疗，而 INT0116 的放化疗组则无化疗的设计。这也可以解释 ARTIST 研究中较高的血液学毒性发生率。到了 2012 年，来自中国的对比 D_2 术后同步放化疗与单纯化疗的多中心随机对照研究中，使用了更为先进的 IMRT 技术，结果显示，同步放化疗组的 5 年 DFS 显著优于化疗组，且 3 度和 4 度非血液学毒性反应发生率低于 3%，严重白细胞降低的发生率仅为 7.5%。

Henning 等的早期回顾性分析提示多野照射相对两野照射将 4～5 级不良反应从 22% 降低至 4%。Ringash 等采用 3D-CRT 技术进行同期放化疗，3 级以上不良反应仅为 25%，相较 INT0116 研究中的 41%，二者在疗效相当前提下明显减少了不良反应。另有剂量学研究显示：3D-CRT 技术优于二维技术，IMRT 技术较 3D-CRT 技术在部分患者中更具优势，有利于保护肝脏、肾脏等 OAR。Kassam 等研究了 Ⅰ B～Ⅲ（M_0）期的 82 例接受胃或者胃食管连接部切除的患者，采用 5 野适形放射治疗，化疗方案同 INT0116 或者给予 5-FU 和顺铂。中位随访为 22.8 个月，3 级和 3 级以上的急性毒性反应发生率为 57%。相对于二维照射，三维适形放疗减少了毒性反应。

由此可见，在现代飞速发展的影像技术及临床研究进展的支持下，通过精准的放疗技术，照射精确的靶区，已成为有效缓解胃癌放疗不良反应的方法。目前较常用的先进放疗技术，如 VMAT 和 TOMO 等，均是以 IMRT 为基础发展而来的。相较于既往的 2D 或 3D-CRT，IMRT 可依据肿瘤的大小、不同的放疗处方剂量等进行调节，产生更佳的靶区剂量分布，即在给予靶区更高照射剂量的同时，更好地避开肿瘤中间或凹陷处的重要组织器官,达到尽可能地保护周围正常组织的目的,从而降低放疗不良反应。已有多个放射物理方面的研究表明,IMRT 在靶区剂量分布和正常组织器官受量等方面优于 2D 或 3D-CRT,特别是对肾脏或肝脏的保护。因此,有条件的医疗单位,应利用 IMRT 或比之更先进的 VMAT 和 TOMO 等放疗技术的剂量学优势,来减轻放射线带来的不良反应。当然,放化疗中不良反应的发生除了与放疗技术的实施密切相关以外,放疗剂量、同步化疗方案的选择和靶区范围大小等,都是其重要的影响因素。如果使用多药联合的同步化疗方案,将明显增加不良反应发生率并降低研究计划的完成率。因此,同步化疗药物方面,还是建议使用氟尿嘧啶(5-FU)或其衍生物卡培他滨、替吉奥单药为佳。

7.5.7　胃癌的预后

根治性手术切除是治疗胃癌最重要的手段,但只适用于早期或局部晚期可手术胃癌。而我国胃癌的特点是"进展期胃癌比例高",约 50% 以上患者就诊时已出现远处转移或因局部肿瘤病期较晚而失去了手术机会,通常这样的患者预后很差。

早期胃癌根治术后 OS 率达 90%。但大部分病例发现较晚,初诊时已难以治愈性切除,其 5 年 OS 率在美国仅 29%。全球范围内胃癌根治术后的 5 年 OS 率为 20%～50%,在日韩,总体术后 5 年 OS 率达 60%～70%,我国经多年手术方法改进,目前可使 5 年 OS 率提高到 50%。

Kassam 等报道了有关三维适形放疗同步化疗的研究预后:3 年总生存率和无复发生存率分别为 69% 和 54%。相对于传统照射,三维适形放射治疗带来了生存优势,并且减少了毒性反应。

由于我国胃癌约 50% 以上患者就诊时已出现远处转移或因局部肿瘤病期较晚而失去了手术机会,因此我国胃癌患者的总体预后欠佳,5 年生存率仅 27.4%。

参考文献

[1]JEMAL A,BRAY F,CENTER M M,et al. Global cancer statistics[J].CA Cancer J Clin,2011,61(2):69-90.

[2] PARFITT J R, MILADINOVIC Z, DRIMAN D K. Increasing incidence of adenocarcinoma of the gastroesophageal junction and distal stomach in Canada: an epidemiological study from 1964—2002[J].Can J Gastroenterol,2006,20(4):271-276.

[3]梁华,杨洪霞,徐辉,等.局部晚期胃癌的放化疗进展[J].中华放射肿瘤学杂志,2014,23(5):454-456.

[4]CHEN W,ZHENG R,BAADE P D,et al. Cancer statistics in China,2015[J].CA

Cancer J Clin,2016,66(2):115-132.

[5]TORRE L A,BRAY F,SIEGEL R L,et al. Global cancer statistics,2012[J].CA Cancer J Clin,2015,65(2):87-108.

[6]邓靖宇,梁寒.再谈淋巴结转移对胃癌预后评估的意义[J].中华胃肠外科杂志,2016,19(2):157-164.

[7]AIKO T,SASAKO M. The new japanese classification of gastric carcinoma:points to be revised[J].Gastric Cancer,1998,1(1):25-30.

[8]王红岩.改良淋巴结显示液与CK20联合对提高胃癌区域淋巴结检出及微转移检测的研究[D].沈阳:中国医科大学,2005.

[9]胡荣剑,薛敏娜,张旻,等.胃癌淋巴结大小与转移的探讨[J].中国医学影像技术,2002,18(5):426-427.

[10]王树叶,白玉贤.胃癌浸润、转移方式及分子机制研究进展[J].实用肿瘤学杂志,2007,21(2):176-179.

[11]吴涛.TGF-β_1 SiRNA对人胃癌细胞和腹膜间皮细胞作用意义的初步探讨[D].沈阳:中国医科大学,2006.

[12]WU C W,LO S S,SHEN K H,et al. Incidence and factors associated with recurrence patterns after intended curative surgery for gastric cancer[J].World J Surg,2003,27(2):153-158.

[13]MAEHARA Y,HASUDA S,KOGA T,et al. Postoperative outcome and sites of recurrence in patients following curative resection of gastric cancer[J].Br J Surg,2000,87(3):353-357.

[14]ROVIELLO F,MARRELLI D,DE MANZONI G,et al. Prospective study of peritoneal recurrence after curative surgery for gastric cancer[J].Br J Surg,2003,90(9):1113-1119.

[15]MARRELLI D,ROVIELLO F,DE MANZONI G,et al. Different patterns of recurrence in gastric cancer depending on Lauren's histological type:longitudinal study[J].World J Surg,2002,26(9):1160-1165.

[16]MARRELLI D,ROVIELLO F,DE STEFANO A,et al. Risk factors for liver metastases after curative surgical procedures for gastric cancer:a prospective study of,208 patients treated with surgical resection[J].J Am Coll Surg,2004,198(1):51-58.

[17]罗居东,傅深,章青.胃癌术后放疗的剂量学、生存优势及毒性反应的研究进展[J].实用医学杂志,2009,25(6):850-851.

[18]GUNDERSON L L,SOSIN H. Adenocarcinoma of the stomach:areas of failure in a reoperation series (second or symptomatic look) clinicopathologic correlation and implications for adjuvant therapy[J].Int J Radiat Oncol Biol Phys,1982,8(1):1-11.

[19]王鑫,金晶,李晔雄,等.局部晚期胃癌术后预后因素分析及对术后辅助治疗意义探讨[J].中华放射肿瘤学杂志,2011,20(4):306-311.

[20] ZENG H,ZHENG R,GUO Y,et al. Cancer survival in China,2003—2005:a population-based study[J].Int J Cancer,2015,136(8):1921-1930.

[21]WADDELL T,VERHEIJ M,ALLUM W,et al. Gastric cancer:ESMO-ESSO-ESTRO clinical practice guidelines for diagnosis,treatment and follow—up[J].Eur J Surg Oncol,2014,40(5):584-591.

[22]LEE J,LIM D H,KIM S,et al. Phase Ⅲ trial comparing capecitabine plus cisplatin versus capecitabine plus cisplatin with concurrent capecitabine radiotherapy in completely resected gastric cancer with D2 lymph node dissection:the ARTIST trial[J].J Clin Oncol,2012,30(3):268-273.

[23]李佳,于甫华,刘希军.放疗在胃癌综合治疗中的应用[J].国际肿瘤学杂志,2011,38(8):614-617.

[24] AJANI J A,MANSFIELD P F,JANJAN N,et al. Multi—institutional trial of preoperative chemoradiotherapy in patients with potentially resectable gastric carcinoma[J].J Clin Oncol,2004,22(14):2774-2780.

[25] AJANI J A,MANSFIELD P F,CRANE C H,et al. Paclitaxel-based chemoradiotherapy in localized gastric carcinoma:degree of pathologic response and not clinical parameters dictated patient outcome[J].J Clin Oncol,2005,23(6):1237-1244.

[26]AJANI J A,WINTER K,OKAWARA G S,et al. Phase Ⅱ trial of preoperative chemoradiation in patients with localized gastric adenocarcinoma(RTOG 9904):quality of combined modality therapy and pathologic response[J].J Clin Oncol,2006,24(24):3953-3958.

[27] VAN HEIJL M,VAN LANSCHOT J J,KOPPERT L B,et al. Neoadjuvant chemoradiation followed by surgery versus surgery alone for patients with adenocarcinoma or squamous cell carcinoma of the esophagus(CROSS)[J].BMC Surg,2008,8:21.

[28]STAHL M,WALZ M K,STUSCHKE M,et al. Phase Ⅲ comparison of preoperative chemotherapy compared with chemoradiotherapy in patients with locally advanced adenocarcinoma of the esophagogastric junction[J].J Clin Oncol,2009,27(6):851-856.

[29]ROHATGI P R,MANSFIELD P F,CRANE C H,et al. Surgical pathology stage by American Joint Commission on Cancer criteria predicts patient survival after preoperative chemoradiation for localized gastric carcinoma[J].Cancer,2006,107(7):1475-1482.

[30] RIVERA F,GALAN M,TABERNERO J,et al. Phase Ⅱ trial of preoperative irinotecan-cisplatin followed by concurrent irinotecan-cisplatin and radiotherapy for resectable locally advanced gastric and esophagogastric junction adenocarcinoma[J].Int J Radiat Oncol Biol Phys,2009,75(5):1430-1436.

[31]FIORICA F,CARTEI F,ENEA M,et al. The impact of radiotherapy on survival in resectable gastric carcinoma:a meta—analysis of literature data[J].Cancer Treat Rev,2007,33(8):729-740.

[32]ORDITURA M,MARTINELLI E,GALIZIA G,et al. Chemoradiotherapy as adjuvant treatment of gastric cancer[J].Ann Oncol,2007,18 Suppl 6:vi133-135.

[33]DIKKEN J L,JANSEN E P,CATS A,et al. Impact of the extent of surgery and postoperative chemoradiotherapy on recurrence patterns in gastric cancer[J].J Clin Oncol,2010,28(14):2430-2436.

[34]ORDITURA M,DE VITA F,MUTO P,et al. Adjuvant chemoradiotherapy in patients with stageⅢ or Ⅳ radically resected gastric cancer:a pilot study[J].Arch Surg,2010,145(3):233-238.

[35]MACDONALD J S,SMALLEY S R,BENEDETTI J,et al. Chemoradiotherapy after surgery compared with surgery alone for adenocarcinoma of the stomach or gastroesophageal junction[J].N Engl J Med,2001,345(10):725-730.

[36]KIM S,LIM D H,LEE J,et al. An observational study suggesting clinical benefit for adjuvant postoperative chemoradiation in a population of over 500 cases after gastric resection with D2 nodal dissection for adenocarcinoma of the stomach[J].Int J Radiat Oncol Biol Phys,2005,63(5):1279-1285.

[37]秦玉娥,周福祥,戴静,等.进展期胃癌根治术后放化疗与单纯化疗预后分析[J].中华放射肿瘤学杂志,2013,22(4):263-265.

[38]ZHU W G,XUA D F,PU J,et al. A randomized,controlled,multicenter study comparing intensity-modulated radiotherapy plus concurrent chemotherapy with chemotherapy alone in gastric cancer patients with D2 resection[J].Radiother Oncol,2012,104(3):361-366.

[39]MYINT A S. The role of radiotherapy in the palliative treatment of gastrointestinal cancer[J].Eur J Gastroenterol Hepatol,2000,12(4):381-390.

[40]张永,于甬华,于金明,等.晚期胃腺癌放疗联合化疗与单纯化疗的疗效比较[J].中华肿瘤杂志,2009,31(7):557-558.

[41]ASAKURA H,HASHIMOTO T,HARADA H,et al. Palliative radiotherapy for bleeding from advanced gastric cancer:is a schedule of 30 Gy in 10 fractions adequate? [J].J Cancer Res Clin Oncol,2011,137(1):125-130.

[42]GUNDERSON L L,HOSKINS R B,COHEN A C,et al. Combined modality treatment of gastric cancer[J].Int J Radiat Oncol Biol Phys,1983,9(7):965-975.

[43]HENNING G T,SCHILD S E,STAFFORD S L,et al. Results of irradiation or chemoirradiation for primary unresectable,locally recurrent,or grossly incomplete resection of gastric adenocarcinoma[J].Int J Radiat Oncol Biol Phys,2000,46(1):109-118.

[44]KIM M M，RANA V，JANJAN N A，et al. Clinical benefit of palliative radiation therapy in advanced gastric cancer[J].Acta Oncol,2008,47(3):421-427.

[45]SUZUKI A，XIAO L，TAKETA T，et al. Localized gastric cancer treated with chemoradation without surgery：UTMD Anderson Cancer Center experience[J]. Oncology, 2012,82(6):347-351.

[46]MOERTEL C G，CHILDS D S，REITEMEIER R J，et al. Combined 5-fluorouracil and supervoltage radiation therapy of locally unresectable gastrointestinal cancer[J].Lancet,1969,2 (7626):865-867.

[47]SHCHEPOTIN I B，EVANS S R，CHORNY V，et al. Intensive preoperative radiotherapy with local hyperthermia for the treatment of gastric carcinoma[J].Surg Oncol, 1994,3(1):37-44.

[48]BLEIBERG H，GOFFIN J C，DALESIO O，et al. Adjuvant radiotherapy and chemotherapy in resectable gastric cancer：a randomized trial of the gastro-intestinal tract cancer cooperative group of the EORTC[J].Eur J Surg Oncol,1989,15(6):535-543.

[49]GERARD J P，CONROY T，BONNETAIN F，et al. Preoperative radiotherapy with or without concurrent fluorouracil and leucovorin in T3-4 rectal cancers：results of FFCD 9203[J].J Clin Oncol,2006,24(28):4620-4625.

[50]BOSSET J F，CALAIS G，MINEUR L，et al. Enhanced tumorocidal effect of chemotherapy with preoperative radiotherapy for rectal cancer：preliminary results-EORTC 22921[J].J Clin Oncol,2005,23(24):5620-5627.

[51]COOPER J S，GUO M D，HERSKOVIC A，et al. Chemoradiotherapy of locally advanced esophageal cancer：long-term follow-up of a prospective randomized trial (RTOG 85-01). Radiation Therapy Oncology Group[J].Jama,1999,281(17):1623-1627.

[52]URBA S G，ORRINGER M B，TURRISI A，et al. Randomized trial of preoperative chemoradiation versus surgery alone in patients with locoregional esophageal carcinoma[J].J Clin Oncol,2001,19(2):305-313.

[53]王鑫,金晶.晚期胃癌的姑息性放疗价值研究回顾[J].中华放射肿瘤学杂志,2016,25 (1):85-89.

[54]A comparison of combination chemotherapy and combined modality therapy for locally advanced gastric carcinoma. Gastrointestinal Tumor Study Group[J].Cancer, 1982, 49 (9): 1771-1777.

[55]MEIJER S,DE BAKKER O J,HOITSMA H F. Palliative resection in gastric cancer [J].J Surg Oncol,1983,23(2):77-80.

[56]王鑫,金晶.胃癌术后辅助放疗的利与弊[J].中华胃肠外科杂志,2015(10):986-989.

[57] LI P，SHENG L M，DENG Q H，et al. Treatment of high-risk gastric cancer

postoperatively using intensity-modulated radiotherapy: a single-institution experience [J].Hepatogastroenterology,2012,59(113):159-163.

[58]LU D H,FEI Z L,ZHOU J P,et al. A comparison between three-dimensional conformal radiotherapy combined with interventional treatment and interventional treatment alone for hepatocellular carcinoma with portal vein tumour thrombosis[J].J Med Imaging Radiat Oncol,2015,59(1):109-114.

[59]SOYFER V,CORN B W,MELAMUD A,et al. Three-dimensional non-coplanar conformal radiotherapy yields better results than traditional beam arrangements for adjuvant treatment of gastric cancer[J].Int J Radiat Oncol Biol Phys,2007,69(2):364-369.

[60]RINGASH J,KHAKSART S J,OZA A,et al. Post-operative radiochemotherapy for gastric cancer:adoption and adaptation[J].Clin Oncol (R Coll Radiol),2005,17(2):91-95.

[61]KASSAM Z,LOCKWOOD G,O'BRIEN C,et al. Conformal radiotherapy in the adjuvant treatment of gastric cancer:review of 82 cases[J].Int J Radiat Oncol Biol Phys,2006,65(3):713-719.

[62]杨文彦,马铜生,支楠,等. 不同放疗方式对中期胃癌合并肝硬化门静脉高压症患者术后疗效的影响[J].国际肿瘤学杂志,2016,V43(9):718-720.

[63]王国民. 肿瘤三维适形与束流调强放射治疗学[M].上海:复旦大学出版社,2005.

[64]PENG G,WANG T,YANG K Y,et al. A prospective,randomized study comparing outcomes and toxicities of intensity-modulated radiotherapy vs. conventional two-dimensional radiotherapy for the treatment of nasopharyngeal carcinoma[J].Radiother Oncol,2012,104(3):286-293.

[65]QIU S,LIN S,THAM I W,et al. Intensity-modulated radiation therapy in the salvage of locally recurrent nasopharyngeal carcinoma[J].Int J Radiat Oncol Biol Phys,2012,83(2):676-683.

[66]RAJALINGAM R,JAVED A,SHARMA D,et al. Management of hypersplenism in non-cirrhotic portal hypertension:a surgical series[J].Hepatobiliary Pancreat Dis Int,2012,11(2):165-171.

[67]LOHR F,DOBLER B,MAI S,et al. Optimization of dose distributions for adjuvant locoregional radiotherapy of gastric cancer by IMRT[J].Strahlenther Onkol,2003,179(8):557-563.

[68]MINN A Y,HSU A,LA T,et al. Comparison of intensity-modulated radiotherapy and 3-dimensional conformal radiotherapy as adjuvant therapy for gastric cancer[J].Cancer,2010,116(16):3943-3952.

[69]BODA-HEGGEMANN J,HOFHEINZ R D,WEISS C,et al. Combined adjuvant radiochemotherapy with IMRT/XELOX improves outcome with low renal toxicity in gastric

cancer[J].Int J Radiat Oncol Biol Phys,2009,75(4):1187-1195.

[70]CHUNG H T, LEE B, PARK E, et al. Can all centers plan intensity-modulated radiotherapy (IMRT) effectively? An external audit of dosimetric comparisons between three-dimensional conformal radiotherapy and IMRT for adjuvant chemoradiation for gastric cancer[J].Int J Radiat Oncol Biol Phys,2008,71(4):1167-1174.

[71]ALANI S,SOYFER V,STRAUSS N,et al. Limited advantages of intensity-modulated radiotherapy over 3D conformal radiation therapy in the adjuvant management of gastric cancer[J].Int J Radiat Oncol Biol Phys,2009,74(2):562-566.

[72]RINGASH J,PERKINS G,BRIERLEY J,et al. IMRT for adjuvant radiation in gastric cancer:a preferred plan? [J].Int J Radiat Oncol Biol Phys,2005,63(3):732-738.

[73] MILANO M T, GAROFALO M C, CHMURA S J, et al. Intensity-modulated radiation therapy in the treatment of gastric cancer:early clinical outcome and dosimetric comparison with conventional techniques[J].Br J Radiol,2006,79(942):497-503.

[74]卢宁宁,金晶,任骅,等.不可手术或术后残存或复发胃癌的尼妥珠单抗联合卡培他滨同步放化疗前瞻性研究[J].中华放射肿瘤学杂志,2016,25(5):457-461.

[75]任骅,王鑫,房辉,等.Ⅱ和Ⅲ期胃癌术后IMRT同期卡培他滨化疗前瞻性Ⅱ期研究中期评估[J].中华放射肿瘤学杂志,2014,23(2):104-107.

[76]王鑫,金晶,李晔雄,等.局部晚期胃癌术后卡培他滨同期调强放疗的Ⅰ期临床研究[J].中华放射肿瘤学杂志,2013,22(5):343-346.

[77]ZHANG T,LIANG Z W,HAN J,et al. Double-arc volumetric modulated therapy improves dose distribution compared to static gantry IMRT and 3D conformal radiotherapy for adjuvant therapy of gastric cancer[J].Radiat Oncol,2015,10:114.

[78]JANSEN E P,NIJKAMP J,GUBANSKI M,et al. Interobserver variation of clinical target volume delineation in gastric cancer[J]. Int J Radiat Oncol Biol Phys, 2010, 77 (4): 1166-1170.

[79]WYSOCKA B,KASSAM Z,LOCKWOOD G,et al. Interfraction and respiratory organ motion during conformal radiotherapy in gastric cancer[J].Int J Radiat Oncol Biol Phys,2010,77(1):53-59.

[80]BUERGY D,LOHR F,BAACK T,et al. Radiotherapy for tumors of the stomach and gastroesophageal junction-a review of its role in multimodal therapy[J].Radiat Oncol,2012,7:192.

[81] HENNING G T, SCHILD S E, STAFFORD S L, et al. Results of irradiation or chemoirradiation following resection of gastric adenocarcinoma[J].Int J Radiat Oncol Biol Phys,2000,46(3):589-598.

[82] WANG X, LI G, ZHANG Y, et al. Single-arc volumetric-modulated arc therapy

（sVMAT）as adjuvant treatment for gastric cancer：dosimetric comparisons with three-dimensional conformal radiotherapy（3D-CRT）and intensity-modulated radiotherapy（IMRT）[J].Med Dosim,2013,38(4):395-400.

[83]TRIP A K,NIJKAMP J,VAN TINTEREN H,et al. IMRT limits nephrotoxicity after chemoradiotherapy for gastric cancer[J].Radiother Oncol,2014,112(2):289-294.

[84]SCHWARTZ G K,WINTER K,MINSKY B D,et al. Randomized phase Ⅱ trial evaluating two paclitaxel and cisplatin-containing chemoradiation regimens as adjuvant therapy in resected gastric cancer（RTOG-0114）[J].J Clin Oncol,2009,27(12):1956-1962.

[85]NASHIMOTO A,NAKAJIMA T,FURUKAWA H,et al. Randomized trial of adjuvant chemotherapy with mitomycin,Fluorouracil,and Cytosine arabinoside followed by oral Fluorouracil in serosa-negative gastric cancer：Japan Clinical Oncology Group 9206-1[J].J Clin Oncol,2003,21(12):2282-2287.

[86]SIEGEL R,MA J,ZOU Z,et al. Cancer statistics,2014[J].CA Cancer J Clin,2014,64(1):9-29.

（高春玲）

第 8 章 进展期胃癌的微创治疗

世界范围内胃癌是最常见的恶性肿瘤之一,国际癌症研究中心统计报告指出全球每年新发胃癌患者约 93 万例,占全部新发恶性肿瘤的 8.6%,仅次于肺癌、乳腺癌和肠癌,居恶性肿瘤的第 4 位,报告同时显示每年约有 70 万人死于胃癌,居恶性肿瘤致死疾病中的第 2 位。然而,约 75% 的胃癌患者出现在发展中国家,其中 42% 的胃癌患者来源于中国。在过去,我国国民健康意识淡漠,而且临床上早期胃癌又缺乏特异表现,因此,早期胃癌发现率较低,大部分患者就诊时已属中晚期,错过了手术治疗的最佳时机,这是导致胃癌高死亡率的最主要原因。虽然近年来,胃癌的放化疗及靶向治疗取得了突飞猛进的发展,但手术治疗仍是获得痊愈及延长寿命的重要手段。而临床经常碰到失去手术机会的患者,对这部分患者该如何治疗,尤其对高龄、心肺功能较差、难以耐受放化疗的患者该如何治疗,已成为目前急需解决的难题。随着医学的不断进步,目前微创治疗普遍应用于进展期胃癌患者,亦取得了较好的临床效果,明显改善了患者生活质量及延长生存期。因此,本章按照有无对胃癌细胞直接杀伤,将微创治疗分为胃癌非针对性治疗及胃癌针对性治疗。归纳起来,胃癌非针对性微创治疗主要有内镜下扩张治疗、内镜下支架植入术治疗、内镜下营养介入治疗、经自然腔道内镜微创治疗。而进展期胃癌针对性微创治疗主要包括内镜下粒子植入术治疗、光动力治疗、介入及射频消融术治疗、内镜下黏膜剥离术治疗。下面重点介绍具有代表性的微创治疗技术在进展期胃癌治疗中的应用。

8.1 胃癌非肿瘤针对性治疗

8.1.1 内镜下扩张治疗

手术是目前胃癌的主要根治方式,放疗、化疗是手术之外胃癌的传统治疗方法,经过这些治疗后,局部及区域复发率仍可达到 40%~60%。部分患者在接受了这些传统治疗方法后,病情仍未能得到完全的控制。流出道梗阻是晚期胃癌最常见的并发症之一,是传统治疗失败后亟待解决的难题,主要的治疗方法为有效缓解梗阻;最理想的治疗方法应具有较好的成本效益比、最小的死亡风险及安全等特点。因此,寻找最佳的治疗模式仍为目前胃癌研究的热点及重点。对于临床上胃癌出现流出道梗阻的情况,内镜下扩张术可短期内改善患者症状。目前,主流治疗还是内镜下支架植入术等,但支架植入费用较贵,经济困难、自费住院的患者,难以承受支架的高额费用。面临这种窘境,可选择内镜下幽门扩张术,此种治疗费用较低,而且可反复操作,患者及家属容易接受。内镜下幽门梗阻扩张术一般适用于胃部良性疾病引起的狭窄,如消化性溃疡伴狭窄、内镜下黏膜剥离术后引起狭窄、幽门肥厚症等。对于进展期胃癌患者流出道狭窄,扩张治疗效果较差,肿瘤生长迅速容易再次狭窄,因此临床不推荐使用该种微创治疗方法治疗进展期胃癌所致梗阻,仅将其作为一种补充方法进行介绍。

治疗前需与患者及家属沟通,告知内镜下扩张术为保守治疗,目的是缓解梗阻,提高生活质量及延长生存期,并非肿瘤针对性治疗。首先,将胃镜插入狭窄部位,观察狭窄程度及部位,由胃镜活检钳道插入导丝,再将球囊扩张导管循导丝插入并通过梗阻部位,当球囊扩张导管由胃镜头端送出后,将胃镜置于胃窦部,在胃镜的直视下调节球囊位置并准备扩张。除了胃镜直视下行扩张术外还可以在透视下行扩张术,目前,临床经验认为透视和内镜下结合狭窄扩张更为安全。在 X 线下扩张治疗:首先,同样将胃镜插入病灶近侧段,再观察狭窄部位,狭窄处有无孔隙,在胃镜的直视下将造影管对准病变梗阻部位缝隙,再反复轻轻探插造影管内的导丝,并借助 X 线判断导丝走向,如果在插入导丝时有阻力或 X 线下见导丝在病变局部打弯,则将导丝撤回造影管内,通过胃镜调节造影管方向重探,如果导丝在 X 线下通过十二指肠降段,说明导丝已探过梗阻部位,沿导丝插入造影管,在其尾端接上压力泵,将泛影葡胺造影剂注入球囊内,逐渐加压,此时球囊扩张,待球囊狭窄消失后维持此压力约 2 min,抽出球囊内的造影剂,再重复上述操作,以便确定狭窄程度及长度,沿导丝插入球囊扩张导管,在胃镜直视下,确定导丝已进入十二指肠降部后,沿导丝由胃镜钳道插入球囊扩张导管,在球囊扩张导管插入过程中要反复在 X 线下确定导丝保持在原位,当球囊扩张导管的球囊部分已送过狭窄时,在 X 线透视下动态观察扩张球囊形态,如完全扩张后再维持扩张 2~3 min。如果镜下见不到狭窄,此时不能盲目用导丝探插完全梗阻的狭窄部位,以免该部位肿瘤组织出血甚至穿孔等严重不良并发症发生。

8.1.2 内镜下金属支架植入治疗

进展期胃癌患者可出现流出道梗阻进而出现进食困难,临床上除了行内镜下狭窄扩张术,还可以采取内镜下金属支架植入治疗。对于进展期胃癌引起流出道梗阻,临床处理方法较多,这些治疗有时候并不延长病人的实际生存时间以及提高患者生活质量。临床上,胃癌化疗可引起频繁呕吐,尤其多次积累化疗后患者胃肠道症状加重,再次让患者接受化疗,患者及家属多不愿意。因此,寻找另一种解除进展期胃癌流出道梗阻的方法迫在眉睫。用自膨式金属支架治疗进展期胃癌癌性梗阻,是继食道、贲门和胆管恶性梗阻金属支架治疗后的进一步发展方向,其目的是缓解进食困难,恶心、呕吐等症状,提高生存质量。由于幽门比食管深窄，又与胆管、胰腺等重要器官毗邻，手术操作难度系数大，需要权衡的问题特别多。近年来，随着支架在临床治疗中的普及，进展期胃癌微创治疗方面积累了不少的临床经验，尤其是经胃镜活检钳道释放金属支架的问世，使得胃癌幽门梗阻支架治疗的基本操作方法有了长足的发展，医务工作者对治疗效果、并发症等有了较客观的认识和较有效的处理对策，尤其是为不能手术和不愿手术的晚期胃癌患者提供了微创、安全和有效的治疗方法。

1. 金属支架植入概述

金属支架大致分为两类：自膨式和球囊扩张式。自膨式是指当支架置入狭窄处或梗阻处后可自行膨胀扩张，常用的有不锈钢金属支架和镍钛记忆合金支架。不论是何种支架，均需要满足以下条件：①所有支架均需对人体无害处，临床应用安全；②支架均需要良好的韧度，可屈伸，能满足梗阻治疗的基本要求；③支架需要有一定的可扩张性，能解除梗阻；④支架具有 X 线可视性，以便支架植入过程中能精确定位；⑤支架需要具备较好的生物组织相容性。自膨式支架的优点在于可通过细的导管置入相对大的支架，从而减少患者的痛苦，而且具有持续扩张力，金属丝细、表面积小，具有良好的光洁度。球囊扩张式支架是将支架置入狭窄部位后，需再经球囊导管扩张方能完全张开。球囊扩张式支架由于球囊标志明确，故放置定位准确。支架的适应证目前已有所扩大，从原来单纯用于无手术指征者扩展到无法根治性切除晚期胃癌患者。支架释放途径以非钳道式、X 线监控下方式为主。支架置入后病人的平均生存期较非治疗者和姑息手术治疗者明显延长，但是，其治疗费用是临床医生及患者家属关心的问题，也是制约此项技术开展的因素之一。从目前临床实际效果来看，金属支架放置术是一个安全、快速有效而切实可行的进展期胃癌姑息性治疗手段，与同样达到此目的的外科手术相比，无论是总体费用、手术的创伤性、恢复时间以及生存质量等方面，都有着明显的优势。此项操作相关的不良反应和并发症非常轻微。内镜下金属支架植入治疗作为一种对晚期胃癌的有效治疗方法，一定会有广阔的前景和巨大的社会效益。

2. 金属支架植入方法

胃镜下金属支架植入治疗进展期胃癌同样需要术前完善相关检查，评估适应证和禁忌证。术前应充分告知支架植入的必要性及可能出现的并发症，如出血、穿孔、支架移位、支架断裂、支架内肿瘤内生性生长等，因此术前预见性谈话尤为重要。需征得患者及家属同意后再行治疗。首先，插入胃镜到梗阻部位，观察病灶位置、了解狭窄程度及支架植入评估。透视下将导丝通过狭窄部位，再沿已留置的导丝插入已安装支架推送器通过狭窄处，调节推送器使推送器内金属支架近端在胃镜下清晰可见，并确定位置。此时固定推送器的内杆，并将外鞘缓慢向外拔出，这时支架被逐渐释放。随着支架释放，视野中置入器内支架近端向梗阻部位移动，直至支架全部释放。随着胃镜微创技术的进步和金属支架不断的研发，进展期胃癌金属支架植入治疗成为可能。由于金属支架的植入可改善患者的身体状况,调整机体的内环境,增强其身体素质和免疫能力,给放化疗等后续进一步治疗创造条件,因此,对晚期胃癌梗阻患者来说,金属支架置入治疗为曙光性治疗方案。对于支架长度的选择,幽门支架与食管支架有所不同,幽门支架长度应为病灶狭窄长度两端各加1 cm。如果支架选得过长,支架置入后其近端会突出在胃窦腔中影响胃内容物排空,胃癌患者,特别是晚期胃癌,胃的蠕动明显减弱,胃的排空在一定程度上是靠胃内容物的重力关系来完成。另外,置入的支架过长其远端有可能顶在十二指肠侧壁,影响胃内容物进入十二指肠降部,甚至极易导致穿孔。对严重狭窄、狭窄腔有弯曲的患者较为适合选用不带膜镍钛合金支架,因胃窦部不同程度蠕动收缩的存在,选用不带膜镍钛合金支架,除可增加其稳定性外,由于胃十二指肠在走向上有一定的弯曲度,支架必须有较好的纵向顺应性和一定的扩张力,否则支架太硬容易引起新的梗阻不畅,甚至可能导致压力性溃疡、穿孔,扩张力不够使狭窄段难以充分扩张,影响支架的通畅。

3. 金属支架植入并发症与防治

支架植入术并发症和其他内镜下治疗并发症一样,如出血、穿孔等,出血又分为即刻出血,一般为治疗过程中出血,需要临床医生熟练掌握各种出血的止血,治疗上如用0.9%生理盐水＋肾上腺素8 mg配制溶液冲洗,也可以用热活检钳,甚至可以喷洒止血粉;而早期出血一般为术后72 h内的出血,因此,术后需要密切监测病情变化,如有无呕血、黑便等;而迟发型出血多发生在术后5～7天,患者再次解黑便,甚至呕血等,此时应立即就诊,开放有效静脉通道,评估出血量,必要时行输血治疗,如仍无法止血可考虑急诊介入栓塞治疗或外科手术治疗。除上述外,支架植入术还有自身的并发症,如支架断裂、支架移位、肿瘤内生性生长引起再次堵塞等。如果支架上移滑至胃腔,可经口取出后重新置入,若支架下移滑脱至肠腔内,先观察,部分可自行排出,如果不能排出,或引起肠梗阻时,应予急诊手术处理,因此,术后需动态复查腹部立位片,了解支架位置有无移动。国内部分医院在行幽门梗阻支架植入前习惯行预扩张,可能是造成支架植入术后移位这类并发症发生率高的原因。支架植入术极少出现支架断裂,但临床上偶尔也能碰到,尤其是当支架在转角处所受的应力不均匀时特别容易发生断裂,少数情况是由支架本身质量较差而导致断裂。因此,在放置支架前需充分告知患者及家属可能出现的并发症。为防止上述并发症的发生,应注意依据病变具体情况选用规格合适的镍钛合金支架。总而言之,操作者既要有熟练的内镜技术,又要有放射学和解剖学知识。由于幽门支架的放置需经过食管和胃腔,存在一定的解剖结构的弯曲,病变部位距门齿相对较远,胃腔扩大时,导管导丝难以通过狭窄段。首先,在内镜的帮助下寻找狭窄口,将导丝送到狭窄部位,再在X线透视下通过狭窄段,这是扩张和支架留置成功的前提。胃镜和X线的双重监视被认为是安全系数较高的内镜下支架植入的方法。支架植入术后再次梗阻在临床上也是经常发生的,如果支架植入术后再次出现进食困难,需要除外支架再次狭窄的可能,遇到这种情况可行上消化道碘水造影或胃镜检查,术前需要反复与患者及家属交代清楚,以免引起不必要的医疗纠纷,临床上遇到这种情况可以再次放置支架,即支架内套叠支架,或者选取其他方法缓解梗阻。如患者全身情况容许,可行支架内光动力或射频消融治疗,解除梗阻。

【典型病例】

男性,患者,72岁,因恶心、呕吐就诊,诊断为胃窦癌伴狭窄,患者基础疾病较多,与患者及家属沟通后同意行支架植入术。胃镜检查示胃内大量潴留液,予吸净,胃窦黏膜团块状隆起,表面糜烂坏死,质硬伴狭窄,内镜通过阻力大,于直视下留置导丝,行造影检查,狭窄段长约3 cm,循导丝置入十二指肠支架,复透支架位置及扩张良好,跨越狭窄段,如图8-1所示。支架植入术后患者症状明显好转,进食流食通畅。

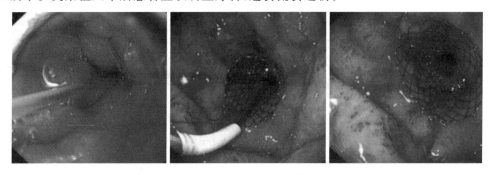

图8-1 内镜下金属支架植入治疗胃癌伴狭窄

8.1.3 内镜下营养介入治疗

进展期胃癌患者由于长时间消耗等原因,存在不同程度的营养不良,容易导致相关并发症的发生,如合并感染、低蛋白血症、伤口愈合不良等。因此,营养支持对进展期胃癌患者预后至关重要。营养支持除了静脉营养外,肠内营养也非常重要。尽管肠内营养未直接杀伤肿瘤细胞,但可以改善患者营养情况,在一定程度上可以增强患者体力、免疫力,提高患者生活质量及改善生存期。因此,临床上对进展期胃癌患者除了采取内镜下支架植入术、光动力治疗、内镜下化疗粒子植入术及内镜下放疗粒子植入术外,还可以采取内镜下营养介入治疗,尤其是在无法行支架植入等治疗解决患者进食问题的情况下。进展期胃癌患者体内存在高代谢状态,肿瘤细胞优势性掠夺机体大部分营养物质,导致患者逐渐消瘦,甚至出现恶病质状态。在这种情况下,肠外静脉输液提供营养物质难以维持患者每日基本能量需求,肠内营养支持治疗迫在眉睫。肠内营养是指对消化功能障碍不能耐受正常膳食的病人,经口服或管饲途径,将中小分子营养素组成的营养液直接注入胃肠道以提供营养素的方法,或者注入各种食糜,维持患者基础能量需求。对于进展期胃癌出现幽门梗阻而不能进食的患者,需要考虑如何实施肠内营养治疗,仅肠外营养有时无法满足患者基础需要量,需要及时告知患者及家属肠内营养具有的优点:①肠内营养能维持和改善肠道黏膜细胞结构和功能的完整性,维持肠道生物屏障、机械屏障、化学屏障、免疫屏障等功能,从而防止细菌透壁性易位;②肠内营养可刺激胃肠道激素及消化液的不断分泌,减少肝脏和胆囊并发症的发生,如胆囊结石等;③肠内营养有利于促进肠蠕动的恢复,在一定程度上有利于减少进展期胃癌腹腔转移引起的肠梗阻;④营养物质经肠道吸收输送至肝脏进行分解代谢,使其吸收代谢趋于生理状态,这样有利于机体对营养物质的合成及代谢进行调节;⑤在同样治疗条件下,实施肠内营养的胃癌患者氮潴留量和体重增长均优于肠外营养的胃癌患者;⑥肠内营养技术操作简单,医疗费用和并发症发生率较低。进展期胃癌患者出现流出道梗阻,因此正常解剖通道出现障碍需要寻求其他通道输入营养物质,即如何解决营养介入问题。目前,肠内营养的途径主要有两种:空肠营养管植入术及造瘘术,这两种方式统称为营养介入治疗。留置空肠营养管的方式分为非手术与手术两种方法,非手术方法包括常规法、超声引导、X线透视法和胃镜引导法;手术方法即术中行空肠造口术及术中放置空肠营养管。肠内营养支持的方式最常用的是留置鼻空肠营养管和造瘘口。选择哪种营养支持方式,进而取得最优的临床效果,需要充分评估患者的病情以及最合理的医疗资源分配安全性和有效性。

治疗前需充分向患者及家属告知此项治疗的益处及可能出现的并发症,如营养管堵塞等。患者咽部利多卡因胶浆局部麻醉,体位采用左侧卧位。空肠营养管放置方法主要有胃镜直视下活检钳置管法和导丝置管法两种。前者是用活检钳夹住营养管头端将其置于十二指肠降部,靠胃肠的蠕动将营养管送达。缺点有胃镜下难以准确钳夹营养管头端,钳夹头端影响胃镜视野,营养管头端无法一次性送达空肠,返镜过程中营养管易脱入胃内等,对于胃癌幽门不全梗阻的患者,胃镜钳夹营养管头端往往难以通过梗阻段。而导丝置管法首先将胃镜头端置于梗阻近端,再经活检孔将导丝置于空肠内,留置导丝退出胃镜,用导引管将导丝从口腔至鼻孔拉出,在导丝引导下通过鼻腔将空肠营养管置入空肠,此法虽然相对简便,但并非在胃镜直视下完成,空肠营养管置入时导丝易移位,如被拉回至胃腔内,常需经X线透视下确认并调整营养管的位置。X线透视下置入空肠营养管治疗需要注意以下几点问题:①对于难以确定胃、幽门和十二指肠球部三者关系或术后吻合口构形不清而致导丝、导管通过困难的患者,可利用导管注入空气或对比剂,有助于显示解剖结构及相互关系;②当胃胀气明显或潴留液较多时,术前胃肠减压2~3天;③由于空肠营养管头端较柔软,力量传导性差,送入时可在管壁涂液状石蜡,拉直导丝并固定,透视下缓慢持续均匀沿导丝送入,前进困难时可尝试稍回撤导丝,部分患者回撤导丝后自动滑入远端,或保持推力等待片刻,随着胃肠的蠕动,有时可顺利滑入远端;④操作过程中应严格避免导管、导丝或胃空肠营养管在胃腔盘曲。

目前采用最多的是经胃镜活检钳道快速放置空肠营养管法,主要有以下优点:胃镜直视下经胃镜活检钳道插入营养管置入空肠,操作简便准确,避免盲目置管的危险,空肠置管成功率高,操作时间短,安全性高,并发症发生少,特别适合危重胃癌患者。综上可见,胃镜活检钳道快速放置空肠营养管法十分适用于进展期胃窦癌伴幽门梗阻患者。肠内营养支持数周后患者的营养状况即开始得到改善。因此,对于无明显肠内营养禁忌的晚期胃癌患者,应当尽量选用肠内营养支持改善营养不良。为避免堵管,在持续输注过程中不定时用温水冲洗导管,在输注营养液的前后也应予以冲洗。营养支持为进一步的肿瘤治疗包括手术、化疗、放疗等提供了必要的保障。因此,经胃镜活检钳道放置空肠营养管法在胃癌伴幽门梗阻患者中置管成功率及安全性高,操作简便,是建立肠内营养的良好方法。

进展期胃癌患者幽门梗阻是影响患者生活质量及生存期的重要因素,患者无法进食,频繁出现恶心、呕吐。在这种情况下,如梗阻没有得到及时有效的缓解,可出现严重的营养不良。因此,营养支持治疗对进展期胃癌伴幽门梗阻患者极为重要。除了前面介绍的空肠营养管植入治疗外,还可以行造瘘术,营养物质可经造瘘口注入肠道内,患者无须从口进食食物。造瘘术又分为空肠造瘘术和胃造瘘术,这两种方法的选择主要取决于病情特点,即胃癌发生部位,如胃癌发生在幽门或胃角累及幽门而导致流出道梗阻,这种情况建议采用空肠造瘘术;如胃癌发生在食管或者贲门,可行胃造瘘术。造瘘术作为一种成熟的姑息性治疗手段,已经广泛应用于临床,对因幽门梗阻导致无法进食的患者来说,造瘘术无疑是极其重要的维系生命的治疗方式。但多数患者心理负担较重,主观感觉空肠造瘘术后造瘘口护理不方便,对于晚期胃癌患者如尝试多种办法无法缓解流出道梗阻时,此种方法对患者还是利大于弊的。

1. 造瘘术操作步骤

临床上目前采用的是荷兰纽迪希亚公司生产的复尔凯空肠营养造瘘管装置。B-I式吻合或食管胃吻合于距屈氏韧带15～20 cm处造瘘。B-Ⅱ式吻合或空肠代胃则于距吻合口20～25 cm处造瘘。穿刺点多选择在腹壁脐水平和肋弓下缘之间保持肠管不成角的情况。穿刺过程中尽量将造瘘穿刺针斜面朝上,刺入空肠浆肌层后,置入钝头针芯沿浆肌层潜行约4 cm,退出针芯,穿刺针刺入空肠腔,沿穿刺针置入空肠造瘘管约30 cm,1号线双重荷包包埋造瘘管,另戳孔引出并固定好,并与腹壁固定,完成空肠造瘘术。而胃造瘘术则借助胃镜完成,首先将胃镜放置于胃腔内,在腹壁寻找光亮点最强处,主要分为荷包式、隧道式、活瓣管式、管式等,主要操作步骤如图8-2及图8-3所示。

2. 造瘘术并发症与防治

对患者及家属而言,造瘘术的并发症尤为重要。造瘘术后的并发症包括空肠造瘘术后本身及术后迟发型并发症。

①造瘘口感染:这是胃癌造瘘术后常见的并发症,造成造瘘口感染的因素很多,主要包括患者全身一般情况,如年龄、营养状况及手术无菌原则掌握等,造瘘口感染大多首先表现为脂肪层液化,多发生在术后2～4天内,早期发现造瘘口感染及通畅引流是最佳处理方法,早期发现、及时引流可以避免造瘘口全层感染,早期行分泌物细菌培养及药敏和真菌培养及药敏,根据药敏试验结果选用敏感抗生素均可促进造瘘口早期愈合。

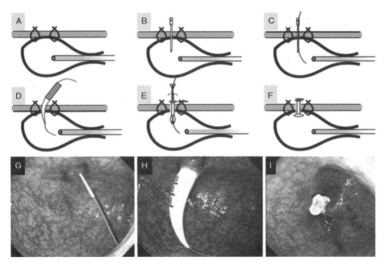

A—胃前壁与前腹部缝合;B—穿刺针刺入胃腔内;C—插入导丝;D～H—牛角状扩张器扩张穿刺孔;E—循导丝放置 24Fr 造口管;F～I—造瘘管固定在胃腔内。

图 8-2　胃造瘘术示意图

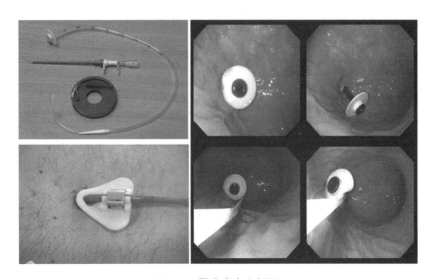

图 8-3　胃造瘘术实例图

　　②肠瘘:早期由于技术不成熟及肠腔管径有限,隧道式空肠造瘘术容易造成肠腔狭窄,肠壁水肿,加之固定悬吊,易出现肠内容物通过障碍,而出现不全肠梗阻的表现,从而出现肠瘘,现在由于技术改进,肠瘘一般较少见。现在造瘘术采用双荷包缝合技术,于空肠造瘘处肠壁行浆肌层双荷包缝合,第一荷包直径 0.5 cm,第二个荷包位于第一个荷包外 0.3～0.5 cm。于荷包中心切开肠壁,插入空肠造瘘管,收紧第一个荷包缝合线。对于糖尿病,或者年龄大、免疫功能差、晚期癌症恶病质等,或技术不够熟练,如造瘘口处皮肤垫盘或快速夹固定不牢,如出现此类并发症,可适当给予抗生素治疗,加强局部换药,用凡士林纱布覆盖,并涂敷氧化锌软膏,同时还要加强皮肤清洁的护理,重新调整皮肤垫盘或快

速夹的松紧度。

③造瘘管移位及阻塞：主要因空肠造瘘管导管长而细，不易固定，同时患者日常生活中护理措施不当或人为因素导致造瘘管牵拉或者因患者频繁恶心、呕吐等原因所致，也可能是输注完营养液后未能及时清理，从而导致造瘘管堵塞。因此，在经空肠造瘘管行早期肠内营养时，要有专人负责或对患者或患者家属进行教育，经空肠造瘘营养管行肠内营养前后均用 30~50 mL 温开水冲洗可有效防止营养管阻塞，营养管不用时，冲洗后封堵营养管外口，如出现阻塞时可用生理盐水冲洗或用细导丝通管，将导丝插入堵塞的造瘘管中进行疏通。使用导丝疏通时注意不能损伤肠道，如不能疏通时则应及时更换，注意管口及周围皮肤的护理，防止感染。

8.1.4　经自然腔道内镜微创治疗

对进展期胃癌除了应用上述非肿瘤针对性治疗外，亦可以开展经自然腔道内镜外科技术（natural orifice translumenal endoscopic surgery，NOTES）。该技术近年来发展迅速，目前临床应用较多的有经阴道胆囊切除术、经直肠阑尾切除术、经十二指肠胆囊切除术等，利用人体自然腔道开展各种内镜技术，这是追求微创治疗的必然产物，在体表可不留疤痕。对于进展期胃癌患者可以采取 NOTES 方法进行治疗。胃癌流出道梗阻可引起恶心、呕吐，从而导致营养不良以及生活质量下降，传统的胃空肠吻合术是进展期胃癌流出道梗阻的标准姑息性手术，可长期缓解胃出口梗阻有关症状。而内镜下置入金属支架因其成功率高而成为可替代传统造瘘术的技术选择。行金属支架植入术后，部分患者可出现支架移位、再次狭窄等。因此，可以采取超声引导下双气囊封堵胃空肠吻合旁路术（EPASS），该项技术属于经自然腔道内镜微创治疗的领域。来自东京医科大学的 Itoi 教授等详细介绍了 EPASS 这种技术。患者一般情况能耐受，且经济情况良好，可以尝试该种微创治疗，以解决进食问题，延长患者生存期及提高生活质量。

EPASS 技术主要有以下步骤：①应用导丝或套管来辅助双气囊管插入至屈氏韧带远端的空肠，应用大直径导丝或外套的目的在于避免双气囊管在胃穹窿部结祥，套管优于导丝；②从解剖学角度来讲，屈氏韧带远端的空肠离胃壁最近，在双气囊间注入生理盐水可使空肠贴近胃壁，扩张后的空肠易于在超声内镜（endoscopic ultrasonography，EUS）下识别并定位，从而可将金属支架安全放置于空肠内；③应用全覆膜金属支架（lumen-apposing metal stents，LAMS）传送系统（直径 15 mm），使放置支架一步到位，大大简化了胃空肠吻合术的操作流程。一般来讲，超声内镜引导下行跨壁放置支架均要求行管道扩张，而应用此传送系统则无须进行此项操作，如图 8-4、图 8-5 及图 8-6 所示。

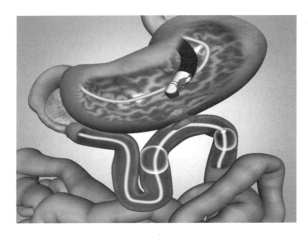

图 8-4　应用全覆膜金属支架(LAMS)的 EPASS 图解

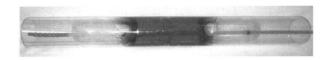

图 8-5　双气囊肠管允许在两个气囊间注水

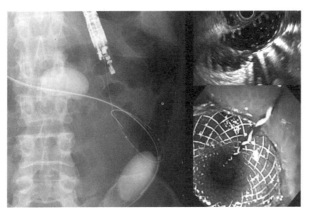

左图为双凸缘腔内并置金属支架置于胃和空肠之间;右上图为 EUS
显示扩张的空肠;右下图为胃内近端凸缘的内镜成像。

图 8-6　EPASS 操作流程

采用胃流出道梗阻治疗后评分系统(gastric outlet obstruction scoring system,GOOSS)对疗效进行评估,结果显示治疗后的 GOOSS 评分较治疗前有显著提高。随访期间未发现支架发生堵塞或移位。研究发现,导致 LAMS 放置失败的主要原因可能是推送导丝导致扩张的空肠远离胃壁。因此,有内镜专家通过采取直接推进导管/放置支架的技术来避免这一弊端。目前,国内大型医院多采用套管插入双气囊管并应用包含 LAMS 的尖端装备电凝设备的传送系统直接推进导管、放置支架。此外,平均随访 3 个月后未发现支架堵塞或移位现象。从这个角度上来讲,EPASS 的长期疗效或优于梗阻部位支架置入而与传统胃空肠吻合术相当。应用双气囊管和包含 LAMS 的尖端装备电凝设备的传送系统的 EPASS 技术在进展期胃癌流出道梗阻患者中具有良好的应用前景。

8.2　胃癌肿瘤针对性治疗

8.2.1　内镜下粒子植入术治疗

随着内镜技术的不断提高,消化内镜已从传统的诊断内镜过渡为治疗内镜。胃癌是我国最常见的恶性肿瘤之一,近年来,高发病率、高死亡率使其成为危害人类健康最严重的疾病之一。目前研究表明,胃癌如能早诊、早治,可以大大提高治愈率,降低死亡率。然而胃癌早期多无明显症状或体征,大部分患者以非特异性消化道症状为主,易被忽视。因此,待患者出现呕吐、消瘦、黑便等而就诊时,多数已属中晚期胃癌,这部分患者常伴腹腔、肝脏等远处脏器转移,丧失了手术根除的最佳时机。部分消化道肿瘤患者年龄大、身体状况差,无法耐受手术治疗,尤其是出现流出道梗阻时,只能采取内科保守治疗,除内镜下狭窄扩张术、内镜下支架植入术治疗以外,内镜下粒子植入治疗也不失为理想的治疗方式,尤其适用于光动力技术尚未开展的基层医院,内镜下粒子植入术治疗可包括内镜下化疗粒子植入术及放疗粒子植入术治疗。

1. 内镜下化疗粒子植入治疗

内镜下化疗粒子植入是一种局部给药治疗肿瘤的方法,兴起于 20 世纪 80 年代,到 90 年代该项技术逐渐成熟并在我国广泛推广,且在多种实体肿瘤治疗中取得了突破性进展。化疗粒子植入到肿瘤组织后,化疗药物缓慢释放,在肿瘤病灶内药物可以保持较高的浓度,在杀死肿瘤细胞的同时显著减少全身的不良反应。然而传统的化疗药物对癌细胞的选择性较低,在杀伤癌细胞的同时,也杀灭正常细胞和免疫细胞等,多次积累化疗后患者细胞免疫系统可严重受损,也可发生多脏器损伤,如肝肾功能损害,从而影响患者的生存质量,部分患者甚至因无法耐受而被迫终止治疗。同时,传统的化疗药物治疗起效缓慢,不能在短期内有效地解除胃癌流出道梗阻的症状、改善患者进食功能等,患者病情常在短时间内出现恶化。因此,新的给药途径及新型制剂的研制迫在眉睫,以提高治疗效果、降低全身不良反应。瘤体内局部给药与传统的全身给药方式相比,其对肿瘤的疗效更为显著,它是将化疗药物直接通过内镜方式植入肿瘤部位,通过提高肿瘤局部化疗药物的浓度,增加化疗药物对肿瘤细胞的直接杀伤作用,并有效地降低全身不良反应,实现靶点给药的目的。在临床上,5-氟尿嘧啶是最早的、应用最广的抗癌药物,也是胃癌最为常用的化疗药物。5-氟尿嘧啶缓释剂是采用高分子聚合物将 5-氟尿嘧啶经过特殊工艺包裹,形成一种缓释植入剂,植入胃癌患者瘤体内,达到持续、高效的化疗目的。

(1)化疗粒子内镜植入方法。治疗前常规行血常规、生化全套、凝血指标、心电图检查,常规胃镜检查了解胃癌病变部位、形态、大小等,并估计应用化疗缓释粒子的剂量、植入方式。操作前向患者及家属充分告知内镜下化疗粒子植入治疗的必要性及可能出现的不良反应,征得患者及家属同意后方可开展。治疗前 5 min 给予患者盐酸丁卡因胶浆约 10 mL 口服,行咽喉部局部麻醉＋链蛋白酶口服消除胃内黏液。常规胃镜插入达病变部位,可通过胃镜活检钳道注入 0.9% 生理盐水冲洗,充分暴露病灶,准确定位穿刺部位,暴露针尖后,固定植入器,将注射针针芯对准穿刺点以 45°～75°推出,将 5-FU 化疗粒子植入瘤体内,深度为 0.5～1.0 cm。对病灶部位采用多点密集型的方法均匀植入粒子,间隔 0.5～1.0 cm 反复植入,植入顺序由远及近、先下后上、先中心后外周,线性排列,按照巴黎系统原则,每个穿刺点同时植入 5 粒或 6 粒,如果胃癌组织质地较脆,则化疗粒子易被推出;如果胃癌组织质地较硬,则化疗粒子推出时所受阻力较大,难以全部推出,此时应缓慢地边退注射针边推出化疗粒子,使化疗粒子能够尽量植入胃癌组织内。注意避开溃疡灶,以免发生穿孔。术中出血可予冰正肾盐水(去甲肾上腺素加生理盐水)局部喷洒直至出血停止。所有患者植入术后只针对不良反应等给予对症、支持治疗。内镜下化疗粒子植入术后,患者禁食 24 h,并注意监测血压变化及观察患者有无呕血、黑便等继续出血的情况。进食从少量流质慢慢恢复到半流食、普食。术后 1 周复查血常规、生化全套;1～2 个月内复查胃镜,观察胃癌病灶减缩情况,根据病灶及患者全身情况决定是否行再次治疗,以达到满意的临床效果。

(2)化疗粒子植入治疗的临床疗效:5-FU 缓释化疗粒子为我国自主研发的化疗药物,局部药效维持时间可达到 15～30 d 甚至以上,药物缓释渗透半径为 3.5 cm,局部有效化疗药物浓度明显提高,作用时间延长,克服了全身化疗的缺点,减少了治疗次数,有益于其发挥持续、长效杀死癌细胞的作用,同时明显减少了全身的不良反应。5-FU 缓释化疗粒子在肿瘤组织周围形成了一个高浓度药物区域,能有效控制病变向周围扩展。随着 5-FU 缓释化疗粒子植入术在临床中普遍应用,发现该种微创治疗不仅可以在局部发挥较好的肿瘤治疗作用,而且通过局部组织浸润和血液循环可将化疗药物逐渐带向全身扩散的给药模式。5-FU 缓释化疗粒子较常规静脉或口服化疗药物呈现出诸多优点:5-FU 缓释化疗粒子植入可以有效地避免因常规给药方法导致的多数药物无法有效到达肿瘤部位;与此同时,5-FU 缓释化疗粒子不会增加外周血药浓度,从而减轻或消除常规给药方式带来的全身不良反应。这就是 5-FU 缓释化疗粒子高疗效、低反应的原因。近年来,随着内镜技术水平不断提高以及内镜配件不断研发,内镜下化疗粒子植入治疗晚期胃癌有了更广阔的应用前景,且两者的发展不断相互促进。作为一种创伤小、精确度高、并发症少、可操作性强的新型治疗方法,内镜直视下化疗缓释粒子植入术越来越多地在某些地区开展,并逐步走向成熟,成为消化道肿瘤的一种新型治疗方法,其疗效值得肯定。内镜下化疗缓释粒子植入术已经在临床上得到普遍应用。有研究显示,在进展期胃癌患者外科手术前行内镜下化疗缓释粒子植入术可以缓解幽门梗阻症状、改善营养状况、缩小肿瘤体积,是新辅助化疗的一项重要内容,在一定程度上可以提高手术切除率。据报道,进展期胃癌三维适形放疗前行内镜下 5-FU 化疗缓释粒子植入可增加放射线对肿瘤的敏感性,同时降低全身不良反应,有助于提高肿瘤的局部控制率,减低远处转移率,降低复发率。内镜下化疗粒子缓释粒子植入术联合其他治疗方法符合当前肿瘤个体化治疗、综合化治疗的要求,而且内镜下化疗缓释粒子植入治疗消化道恶性肿瘤具有简便快捷、微创、安全、疗效迅速确切及不良反应小,易于操作,可重复治疗等优点,是微创治疗进展期胃癌的一项有效的可行性治疗方法,给丧失手术根治机会的进展期胃癌患者带来了一种新型的治疗手段,可提高患者的生活质量,延长患者生存期,值得临床推广。

【典型病例】

患者,男性,66 岁,因"上腹部胀痛 10 天"入院,胃镜＋病理诊断为胃角低分化腺癌,患者基础病较多,经商议后患者家属选择行内镜下化疗粒子植入术,术前常规胃镜检查示胃角黏膜见大片状溃疡,增生隆起,质脆易出血,行多点 5-氟尿嘧啶缓释粒子植入,总量约 200 mg,术程顺利,如图 8-7 所示。

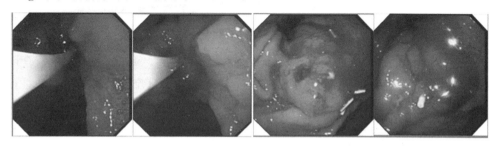

图 8-7　内镜下化疗粒子植入术治疗进展期胃癌

进展期胃癌患者可出现流出道梗阻,从而导致无法进食,临床上除了可行狭窄扩张术、内镜下支架植入术、内镜下化疗粒子植入术治疗外,还可以行内镜下放疗粒子植入术,其基本原理类似内镜下化疗粒子植入术。目前,市面上采用最多的是 ^{125}I 放疗粒子,这种治疗方法将放射性粒子 ^{125}I 植入胃癌病灶内,还可以将其植入胃癌肝转移病灶内,使其放出 γ 射线,对癌细胞进行持续地放射,从而最大限度地杀伤癌细胞,完成治疗。^{125}I 粒子植入术也是目前比较新的治疗晚期胃癌或胃癌肝转移的方法,同样以其对机体的创伤小、肝转移病灶处粒子分布均匀、操作简易、不良反应少、经济费用低、患者耐受性较好而易于被接受,为胃癌肝转移不可手术或不愿手术患者提供了又一新的微创疗法。研究报道,永久性植入放射性粒子治疗进展期胃癌局部治疗效果好,同时也能延长患者生存期,显著改善患者的生活质量。因此,^{125}I 放疗粒子植入术已广泛应用在治疗晚期胃癌上。众所周知,进展期胃癌的治疗是一个世界难题,目前尚无统一的标准的治疗方案,但业内人士认为晚期胃癌治疗应该是一个多学科为主的综合治疗。尤其是胃癌出现肝转移时,手术局部切除联合全身化疗、^{125}I 粒子植入联合全身化疗等综合治疗方法,均比单一的治疗方法疗效好,使患者获益较多,不仅能改善患者生存质量,还能延长患者的生存期。

2. 内镜下放疗粒子植入治疗

相比于静脉化疗、口服化疗,内镜下放射性粒子植入治疗被用于进展期胃癌治疗存在明显的优势:①内镜下放疗粒子的植入可使肿瘤区局部组织放射剂量分配比例提高,提高了病灶区的放射剂量,而同时使正常组织的损伤减小;②连续低剂量照射可明显抑制肿瘤细胞的有丝分裂,延缓细胞分裂,从而使进展期胃癌细胞在有丝分裂的极期聚集,处于极期的细胞对放射线最为敏感,由此经照射后,肿瘤细胞周期的再分配有利于使肿瘤细胞的损伤效应不断累积,从而使增殖细胞被杀伤,同时使细胞周期延长,可提高肿瘤细胞的受照射剂量;③由于持续的射线照射,肿瘤的再增殖明显受抑;④内镜下放疗粒子植入近距离治疗时,乏氧细胞放射防护性相对较低,同时乏氧细胞再氧合也降低;⑤对患者全身作用小,降低了治疗相关毒性,从而提高患者的生活质量,有助于增强患者的治疗意愿。鉴于以上五点优势,内镜下放疗粒子植入术可使进展期胃癌细胞因辐射效应而最大限度地被杀灭,同时使胃癌细胞自身修复作用下降,从而达到治愈的目的,并明显降低患者全身毒副作用。

内镜下放疗粒子植入术方法:

治疗前同样完善相关检查,如血常规、生化全套、凝血指标、心电图、胸片等检查以了解有无治疗的禁忌证,操作前向患者及家属充分告知内镜下化疗粒子植入治疗的必要性及可能出现的不良反应,征得患者及家属同意后方可实施内镜下放疗粒子植入术。常规胃镜检查了解胃癌病变部位、形态、大小等,并估计应用放疗缓释粒子的剂量、植入方式。治疗前 5 min 给予患者盐酸丁卡因胶浆约 10 mL 口服,行咽喉部局部麻醉+链酶蛋白酶口服消除胃内黏液。常规胃镜插入达病变部位,可通过胃镜活检钳道注入 0.9% 生理盐水冲洗,充分暴露病灶,准确定位穿刺部位,暴露针尖后,固定植入器,将注射针针芯对准穿刺点以 45°～75° 推出,将^{125}I 放疗粒子植入胃癌组织内,深度为 0.5～1.0 cm。按照巴黎原则种植粒子,粒子纵向间距约 0.5 cm,直至肿瘤近端边缘。然后更换针道,依前法继续植入放疗粒子。粒子植入过程中应予以心电监护,密切观察患者生命体征。粒子植入完成后,退出植入针。再次薄层 CT 扫描,了解放疗粒子植入在胃癌中的位置、分布排列方式及是否均匀分布,并排除胃穿孔、出血等并发症。术后 2 天内给予抑酸、止血、预防性抗感染等常规对症治疗。内镜下放疗粒子植入需要掌握的技巧:植入粒子时应按一定顺序,且所植入粒子应尽量排列成直线,相互平行并均匀分布;粒子分布应遵循周围密集、中央稀少的原则,避免因出现中心高剂量区而引起不良反应;在粒子植入过程中,当穿刺针触及肿瘤血管时,应退出到血管外后再行粒子植入,严禁将粒子植入血管中。

8.2.2　光动力技术治疗

进展期胃癌除了局部浸润导致流出道梗阻外,周围淋巴结压迫往往也会加重梗阻的症状,临床上患者表现为呕吐、腹胀,甚至滴水不进,从而引起严重营养不良,甚至恶病质等后果。在这种情况下,患者体质极度虚弱,难以耐受有创的治疗。因此,寻求一种不良反应较小,患者耐受性好,能够恢复患者的进食通道,缓解进食困难,且能延长患者生存期和提高生活质量的新治疗方法是近年来大家关注的焦点。除了前面介绍的内镜下狭窄扩张术、内镜下支架植入术、内镜下化疗粒子植入术及内镜下放疗粒子植入术以外,光动力治疗也不失为一种有效的治疗方式,自从肿瘤光动力治疗问世以来,人们对其治疗胃癌寄予极高的厚望,国内外已有大量基础实验和临床研究探索光动力是否有望成为胃癌患者的有效辅助治疗方法,能否有效缓解胃癌引起的流出道梗阻,延长患者生存期及提高患者生活质量。

1. 光动力治疗概述

光动力疗法(photodynamic therapy,PDT)是利用光敏剂分子接受某些波长的光能后,通过光化学反应和能量传递过程将光能转化为分子热能,在氧气的参与下,产生多种活性氧物质(reactive oxygen species,ROS),如氧自由基、单线态氧、羟自由基等,进而对蛋白质、核酸和脂类等生物大分子产生破坏作用,使肿瘤细胞的结构和功能受到严重影响,导致细胞凋亡或死亡,从而最终达到治疗目的,如图 8-8 所示。近年来,研究认为 PDT 治疗恶性肿瘤基于以下 4 条重要的机制,如图 8-9 所示:①直接杀伤肿瘤细胞;②损伤营养血管,破坏肿瘤细胞的微循环;③上调免疫应答机制;④诱导肿瘤细胞凋亡。PDT 更针对性地作用于肿瘤组织,对正常组织损伤较少,因此,全身毒副作用少,对造血系统和免疫系统不良影响较小,近年来因其较小的不良反应而备受临床医生及科研工作者的关注。

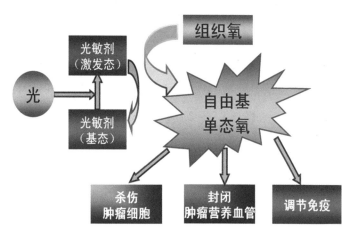

图 8-8　光动力治疗的原理

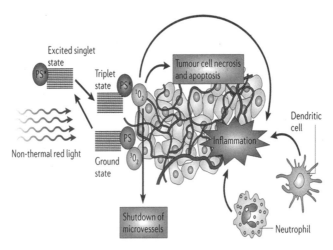

图 8-9　光动力治疗的机制

2.光动力治疗的临床应用

PDT 技术是 20 世纪 70 年代初发展起来的一种治疗肿瘤的新型疗法。但是,起初光动力治疗受限于光敏剂及激光技术发展水平的限制,未能得到推广应用。自 1996 年光敏剂 Photofrin 被美国食品药品监督管理局批准用于临床以来,光动力疗法又获得了全新的发展。基于光动力治疗的机制,PDT 已成为目前肿瘤微创治疗手段中选择性杀瘤作用最强的方法之一,尤其是对于进展期胃癌的治疗,可在破坏肿瘤组织的同时,最大限度地保护正常组织。自 20 世纪 90 年代始,光动力疗法开始用于晚期胃癌的研究,且取得较好的临床疗效。治疗的步骤如下,如图 8-10 所示:①治疗前注射光敏剂,然后在暗室内休息;②24~48 h 光敏剂在人体内随着血液循环重新分布;③肿瘤组织对光敏剂吸收较正常组织多,光敏剂在肿瘤组织高浓度聚集;④用一定波长的光照射肿瘤部位,如进展期胃癌治疗需要借助胃镜将光纤送到病灶区域;⑤光动力治疗后定期复查,病灶可逐渐缩小。

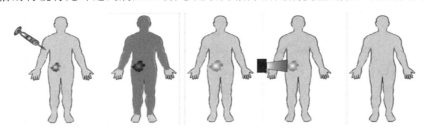

图 8-10　光动力治疗的步骤

分子生物学研究发现,PDT 治疗后癌细胞大片凝固性坏死,透射电镜观察发现 PDT 治疗后胃癌组织存在大量死亡细胞及部分凋亡细胞。另外,PDT 反应生成的 ROS 成分可以直接作用于底物,如细胞质膜、线粒体、溶酶体、内质网、高尔基体等,诱导肿瘤细胞的坏死或凋亡。PDT 技术治疗不宜手术切除的晚期胃癌患者,近期的局部疗效显著,是一种安全的肿瘤治疗方法。对于病变浸润深度不同的胃癌,临床 PDT 治疗效果存在差异:

对于黏膜癌、黏膜下癌和肿瘤累及肌层的胃癌,PDT治疗总有效性分别为100%、75%和20%,PDT治疗胃癌病情越早治疗效果越好,随着病灶进展和瘤体逐渐增大,激光在组织中的穿透能力大大衰减,其治疗效果明显下降。因此,PDT对胃癌治疗尚有一定的局限性,随着光敏剂及新型光源的不断研发,以及能量与病灶累及黏膜深度关系等众多问题的解决,PDT疗效有望得到明显提高。

与手术、化疗及放疗等治疗手段相比,光动力治疗消化道肿瘤具有以下优点:①创伤很小,避免了开胸、开腹等手术造成的创伤和痛苦;②不良反应少,它是一种局部的治疗方法,人体其他部位的器官和组织都不会受到损伤,也不会影响造血功能;③高选择性,只损伤光照区的肿瘤组织,而对肿瘤周围的正常组织损伤轻微,这种选择性的损伤作用是其他治疗手段难以实现的;④适用范围广,光动力疗法对不同细胞类型的癌组织均有效,而不同细胞类型的癌组织对放疗、化疗的敏感性则有较大的差异;⑤可重复治疗,癌细胞对光敏剂无耐药性,患者也不会因多次光动力治疗而增加毒性反应,所以可以重复治疗。

大多数晚期胃癌患者死于肿瘤的浸润生长和广泛转移,对于这些预计生存期较短的晚期患者不宜采取激进的治疗方式,而应尽可能地减轻病人痛苦,提高生活质量,尽量延长生存期,提高疗效与最小化治疗毒性应尽可能兼顾。对于消化道早期癌,光动力治疗可达到根治目的,尤其适用于那些高龄、心肺功能不全、凝血机制障碍等不能接受手术的患者;对于晚期肿瘤患者,也是一种能减轻痛苦、提高生活质量、延长生命的有效治疗手段。光动力治疗靶向性好,选择性高,能够最大限度地保持消化管道的完整性和功能。创伤轻微,毒副作用很低,治疗后病人恢复迅速,住院时间明显缩短。综上所述,光动力疗法对失去手术时机,且经过放化疗治疗失败或术后复发经放化疗治疗失败的胃癌患者尤为合适,而且PDT治疗晚期胃癌具有安全、有效、损伤小等优点。

3. 光动力治疗并发症

PDT技术是通过激发肿瘤细胞内多种信号通路继而诱导癌细胞死亡;同时诱导抗肿瘤免疫产生,并且对肿瘤血管的生成有一定的抑制作用,且其不受细胞病理类型、细胞异质性及耐药等的影响,从不同程度上与传统治疗手段结合,起到一定的补充和协同的作用。与肿瘤治疗的传统方法化疗和放疗相比,PDT具有可重复剂量治疗、耐受性好,且无耐药性等优点,容易被患者及家属接受,是进展期胃癌导致幽门梗阻的理想治疗方法之一。尽管PDT治疗具有诸多优点,但在临床治疗过程中也会出现各种毒副反应,主要表现为治疗后发热,主要为坏死组织吸收热,有时可出现消化道出血或穿孔等严重并发症。不良反应与患者避光时间长短有关。PDT产生的细胞毒反应仅发生在激光照射区,持续时间较短,对其他部位的影响较小,同时PDT引起的组织破坏作用过程缓和,大部分患者以轻度不适为主,极少数出现PDT治疗后穿孔。对于内生性生长的胃癌,根据胃癌病变范围将相应长度的光导纤维沿肿瘤缝隙插入肿瘤位置进行照射,这样可达到最佳的治疗效果,又可减轻不良反应。光动力治疗后可给予出现腹痛的患者适当止痛治疗,大多可自行缓解。

【典型病例】

患者,男性,52 岁。胃癌术后复发伴吻合口狭窄,金属支架置入后 2 个月再狭窄,如图 8-11 所示。与患者及家属沟通后同意行 PDT 治疗,3 个月后复查,显示支架内肿瘤组织生长明显受到抑制,支架通畅,内镜可以顺利通过,如图 8-11 所示。治疗后患者进食顺畅,肿瘤病灶较治疗前明显减小,如图 8-12 所示。

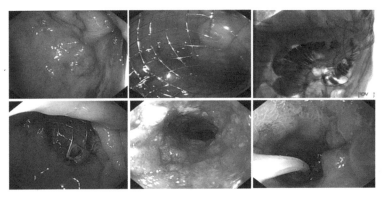

图 8-11　光动力治疗进展期胃癌

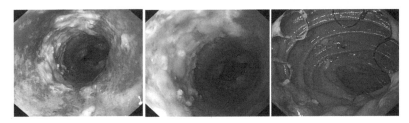

图 8-12　光动力治疗后复查

光动力不仅可以治疗恶性肿瘤,也可以治疗胃良性病变,临床上亦取得较好的疗效。有必要在此简单介绍光动力治疗良性疾病的病例。患者,女性,65 岁,因"上腹部胀痛 2 个月"入院,诊断为胃窦毛细血管扩张症,采用激光波长 532 nm,功率密度 100 mW/cm²,柱状光纤(5 cm),一个光斑,照射 15 min,治疗后症状明显好转,复查胃镜毛细血管扩张程度明显改善,如图 8-13 所示。

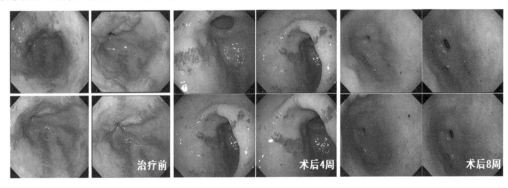

图 8-13　光动力治疗胃毛细血管扩张症

8.2.3　介入及射频消融术治疗

胃癌是世界最常见的恶性肿瘤之一,死亡率位于恶性肿瘤前列。其中最主要的原因为胃癌肝转移,肝脏是胃癌最常见的转移脏器,发生率约为 44.5%,预后普遍较差,5 年生存率几乎不足 10%。胃癌发生肝转移的机制目前尚未明确,多数学者认为,胃癌肝转移的主要途径是血行转移,其次是淋巴结转移,这与胃和肝脏的解剖关系密切相关。那么,在介绍介入及射频消融术治疗进展期胃癌之前,需要了解胃及毗邻脏器的解剖结构。胃小弯与肝脏之间通过肝胃韧带相连接,而胃的血液循环极为丰富,其动脉发自腹腔干的分支,胃小弯侧动脉由胃左动脉和胃右动脉组成,胃大弯侧动脉由脾动脉的胃网膜左动脉和源于胃十二指肠动脉的胃网膜右动脉组成,脾动脉的分支胃短动脉和胃左动脉的左膈下动脉供应于胃底。此外,还有胰十二指肠前上动脉、胰背动脉、胰横动脉、胰十二指肠后上动脉、十二指肠上动脉等参与组成胃的血液循环,这些细小的动脉在胃壁上发出许多小分支进入肌层,再交联形成网络样结构。胃的静脉伴行于同名动脉。胃癌细胞脱离原发灶,进入血液循环,形成循环肿瘤细胞。目前,最新技术可监测到循环肿瘤细胞(circulating tumor cell,CTC),其在血管内形成具有侵袭和转移潜能的癌栓,随血液循环到达肝脏,穿透血管壁,最终形成肝转移癌。对这种出现肝转移的进展期胃癌患者,主要以保守治疗为主。治疗目的更倾向于改善患者的生存质量、延长患者的生存期。目前,胃癌肝转移尚无统一标准有效的治疗方案,各种治疗方案尚存在许多争议,临床疗效也是差异较多。对于这部分失去外科手术机会的胃癌患者,该选取何种治疗方法临床争论较多。对于不能切除的胃癌肝转移患者,介入治疗及射频消融治疗也是可考虑的选择。

1. 介入治疗

胃癌伴肝转移患者可采取介入治疗。肝脏有动脉和静脉两套血液供应,使得经肝动脉介入栓塞化疗(transcatheter arterial chemoembolization,TACE)和经门静脉栓塞化疗(portal vein chemotherapy,PVC)得到广泛应用和研究。TACE 是经皮穿刺股动脉,在 X 线透视下将导管插至肝固有动脉或其分支处,注射抗肿瘤药物和栓塞剂,可持久阻断肿瘤血供,控制肿瘤的生长,是使肿瘤坏死缩小的治疗方法。该方法使化疗药物更集中于肝转移癌灶处,减少了周围血管中化疗药物的浓度,很大程度上减少了患者的全身化疗毒副反应。而门静脉栓塞化疗主要使病灶侧肝脏组织萎缩,正常肝脏组织代偿性增生,从而提高手术切除率,但因其存在较严重的并发症,临床上较少开展应用。有研究报道胃癌肝转移的介入治疗,有效率介于 62.5%~83.0% 之间,中位生存时间 16.5~36.1 个月。一般是穿刺股动脉插管至肝动脉,再使用化疗药物和碘油(10 mL)及表柔比星(20 mL)以栓塞肝转移癌的供血动脉,一般疗程为 3 次或 4 次,每次间隔 3~4 周。介入治疗通过局部栓塞供血动脉,能够快速有效地抑制肿瘤的扩散和增殖,从而延长患者的生存期,但对伴有门静脉癌栓的患者,介入治疗效果往往较差,单用介入方法治疗,效果较为局限。一般介入治疗后如果病灶明显缩小再行手术治疗,可提高外科手术根除的概率,有效改善生存质量,提高生存率。如果介入治疗效果不佳可考虑联合治疗,如射频消融治疗等。

2. 射频消融治疗

射频消融技术(radiofrequency ablation,RFA)因其微创、安全、经济、简便及有效,已应用于原发性及转移性肝癌的治疗,因此,进展期胃癌同时伴有肝脏转移亦可采取该种方法治疗。胃癌肝转移患者接受射频消融治疗的研究报道目前也比较多,基础研究、动物实验及临床研究均涵盖了该种技术的方方面面。目前,研究发现射频消融治疗胃癌肝转移者,其生存率高于全身化疗组,死亡率低于全身化疗组。随着技术水平的不断提高及方案的不断优化,射频消融治疗的胃癌肝转移病灶的数目也不断增加。目前,大多数研究者提议单个胃癌肝转移癌直径≤5 cm,肝转移癌数目≤3个、直径≤3 cm,如患者全身情况容许,可推荐射频消融治疗,但治疗前必须充分告知患者及家属该种治疗的必要性及可能出现的并发症,如患者及家属同意,再开展这项技术。需要告知其疗效以及与其他治疗方法联合应用等的疗效,让患者及家属自行选择,该技术的疗效还需要更多的循证医学证据的证实。射频消融术是目前世界上公认的对机体损伤小、杀伤肿瘤细胞多的微创治疗方法之一。该技术的主要原理是通过刺入肝肿瘤内的射频针发出高频率的电磁波(350~500 kHz),引起周围组织细胞的离子产生震荡,使机械能转换为内能,进而使得病灶部位发热,局部温度超过45 ℃~50 ℃,引起细胞变性坏死。该技术同时也可以使得肿瘤周围血管凝固闭塞,阻断肿瘤细胞血液供应,从而达到治疗效果。因射频消融具有定位准确、实时监测、无放射损伤、经济费用低、操作简便、术后对患者生活质量影响小等优点,目前被广泛应用于临床。

8.2.4 氩等离子凝固术治疗

氩等离子凝固术(Argon plasma coagulation,PAC),目前已广泛应用于临床,是一种成熟的技术,它具有安全有效、不接触组织、热损失可控等特性。APC技术是一种非接触式的电凝技术,在高频电的激发下惰性气体(氩气)被离子化成具有导电性的氩等离子,氩等离子体通过传导高频电流的热效应,实现对靶组织凝固和灭活的作用。当病变组织表面干燥凝固后,导电性能降低,阻抗增加,氩等离子体将自动从阻抗高的地方流向周围阻抗低的组织。因此,APC技术的凝固范围大且浅表,通过时间、功率和距离等参数的调节可将凝固深度控制在3 mm左右,是一种安全、快速、有效的非接触式电凝技术。此外,由于氩气的特殊物理性质,组织不会发生碳化,气味少,烟雾少,术中可保持内镜下视野清晰。APC技术可作为晚期进展期胃癌的一种姑息性治疗手段,尤其是对于胃癌累及幽门出现梗阻的情况,此时行APC治疗仅缓解幽门梗阻症状,但治疗并发症较多,进展期胃癌血供极为丰富,因此治疗过程中可出现大出血,治疗前需评估患者病情及可能出现的风险,需要详细向患者及家属交代病情,征得书面知情同意。尽管APC治疗存在诸多风险,但可作为一种尝试。

8.2.5　内镜下黏膜剥离术

内镜下黏膜剥离术(endoscopic submucosal dissection,ESD)在全世界逐渐盛行,主要用于治疗早期胃癌,对于进展期胃癌不适宜。由于 ESD 技术的确能很好地解决临床实际问题及目前普及化,因此,有必要补充介绍内镜下黏膜剥离术的相关知识。首先需要了解什么是早期胃癌,其为局限于黏膜及黏膜下层的胃癌,不论有无淋巴结转移。随着内镜技术的不断进步,传统消化内科及消化外科分界越来越模糊,很多早期消化道肿瘤完全可在内镜下干预,这是微创治疗的趋势及患者追求的目标。对于晚期失去手术机会的胃癌患者可采取放疗、化疗、生物治疗,同时也可以采取光动力治疗、内镜下化疗粒子植入术、内镜下放疗粒子植入术、内镜下支架植入术、介入及射频消融术、空肠营养管植入治疗、空肠造瘘术、内镜下扩张治疗等。但是,早期胃癌患者亦可采用微创治疗,传统外科手术治疗创伤较大,术后恢复较慢,无法还原正常的解剖生理功能。而内镜下黏膜剥离术可以很好地解决早期胃癌病灶。该技术主要受限于淋巴结转移,淋巴结转移是影响胃癌预后的主要危险因素,因此在行该治疗前需充分评估有无淋巴结转移,可行超声胃镜、磁共振等检查。在这之前,外科根治术+淋巴结清扫被认为是胃癌乃至早期胃癌的唯一可能治愈的标准治疗方法。但大量对根治术后的胃癌病理标本研究显示,早期胃癌淋巴结转移率低。淋巴结清扫对大部分早期胃癌患者来说是不必要的。对于无淋巴结转移的早期胃癌,内镜下黏膜剥离术疗效可与外科根治术相媲美,且因其创伤小、经济、病人耐受性好、术后生活质量高等优点逐渐被广泛接受。

1. 内镜下黏膜剥离术步骤

治疗前要求内镜医生对患者病情有充分的把握,了解治疗的适应证和禁忌证,能预见治疗可能出现的并发症,并懂得如何处理各种并发症。术前充分告知各种风险,征得患者及家属同意后再实施治疗。该治疗主要应用于早期胃癌及高级别上皮内瘤变的病灶。术前行超声内镜检查及病灶表面喷洒靛胭脂染色观察以了解病灶的大小、形态,确定病灶的范围、浸润深度,排除肿瘤淋巴结转移。经典的步骤:用氩气刀或末端绝缘手术刀(insulated tip diathermic knife,IT 刀)等在病灶周围进行电凝标记;黏膜下注射靛胭脂、肾上腺素和生理盐水混合配置的溶液,在病灶边缘标记点外侧进行多点黏膜下注射,至病灶明显抬起;环形切开,将电刀沿病灶边缘标记点切开病灶外侧缘黏膜,对黏膜下层行渐进式剥离,目前采用 IT 刀、Dual 刀、Hook 刀等剥离,如图 8-14 所示;剥离过程中多次黏膜下注射;切除病灶后对创面可见的小血管,应用 APC 凝固术、热活检钳等治疗。内镜下黏膜剥离术主要步骤如图 8-15 所示:

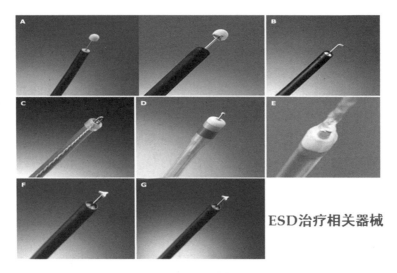

ESD治疗相关器械

图 8-14　ESD 使用的各种切开刀

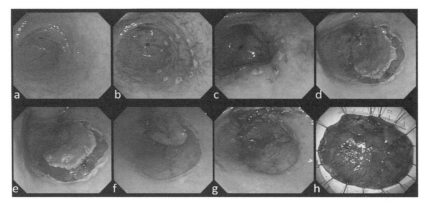

a、b—黏膜标记；c—标记外缘黏膜下注射；d—环周黏膜切开术；e、f—逐层黏膜
切除术；g—病灶被切除；h—标本回收及送病理检查。

图 8-15　ESD 治疗早期胃癌实例图

2. 并发症及处理

并发症有出血、穿孔、切除不干净、局部病灶复发等，如图 8-16 所示。因此，术后需要密切观察病情变化，监测生命体征。术后第 1~2 天禁食，禁食时间长短取决于病灶大小、部位等，常规补液并予质子泵抑制剂、黏膜保护剂治疗。观察腹部体征，必要时行胃肠减压，观察有无消化道出血并酌情加用抗生素和止血药。术后第 3 天，如无出血、腹痛，可适当进流质，具体根据患者病情而定。术后出现迟发性出血可以在内镜下紧急止血。术后予 4 周的质子泵抑制剂口服，每天 2 次，同时需要联合使用胃黏膜保护剂，如铝镁加混悬液或铝碳酸镁片等。该项技术操作难度大，对内镜医师技术要求较高，发生并发症风险相对较高。研究发现，相对于传统外科手术切除而言，内镜下黏膜剥离术治疗早期胃癌创伤较小，两组出血情况无差异，但穿孔风险显著高于传统外科手术。该技术最主要的并发症有出血,同样出血可分为:即刻出血,为微创治疗过程中出血,与术中止血效率低有关,可以局部喷洒 0.9% 氯化钠 100 mL+8 mg 肾上腺素溶液,或者采用热活检钳止血等;部分患者可出现早期出血,一般为术后 72 h,多与术中止血不彻底或过早进食有关。一般于术后行高效抑酸及保护胃黏膜治疗,同时适当采用静脉输注止血药物。极少数患者在治疗后 5～7 天仍然出现出血,此为迟发性出血,患者表现为黑便甚至呕血,如患者出血量较大,则需要评估病情,必要时可行急诊胃镜检查。该技术出血原因考虑与病灶附近黏膜下层血管网丰富、操作时间长等有关。胃癌病灶为富血管区,在内镜下剥离过程中极易出血导致视野较差,延长手术时间。随着材料技术的不断发展,各种止血药物的不断普及,内镜下病灶止血效率越来越高。同时,内镜下金属夹[小钛夹、可旋转重复开闭软组织夹(和谐夹)、OTSC 夹等]增加了止血效果,无须输血或中转手术等。术中预防出血和及时止血是减少术后出血的关键措施,术后应用强效质子泵抑制剂(如进口奥美拉唑或埃索美拉唑等)是明显降低延迟出血发生率最重要的措施。除了出血外,内镜下黏膜剥离术可出现穿孔,一般多为术中发生,很少出现术后穿孔,患者可出现剧烈腹痛,行腹部立位片可见膈下游离气体,术中一般能及时发现,个别患者无穿孔也可以出现膈下游离气体,主要是由气体透壁至腹腔形成。出现胃穿孔可以采取内镜下治疗,用 OTSC 钛夹夹闭创面,还可以用尼龙绳圈套荷包缝合创面,如内镜无法处理,可采取外科手术治疗。临床上,内镜下黏膜剥离术治疗早期胃癌穿孔发生率较低,且多为小穿孔,多能通过金属夹等夹闭,少数需转外科行手术治疗。术后予禁食、胃肠减压、抗感染等治疗后患者无腹膜炎发生,复查胸片无游离气体。近来有研究表明,黏膜下注射聚乙二醇或透明质酸钠较注射生理盐水可减少穿孔风险,而随着新的内镜器械的不断研发,这种穿孔的发生率逐渐降低。除了出血、穿孔外,内镜下无法完整切除也是严重的并发症,术前需要充分评估病情,可行超声胃镜、腹部 CT 等检查,充分评估治疗的适应证以及有无禁忌证,同时预估术中和术后可能出现的并发症,需要准备各种并发症的应急处理预案。术后病理需要了解水平切缘和垂直切缘有无癌细胞,如切缘阳性可补充外科手术治疗,如切缘阴性也需要定期密切复查。因此,治疗前充分向患者及家属告知各种并发症,征得患者及家属同意后方可实施治疗。

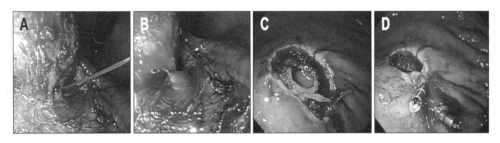

A—动脉性出血;B—热活检钳止血;C—穿孔;D—钛夹封闭穿孔。

图 8-16　ESD 治疗主要并发症

综上所述,内镜黏膜下剥离术治疗早期胃癌或高级别上皮内瘤变取得了较好的疗效,组织学治愈率相对较高,虽仍有复发可能,但复发率不高,且对无淋巴结转移的复发病例行再次黏膜剥离术治疗仍是有效的。目前,研究主张对上皮内瘤变高级别患者行早期内镜下治疗,其对老年早期胃癌患者也是安全有效的,可以避免因外科手术带来的并发症。相关并发症如出血、穿孔等是可以被接受的,胃底贲门部病变虽出血风险相对较大,但术中出血均能在内镜下有效止血,减少并发症的关键是由训练有素的内镜医师操作,术前严格掌握适应证,术中仔细谨慎操作,合理运用预防并发症的措施。

导致进展期胃癌发生及进展速度快的因素,除了肿瘤细胞生物学恶性程度高之外,忽视健康查体也是重要的原因。大多数患者缺乏定期健康体检意识,甚至认为常规抽血化验或单纯 CT、MRI 检查即可排除有无肿瘤。临床上经常遇到晚期肿瘤患者肿瘤标记物全套检查均正常,也有的肿瘤标记物略高于正常值,患者即担心肿瘤存在,进一步详细检查仍然未发现肿瘤,因为肿瘤标记物受到多种因素的影响,如长期吸烟、机体炎症感染、长期服用人参等均可能导致肿瘤标记物增高,不能随意将两者画等号。有些患者行 CT 及 MRI 检查后未见明显异常,但患者检查时的确已患早期肿瘤,由于病灶较小,影像学 CT 或 MRI 检查有时未必能早期发现,因此常规胃镜、肠镜检查显得尤为重要。随着国人生活水平及整体健康意识的逐渐提高,早期消化道肿瘤发现率也逐年提高。近年来,在消化领域,早期癌症筛查正如火如荼地开展中,定期体检是发现早期胃癌及阻断其向进展期胃癌发展的重要"利器"。由于早期胃癌与进展期胃癌结局大相径庭,因此笔者提出"没有做胃镜、肠镜的体检不能称为真正意义上的体检",可见内镜检查的重要性,这也是降低进展期胃癌发生的有效方法。

参考文献

[1]ILSON D H. Advances in the treatment of gastric cancer[J].Curr Opin Gastroenterol, 2017,33(6):473-476.

[2]OINUMA T, NAKAMURA T, NISHIWAKI Y. Report on the national survey of photodynamic therapy (PDT) for gastric cancer in japan (a secondary publication)[J].Laser Ther,2016,25(2):87-98.

[3]TSUJIMOTO H,MORIMOTO Y,TAKAHATA R,et al. Photodynamic therapy using nanoparticle loaded with indocyanine green for experimental peritoneal dissemination of gastric cancer[J].Cancer Sci,2014,105(12):1626-30.

[4] LEE H H, CHOI M G, HASAN T. Application of photodynamic therapy in gastrointestinal disorders:an outdated or re-emerging technique?[J].Korean J Intern Med,

2017,32(1):1-10.

[5]YANG Y,MA Z H,LI X G,et al. Iodine-125 irradiation inhibits invasion of gastric cancer cells by reactivating microRNA-181c expression[J].Oncol Lett,2016,12(4):2789-2795.

[6]MA Z H,YANG Y,ZOU L,et al. 125I seed irradiation induces up-regulation of the genes associated with apoptosis and cell cycle arrest and inhibits growth of gastric cancer xenografts[J].J Exp Clin Cancer Res,2012,31:61.

[7]GRUNWALD D,COHEN J,BARTLEY A,et al. The location of obstruction predicts stent occlusion in malignant gastric outlet obstruction[J].Therap Adv Gastroenterol,2016,9(6):815-822.

[8]ENDO S,YAMADA T,IKENAGA M,et al. Prognostic factors of oral intake after endoscopic gastroduodenal stent placement for advanced gastric cancer [J]. Surg Laparosc Endosc Percutan Tech,2016,26(5):368-371.

[9]QIAN Z,SUN Y,YE Z,et al. Application of home enteral nutrition and its impact on the quality of life in patients with advanced gastric cancer[J].Zhonghua Wei Chang Wai Ke Za Zhi,2014,17(2):158-62.

[10]LIN C L,PERNG C L,CHAO Y,et al. Application of stent placement or nasojejunal feeding tube placement in patients with malignant gastric outlet obstruction: a retrospective series of 38 cases[J].J Chin Med Assoc,2012,75(12):624-9.

[11]SIOW S L,MAHENDRAN H A,WONG C M,et al. Laparoscopic T-tube feeding jejunostomy as an adjunct to staging laparoscopy for upper gastrointestinal malignancies: the technique and review of outcomes[J].BMC Surg,2017,17(1):25.

[12]TUDOR C,BRANESCU C,SAVLOVSCHI C,et al. Gastrostomy with peritoneal collar versus percutaneous endoscopic gastrostomy[J].J Med Life,2016,9(4):408-412.

[13]MAUS M K,LEERS J,HERBOLD T,et al. Gastric outlet obstruction after esophagectomy:retrospective analysis of the effectiveness and safety of postoperative endoscopic pyloric dilatation[J].World J Surg,2016,40(10):2405-11.

[14]TAO J,WANG Y. Antithrombotic drug use effect in the treatment of early gastric cancer by endoscopic submucosal dissection[J].Pak J Pharm Sci,2017,30(3):1157-1164.

[15]ZHU X S,GAO P,DAI Y C,et al. Attenuation of enoyl coenzyme A hydratase short chain 1 expression in gastric cancer cells inhibits cell proliferation and migration in vitro[J].Cell Mol Biol Lett,2014,19(4):576-89.

[16]TAO F,LV J,WANG W,et al. Clinical modalities for management of gastric cancer hepatic metastasis[J].Int J Clin Exp Med,2015,8(11):19850-8.

[17]YASUMOTO T,YAKUSHIJI H,OHIRA R,et al. Liver metastasis in a gastric cancer patient:a case of successful radiofrequency ablation combined with degradable starch microspheres transcatheter arterial chemoembolization[J].Gan To Kagaku Ryoho,2015,42

(12):1611-3.

[18]TANIGAWA T，HASUIKE Y，AKIYAMA Y，et al. Pre-operative treatment with transcatheter arterial chemoembolization（tace）and hepatic arterial infusion（HAI）for liver metastasis from gastric cancer：a case report[J].Gan To Kagaku Ryoho,2015,42(12):1460-2.

[19]CHEN J,TANG Z,DONG X,et al. Radiofrequency ablation for liver metastasis from gastric cancer[J].Eur J Surg Oncol,2013,39(7):701-6.

[20]LEE J W,CHOI M H,LEE Y J,et al. Radiofrequency ablation for liver metastases in patients with gastric cancer as an alternative to hepatic resection[J].BMC Cancer,2017,17(1):185.

[21]JANG J Y. Future development of endoscopic accessories for endoscopic submucosal dissection[J].Clin Endosc,2017,50(3):242-249.

[22]UEKI N,FUTAGAMI S,AKIMOTO T,et al. Effect of antithrombotic therapy and long endoscopic submucosal dissection procedure time on early and delayed postoperative bleeding[J].Digestion,2017,96(1):21-28.

[23]BULUT E,ÇIFTÇI T,AKHAN O,et al. Palliation of malignant gastroduodenal obstruction：fluoroscopic metallic stent placement with different approaches[J].Diagn Interv Radiol,2017,23(3):211-216.

（朱小三　王洪武）

第9章　进展期胃癌的免疫治疗

9.1　胃癌免疫治疗概述

胃癌的发生是基因变异、遗传因素、生活习惯等多因素决定的,在分子生物学水平上,基因的变异和功能异常导致原发灶肿瘤细胞自主性生长、对生长信号的敏感性降低、无限复制扩增潜能激发、凋亡(apoptosis)通路阻滞血管持续增长等异常的细胞生物学行为,从而在整体上表现为肿瘤的持续增生和对组织的侵袭性增加以及最终在机体内的广泛转移。在肿瘤发生过程中,肿瘤细胞的异常改变也可以被机体免疫系统识别为"非我"并且通过有效的免疫效应(体液免疫和细胞免疫)将其清除,这就是所谓的免疫监视功能(immunosurveillance)。然而,肿瘤细胞具有多种聪明手段来迷惑或者反抗机体的免疫监视机制,从而能够"逃避"(tumor escape)免疫监视或者抑制机体免疫功能(immunosuppression),造成肿瘤的最终发生。研究显示,肿瘤逃避机体免疫监视的机制主要包括低免疫原性、主要组织相容性复合体(major histocompatibility complex,MHC)的低表达或不表达、免疫抑制因子(如血管内皮细胞生长因子、转化生长因子-β、白介素-6等)的表达、凋亡诱导机制(Fas/ FasL 等)。这些机制的共同作用,可以使机体不能识别肿瘤细胞的变异,造成无应答(anergy)状态或者通过诱导免疫细胞的凋亡和机体免疫功能的抑制来抑制免疫反应的产生。

目前,针对胃癌的治疗策略除了经典的手术治疗结合放射治疗和化学药物治疗外,以调节免疫系统为对象的免疫治疗成为新的研究和临床试验热点。典型的免疫应答过程包括免疫识别、免疫调控和免疫效应三个阶段,最终主要由肿瘤特异性的细胞毒性 T 淋巴细胞通过对肿瘤细胞的直接杀伤产生抑制肿瘤生长和消除肿瘤的效应。有效的抗肿瘤免疫应答取决于肿瘤的抗原性、抗原呈递细胞对肿瘤抗原的摄取加工和呈递、免疫效应细胞的功能状态。肿瘤免疫治疗应用免疫学的原理和方法,通过调动机体的天然防御机制或应用生物制剂等刺激机体自身的抗肿瘤免疫反应,从而控制和杀伤肿瘤细胞。因此,特异性或者非特异性的能够改变机体对肿瘤的无应答状态、增强机体免疫细胞对肿瘤抗原的识别和递呈、改善免疫效应细胞的功能状态的方法和策略都可以被视为有效的抗肿瘤免疫治疗方法。临床上针对免疫系统的抗肿瘤免疫疗法主要包括应用非特异性免疫增强剂和免疫调控因子拮抗机体的免疫抑制状态,应用过继性输入免疫效应细胞或者产物直接杀伤肿瘤和利用机体部分完善的免疫识别系统诱导机体特异性的抗肿瘤免疫效应。

近年来,有关肿瘤抗原性和抗肿瘤免疫应答的研究取得了重大的进展,许多研究成果已经开始应用于临床或者进入临床试验阶段。这些新的免疫治疗措施的效果有的令人鼓舞,可在一定程度上改善预后,延长了总生存期,但是有些也存在着某些缺陷,临床获益不明显。

本章就胃癌发病的免疫学机制,目前针对胃癌的主要免疫治疗策略、方法进行介绍,对国内外正在进行的最新的胃癌免疫治疗进行比较,并且对未来胃癌免疫治疗的新策略进行分析。

9.2 胃癌的肿瘤逃避和免疫抑制

胃癌的发生说明胃癌肿瘤细胞逃避了机体免疫监视系统的检查和清除,而且许多文献已经报道肿瘤患者存在免疫抑制状态。胃癌介导的机体免疫抑制状态在进展期胃癌患者中表现得最为明显,也经常发生在胃癌术后的应激反应过程中。这种免疫抑制的具体机制尚不完全清楚,但是已有的研究显示,有多种机制参与介导胃癌患者的免疫抑制效应。其可能的机制有下列几种。

9.2.1 主要组织相容性复合物的分子调整和缺失

主要组织相容性复合物(MHC)的基因编码在免疫学上有重要意义,根据其识别抗原的特点和途径可以分为 MHC-Ⅰ和 MHC-Ⅱ两类。人 MHC(HLA)的编码基因主要定位于 6 号染色体上,MHC-Ⅰ类分子的基因位点包括 HLA-A、HLA-B、HLA-C 和非经典的 HLA-E、HLA-F、HLA-G,MHC-Ⅱ类分子的基因位点包括 HLA-DR、HLA-DP、HLA-DQ。MHC 分子通过与抗原形成复合体并表达于抗原呈递细胞表面(包括肿瘤细胞)而被 T 淋巴细胞表面相应的特异性 T 细胞受体和 CD8/CD4 分子识别,参与特异性免疫应答的产生和调控。在肿瘤发生和发展过程中,肿瘤细胞为了不被机体 T 淋巴细胞识别往往主动下调或缺失 MHC 分子的表达。由于肿瘤抗原的递呈和抗肿瘤免疫应答的产生主要依赖于 MHC-Ⅰ类分子介导的 Ⅰ 型细胞免疫,因此对肿瘤 MHC 分子的研究集中于Ⅰ类分子。15% 的黑色素瘤、9% 的头颈部癌、21% 的结直肠癌、34%～52% 的前列腺癌和乳腺癌表现为 MHC-Ⅰ分子缺失。在胃癌患者中也监测到了不同程度和不同 HLA 位点的缺失和表达下调,在 9.6% 的胃癌患者中完全缺乏 MHC-Ⅰ分子。

在人类的多种肿瘤组织内也发现有 MHC-Ⅱ类分子的表达异常。与 MHC-Ⅰ类分子的经常性缺失和低表达不同,MHC-Ⅱ类分子的高水平表达在各类肿瘤中比较多见,如 MHC-Ⅱ类抗原的高水平组成型表达可见于 60% 的鼻咽癌细胞中。在胃癌患者中,不同的 MHC-Ⅱ类等位基因表达与胃癌的发展间存在相关性。

MHC 分子表达异常的直接效应是导致肿瘤细胞表达的某些肿瘤相关抗原(tumor associated antigen,TAA)和肿瘤特异性抗原不能有效递呈到肿瘤细胞表面,从而导致肿瘤细胞免于受到机体内抗原特异性 CD4$^+$/CD8$^+$ T 淋巴细胞的识别,而且 MHC-Ⅰ类分子的缺失导致细胞毒性 T 淋巴细胞(cytotoxic T lymphocytes,CTL)不能识别肿瘤细胞,导致肿瘤细胞免于受到 CTL 的杀伤。同时,MHC-Ⅰ类分子的下调或者缺失有可能抑制自然杀伤细胞(natural killer cells,NK)对肿瘤细胞的识别;同时由于肿瘤细胞高表达 HLA-G,可以与 NK 细胞表面表达的杀伤细胞抑制性受体(killer cell inhibitory receptor,KIR)结合,抑制 NK 细胞的活化和杀伤效应。

9.2.2 胃癌的免疫抑制因子

肿瘤对机体免疫系统可以产生双向的效应,一方面可以通过异常表达的肿瘤抗原刺激免疫细胞产生免疫应答,另一方面也可以主动分泌一些抑制性细胞因子抑制免疫细胞的功能,抑制机体产生有效的免疫应答。目前的研究已经发现,各种肿瘤细胞都可以不同程度地高表达转化生长因子(transforming growth factor β,TGF-β)、血管内皮细胞生长因子(vascular endothelial growth factor,VEGF)、白介素-10(interlukin-10,IL-10)、白介素-6(interlukin-6,IL-6)、前列腺素 E$_2$(prostaglandin E$_2$,PGE$_2$)等,这些肿瘤相关抑制性因子均可以不同程度抑制免疫细胞的活性和抑制免疫效应的产生。

1. TGF-β

几乎所有的细胞都可以在受到适当的刺激后分泌 TGF-β,既包括激活的巨噬细胞、T 细胞、B 细胞、NK 细胞,也包括多种肿瘤细胞。胃癌患者血清中的高 TGF-β 水平与患者出现淋巴结转移、胃癌进展阶段、患者预后差和患者低存活率之间呈正相关。在 15% 的胃癌中可以检测到 TGF-Ⅱ受体的突变,12.5% 的胃癌中可以检测到 Smad 4 的突变,而且与胃癌的进展密切相关。除对肿瘤细胞和肿瘤周围基质细胞的作用外,TGF-β 对免疫细胞也具有强大的作用。研究显示,TGF-β 可以抑制单核细胞/巨噬细胞的分化、活化、增殖以及细胞因子和 NO 的产生;TCF-β 可以抑制 T 细胞的增殖、分化,抑制 Th$_1$ 型细胞因子的产生,抑制 CTL 细胞的杀伤活性;TGF-β 可以抑制 NK 细胞的细胞因子产生、增殖和细胞毒作用;TGF-β 也可以抑制淋巴因子激活的杀伤细胞(lymphokine activated killer cell,LAK 细胞)的产生和细胞毒作用。对于树突状细胞(dendritic cell,DC),TGF-β 的作用尤其重要,不但可以抑制 DC 的成熟和抗原递呈能力,而且可以抑制 DC 的迁移活性。

2. VEGF

研究显示,胃癌患者血清中 VEGF 的水平增高,在 28.5% 复发的胃癌患者中血清 VEGF 水平明显增高,在伴发腹水的胃癌患者腹水中 VEGF 的水平也增高,因此 VEGF 的水平与胃癌患者的预后呈负相关。VEGF 对于免疫系统的作用主要体现在对 DC 的抑制作用。体外研究显示,VEGF 可以通过抑制造血干细胞转录因子的活性进而抑制 DC 的分化、成熟和抗原递呈能力,对于成熟 DC 没有显著的作用。胃癌组织的免疫组化研究显示 VEGF 的表达和瘤体内浸润的 DC 数量呈负相关,而且与胃癌患者的预后密切相关。

3. IL-10

IL-10 的作用主要是通过抑制机体的免疫应答来促进肿瘤生长。研究显示,IL-10 可以抑制巨噬细胞细胞因子和 NO 的产生,抑制单核细胞/巨噬细胞 MHC-Ⅱ分子和共刺激分子的表达;抑制 Th_1 型细胞因子的产生,抑制 T 细胞增殖,诱导 $CD4^+$ T 细胞的无反应性,抑制 CTL 的产生和杀伤效应;IL-10 可以增强 NK 细胞产生细胞因子,增强 IL-2 诱导的 NK 细胞增殖,增强 NK 细胞的细胞毒作用,促进调控性/抑制性 T 细胞的产生和功能;IL-10 可以抑制 DC 的成熟、迁移和同种异体 T 淋巴细胞增殖能力,并且可以诱导 DC 的凋亡。由于 DC 和 CTL 细胞介导的 Th_1 型免疫在抗肿瘤免疫中的决定性作用,IL-10 的总体效应表现为抑制机体免疫应答并且促进肿瘤的进展。有研究证实,与正常人和早期胃癌患者比较,进展期胃癌患者外周血单个核细胞内 IL-10 明显升高,且与 VEGF 的升高密切相关。

4. PGE_2

PGE_2 是一种重要的脂类介质,影响血管内皮细胞的通透性,主要参与炎症反应的调控。研究显示,PGE_2 抑制巨噬细胞合成 Th_1 型细胞因子 TNF-α 和 IL-12,促进 IL-10 的产生;抑制 T 细胞在混合淋巴细胞反应中的增殖,抑制 T 细胞的迁移,促进 T 细胞的无反应性的发生,抑制 CTL 细胞的产生和活性;抑制 NK 细胞和 LAK 细胞的活性。对 DC 而言,PGE_2 的作用比较复杂,在 TNF-α 存在情况下,PGE_2 可以促进 DC 的成熟;在 IL-4 存在情况下,PGE_2 似乎可以抑制 DC 的成熟;而且,目前的体外研究显示,PGE_2 可以促进 DC 表达趋化因子受体(chemokine receptor-7,CCR_7),从而增强 DC 的迁移活性。

5. 其他免疫抑制因子

常见的免疫抑制因子还包括 IL-6、巨噬细胞迁移抑制因子(migration inhibitory factor,MIF)和多胺等。IL-6 可以促进肿瘤细胞的增殖,抑制 T 淋巴细胞的凋亡,同时可以促进肿瘤细胞分泌 VEGF,促进血管形成和抑制大多数免疫细胞的活性,但是,IL-6 的抑制效应主要存在于多发性骨髓瘤,在胃癌细胞系和胃癌组织中均可检测到 IL-6 水平的增高。MIF 在肿瘤细胞中的表达较正常细胞高,可以促进细胞的增殖,与肿瘤的恶性程度密切相关。但是,MIF 的异常表达主要发现于前列腺癌、乳腺癌和脑肿瘤,在胃癌中尚未见报道。多胺是天然产生的有机小阳离子,如腐胺和精胺等,对细胞的生长和分化至关重要,尚可抑制巨噬细胞的吞噬作用和细胞因子的产生,还可抑制 NK 细胞的活性。

9.2.3 胃癌细胞对机体免疫系统的抵抗

近年来,Fas/FasL 的相互作用已经被免疫学家所熟知。在正常情况下,T 淋巴细胞表达 FasL,可以诱导表达 Fas 的靶细胞(如活化的 T 细胞、B 细胞、NK 细胞、单核巨噬细胞以及体外培养的中性粒细胞、库普弗细胞、CD8$^+$ DC 等)的凋亡;Fas/FasL 的相互作用对某些器官的稳态至关重要,如神经系统、眼和睾丸组织通过天然的组织屏障阻止免疫细胞的浸润,保持一个免疫屏蔽的状态,而且可以通过自身表达的 FasL 诱导异常浸润的 Fas$^+$ 免疫细胞的凋亡。然而,最近的研究显示,在黑色素瘤、乳腺癌、肝癌、结肠癌、食管癌、胃癌等组织和肿瘤细胞系中可以表达 FasL,或者可以通过囊泡的形式分泌 FasL$^+$ 的囊泡,而且证明肿瘤细胞表面表达的或者囊泡表达的 FasL 可以诱导 Fas$^+$ 的靶细胞的凋亡,其中包括活化的 T 细胞、NK 细胞和 DC,因此,肿瘤细胞表达 FasL 可以认为是肿瘤主动对机体免疫系统的反击,通过诱导 Fas$^+$ 免疫细胞的凋亡抑制机体的免疫应答的产生,是一种肿瘤逃避和肿瘤介导的免疫抑制的机制。许多种细胞也表达另外一个 TNF 家族的配体 TRAIL 以及具有凋亡诱导活性的抑制性共刺激分子 B7-H1,可诱导 T 淋巴细胞的凋亡,但仍然缺少直接的证据支持。有许多研究发现,在胃癌肿瘤细胞系 SNU-484 和胃癌切除标本中,FasL 的表达明显增高,在原发灶中 FasL 的阳性率达到 86%,在淋巴结转移灶内,FasL 阳性率达到 71%,而且在 FasL 阳性表达的肿瘤细胞周围同时可以观察到凋亡的肿瘤浸润淋巴细胞(tumor infiltrating lymphocyte,TIL)细胞和 TIL 细胞额减少。在胃癌患者的血清中,可溶性 Fas 和 FasL 的表达明显增高,而且与胃癌的转移呈正相关,与胃癌患者的预后呈负相关。

9.2.4 其他机制

除了上述的机制外,肿瘤抗原的缺失、共刺激分子和黏附分子的缺失以及抑制性 T 淋巴细胞均可以参与肿瘤的逃逸。某些肿瘤具有肿瘤相关抗原(tumor-associated antigen,TAA)或肿瘤特异性抗原(tumor specific antigen,TSA)。在胃癌中,目前的研究尚未发现胃癌特异的 TSA,癌胚抗原(carcino-embryonic antigen,CEA)是已知的比较常见的胃癌诊断、预后相关的 TAA,也有研究将其作为靶标用于胃癌的治疗。以 T 细胞为基础的免疫治疗效应越强,则肿瘤抗原的表达就越低,尤其是在转移的癌灶或者是残余肿瘤中,肿瘤抗原非常少,可以作为肿瘤逃避机体免疫监视的重要机制。在大多数肿瘤中,共刺激分子(如 B7-1/CD80 和 B7-2/CD86)以及重要的黏附分子的表达往往较低,从而不能有效活化肿瘤特异性 T 细胞。研究发现,在多种胃癌细胞系和胃癌原发灶中,B7-1 的表达明显下降或者缺失,随着肿瘤分化程度的增高,B7-1 的表达逐渐上调,在转移的癌灶中几乎没有 B7-1 的表达,但是 B7-2 的表达基本正常,表现为 CD80$^-$/CD86$^+$ 的表型,提示 B7-1 的表达与胃癌的分化程度、进展和转移相关。抑制性 T 淋巴细胞是一群表现为 CD4$^+$、CD25$^+$ 的调控性 T 细胞(regulatory T call,Treg),在正常机体内主要通过调节 DC、NK 等免疫细胞的功能,诱导机体对自身抗原的免疫耐受,限制免疫反应的程度。在肿瘤组织中(包括乳腺癌、肺癌、胃癌等)和外周血中,人们发现有大量的 Treg 的存在,在胃癌患者的肿瘤引流淋巴结中,CD4$^+$、CD25$^+$的调控性 T 细胞所占的比例较正常淋巴结明显增高。小鼠试验模型的研究发现单克隆抗体删除 Treg 细胞,可以增强免疫治疗的效果,甚至肿瘤可以自然消退。

9.2.5 胃癌的免疫微环境

对胃癌的病理学检测发现,在瘤体内有许多免疫细胞的浸润,包括 T 淋巴细胞、NK 细胞、中性粒细胞、DC、巨噬细胞和 B 细胞等,其中最受关注的是 T 细胞(TIL)和肿瘤相关树突状细胞(tumor associated dendritic cell,TADC)。虽然有免疫细胞的浸润,但是这些细胞并不能主动诱导机体发生有效的免疫应答,其根本的原因是在肿瘤局部形成了一个免疫抑制的微环境,抑制免疫应答的发生,而且浸润的免疫细胞往往表现为功能异常。TIL 细胞中包含 CD4$^+$、CD8$^+$、CD45RO$^+$(记忆性 T 细胞)、CD25$^+$(Treg)和 CD95$^+$(Fas$^+$)细胞,表现为运动、增殖、细胞毒作用的抑制和低 IL-2、IFN-r 分泌能力,以及肿瘤细胞(FasL)诱导的凋亡。肿瘤局部浸润的 TADC 表现为 MHC-Ⅱ类分子和共刺激分子的表达较低,细胞因子表达水平低,大都是未成熟 DC。但是,大量文献报道提示肿瘤中浸润的 DC 数量与肿瘤的预后相关,与膀胱癌、喉癌、肺癌、口腔癌、胃癌和鼻咽癌患者肿瘤复发率和转移率下降有关。

9.3 胃癌的免疫治疗进展

近年来,在恶性肿瘤领域,免疫治疗取得了巨大进步,已有数种免疫检查点调节靶向药物被 FDA 批准用于多种恶性肿瘤的治疗,2013 年 12 月,《科学》期刊将肿瘤免疫治疗列为十大科学突破之首。免疫治疗现有的策略和方法主要包括:免疫检查点的调节、过继性细胞治疗、肿瘤疫苗。

9.3.1 免疫检查点的调节

免疫检查点是在免疫系统中的抑制性通路。生理情况下,它们在维持自身免疫耐受、调节生理性免疫应答的持续时间和幅度方面起重要作用,以避免免疫反应对正常附属组织造成损伤和破坏。然而在恶性肿瘤中,免疫检查点与肿瘤的免疫逃逸相关。免疫检查点通路由配体/受体的相互作用所调控,目前已发现多个抑制性的受体,包括细胞毒 T 淋巴细胞抗原-4(cytotoxic T lymphocyte antigen-4,CTLA-4)、程序性细胞死亡分子-1(programmed death-1,PD-1)、T 细胞免疫球蛋白黏蛋白-3(T cell immunoglobulin and mucin-3,TIM-3)和淋巴细胞活化基因-3(lymphocyte activation gene-3,LAG-3)等,其中 CTLA-4 和 PD-1 分别是第一和第二个应用于临床的 T 细胞免疫检查点。CTLA-4 与 PD-1 多表达于淋巴细胞表面,而 PD-1 的配体 PD-L1 多表达于肿瘤细胞表面,也可表达于抗原呈递细胞表面。当 T 细胞被激活后,细胞膜 CTLA-4 的表达通过复杂的机制被上调,使其竞争性结合 CD80 和 CD86 分子,抑制 CD28 共刺激信号,从而抑制 T 细胞的功能。而 PD-1 与其配体 PD-L1 和 PD-L2 结合后,通过抑制激活 T 细胞的激酶信号通路而发挥负调节作用。因此,靶向 CTLA-4 以及 PD-1 通路的单克隆抗体可以阻断抑制性免疫信号。它们在临床上对多种肿瘤显示出强大的抗肿瘤效应。目前,针对 CTLA-4 及 PD-1/PD-L 通路的多种靶向药物已成功进入临床试验。部分药物包括伊匹单抗(ipilimumab)、纳武单抗(nivolumab)和派姆单抗(pembrolizumab)已被 FDA 批准上市,于黑色素瘤和非小细胞肺癌中取得相应的适应证。在胃癌领域目前也有多项临床研究正在开展或已完成。

1. 抗 CTLA-4 治疗

替西利姆单抗(tremelimumab)是一种全人源化的抗 CTLA-4 单克隆 IgG$_2$ 抗体,已在恶性黑色素瘤、肝癌、肠癌、恶性间皮瘤等多种肿瘤中进行评估,显示出一定的抗肿瘤效应。一项 2010 年报道的 Ⅱ 期临床试验评估了替西利姆单抗对晚期胃及食管腺癌的疗效,该研究入组的患者至少接受过一种铂类为基础的化疗,共有 18 例患者参加试验,受试者每 3 个月接受一次替西利姆单抗治疗,每 3 个月行疗效评价,直至疾病进展。结果显示,1 例患者在 8 个疗程后达到部分缓解(panial remission,PR),4 例患者在治疗期间最佳疗效为疾病稳定(stable disease,SD),中位疾病进展时间(time to progression,TTP)为 2.83 个月,中位总生存期(overall survival,OS)为 4.83 个月。尽管整体疗效并不显著,但在疗效达 PR 的那位受试者中替西利姆单抗显示出持久的抗肿瘤效应。该患者入组时存在着多发肝、肺、肾上腺、胸膜、淋巴结以及骨转移瘤,在接受了 11 个疗程替西利姆单抗治疗后,OS 超过 32.7 个月。该研究结果提示,未经筛选的胃及食管腺癌,替西利姆单抗的抗 CTLA-4 治疗疗效欠佳。但在某些特殊的亚型中可能取得理想而持久的疗效。这提示寻找疗效预测指标、选择合适的人群对靶向免疫检查点治疗具有重要意义。

另一种抗 CTLA-4 的全人源化 IgG2 单克隆抗体伊匹单抗,其在恶性黑色素瘤中已显示出明确的疗效。2011 年 3 月,FDA 批准伊匹单抗用于治疗既往治疗失败的不可切除的 Ⅲ 期或 Ⅳ 期黑色素瘤,这是 FDA 批准的首个用于治疗恶性肿瘤的免疫检查点调节药物。随后,一项 Ⅱ 期临床试验(NCT165216)证实了它在非小细胞肺癌中也具有一定疗效。在胃癌方面,一项入组 144 例患者的 Ⅱ 期临床试验(NCT585987)研究了于 PF(顺铂＋5-氟尿嘧啶)方案一线化疗后使用伊匹单抗维持治疗胃或胃食管结合部腺癌的疗效。研究已于今年结束,结果有待公布。

2. 抗 PD-1/PD-L 治疗

在 2015 年的美国临床肿瘤学会胃肠道肿瘤研讨会(American Society of Clinical Oncology-gastrointestinal,ASCO-GI) 会议上,一项胃癌免疫治疗的重要研究 KEYNOTE-012(NClDl848834)亮相,该试验评价的药物为派姆单抗,一种高特异性的抗

PD-1 的人源化 IgG_4 单克隆抗体。在派姆单抗应用于胃癌之前,一项大型随机 Ⅰ 期临床试验 KEYNOTE-001(NCT1295827)显示派姆单抗在 135 位转移性黑色素瘤患者中的总有效率达 38％;另一项 Ⅰ 期临床试验(NCT1295827)则在 173 例伊匹单抗耐药的晚期黑色素瘤患者中再次验证了派姆单抗的疗效,总有效率为 26％。FDA 于 2014 年批准其用于晚期或不可切除的伊匹单抗耐药的黑色素瘤的治疗。同样在 KEYNOTE-001 (NCT01295827)临床试验中,派姆单抗在非小细胞肺癌中也显示出了非凡的疗效,尤其是针对肿瘤细胞 PD-L1 阳性的患者。该研究结果促使 FDA 于 2015 年 10 月 2 日宣布加速批准派姆单抗用于以铂类为基础化疗而耐药且 PD-L1 特定检测方法阳性的晚期非小细胞肺癌的治疗。派姆单抗在胃癌治疗中的表现也相当鼓舞人心。KEYNOTE-012 (NCT01848834)研究对 165 例晚期胃癌或胃食管结合部腺癌的患者进行筛选,40％ (65/165)患者为 PD-L1 阳性(定义为 PD-L1 基质染色阳性或肿瘤细胞染色阳性率≥ 1％),其中有 39 位患者入组.每 2 周接受 1 次派姆单抗(10 mg/kg)治疗。研究结果显示 PR 率为 22.2％,另有 13.9％ 患者达 SD,中位 PFS 与 OS 分别为 1.9 月及 11.4 月。不良反应中疲乏最常见,发生率为 17.9％,3～4 级不良反应发生率仅 12.8％,免疫相关的不良反应总发生率为 23.1％,3～4 级发生率仅 5.2％。此外,该研究中还观察到 PD-L1 表达与 OS 之间存在着相关性。该研究提示派姆单抗治疗 PD-L1 阳性晚期胃或胃食管结合部腺癌有效安全,并且采用 PD-L1 阳性作为筛选指标,有可能富集能从抗 PD-1 单克隆抗体治疗中获益的人群。

随着 KEYNOTE-012 试验中派姆单抗在胃癌治疗中取得的可喜成绩,多项有关派姆单抗在晚期胃癌治疗的临床试验也陆续开展起来。值得关注研究的包括:KEYNOTE-059(NCT2335411),派姆单抗单用或联用 PF 方案治疗复发(或晚期)胃或胃食管结合部腺癌的 Ⅱ 期临床试验;KEYNOTE-061(NCT02370498),派姆单抗对比紫杉醇治疗一线 PF 方案耐药的晚期胃或胃食管结合部腺癌的 Ⅲ 期临床试验;KEYNOTE-062 (NCT02494583),派姆单抗＋PF(或 XP)对比 PF(或 XP)一线治疗晚期胃或胃食管结合部腺癌的 Ⅲ 期临床试验。期待这些研究的结果谱写胃癌治疗药物的新篇章。

纳武单抗是一种抗 PD-1 的全人源化 IgG_4 单克隆抗体,已有多项临床试验证实它在多种肿瘤中显示出卓越的疗效。纳武单抗于 2014 年 12 月被批准用于治疗伊匹单抗耐药的晚期(或不可切除)黑色素瘤,并于 2015 年 5 月被批准用于治疗铂类为基础化疗而耐药的转移性肺鳞癌。随后基于 CheckMate-057(NCT01673867)试验的结果,FDA 于 2015 年 10 月 9 日也批准纳武单抗用于铂类为基础一线化疗而耐药的非鳞非小细胞癌。目前,一项评估纳武单抗单药和纳武单抗联合伊匹单抗治疗在进展期或转移性实体瘤中的疗效及安全性的 Ⅰ 期和 Ⅱ 期临床试验(NCT01928394)正在进行中,该研究可入组 5 种肿瘤:三阴性乳腺癌、胰腺癌、小细胞肺癌、膀胱癌以及胃癌。计划入组 410 例患者。另一项 Ⅰ 期和 Ⅱ 期临床研究 CheckMate358(NCT02488759)将探索纳武单抗在病毒相关性肿瘤,包括胃癌中的疗效及安全性。此外,一项随机对照多中心Ⅲ期临床试验(NCT02267343),将评估纳武单抗在标准治疗失败的不可切除的复发或转移性胃腺癌中的疗效。该研究计划入组 480 例患者,预期 2017 年 10 月完成,结果也很值得期待。

PD-L1 是 PD-1 的配体,目前也有不少针对 PD-L1 研发的靶向药物,如 avelumab 和 MEDI4736。一项在日本开展的Ⅰ期临床试验(NCT01943461)将会探索 avelumab 在局部晚期或转移实体瘤中的药代动力学、安全性及疗效等,随后试验拓展部分将集中于亚洲胃癌患者。MEDI4736 目前在多种晚期实体瘤中进行临床试验,一项Ⅰ(b)期和Ⅱ期临床试验(NCI02340975)将研究 MEDI4736 和 tremelimumab 单药或联合使用治疗复发或转移性胃及胃食管腺癌的疗效。

PD-L1 表达较高的胃癌患者,预后相对较差。根据 KEYNOTE-012 研究,当 PD-L1 表达水平作为连续变量时,它与 OS 存在相关性,提示 PD-L1 的表达水平可能适合作为抗 PD-1 治疗胃癌的筛选指标。但也有研究发现,PD-L1 表达水平并不能很好地预测疗效。事实上由于一些主观和客观的因素,将 PD-L1 表达水平作为判断患者是否接受抗 PD-1 治疗的评价指标仍有一定限制性。目前存在的问题包括:(1)免疫组化法检测 PD-L1 表达水平结果误差大。检测结果因使用抗体的不同而有差异,也可能因为操作程序与平台的不同而不同。(2)染色后对阳性结果的判读标准不统一。在 KEYNOTE-012 研究中,PD-L1 阳性的标准是使用 22C3 抗体行免疫组化检测,PD-L1 间质染色或>1%肿瘤细胞染色判读为阳性。针对该问题,2015 年 10 月 2 日,FDA 批准派姆单抗用于非小细胞肺癌的同时,还批准了检测 PD-L1 表达水平所使用的试剂盒:PD-L1 IHC 22C3 pharmDx,以此来规范 PD-L1 的检测方法,以指导派姆单抗的临床应用。(3)PD-L1 的来源不统一。PD-L1 可表达于肿瘤细胞,也可表达于浸润于肿瘤中的淋巴细胞,如何做出最佳选择?且由于肿瘤异质性,同一肿瘤的不同部位,PD-L1 表达情况同样可能存在差异,对于活检标本是很大考验。此外,随着治疗的干预,肿瘤 PD-L1 表达情况可能发生变化,多项研究发现,化疗和放疗都可能促使 PD-L1 上调。然而在临床实践中,可供检测的标本多取自早期,使用早期标本判断晚期肿瘤患者是否适合接受抗 PD-1 治疗则欠妥。由此可以看出,单一使用 PD-L1 作为疗效预测指标不一定是最佳选择。

9.3.2　过继性细胞治疗

过继免疫治疗是指通过输入体外制备的能够识别和杀伤肿瘤细胞的免疫细胞来起到重建免疫系统和治疗肿瘤作用的免疫疗法。过继免疫治疗至今已在黑色素瘤、肾癌、淋巴瘤等肿瘤治疗中取得一定疗效,在胃癌的临床治疗中也进行了尝试。Kono 等报道了一项过继性免疫治疗在晚期胃癌患者中的临床试验结果:在 44 例患者中,使用肿瘤相关淋巴细胞联合低剂量化疗的患者生存时间明显比单纯化疗组延长(中位 OS:11.5 个月:8.3 个月,$P<0.05$)。随后一些小型研究在胃癌中探索了自体自然杀伤细胞、细胞因子诱

导的杀伤细胞和 γδT 细胞等在过继性细胞免疫治疗在胃癌中的价值，认为过继性细胞免疫治疗联合化疗产生的不良反应可耐受，可以改善胃癌患者的生活质量并延长生存时间。使用肿瘤特异性抗原刺激免疫细胞可增加其抗肿瘤特异性。在胃癌中，使用黑色素瘤相关基因-3（melanoma-associated antigen-3，MAGE-3）和 HER-2/neu 多肽对树突状细胞进行免疫刺激被证实安全有效。

近年来，细胞过继免疫方法在胃癌临床治疗中取得令人鼓舞的成果，特别是树突状细胞（dendritic cells，DC）、细胞因子诱导的杀伤细胞（cytokine-induced killers，CIK）。

1. DC 在胃癌免疫治疗中的应用

DC 细胞是专职进行抗原递呈的细胞，能够分泌大量细胞因子，在刺激和扩增特异性 T 细胞中具有重要作用。DC 来源于 $CD34^+$ 造血干细胞，存在于机体的所有组织中。DC 产生后首先在外周血中出现，以未成熟 DC 定位于各个组织中。根据其表达 CD11c 和 CD123 的不同，可以将人 DC 分为髓系（$CD11c^+$、$CD123^{low}$）和淋巴系（$CD11c^-$、$CD123^{high}$）两个亚群。在外周血中，DC 是一群异质性的细胞，包括有胞膜突起的 DC（髓样 DC）和具有浆细胞样形态的 DC（淋巴样 DC）。在皮肤中，DC 主要包括表皮朗格汉斯细胞（Langerhans DC，LC）和真皮 DC，二者在形态和表型上存在差异。在受到成熟信号的刺激后，DC 表面 MHC-Ⅱ 类分子和共刺激分子（CD80、CD86 和 CD40 等）的表达上调，分泌细胞因子（TNF-α、IL-1β、IL-12 和 IL-10 等）的能力提高，可以向 T 淋巴细胞递呈抗原，诱导 T 细胞的活化。DC 的成熟刺激信号主要包括细胞因子、细菌和病毒成分、凋亡/坏死的细胞等。DC 成熟后，细胞表面趋化因子受体 CCR2、CCR5、CCR6 的表达下调，CCR7 和 CXCR4 的表达升高，促使 DC 迁出外周淋巴组织，并且通过输入淋巴管进入次级淋巴器官，如淋巴结、脾脏以及胃肠道系统的淋巴滤泡等。在次级淋巴器官内，成熟的 DC 与 T 淋巴细胞紧密接触，诱导 T 淋巴细胞活化，产生特异性的免疫应答。

DC 具有重要的免疫监视作用。DC 可以以巨胞饮（macropino-cytosis）、吞噬（phagocytosis）和受体介导内吞等形式摄取和加工抗原，把抗原以肽-MHC 复合物的形式递呈给初始 T 细胞，并传递 T 细胞激活所需的协同刺激信号，可以活化初始 T 细胞和记忆 T 细胞。成熟的 DC 可以分泌多种细胞因子，作用于多种免疫细胞，诱导 $CD4^+$ T 淋巴细胞、$CD8^+$ T 淋巴细胞、B 细胞等细胞的增殖和分化，诱导 NK 细胞的活化，从而作为枢纽将天然免疫和获得性免疫联系在一起。在肿瘤组织中有 DC 的浸润，但是功能往往受到肿瘤引起的免疫抑制的影响。肾癌、前列腺癌、膀胱癌和乳腺癌的免疫组织分析显示肿瘤组织中的 DC 数量正常，但是其活化状态异常。在头颈部肿瘤和胃肠道肿瘤中 DC 的数量减少，DC 浸润的数量与肿瘤的预后也密切相关。Tsujitani 等对 175 例胃癌患者组织中浸润的朗格汉斯细胞进行了检测，发现其散在于肿瘤组织内，Ⅲ 期胃癌患者的 DC 浸润数量与胃癌的预后密切相关；而且他们在对 210 例胃癌患者进行 DC 浸润的研究中发现胃癌中浸润的 DC 数量越多，则患者的 5 年生存率越高，发生淋巴结转移的概率越低，预后也越好。Lissoni 等报道,胃肠道肿瘤患者外周血中的未成熟和成熟 DC 的数量减少,且与外周血中的 T 淋巴细胞数量和 NK 细胞数量直接相关。

DC 的基本功能特征在于其强大的抗原递呈能力、强大的活化初始 T 淋巴细胞和记忆淋巴细胞的能力以及其对其他多种免疫细胞的调控能力,因此,其在恶性肿瘤的治疗中发挥越来越重要的作用。在动物模型里,以树突状细胞为基础的免疫治疗取得了满意的疗效,对晚期肿瘤和伴发远处转移的肿瘤具有良好的治疗作用。DC 的免疫治疗的策略主要有直接动员 DC、抗原冲击 DC、利用 DC 体外诱导杀伤细胞、DC 体外培养后结合物理治疗或放化疗、基因修饰的 DC 等。

随着 DC 分离技术和体外培养扩增技术的进步,人们能够在体外结合多种处理方法,改善 DC 的功能状态,并且促进 DC 提呈肿瘤抗原信息的能力。目前,用于免疫治疗的 DC 的来源主要是通过体外培养或者直接分离。CD34$^+$ 造血干细胞在体外经过不同细胞因子的作用诱导其分化为 DC,但是由于其可控性低,最终的产物倾向于单核-DC(monocyte DC,MoDC)。现在主要的 DC 制备方法为使用人外周血来源的单核细胞在体外经过 GM-CSF+IL-4 培养 5~7 天,然后在单核细胞条件培养基或 TNF-α、IL-1β、IL-6 和 PGE$_2$ 的存在下促进其成熟和增强其抗原递呈能力。

而要培养特异性 DC 疫苗,应用方法主要有以下几种:①将肿瘤细胞和 DC 细胞融合;②将 DC 细胞和抗原的蛋白、多肽、肿瘤细胞裂解产物、凋亡的肿瘤细胞等共同培养;③将编码肿瘤抗原或某些细胞因子的 DNA 或是 RNA 转入 DC 细胞中;④对血液系统的肿瘤细胞可通过特定细胞因子的刺激使肿瘤细胞分化为 APC 细胞,增加肿瘤细胞的免疫原性,这种方法在髓系和淋巴系的白血病中都已经得到证实。DC 细胞的应用已从实验室走向临床,在增加免疫治疗效果方面起着更重要的作用。

最常见的 DC 治疗方法是抗原冲击 DC(抗原负载),然后回输 DC 或用 DC 皮内免疫以诱导特异性的抗肿瘤免疫反应。常用的肿瘤抗原主要有肿瘤细胞系或肿瘤组织的裂解物/DNA/RNA、肿瘤相关抗原的蛋白或多肽、放疗或化疗中凋亡的肿瘤细胞等。目前,使用抗原负载 DC 的方法是与患者外周血单个核细胞共孵育后形成抗原负载 DC 活化的杀伤细胞(antigen-pulsed DC-activated killer cells),然后通过过继性回输治疗肿瘤。这些抗原基本都是 HLA-A2 限制性的抗原。胃肠道肿瘤来源的 MAGE 肽已经进入了 Ⅰ/Ⅱ期临床试验阶段。Galetto 等用 GM-CSF+IL-4 培养人外周血单核细胞(peripheral blood monouclear cell,PBMC)来源的 DC 5~7 天后,将其与凋亡的肿瘤细胞在单核细胞条件性培养基中孵育 24 h 后可以诱导 2 例直肠癌和胃癌患者的 T 淋巴细胞分泌 IFN-γ 和对肿瘤细胞产生杀伤效应。Kono 等使用 HLA-A2 限制性的 HER-2/neu 多肽致敏树突状细胞进行了 Ⅰ 期临床试验,结果发现致敏 DC 皮内注射 4 次(间隔 2 周)后,其中的胃癌患者可以产生多肽特异的 CTL 反应和迟发性超敏反应,患者出现部分缓解和病情的稳定。Ohta 等证明用 HLA-A0201 限制性的癌胚抗原(carcino-embryonic antigen,CEA)多肽体外致敏患者来源的 DC,然后与 PBMC 体外共孵育后再用 IL-2＋CD3 进行扩增,可以产生针对 CEA$^+$ 肿瘤细胞的 CTL。Liu 等人用胃癌细胞来源的 RNA 致敏 DC 可以诱导针对胃癌的特异性免疫反应。另外,肿瘤细胞与 DC 的融合也可以诱导特异性的抗肿瘤免疫反应。

这些基于 DC 的疗法的主要缺陷是不能完全模拟正常情况下体内 DC 的迁移和诱导免疫反应的机制以及所用 DC 的异质性。因此,目前尝试在局部热疗、放疗或者化疗后将未成熟 DC 进行瘤体内注射以促进 DC 摄取瘤体内暴露的肿瘤抗原并促进 DC 的迁移,以便更有效地诱导抗肿瘤免疫反应。有报道肿瘤来源的核外体(exosome)不仅携带肿瘤信息,还可以诱导 DC 功能的成熟,由于是非细胞性的疫苗,其治疗效应目前正在广泛的研究中。应用 DC 的免疫治疗基本没有不良反应,但也有报道 DC 注射后出现发热、反应性低血压与肌痛等不良反应,因此 DC 的免疫治疗是相对安全的。

近年来,DCs 疫苗在Ⅰ期、Ⅱ期临床试验治疗恶性黑色素瘤、恶性淋巴瘤、肾细胞癌、乳腺癌、肝细胞癌、宫颈癌等恶性肿瘤中取得了一些积极疗效,显示了 DCs 疫苗在肿瘤免疫治疗中的应用前景。我科研小组从基础研究中观察到幽门螺杆菌(Helicobacter pylori,Hp)联合胃癌抗原能诱导 DC 成熟、上调 DC 表面成熟标志的表达和促进细胞因子的分泌。但不同 Hp 刺激浓度、Hp 刺激时间,不同制备方法所得的 Hp(如 Hp 活菌、灭活菌和超声裂解物)和不同 Hp 菌株类型对 DC 的影响尚存争议。本科研小组研究前期已证实胃癌细胞 BGC823 裂解物可促进 DC 成熟和活化,并筛选出 0.1 mg/mL 为较优抗原浓度,设想通过 Hp 全菌超声裂解物联合胃癌抗原诱导培养出更具抗原提呈能力和抗肿瘤作用的 DC 疫苗,为胃癌的免疫治疗提供新思路。经基础实验开发,建立了负载胃癌 Hp 抗原信息的 DC 模型,并筛选出 Hp 感染的胃癌的特异性免疫细胞个体化治疗方案,证实 Hp 联合胃癌抗原刺激 DC 抗原提呈和抗肿瘤功能显著优于胃癌抗原,且存在时间动力学变化,Hp 联合抗原刺激 DC 时间较单纯胃癌抗原短。在基础研究的基础上,临床筛选 Hp 阳性的胃癌患者,观察负载 Hp 信息的特异性 DC 疫苗的临床疗效,证实 Hp 阳性组患者平均中位生存期长于阴性组患者($P<0.05$)。

2. CIK 在胃癌免疫治疗中的应用

CIK 是由多种细胞因子如白细胞介素(IL)-2、干扰素-γ(IFN-γ)和 CD3 单克隆抗体等诱导而成的对多种肿瘤具有杀伤活性的细胞毒性 T 细胞,其溶瘤活性具有非主要组织相容性复合体(MHC)限制性,并可调节和增强机体的免疫功能。CIK 细胞作为一种新型高效的免疫活性细胞,在过继性细胞免疫治疗中得到广泛应用。因此,CIK 细胞作为一种新兴肿瘤治疗方法已应用于临床,可对疗效进行合理评价,对肿瘤过继免疫治疗的发展和临床应用有重要意义。

(1)CIK 细胞的免疫生物学特性:

①杀瘤活性强。CIK 细胞是以 CD3$^+$CD56$^+$ T 细胞为主的异质细胞群,因 CIK 细胞

在培养过程中 $CD3^+CD56^+$ 效应细胞增长迅速,故 CIK 细胞的总杀伤单位(total lytic unit,TLU)为淋巴因子激活杀伤(lymphokine-activated killer,LAK)细胞的 73 倍甚至更高。通过对 CIK 细胞的表面标志研究发现,CIK 细胞为 CD3、CD56 双阳性细胞群,这些 $CD3^+CD56^+$ CIK 细胞主要来源于 $CD3^+CD56^-$ 的 T 淋巴细胞。CIK 细胞的另一重要来源是 $CD4^-CD8^+$ T 淋巴细胞群。这种双阳性 T 细胞按细胞受体(T cell receptor,TCR)的不同,进一步可分为 $CD3^+CD56^+\alpha\beta$T 细胞和 $CD3^+CD56^+\gamma\delta$T 细胞两种亚群。

CIK 发挥杀伤作用的机制主要有:

(a)释放具有细胞毒性的细胞质颗粒物杀伤靶细胞。Mehta 等研究认为,CIK 释放胞质颗粒入细胞外间隔,通过颗粒内含物发挥对靶细胞的直接杀伤作用。另外,证实通过黏附分子 LFA-1/ICAM-1 相互结合后,CIK 能够分泌大量的含有 α-氮-甲苯碳酰基-左旋-赖氨酸硫甲苯醋的胞质毒性颗粒,这些颗粒能够直接穿透封闭的靶细胞膜进行胞吐,从而导致肿瘤细胞的裂解。

(b)产生大量的炎性细胞因子直接或间接杀伤肿瘤细胞。大量实验证明,培养的 CIK 可以分泌多种细胞因子,如 TNF-α,IL-2,GM-CSF,IFN-γ 等不仅对肿瘤细胞有直接抑制作用,还可通过调节机体免疫系统反应性间接杀伤肿瘤细胞。

(c)表达 FasL,诱导肿瘤细胞凋亡。Verneris 等提示,CIK 在培养过程中表达 FasL,能抵抗 $FasL^+$ 肿瘤细胞引发的效应细胞 Fas-FasL 凋亡,又可诱导 Fas^+ 肿瘤细胞凋亡,发挥对肿瘤细胞慢性杀伤作用,保证抗瘤活性的长期持久。岑溪南等通过实验证实,CIK 可诱导 *bcrabl* 阳性的 K562 细胞凋亡。

(d)促进 T 细胞增殖活化。任欢等研究认为,CIK 的体内抗瘤作用可能与促进宿主体内 T 细胞增殖活化有关;并推测,原始的 $CD3^+CD56^+$ T 细胞随 CIK 输注入体内后,在宿主机体状态或肿瘤抗原刺激下转变成具有杀瘤活性的细胞毒性 T 细胞,发挥抗瘤作用。此外,DC 能够分泌刺激分子和细胞因子,促进 CIK 的活化和分化;通过刺激抗原特异性 T 细胞增殖,间接启动 CIK,从而促进这一机制的实现。

②增殖能力强。实验证明,CIK 细胞在培养过程中加入 IFN-γ、IL-1α、抗 CD3、McAb、IL-2 等多因子后,细胞增殖速度迅速加快,远超过 LAK 细胞。在培养第 22 天增殖曲线达顶峰,约增加 100 倍,其中 $CD3^+CD56^+$ 细胞不仅绝对数量增加 1000 倍以上,且所占百分比也大幅上升,培养至 28～30 d 时达平台期,细胞毒活性也达峰值。

③CD 分子表达多样性。实验表明,从外周血分离的淋巴细胞经过 IL-2、IFN-γ 和 CD3 诱导并培养获得大量的 CIK 细胞,FACS 测定 CIK 表面 CD3CD56、CD3、CD54、人类白细胞 DR 抗原(human leukocyte antigen DR,HLA-DR)、CD11a、CD28、CD86、CD80 等 CD 分子的表达情况及其百分率。结果表明,CIK 细胞高表达 CD3、CD54、CD11a,中等表达 CD3CD56、HLA-DR、CD28,不表达 CD86、CD80,且具有较强的增殖能力及非 MHC 限制性杀瘤活性。吴燕峰等实验表明,CD27 在 CIK 和自然杀伤(natural killer,NK)细胞上

均于培养的第 2 周达到最高峰,但之后逐步下降,在培养的第 4 周降至 30% 左右的水平。CD28 在 CIK 和 NK 细胞上分别是在第 3 周和第 2 周时达到表达的最高峰,之后迅速下降,在培养的第 4 周已经几乎消失。根据 CD27 和 CD28 在 CIK/NK 细胞上的表达变化规律,CIK/NK 细胞的收获时机以培养第 3 周为宜。还有实验表明,CD137mAb 介导的共刺激信号可以促进 CIK 细胞的体外增殖活性,并增强 CIK 细胞的体外抗瘤作用。其中 CD137-CIK 组 $CD3^+CD56^+$ 细胞的比例及其 IFN-γ 表达显著提高,这可能是 CD137 信号增强 CIK 抗瘤作用的重要原因。

(2)CIK 细胞免疫反应评价方法:目前已建立了多种用于检测患者免疫反应的方法,主要分为特异性和非特异性免疫反应两类。特异性免疫反应监测方法主要包括:以迟发型超敏反应法检测治疗后患者体内是否存在抗原特异性 T 细胞;ELISPOT 和 MHC-肽复合物四聚体法检测特异性 T 细胞数量;此外,还可通过检测外周血淋巴细胞的体外杀伤活性检测抗原特异性 T 细胞的功能。非特异性免疫反应的检测方法包括:通过流式细胞术检测外周血淋巴细胞亚群,通过酶联免疫吸附试验或流式微球分析法检测血清细胞因子分泌水平等。目前,外周血淋巴细胞亚群在 CIK 细胞临床治疗中已得到广泛应用。

(3)CIK 治疗后外周血免疫细胞的变化:

①T 淋巴细胞亚群变化情况:采用流式细胞仪对肾癌患者行 CIK 细胞治疗后的免疫指标研究表明,CIK 细胞治疗组于 CIK 细胞治疗后 2 周,外周血 $CD4^+CD8^+$ T 细胞、NK 细胞及 $CD4^+/CD8^+$ 的比值较治疗前升高,并随时间推移继续升高,高峰时间段主要在治疗后 2~4 周。此后,患者免疫功能逐渐回落,于 CIK 细胞治疗后 8 周,外周血 $CD3^+$、$CD8^+$ 细胞、NK 细胞及 $CD4^+/CD8^+$ 的比值回落至较低水平,但其指标仍高于常规治疗组。结盲肠癌患者治疗后的研究表明,$CD3^+CD4^+$ T 细胞、NK 细胞及 $CD4^+/CD8^+$ 均显著高于治疗前,且 $CD8^+$ 显著低于对照组。对乳腺癌患者的研究表明,接受 CIK 细胞治疗 1 个周期后乳腺癌患者外周血中的 $CD3^+$ 细胞、$CD4^+$ 细胞、NK 细胞数量与接受治疗前相比均有较明显的提高,而 $CD8^+$ 细胞的数量与接受治疗前相比没有较明显的改变。由此可见,肿瘤患者在应用 CIK 细胞治疗后 T 淋巴细胞亚群变化基本一致,CIK 细胞对肿瘤患者的细胞免疫功能具有明显改善作用。

②Treg 细胞变化情况:$CD4^+CD25^+$ 调节性 T 细胞(regulatory T cell,Treg)是 $CD4^+$ 调节性 T 细胞的一个重要亚群,一般占人外周血 $CD4^+$ T 细胞的 5%~10%,具有免疫抑制性和免疫无能两大功能特征。其作用机制可能是通过细胞间直接接触和分泌抑制性细胞因子,在维持机体免疫内环境稳定、防止自身免疫性疾病发生、诱导移植耐受等方面都起着重要作用。实验研究表明,肿瘤患者 $CD4^+CD25^+$ T 细胞比例明显高于对照组。经 CIK 细胞治疗后,$CD4^+CD25^+$ T 细胞比例降低,与治疗前比较,差异有统计学意义,但治疗后 $CD4^+CD25^+$ T 细胞比例仍高于对照组,且差异有统计学意义。可推断降低肿瘤患者外周血 $CD4^+CD25^+$ T 细胞水平是 CIK 细胞治疗发挥作用的途径之一。

(4)CIK 临床应用情况:细胞过继免疫疗法能明显提高癌症患者的免疫功能,改善临床症状,延长生存期,且无不良反应。有研究观察 CIK 细胞治疗前后肿瘤患者外周血 T 淋巴细胞亚群的情况,证实肿瘤患者的免疫功能低下,CIK 细胞治疗能够提高机体的免疫功能。陈复兴等报道了应用 CIK 治疗 63 例肿瘤患者的近期疗效,包括肝癌、胃癌、食管癌、肺癌、乳腺癌等,肿瘤分期为 Ⅱ～Ⅳ 期。结果:在 63 例接受治疗者中,部分缓解(PR) 7 例＋微效(MR)21 例,共为 28 例(有效率达 44.46％),CD3$^+$、CD4$^+$ 和 CD8$^+$ T 细胞绝对值在 CIK 治疗后增加 45％以上;治疗后,食欲体力改善者有 95％,疼痛减轻者有 72％,睡眠改善者有 51％,体重回升者有 32％。CIK 过继免疫疗法能明显提高癌症患者的免疫功能,改善临床症状,延长生存期,且无毒副作用。此外,有研究观察 CIK 生物治疗前后肿瘤患者外周血 T 细胞亚群的情况,证实肿瘤患者的免疫功能低下,CIK 生物治疗能够提高机体的免疫功能。此外,Schmidt、Wolf 等研究证实对柔红霉素耐药的 K562 细胞对 CIK 较敏感,表明 CIK 对恶性克隆形成的抑制作用与多药耐药基因的表达无关,这一发现对克服化学治疗诱导的药物耐药提供了一个有效的治疗前景。

9.3.3　DC-CIK 在胃癌免疫治疗中的应用

DC 与 CIK 是肿瘤免疫治疗的两个重要部分,前者识别病原、激活获得性免疫系统,后者通过发挥自身细胞毒性与分泌细胞因子来杀伤肿瘤细胞,二者联合确保了一个高效和谐的免疫反应的完成。

1. 生物学特性

(1)增殖活性高。

在共培养过程中,DC、CIK 两种细胞的数目显著增多,增殖速度甚至呈倍数增长。以往许多研究已证实 DC 能够激活多种 NK 样 T 淋巴细胞(NKT)细胞增殖。Marten 等进一步研究发现,共培养 14 天后 CIK 细胞的增殖倍数比共培养 7 天时高出 2 倍左右。另外,Jomantaite 等发现体内活化的 NKT 细胞也能使小鼠肝脏中的 DC 细胞增殖 3～4 倍。

(2)细胞毒活性强。

共培养的细胞 DC-CIK 具有更高的肿瘤杀伤活性且杀瘤谱广。Tong 等用荧光原位杂交技术(fluorescence in situ hybridization,FISH)检测到 DC-CIK 比淋巴因子激活的杀伤细胞(lymphokine activated killer cells,LAK)能更有效杀伤慢性骨髓瘤白血病细胞。Linn 等又发现 DC 刺激 CIK 后,后者细胞毒活性显著增强。而且共培养 DC-CIK 还能在低效靶比条件下清除大量肿瘤细胞。Marten 等观察负载肿瘤特异性抗原的 DC-CIK 细胞的杀瘤作用,发现在效靶比为 16∶1 的情况下,DC-CIK 对骨髓瘤细胞的杀伤活性可以达到 83.8％。此外还发现,甚至在效靶比为 5∶1 的情况下可达到最大细胞裂解力。

DC-CIK 能够杀伤多种肿瘤细胞,尤其是负载肿瘤相关抗原的 DC-CIK 对白血病细胞系 K562、结肠癌细胞系 Lovo 与 Colo205、胰腺癌细胞系 DAN-G 及肝癌细胞系 7404 等都有较好的杀伤作用。对胰腺癌细胞 DAN-G 杀伤活性的研究发现，CIK 细胞对肿瘤的杀伤率为$(15.3\pm7.2)\%$，DC-CIK 细胞为$(70.8\pm14.6)\%$，而负载肿瘤相关抗原的 DC-CIK 杀伤率增加到$(86.2\pm13.2)\%$。

(3)细胞因子释放量大。

共培养条件下，无论是否用抗原致敏，细胞上清液中 IL-12、IFN-γ 的分泌量都比同样条件下单纯 CIK 细胞分泌高。这些细胞因子的释放对杀伤肿瘤细胞十分重要。Marten 等研究负载 CA19-9(肿瘤相关抗原)的 DC 与 CIK 的混合培养物时发现，共培养 24 h 后，IL-12 的分泌量为 CIK 细胞单独培养时的 6.93 倍。Fujii 等又发现 DC 的抗原提呈作用能使 CIK 细胞分泌 IFN-γ 的时间延长，分泌量增加。

(4)表面标志表达量高。

DC 与 CIK 细胞共培养时，标志 DC 成熟的表面标志 CD86、CD80、CD40 以及 HLA-DR 的表达增加。据 Marten 等报道，共培养 2 天后，DC 的 CD40、CD80 和 CD86 以及 HLA-DR 等明显高表达，比单一培养的 DC 增加 1.5 倍左右。如果 DC 在共培养前先经蛋白抗原冲击，则成熟表面标志表达量更大。DC 能够激活静止 T 细胞，使其向 Th_1 型分化，而成熟的 DC 对 CIK 细胞的激活能力更强。以上报道同样显示，表达 $CD3^+CD4^+$、CD28 和 CD40L 的 CIK 细胞含量有不同程度增加。

2. 活性影响因素

(1)细胞因子：粒-巨噬细胞集落刺激因子(GM-CSF)、IL-4 的联合使用能诱导单核细胞分化成 DC，TNF-α 能刺激 DC 的成熟，提高 DC 的抗原提呈能力，从而激发 T 细胞对肿瘤抗原的免疫应答。IFN-γ、IL-1、IL-2 和 CD3 单抗可以诱导 CIK 生成，并提高其中的效应细胞含量。IL-12 则能激活 CIK 细胞增殖，并增强其杀伤活性。

(2)混合细胞比：不同的 DC 与 CIK 的数量比对肿瘤细胞的杀伤结果不同，低比例和高比例都不利于肿瘤杀伤，其中高比例混合细胞作用后的靶细胞死亡率要低于低比例混合细胞。

(3)培养基：不同培养基会引起 DC 和 CIK 细胞活性的变化，从而间接影响到整个共培养体系的肿瘤杀伤活性。Duperrier 等研究发现，用人血清、自体血浆、小牛血清和无血清的培养基培养 DC 时，前两种培养基中成熟的 DC 细胞数要比后两者多，但是 DC 的细胞总数少。他们认为这是因为人血清或自体血浆培养基能够诱导 DC 成熟，而小牛血清和无血清培养液主要刺激生成不成熟的 DC。另外，Mulders 等对无血清培养基 AIM-V、RPMI 与含不同浓度自体血清的 AIM-V、RPMI 进行分析，发现含有 10% 自体血清的 RPMI 具有最高的 DC 成熟数。同样，人血清培养的 CIK 细胞，其活性要比用含胎牛血清和无血清培养基的高。

(4)负载抗原剂量：高剂量的负载抗原可能会降低整个共培养细胞的杀伤活性。Marten 等用不同剂量的肿瘤抗原 CA19-9 作为抗原负载 DC 细胞时，发现 25～100 U/mL

的抗原是刺激 CIK 的最佳剂量。随着抗原浓度的增大,细胞毒活性呈不同程度下降,抗原浓度高于 200 U/mL 时,细胞毒活性下降速度增加,表明高剂量负载抗原会抑制 DC-CIK 的杀瘤作用。

除了上述影响因素外,DC 的密度和辐射作用也会引起共培养细胞杀伤活性的变化。

3. 杀瘤机制

(1)识别机制:CIK 具有非限制性识别肿瘤细胞的作用。而负载肿瘤抗原的 DC-CIK 的高特异性杀伤活性表明,DC-CIK 细胞很可能存有 TCR 与抗原肽-MHC 复合物限制性识别机制,即存在抗原特异性 CTL 的可能性。研究表明,成熟的 DC 细胞具有诱导特异性 CTL 细胞的能力,且刺激能力较强,甚至可在低 CTL 前体频数情况下达到预想的抗原特异性治疗作用。最近,Sievers 等又利用端粒酶多肽作为抗原负载 DC 细胞,检测到共培养体系能分泌 IFN-γ,诱导抗原特异性的效应细胞,初步证明了这一推测。

(2)杀伤机制:共培养细胞的杀伤作用取决于 CIK 细胞。CIK 细胞发挥杀伤作用的机制主要有:释放具有细胞毒性的细胞质颗粒物杀伤靶细胞;产生大量的炎性细胞因子直接或间接杀伤肿瘤细胞;表达 FasL,诱导肿瘤细胞凋亡。共培养细胞中 DC 能够分泌共刺激分子和细胞因子,促进 CIK 细胞的活化和分化;通过刺激抗原特异性 T 细胞增殖,间接激活 CIK 细胞,从而促进这一机制的实现。两者共培养能促进 DC 分泌 IL-12 和增强 CIK 的细胞毒性,而 IL-12 摄取阻断则会减弱 CIK 的细胞毒性。不同抗原负载的 DC 在成熟过程中其 IL-12 的分泌水平呈上升趋势。Sun 等通过用自体肿瘤抗原致敏的 DC 与 CIK 联合培养,发现细胞上清液中 IL-12 和 IFN-γ 水平显著增加,CIK 的抗肿瘤活性也大大增强。

Li 等用肿瘤抗原负载成熟的 DC,与 CIK 联合培养后与同源同期的 CIK 进行比较,发现其对肿瘤细胞的杀伤活性显著提高,与未经抗原肽处理的 DC 与 CIK 共培养的细胞相比,细胞上清液中 IL-12、IFN-γ 的含量明显增加,且杀伤活性也有提高,提示经共培养的 CIK 中有抗原特异性 CTL 亚群的存在。抗原负载可促进 DC 和 CIK 的成熟,扩增了 CIK 的数量,大大增强了 CIK 的杀伤活性。用 SGC-7901 全细胞抗原致敏的 DC 与 CIK 共同培养后,发现经过抗原致敏的 DC 能增强 CIK 对 SGC-7901 细胞的杀伤活性。在体外杀伤实验中效靶比为 20∶1 时抗原负载 DC、CIK 组对 SGC-7901 的杀伤活性为(72.3±0.5)%,明显优于 DC、CIK 组[(53.9±0.7)%]和单纯 CIK 组[(46.4±0.4)%]。在体内动物实验中,抗原负载 DC、CIK 组的杀瘤效果也明显优于 DC、CIK 组和单纯 CIK 组。因此认为经过肿瘤抗原致敏的 DC 不仅能增加 CIK 的扩散数量,还能增强 CIK 的特异性杀伤作用。

李辉等用人胃癌细胞 SGC-7901 提取肿瘤抗原致敏 DC,用 DC 诱导 CIK 生成 DC 诱导 CIK 细胞(DC-CIK)和经胃癌抗原致敏的 DC 诱导 CIK 细胞(抗原-DC-CIK)。培养的第 14 天,用流式细胞仪检测 CIK、DC-CIK、抗原-DC-CIK 细胞表型 CD3、CD3/CD8 和

CD3/CD56，以 CIK、DC-CIK 和抗原-DC-CIK 为效应细胞，以经主要组织相容性复合体（MHC）分子阻断的 SGC-7901 细胞和未经 MHC 分子阻断的 SGC-7901 细胞为靶细胞，效靶比分别为 5：1、10：1、20：1，用噻唑蓝（MTT）比色法分别检测各组杀伤效应（每组 $n=3$）。结果显示抗原-DC-CIK 中 CD3$^+$ CD56$^+$ 和 CD3$^+$ CD8$^+$ 双阳性细胞的比例较 DC-CIK 和单独培养 CIK 明显增高（P 均<0.01）；效靶比为 20：1 时，CIK 组、DC-CIK 组、抗原-DC-CIK 组对 SGC-7901 的杀伤活性分别为（46.6 ± 2.2）％、（52.6 ± 1.6）％、（72.5 ± 2.1）％（P 均<0.01）；对经 MHC 分子阻断的 SGC-7901 的杀伤活性分别为（44.3 ± 1.1）％、（49.9 ± 0.9）％、（50.4 ± 1.9）％。抗原-DC-CIK 中特异性杀伤占总杀伤效力的比例明显高于 DC-CIK 和 CIK 组。说明 CIK 杀伤胃癌细胞以非特异性杀伤为主；未致敏的 DC 诱导 CIK 后，总杀伤效力增强，以非特异性杀伤为主，特异性杀伤效力增加不明显；抗原致敏的 DC 诱导 CIK 后，杀伤仍以非特异性杀伤为主，但特异性杀伤效力大幅度增加。

研究发现，DC 细胞活化受正负机制调控，细胞因子信号抑制因子-1（suppressor of cytokine signaling-1，SOCS-1）对 DC 的免疫负反馈调节起重要作用，可以限制 DC 抗原提呈能力，从而调节获得性免疫的强度和持续时间。本科研团队鉴于国内外研究 SOCS-1 在 DC 活化成熟中的负调控作用及 SOCS-1 抑制肽（pJAK2 多肽）有效抑制 SOCS-1 负调控功能的两大基础上，通过选取胃癌细胞相关抗原成分（全细胞裂解产物和细胞总 RNA）优化负载 DC 以及采用 pJAK2 多肽抑制成熟 DC 中 SOCS-1 的负调控作用，加强 DC 的抗原提呈功能，同时与细胞因子诱导的杀伤细胞（cytokine-induced killer，CIK）联用，在体外实验研究阶段建立一种高效特异的细胞免疫治疗方法，并向国家知识产权局成功申报了 1 项发明专利（专利号：ZL201310236974.5），为胃癌的临床治疗提供了一种潜在有效的体细胞治疗途径。

作为增殖更快、杀伤活性更强的细胞，共培养 DC-CIK 细胞具有广泛的应用前景。但是目前国内外研究内容也主要停留在共培养细胞的杀伤活性上，对其机制的研究不足。此外，相关体内及临床研究开展较少，局限了共培养 DC-CIK 的应用范围。

9.3.4　肿瘤疫苗

肿瘤疫苗通过激发肿瘤特异性 T 淋巴细胞来增强机体免疫系统识别与杀伤肿瘤细胞的能力。肿瘤疫苗包括肿瘤细胞疫苗、树突状细胞疫苗、多肽疫苗、基因疫苗和免疫佐剂等。Sipuleucel-T（商品名：Provenge，加拿大 Dendreon 公司）是全球第一个被 FDA 批准的肿瘤疫苗，于 2010 年 4 月获批用于治疗无症状或症状轻微的转移性去势治疗无效的前列腺癌。迄今为止，已有多种肿瘤疫苗被识别，并用于检测其抗肿瘤治疗的价值。

在胃癌中，既往研究也发现了多种肿瘤多肽疫苗的抗肿瘤作用。G17DT 是一种来源于胃泌素-17 的由 9 个氨基酸组成的抗原表位。一项单臂 II 期多中心临床试验探索了在转移或不可切除的胃及胃食管结合部腺癌中，G17DT 结合 PF（顺铂＋5-FU）方案化疗的疗效。血清抗体水平结果发现,69％患者产生了免疫应答,这部分患者较未产生免疫应答者有更长的 TTP 和 OS。Masuzawa 等开展的一项 I 期和 II 期研究中,来源于 VEGFR1 和 VEGFR2 的多肽疫苗与化疗(S-1＋DDP)联合被证明能诱导一种 VEGF 特异性细胞毒淋巴细胞反应,在进展期胃癌患者中有效率达到 55％,有 82％的患者对两种多肽疫苗产生细胞毒性 T 细胞免疫应答,并显示出更长的 TTP 与 OS。在此基础上,另一项 I 期临床试验将来源于 VEGFR1 的多肽抗原与另一种来源于 URLC10 的多肽抗原联合,用于化疗耐药的晚期胃癌患者,证实了两种多肽抗原合用的安全性。此外,一项探索多靶点疫苗 OTSGC-A24 在晚期胃癌中疗效的 I 期和 II 期临床试验预期今年结束(NCTD01227772)。

尽管胃癌免疫治疗研究取得了一些进展,但其在临床应用中的效果却很难让人满意。非特异性免疫治疗由于单药缓解率较低,毒副反应发生率高,临床用于辅助治疗虽有一定疗效,但既往研究病例数少,临床研究设计欠规范,需要更加合理的大规模多中心临床研究加以评价。而特异性免疫治疗在肿瘤抗原及效应细胞的获取、肿瘤抗原的加载、效应细胞的回输及有效到达肿瘤部位等各环节均存在问题,需要进一步的研究加以解决。虽然,目前胃癌免疫治疗的临床应用范围及治疗效果还不确切,但随着对肿瘤免疫耐受机制和抗肿瘤免疫机制的深入研究,其有可能为胃癌的防治提供一条新的途径。

参考文献

[1]游伟程.胃癌流行病学研究进展[J].中华预防医学杂志,1999,33:49.

[2]SAO T,KUWANO H. Lapamecopic assisted distal gastrecto-my tor early gastric cancer five years experience[J].Surgery,2005,137(3):317-22.

[3]LOEMER T M,HAUSAMEN T U. High－dose infusional5-Euorouracil combination therapy of metastatic gastric and colorectal cancer[J].J Infus Chemother,1996,6(3):137-40.

[4]KARIMINE N,NANBARA S,ARIRIAGA S,et al. Lymphokine-activated IEiller cell activity of peripheral blood,spleen,regional lymph node,and tumor infiltrating lymphocytes in gastric cancer petienls[J].Surgoncol,1994,55(3):179-185.

[5]毕锋,张学庸,牟震先,等.单克隆抗体 MGB2 和 LAK 细胞的协同抗胃癌作用[J].中国肿瘤生物治疗杂志,1996,3(2):119.

[6]KIEOSLING R,WASSERMAN K,HORIGUCHI S,et al. Tumor-induced immune dysfunction[J]. Cancer Immunollmmunother,1999,48(7):353-362.

[7]IMAI K. Pigenetic inactivation of class ll transactivator(cmA)is associated with the absence of interfpmn-gun-ma-induced HLA-DR expression in colorectal and gastric cancer cells

[J].Oncogene,2004,23(55):8876-8886.

[8]MORETTI S,PINZI C,SPALLANZANI A,et al. Immunohistochemical evidence of cytokine networks during progression of human me anocytic lesions[J].Int J Cancer,1999,84 (2):160-8.

[9]KIM J Y,PINK D Y.Smad4 expression in gastric adenoma and adenocarcinoma frequent loss of expression in disuse type of gas-trie inoma[J].Histol Histopathol,2005,20 (2): 543-549.

[10]KOBIE J J,WU R S,KURT M.Transforming growth iactor beta inhibits the antigen-presenting functions and antitumor activity of dendritic cell vaccines[J].Cancer Res,2003,63 (8):1860-1864.

[11]SUGAI H,KONO K,TAKAHASHI A,et al.Characteristic alteration of monocyles with increased intracellular IL-10 and IL-12 in patients with advanced-stage gastric cancer[J].J Surg Res,2004,116 (2):277-87.

[12] ZHANG J,WANG Y L. Relationship between expression and distribution of cyclooxyge-nase-2 and bcl-2 in human gastric adenocareinoma[J].World J Gastroenterol,2005, 11 (8):1228-1231.

[13] TO K F,CHAN M W. Activation of IL-6-mediated JAIUSTAT pathway through hypermethylation of SOCS-1 in humangaalric cancerce line[J].Br J Cancer,2004,91 (7): 1335-1341.

[14]KAWAIDA H,KANO K. Distribution of CD4[+] CD25[+] high regulatory T-cells in tumor-draining lymph nodes in patients with gastric cancer[J].J Surg ReB,2005,124:151-157.

[15]IJU B Y,CHEN X H,GU Q L,et al. Antihrmnre Bects of vaccine consintirrg of dendritic cells pulsed with tumor RNA mm gastric cancer[J].World J Gasmnteml,2004,10(5): 630-633.

[16]李 辉,毛伟征.细胞因子诱导杀伤细胞杀伤胃癌的特异性与非特异性研究[J].中华实验外科杂志,2010,27(4):428-430.

[17]ROSERLBERG S A,PACKARD B S,AEBERSOLD P M,et al. Use of tumor-infiltraling lymphocytes and interleukin-2 in the immunotherapy of patients with rnetastatic melaoma. A preliminary report[J].N Engl J Med,1988,319(25):1676-1680.

[18]KONO K,TRAKAHASHI A,ICHIHARA F,et al.Prognostic significance of adoptive immunotherapy with tumor-associated lymphocytes in patients with advallced gastric cancer:a randomized trial[J].Clin Cancer Res,2002,8(6):1767-1771.

[19]CUI J,LI L,WANG C,et al.CorIlbined cellular immunotherapy and chemotherapy improves clinical outcome in patients with gastric carcinoma[J].Cytotherapy,2015,17(7): 979-988.

[20]JIAILG J,XU N,WU C,et al. Treatment of advallced gastric cancer by chemotherapy combined with autologous cytokineinduced killer cells[J]. Anticancer Res,2006,26(3B): 2237-2242.

[21]JING J T,SHEN Y P,WU C P,et al. Increasing the freqllency of CIK cells adoptive immunothempy may decrease risk of death in gastric cancer patients[J].World J Gastroenterol, 2010,16(48):6155-6162.

[22]SADANAGA N,NAGASHIMA H,MASHINO K,et al. Dendritic cell vaccination with MAGE peptide is a novel therapeutic approach for gastmintestinal carcinomas[J].Clin cancer Res,2001,7(8):2277-2284.

[23]KONO K,TAKAHASHI A,SUGAI H,et al. Dendritic cells pulsed with HER2/neu-derived peptides can induce specific T-cell responses in patients with gastric cancer[J].Clin cancer Res,2002,8(11):3394-3400.

[24]JENSEN M C,RIDDELL S R. Designing chimeric antigen receptors to effectively and safely target tumors[J].Curr Opin Immunol,2015,33:9-15.

[25] LEE D W,KOCHENDERFER J N,STETLER-STEVENSON M,et al. T cells expressing CDl9 chimeric antigen receptors for acute lymphoblastic leukasmia in children and young adults:a phase 1 dose-escalation trial[J].Lancet,2015,385(9967):517-528.

[26]MAUDE S L,FREY N,SHAW P A,et al. Chimeric antigen receptor T cells for sustained remissions in leukemia[J].N Engl J Med,2014,37l(16):1507-1517.

[27]KOCHENDERFER J N,DUDLEY M E,KASSIM S H,et al.Chemotherapy-refractory diffuse large B-cell lymphoma and indolent B-cell malignancies can be effctively treated with autoIogous T cells expressing an anti-CD l9 chimeric antigen receptor[J].J Clin Oncol,2015,33 (6):540-549.

[28]GUO C,MANJILI M H,SUBJECK J R,et al.Therapeutic callcer vaccines:past, present,and future[J].Adv Cancer Res,2013,119:421-475.

[29]AJANI J A,HECHT J R,HO L,et al. An open-label,multinational,multicenter study of G17 DT vaccination combined with cisplatin and 5-fluorouracil in patients with untreated, advanced gastric or gastroesophageal cancer:the GC4 study[J]. Cancer,2006,106(9): 1908-1916.

[30]MASUZAWA T,FUJIWARA Y,OKADA K,et al. Phase I/II study of S-1 plus cisplatin combined with peptide vaccines for human vascular endothelial growth factor receptor 1 and 2 in patients with advallced gastric cancer[J].Int J Oncol,2012,41(4):1297-1304.

[31]HIGASHIHARA Y,KATO J,NAGAHARA A,et al.Phase I clinical trial of peptide vaccination with URLCl0 and VEGFRl epitope peptides in patients with advanced gastric cancer [J].Int J 0ncol,2014,44(3):662-668.

［32］LI Y H，QIU M Z，XU J M，et al. s-l plus ci5platin versus fluomuracil plus cisplatin in advanced gastric or gastro-esophageal junction adenocarinoma patients：a pilot study［J］. Oncotarget，2015，6（33）：35107-35115.

［33］BANG Y J，VAN CUTSEM E，FEYEIEISLOVA A，et al. Trastuzumab in corrlbination with chemotherapy versus chemtherapy alone for treatment of HER2-positive advanced gatric or gastro-oesophageal junction cancer（TOGA）：a phase 3，open-label，randomised contfoued trial［J］.Lancet，2010，376（9742）：687-697.

［34］QIU M Z，LI Q，WANG Z Q，et al. HER2-positive patients receiving trastuzumab treatment have a comparable prognosis with HER2-negative advanced gastric cancer：a patients cohort observation［J］.Int J Cancer，2014，134（10）：2468-2477.

［35］WALLG J，REISS K A，KHATRI R，et al. Immune therapy in GI malignancies：a review［J］.J clin oncol，2015，33（16）：1745-1753.

［36］ETO S，YOSHIKAWA K，NISHI M，et al. Programmed cell death protein 1 expressionis is an independent prognostic factor in gatric cancer after curative resection［J］. Gastric cancer，2015，In press.

［37］KIM J W，NAM K H，AHN S H，et al. Prognostic implications of immunosuppressive protein expression in tumors as well as immune cell infiltration within the tumor micmerlvimnment in gastic cancer［J］.Gastric Cancer，2014，In press.

［38］GAMN E B，RIZVI N A，HUI R，et al. KEYNOTE-001 Investigators：pembrolizumab for the treatment of non-small-cell lung cancer［J］.N Engl J Med，2015，372（21）：2018-2028.

［39］ROBERT C，LONG G V，BRADY B，et al. Nivolumab in previously untreated melanoma without BRAF mutation［J］.N Engl J Med，2015，372（4）：320-330.

［40］DOVEDI S J，ILLIDGE T M. The antitumor immune response generated by fractionated radiation therapy may be limited by tumor cell adaptive resistance and can be circumvented by PD-Ll blockade［J］.Oncoimmunology，2015，4（7）：el0l6709.

［41］GONG W，SONG Q，LU X，et al. Paclitaxel induced B7-H1 expression in callcer cells via the MAPK pathway［J］.J Chemother，2011，23（5）：295-299.

［42］Cancer Genome Atlas Research Network.Comprehensive moleclar characterization of gastric adenocarinoma［J］.Nature，2014，513（7517）：202-209.

［43］Zhang W. TCGA divides gastric cancer into four molecular subtypes：implications for individualized therapeutics［J］.Chin J cancer，2014，33（10）：469-470.

［44］NICOLAE A，PITTALUGA S，ABDULLAH S，et al. EBV-positive largeB-cell lymphomas in young patients：a nodal lymphoma with evidence for a tolerogenic immune environment［J］.Blood，2015，126（7）：863-872.

［45］CHEN B J，CHAPUY B，0UYAJLG J，et al. PD-L1 expression is characteristic of a subset of aggressive B-cell lymphomas and virus-associated malignancies[J].Clin cancer Res, 2013,19(13):3462-3473.

[46] FANG W,ZHALLG J,HONG S,et al. EBV-driven LMPl and IFN-gamma up-regulate PD-L1 in nasopharyngeal carcinoma: implications for oncotargeted therapy [J]. Oncotarget,2014,5(23):12189-12202.

[47] KIM S Y,PARK C,KIM H J,et al. Deregulation of immune response genes in patients with Epstein-Barr virus – associated gastric cancer and outcomes [J]. Gastroenterology,2015,148(1):137-147.

[48]CHEN X Z,CHEN H,CASTM F A,et al. Epstein-Barr virus infection and gastric cancer:a systematic review[J].Medicine(Baltimore),2015,94(20):e792.

[49]LE D T,URAM J N,WANG H,et al. PD-1 blockade in tumors with mismatch-repair deficiency[J].N Engl J Med,2015,372(26):2509-2520.

[50]CHOI Y Y,BAE J M,AN J Y,et al. Is micmsatellite instability a prognostic marker in gastric cancer? A systematic review with meta-analysis[J].J Surg Oncol,2014,110(2): 129-135.

[51]LAKIN J,CHIARION-SILENI V,GONZALEZ R,et al. Combined nivolumab and ipilimumab or monothempy in untreated melanoma[J].N Engl J Med,2015,373(1):23-34.

[52]CHAPMAN P B,D'ANGELO S P,WOLCHOK J D. Rapid eradication of a bulky melanoma mass with one dose of immunotherapy[J].N Engl J Med,2015,372(21):2073-2074.

[53]LUTZ E R,WU A A,BIGELOW E,et al. Immunotherapy converts nonimmunogenio pancreatic tumors into immunogenic foci of immune regulation[J].Cancer Immunol Res,2014,2 (7):616-631.

[54]SOARES K C,RUCKI A A,WU A A,et al. PD-1/PD-L1 blockade together with vaccine therapy facilitates effctor T-cell infiltration into pancreatic tumors[J].J Immunother, 2015,38(1):1-11.

[55]TENG F,KONG L,MENG X,et al. Radiotherapy conlbined with immune checkpoint blockade immunotherapy:achievements and challenges[J].CancerLett,2015,365(1):23-29.

[56] APETOH L,LADOIRE S,COUKOS G,et al. Combining immunotherapy and anticancer agent:the right path to achieve cancer cure? [J].Ann Oncol,2015,26(9):1813-1823.

[57] HUAILG Y,GOEL S,DUDA D G,et al. Vascular nomalization as an emerging strategy to enhance cancer immunotherapy[J].Cancer Res,2013,73(10):2943-2948.

[58]STAGG J,LOI S,DIVISEKEM U,et al. Anti-ErbB-2 mAb therapy requires type I and II interferons and synergizes with anti-PD-l or anti-CDl37 mAb therapy[J].Proc Natl Acad Sci USA,2011,108(17):7142-7147.

[59]GALLUZZI L,SENOVILLA L,ZITVOGEL L,et al. The secretally:immunostimulation

by anticancer drugs[J].Nat Rev Drug Discov,2012,1l(3):215-233.

[60]WOLCHOK J D,HOOS A,O'DAY S,et al. Guidelines for the evaluation of immune thempy activity in solid tumors:immune-related response criteria[J].Clin Cancer Res,2009,15 (23):7412-7420.

[61]WEBER J S,YANG J C,ATKINS M B,et al. Toxicities of immunotherapy for the practitioner[J].J Clin Oncol,2015,33(18):2092-2099.

（丁　园　陈玉强）

第 10 章　进展期胃癌的分子靶向治疗

胃癌是一种严重威胁人类健康的恶性肿瘤,其发病率和死亡率居于我国恶性肿瘤的前列,大多数患者在诊断时已经处于疾病晚期。我国每年胃癌死亡人数占肿瘤死亡人数的第 3 位。胃癌患者的预后相对其他消化道肿瘤仍较差。化疗是进展期胃癌的主要治疗手段,但即使采用细胞毒药物联合方案化疗,进展期胃癌患者的中位生存时间也仅 11 个月左右。目前,国际上无一致公认的进展期胃癌标准化疗方案。局部复发和远处转移是影响术后 5 年生存率的主要原因。现有化疗水平已到达一个瓶颈,最佳反应率不足 50%,如果想要有所突破,生物治疗成为必要的选择。分子靶向治疗是近年来在治疗血液和实体肿瘤中涌现出的新治疗手段。随着对存在于胃癌发生、发展和转移过程中分子生物学机制的研究,也逐步将这种治疗手段应用于胃癌治疗的临床实践。尤其是对进展期胃癌治疗的探索从未停止,随着精准医疗时代的到来,如何通过更精准的诊断以达到个体化治疗的目的,是研究者们面临的重要议题,这一点在胃癌的靶向治疗方面尤为突出。过去几十年,随着肿瘤生物学的快速发展以及肿瘤分子标志物的不断涌现,多项临床研究已发现分子靶向治疗可作用于胃癌的各种机制,本章重点介绍关于胃癌分子靶向治疗的现状。

10.1　胃癌的基因靶向治疗

基因靶向治疗是一个融合了多学科多技术的全新医学领域,近年来出现了许多新的技术方法。基因靶向性是一个重要的研究方向,靶向性包含 3 层含义:第一,转移靶向性,通过靶向技术将治疗基因尽可能导入靶细胞;第二,基因转录的靶向性,通过使用肿瘤组织特异性过度表达基因调控元件控制基因在靶细胞内的转录;第三,基因表达时间和水平上的靶向性,应用人工合成调控系统来操纵基因表达。

近年来,对基因治疗的靶向性研究主要从以上 3 个方面进行了尝试,取得了较大的进展。

基因转移的靶向性研究主要有 3 个方面:

(1)受体-配体或抗原-抗体介导的靶向基因转移。许多细胞表面都会特异性地表达或过表达某种受体或抗原,如果使目的基因或携带有目的基因的载体与相应的配体或抗体相连接,利用配体-受体或抗原-抗体相互作用的特异性,便可以把目的基因特异性地转移到靶细胞中。

(2)病毒介导的靶向基因转移。利用某些病毒对人体的某些组织具有特异性亲和作用的特点,将这些病毒改造为载体,把目的基因特异性地导入靶细胞中去。例如,利用疱疹病毒天然的嗜神经性,可以把它改造为治疗神经系统疾病的基因载体。

(3)厌氧菌介导的靶向基因转移。实体瘤具有低氧代谢区,厌氧菌有趋低氧代谢的特点,因而对肿瘤细胞有良好的靶向性,可作为肿瘤基因治疗的载体,目前研究主要集中在对非致病厌氧菌,如双歧杆菌、乳酸杆菌、大肠杆菌等的研究。同时,也有学者对致病性需氧菌如野生型鼠伤寒沙门菌作为靶向基因载体的可行性进行了研究。

基因表达的靶向性研究主要是通过利用组织特异性的基因启动子限制目的基因只在靶细胞内表达。应用最多的有甲胎蛋白基因启动子、癌胚抗原基因启动子、黑色素瘤的酪氨酸基因启动子及前列腺特异性抗原基因启动子等。

某些疾病的基因治疗还要求目的基因在一定时间内和一定水平上进行表达,因而对治疗这些疾病的目的基因的表达时间和表达水平要进行精确的调控,目前大多是采用口服非毒性的小分子药物,如四环素、蜕皮激素、Ru486 等来控制一个经基因工程修饰的转录因子,通过该转录因子来调控目的基因的表达。服用这些小分子药物后,目的基因的表达可以在短时间内达到很高的水平,而且可以通过小分子药物给予的时间和剂量来调控目的基因的表达时间和表达水平。

10.1.1　表皮生长因子受体信号通路

表皮生长因子受体(epidermal growth factor receptor,EGFR)是一种多功能糖蛋白的跨膜受体,是酪氨酸激酶生长因子受体家族的一个成员,与特异性配体如表皮生长因子(EGF)、转化生长因子-α(TGF-α)、双向调节蛋白(amphiregulin,AREG)、β-细胞素(BTC)等结合,通过相应酪氨酸激酶的自身磷酸化作用激活受体,从而激发细胞内的多条信号转导通路如 MAPK、PI3K、c-Src 等促进肿瘤细胞分裂、迁徙以及促进肿瘤新生血管形成。EGFR 在相当一部分肿瘤中都有不同程度的激活表达,如胃癌、结直肠癌、头颈鳞癌、胰腺癌、肺癌、乳腺癌、肾癌和脑胶质母细胞瘤等。因此,可选择其特定部位作为靶点,通过干扰 EGFR 信号传导来达到抑制肿瘤的增殖、浸润和远处转移的目的,为胃癌分子靶向治疗提供了新的思路。

EGFR 家族由 1186 个氨基酸组成。EGFR 家族由 4 个成员组成:HER-1(EGFR)、HER-2(Neu)、HER-3 和 HER-4。HER-2 和 HER-3 并不与任何已知配体结合,而是结合其他 EGFR 家族成员形成异质二聚体。HER-2 结合 EGFR,活化的 HER-2 激酶使异质二聚体磷酸化,导致(PI3K)/Akt 和 Ras/MEK 信号通路激活,促进细胞增殖、入侵以及抑制细胞凋亡。阻断 EGF 与 EGFR/HER-2 结合以及抑制下游酪氨酸激酶的活化成为靶向抑制 ErbB 信号通路活化的主要策略。靶向 EGFR 药物主要分两类：一类作用于细胞外的单克隆抗体，如西妥昔单抗；另一类作用于细胞内的小分子酪氨酸激酶抑制剂（tyrosine kinase inhibitor，TKI），主要包括吉非替尼、厄洛替尼等。

1. 抗 EGFR 单克隆抗体

西妥昔单抗（cetuximab）是第一个获批上市的特异性抗 EGFR 的人源化 IgG1 单克隆嵌合抗体，能够特异性地与多种肿瘤细胞表面的 EGFR 胞外域结合，竞争性抑制 EGFR 与其天然配体 EGF 结合，阻断配体诱导的 EGFR 酪氨酸激酶结构域的磷酸化，下调细胞表面受体的表达和弱化受体相关信号，通过抗体依赖的细胞毒作用杀伤肿瘤细胞，以及诱导细胞信号转导途径的阻断，从而减缓肿瘤细胞增殖，诱导肿瘤细胞凋亡。

大量临床 Ⅱ 期研究已经证实其联合其他方案治疗晚期胃癌的有效性（41.2%～52.3%）和安全性（5.4～16 个月）。一项评估西妥昔单抗联合卡培他滨和顺铂（CXP）与卡培他滨联合顺铂（XP）一线治疗晚期胃癌疗效的 Ⅲ 期临床研究（EXPAND）显示，实验组（CXP）的中位总生存期（mOS）和中位无进展生存期（mPFS）均低于对照组（XP）（4.4 个月：5.6 个月，$P=0.32$；9.4 个月：10.7 个月，$P=0.95$）。有关西妥昔单抗联合化疗治疗晚期胃癌的一项 Meta 分析结果显示：实验组（西妥昔单抗联合化疗）和对照组（单纯化疗组）完全缓解率差异无统计学意义［$OR=1.64$，95% $CI(0.47～5.70)$，$P=0.430$］；部分缓解率差异无统计学意义［$OR=1.14$，95% $CI(0.88～1.47)$，$P=0.310$］；有效率差异无统计学意义［$OR=1.16$，95% $CI(0.90～1.50)$，$P=0.240$］；1 年生存率差异无统计学意义［$OR=1.14$，95% $CI(0.41～3.16)$，$P=0.81$］；按照基因检测进行亚组分析，发现西妥昔单抗联合化疗治疗 HER2 基因阳性与阴性患者的有效率［$OR=1.76$，95% $CI(0.91～3.42)$，$P=0.090$］以及治疗 K-ras 基因突变型与野生型的有效率的差异均无统计学意义［$OR=4.13$，95% $CI(0.36～47.30)$，$P=0.250$］。按照种族进行亚组分析，发现亚洲人群中，试验组与对照组之间的结局指标差异无统计学意义。3～4 级不良反应采用固定效应模型进行分析，结果表明：试验组与对照组血小板减少发生率的差异无统计学意义［$OR=0.82$，95% $CI(0.48～1.43)$，$P=0.490$］；中性粒细胞减少［$OR=0.64$，95% $CI(0.49～0.83)$，$P=0.001$］、腹泻［$OR=1.81$，95% $CI(1.11～2.97)$，$P=0.020$］、皮疹［$OR=38.96$，95% $CI(5.30～286.45)$，$P=0.000$］和手足综合征［$OR=3.25$，95% $CI(1.58～6.60)$，$P=0.001$］发生率的差异有统计学意义。

以上分析结果提示，使用西妥昔单抗联合化疗治疗晚期胃癌患者无额外的临床获益。进一步对可研究的因素进行亚组分析，结果发现西妥昔单抗联合化疗治疗 HER2 基因表达阳性与阴性的患者以及治疗 K-ras 野生型与突变型患者的疗效差异无统计学意义；在亚洲人群中，试验组与对照组的完全缓解率、部分缓解率和有效率无明显差异。同时，在 3～4 级不良反应方面，西妥昔单抗联合化疗可以有效地降低中性粒细胞减少发生率，但其皮疹、手足综合征和腹泻发生率均高于对照组，但血小板减少发生率的差异无统计学意义,提示西妥昔单抗联合化疗的安全性和耐受性均较差。国内外多项大规模临床试验的结果提示,在多线治疗过程中,西妥昔单抗联合化疗均可提高结直肠癌的有效率,延长无进展生存期和总生存期。对于西妥昔单抗联合化疗治疗胃癌失败的原因,目前认为主要与以下因素有关。首先,有研究发现,*K-ras* 基因的突变率与结直肠癌患者使用西妥昔单抗时的临床获益相关;然而,Gold 等却发现 *K-ras* 在胃癌中的突变率仅为 2%,明显低于结直肠癌。因此,*K-ras* 突变似乎不是西妥昔单抗治疗胃癌失败的主要阻力。其次,在Bang 等的研究中,近 22% 的胃癌患者 *HER2* 表达阳性,对这部分患者采用曲妥珠单抗联合化疗可以改善临床结局,提示 *HER2* 表达阳性可能是西妥昔单抗耐药的另一个原因。亚组分析结果显示,西妥昔单抗联合化疗治疗 *HER2* 表达阳性和阴性胃癌患者的疗效无明显差异,但仅有 1 项研究对其进行了检测,故对该结果仍有待进一步研究。再次,*PI3* 激酶通路激活时可以有效地绕过西妥昔单抗或曲妥珠单抗等药物对 EGFR 的阻断作用,从而产生耐药。在肿瘤标本中检测到 *PI3* 基因突变率由 18% 增加至 63%,因此在胃癌患者中,*PI3* 基因突变也可能是西妥昔单抗耐药的另一个机制。最后,有研究提示,*HER3* 的过表达以及 C-met 途径的激活也是引起西妥昔单抗耐药的潜在因素。因此,西妥昔单抗或许可使上述途径未被激活的胃癌患者获益,但需要在更大样本量的高选择性人群中进行临床验证。今后的研究应注重于寻找预测西妥昔单抗耐药的分子标志物。

帕尼单抗(panitumumab)是一种完全的人源化单克隆抗体。一项随机、非盲Ⅱ/Ⅲ期临床研究(RE-AL3),使用盐酸表柔比星、奥沙利铂和卡培他滨联合帕尼单抗治疗晚期食管癌的研究显示,实验方案 mOS 显著低于标准方案(8.8 个月∶11.3 个月,$P=0.013$),mPFS 低于对照组(6.0 个月∶7.4 个月,$P=0.068$)。EXPAND 和 REAL-3 研究的失败,提示 EGFR 在晚期胃癌中可能不是主要致癌驱动基因。然而遗憾的是,在 EXPAND 以及 REAL-3 试验中,都未应用 IHC 或 FISH 来评估 EGFR 的表达量。但越来越多的证据表明,此类药物确实可在治疗某些特定亚组的人群时使该类患者获益。

尼妥珠单抗(nimotuzumab)是以 EGFR 为作用靶点的人源化单抗。关于尼妥珠单抗联合伊立替康治疗胃癌的Ⅱ期临床试验研究结果表明,接受尼妥珠单抗治疗的 EGFR IHC 2＋或者 3＋胃癌患者的 PFS 和总生存率有潜在的改善。这与尼妥珠单抗选择性靶向 EGFR 过度表达组织的证据相一致。基于Ⅱ期临床试验的结果,选择 EGFR IHC 2＋或者 3＋人群的Ⅲ期临床试验(ENRICH)正在进行中。肺癌的临床试验 FLEX 显示,EGFR 的 IHC 水平可能是患者应用 EGFR 单克隆抗体有效的预测指标以及应用 EGFR 单克隆抗体后 OS 延长的预后因素。遗憾的是,在 EXPAND 以及 REAL-3 试验中,都未应用 IHC 或者 FISH 来评估 EGFR 的表达量。虽然未经筛选的患者群体在针对 EGFR 信号通路的靶向治疗中并未取得总生存时间的获益,但越来越多的证据表明,此类药物确实可在治疗某些特定亚群的人群时使患者获益。

2. 抗 HER-2 单克隆抗体

曲妥珠单抗(trastuzumab)是 1998 年美国 FDA 批准上市的第一种重组 DNA 衍生的

人源化单克隆抗体,通过与 HER-2 受体特异性结合影响生长信号的传递,还可以下调血管内皮生长因子和其他血管生长因子活性。2002 年进入我国市场,商品名为"赫赛汀"。曲妥珠单抗是重组人源化抗 HER2 的 IgG1 单克隆抗体,其选择性作用于 HER-2 胞外域,消除或降低 HER-2 受体活性,削弱后续的信号事件,包括蛋白激酶 B(PKB)、信号转导因子和转录激活因子-3(STAT-3)及胞外信号调节激酶(ERK)。此外,曲妥珠单抗也可通过高表达细胞周期蛋白依赖性激酶(CDK)抑制剂 p27,引起细胞周期蛋白下调及细胞周期紊乱,诱发抗体依赖性细胞介导的细胞毒(antigen dependent cell-mediated cytotoxicity,ADCC)反应。

一项前瞻性、多中心评价曲妥珠单抗联合化疗治疗 HER-2 阳性的晚期胃或胃食管腺癌的Ⅲ期(ToGA)研究结果显示,曲妥珠单抗联合化疗可提高 HER-2 阳性晚期胃癌患者的生存率(OR 为 47% : 35%,$P = 0.0017$;mOS 为 13.8 个月 : 11.1 个月,$P = 0.0046$;PFS 为 6.7 个月 : 5.5 个月,$P = 0.0002$)。一项有关曲妥珠单抗联合化疗治疗 HER-2 阳性晚期胃癌的 Meta 分析中,试验组接受曲妥珠单抗联合化疗,对照组接受单纯化疗,结果显示:在完全缓解方面,联合曲妥珠单抗组和对照组间的差异有统计学意义[OR=2.76,95%CI(1.40~5.44),$P = 0.003$],提示与单纯化疗相比,联合曲妥珠单抗可使晚期胃癌(advanced gastric cancer,AGC)患者获得明显的完全缓解获益。亚组分析结果显示,8 mg/kg 曲妥珠单抗组可获得明显的完全缓解[OR=2.69,95%CI(1.28~5.66),$P = 0.009$],而 4 mg/kg 曲妥珠单抗剂量组无明显统计学意义[OR=2.98,95%CI(0.30~29.65),$P = 0.35$];在部分缓解方面两组间差异有统计学意义[OR=1.81,95%CI(1.40~2.33),$P < 0.00001$],亚组分析结果显示,8 mg/kg 曲妥珠单抗组和联合 SOX(奥沙利铂+替吉奥)方案组均可获得明显的部分缓解[OR=1.71,95%CI(1.30~2.25),$P = 0.0001$;OR=2.78,95%CI(1.21~6.36),$P = 0.02$],而联合 XP(卡培他滨+顺铂)方案组和 4 mg/kg 曲妥珠单抗剂量组均无明显统计学意义($P = 0.12,P = 0.05$);在疾病稳定方面两组间差异无统计学意义[OR=0.87,95%CI(0.66~1.14),$P = 0.31$],提示联合曲妥珠单抗较单纯化疗在疾病稳定方面无明显优势;在总有效率方面联合曲妥珠单抗组有效率明显高于对照组,差异有统计学意义[OR=2.09,95%CI(1.63~2.68),P<0.000 01]。亚组分析结果显示,各联合方案和不同剂量(4 mg/kg 或 8 mg/kg),曲妥珠单抗联合化疗方案均可提高 AGC 患者的总有效率,差异有统计学意义[$OR_{xp} = 2.27$,95%CI(1.02~5.01),$P = 0.04$;$OR_{sox} = 3.88$,95%CI(1.68~8.96),$P = 0.002$;$OR_{其他} = 1.93$,95%CI(1.46~2.55),$P < 0.00001$;$OR_{8 mg/kg} = 1.96$,95%CI(1.49~2.58),$P < 0.00001$;$OR_{4mg/kg} = 2.44$,95%CI(1.16~5.12),$P = 0.02$];在疾病控制率方面,与单纯化疗组相比,联合曲妥珠单抗组可显著提高 AGC 患者的疾病控制率[OR=2.20,95%CI(1.63~2.98),$P < 0.00001$];在不良反应方面,腹泻两组有差异,[OR=2.12,95%CI(1.12~4.00),$P = 0.02$],提示联合曲妥珠单抗治疗 AGC 患者更易引起腹泻,甚至≥3 级腹泻。联合曲妥珠单抗组的皮疹发生率较

单纯化疗组高,差异有统计学意义;但在骨髓抑制、恶心、呕吐、肝功能受损、手足综合征及心脏毒性发生率方面,两组均无统计学意义。有研究报道,皮疹的发生可能与 EGFR 靶向药物的治疗有效性有关,可能作为预计西妥昔单抗疗效的良好指标。综上所述,曲妥珠单抗联合化疗能够提高 HER-2 阳性 AGC 患者治疗的有效率,且患者基本耐受良好,无特殊不良反应发生。因此,2010 年欧洲药品管理局和美国 FDA 批准将曲妥珠单抗用于晚期胃癌的一线治疗。NCCN 指南推荐将曲妥珠单抗联合化疗作为 AGC 患者治疗的一线化疗方案,并达到 2A 类共识。

曲妥珠单抗-emtansine(T-DM1)是一种抗体-药物偶联物,通过稳定的硫醚键将单克隆抗体曲妥珠单抗与细胞毒制剂 DM1 连接。临床前期研究中发现 T-DM1 显著延长既往接受过曲妥珠单抗联合紫杉醇治疗的 HER-2 阳性晚期乳腺癌患者的 OS。一项随机、多中心、开放性、适应性 II/III 期临床(GATSBY)研究:T-DM1 对比 TAX 用于进展的 HER-2 阳性局部晚期或转移性胃/胃食管腺癌患者(LA/MGC/GEJC),结果显示 T-DM1 对比紫杉醇组治疗 HER-2 阳性晚期胃癌或胃食管结合部癌患者并未显示出更好的疗效和获益(mOS 为 7.9 个月:8.6 个月,$P=0.86$;mPFS 为 2.7 个月:2.9 个月,$P=0.31$)。

帕妥珠单抗(pertuzumab)是第二代重组人源化的单克隆抗体,其结合 HER-2 胞外域,直接抑制 HER-2 二聚化,进而抑制下游信号通路。与曲妥珠单抗不同,帕妥珠单抗的疗效并不严格依赖 HER-2 的过表达,因此在 HER-2 低表达的肿瘤中帕妥珠单抗具有更优效果。一项临床前期研究证实帕妥珠单抗联合曲妥珠单抗可提高对 HER-2 高表达胃癌的抗肿瘤作用。一项双盲、安慰剂对照、随机临床(JACOB)研究评估帕妥珠单抗联合曲妥珠单抗、顺铂和 5-FU/卡培他滨片治疗 HER-2 阳性的转移性胃癌或胃食管交界癌疗效和安全性的研究正在进行。

3. EGFR/HER-2 酪氨酸激酶抑制剂

酪氨酸激酶抑制剂(TKIs)能够竞争性阻断 ATP 与酪氨酸激酶结构域(TKD)结合,抑制酪氨酸激酶受体自身磷酸化和阻断 EGFR 介导的信号通路,进而抑制肿瘤细胞增殖。研究表明,EGFR 突变型患者较野生型可以从 TKIs 治疗中更为获益。代表药物有吉非替尼(gefitinib iressa)、厄洛替尼(erlotinib,tarceva)、拉帕替尼(lapatinib)等。吉非替尼是第一个被 FDA 批准的强有力的 EGFR 酪氨酸激酶抑制剂,2005 年在我国上市。Doi et al 采用吉非替尼每天 250 mg 或 500 mg 口服治疗 75 例进展期胃癌患者,28 d 后报告 12 例患者病情稳定(SD),1 例部分缓解(PR),中位肿瘤进展时间(mTTP)1.2 月,平均总生存时间 3.5 个月。另一项使用吉非替尼每天 250 mg 口服治疗贲门癌和食管癌的 II 期临床研究报告:患者中位缓解期 4.6 个月,临床总有效率达 30%。Rojo et al 进一步对胃癌病理组织动态观察研究发现,使用吉非替尼后 EGFR 的磷酸化状态显著下降,通过检测增殖性核抗原 Ki-67 的表达,发现细胞增殖受到明显抑制。厄洛替尼(erlotinib)是一种小分子酪氨酸激酶抑制剂。西南癌症合作小组(Southwest Cancer Cooperative Group,

SCCG)进行的一项Ⅱ期临床研究(OG0127)报道了厄洛替尼治疗胃食管交界处腺癌的疗效。此外,拉帕替尼(lapatinib)是一种作用于 EGFR(HER-1)和 HER-2 的双靶点抑制剂,不仅可以阻断自身磷酸化和抑制受体激活,而且可以结合 EGFR 和 HER-2 二聚体,进而抑制下游信号转导。一项Ⅲ期临床研究 TRIO-013/(LOGIC),比较卡培他滨和奥沙利铂(Cape Ox)联合拉帕替尼治疗 HER-2 扩增的晚期胃癌/胃食管结合部癌疗效显示,拉帕替尼+Cape Ox 组较 Cape Ox 组的mOS(12.2 个月∶10.5 个月)和 mPFS(6.0 个月∶5.4个月)无显著获益,但反应率(53%∶39%,$P=0.031$)明显提高。另一项Ⅲ期临床研究(Ty TAN),拉帕替尼联合紫杉醇二线治疗 HER-2 扩增的晚期胃癌研究显示,实验组较对照组 mOS(11 个月∶8.9 个月,$P=0.1044$)和 mPFS(5.4 个月∶4.4 个月)无明显改善。拉帕替尼在胃癌中的疗效可能不如曲妥珠单抗,其可能与拉帕替尼在不同患者中的代谢、生物利用度有差别及部分患者对拉帕替尼耐药有关。研究已经证明,拉帕替尼耐药可能与 HER-2 的二次突变、MET 超表达以及下游第 10 号染色体缺失的磷酸酶和张力蛋白同源基因(*PTEN*)的缺失和鼠类肉瘤病毒癌基因(*KRAS*)的突变相关。然而,中国晚期胃癌患者在拉帕替尼治疗中可以获益。因此,亚洲晚期 HER-2 扩增胃癌患者的前瞻性研究是必要的。

10.1.2 血管内皮生长因子信号通路

肿瘤是一种血管依赖性疾病。血管内皮生长因子(VEGF)是一种重要的与肿瘤血管生成有关的细胞因子,主要通过促进内皮细胞增殖和提高血管通透性来引导肿瘤血管生成。VEGF 在胃癌组织普遍高表达,与胃癌的侵袭性、临床分期和预后相关。抗 VEGF抗体和 VEGF 抑制剂可阻断肿瘤血管生成及其下游信号,减少肿瘤血流量和营养供应并提高血管通透性,有利于药物渗透肿瘤组织。研究发现,与肿瘤血管发生关系最密切的VEGFR 是 VEGFR-2。

1. 抗 VEGF 单克隆抗体

贝伐珠单抗(bevacizumab)是一种重组人源化抗 VEGF 的单克隆抗体,特异性结合VEGF,抑制 VEGF 与 VEGFR 结合,阻断酪氨酸激酶信号通路的激活,抑制内皮细胞增殖和血管生成,其人源化有利于延长半衰期和减少治疗抗体的免疫原性。贝伐珠单抗可与 VEGF 结合,抑制新生血管生成,延缓肿瘤的生长和转移;在联合化疗时,贝伐珠单抗还能增加血管通透性,促进化疗药物向肿瘤内渗透,发挥增敏的作用。贝伐珠单抗特异性结合 VEGF,是第一个被 FDA 批准的抗 VEGF 单克隆抗体。评估晚期胃癌一线治疗的一项随机、双盲、Ⅲ期临床研究(AVAGAST)显示,XP 联合贝伐珠单抗组与 XP 联合安慰剂组的 OS 无明显差异(12.1 个月∶10.1 个月,$P=0.1002$)。VanCutsem 等研究显示VEGF-A 和 Neuropilin-1 是预测贝伐珠单抗治疗晚期胃癌疗效的重要标志物。

一项关于贝伐珠单抗联合化疗治疗晚期胃癌的 Meta 分析共纳入 5 项随机对照试验

(randomized control trial,RCT),共计 1202 例晚期胃癌患者。Meta 分析结果显示,贝伐珠单抗联合化疗组与单纯化疗组相比,完全缓解 [OR 为 2.17,95% CI(1.07~4.38),$P=0.03$]、部分缓解(OR 为 1.53,95% CI 为 1.19~1.97,$P=0.001$)和有效率(OR 为 2.03,95% CI 为 1.25~3.28,$P=0.004$)的差异有统计学意义,而 1 年生存率(OR 为 1.25,95% CI 为 0.99~1.58,$P=0.06$)的差异无统计学意义。在不良反应方面,贝伐珠单抗联合化疗组与单纯化疗组相比,高血压发生率的差异有统计学意义(OR 为 7.29,95% CI 为 2.71~19.64,$P<0.0001$),而骨髓抑制、胃肠反应、肝功能受损及动静脉血栓栓塞事件发生率的差异均无统计学意义。以上结果表明贝伐珠单抗联合化疗可以提高晚期胃癌患者的近期疗效;而在 1 年生存率方面,两组的差异无统计学意义,由此表明,贝伐珠单抗联合化疗相较于单纯化疗,未能延长晚期胃癌患者的生存期。安全性分析结果显示,研究组与对照组相比,只有高血压事件具有统计学意义,提示贝伐珠单抗联合化疗增加了高血压发生率;而其余的 3~4 级不良反应的发生率差异无统计学意义,表明暂无充分证据显示贝伐珠单抗会增加其他不良反应。至今尚不清楚贝伐珠单抗引起高血压的发病机制。有研究表明,VEGF 可促进血管内皮细胞产生一氧化氮和前列环素。一氧化氮和前列环素具有舒张血管的作用,而抑制 VEGF 使其生成减少,导致血管阻力增加、血压升高。重度高血压可对患者的生活质量和治疗耐受造成严重影响,因此,所有患者在使用贝伐珠单抗前以及整个治疗期间,无论既往有无高血压病史,都应定期监测血压;对于药物引起的高血压,可根据患者自身情况,应用降压药物控制血压,必要时可联用 2 种以上降压药物治疗。如果患者血压控制仍不理想或出现高血压脑病或高血压危象时,则考虑永久性停用贝伐珠单抗。此外,据相关研究显示,高血压可能是贝伐珠单抗疗效的预测指标之一,因为在接受贝伐珠单抗治疗后发生高血压的患者中,可以观察到其有效率和无进展生存期有显著改善。

2. 抗 VEGFR 单克隆抗体

阿柏西普(aflibercept)是一种重组融合蛋白,能够将 VEGFR1 和 VEGFR2 胞外域的 VEGF 结合部位与人 IgG_1 免疫球蛋白的 Fc 段相融合。一项临床研究(VELOUR)显示,阿柏西普联合伊利替康治疗转移性结直肠癌安全有效。一项多中心、双盲、随机对照 FOLFOX 联合阿柏西普或安慰剂用于既往未接受过化疗的转移性胃食管腺癌患者的 Ⅱ 期(MEGA)研究显示,阿柏西普未能在 FOLFOX 基础上进一步提高疗效(mPFS 为 9.9 个月∶7.3 个月,$P=0.77$;mOS 为 13.7 个月∶18.7 个月)。

雷莫芦单抗(ramu-cirumab)是一种抗 VEGFR-2 的人源化 IgG1 单克隆抗体,一项随机的 Ⅲ 期临床研究(REGARD)显示,最佳支持治疗联合雷莫芦单抗可以显著提高一线治疗失败的晚期胃癌患者的 mOS(5.2 个月∶3.8 个月,$P=0.047$)、mPFS 和疾病控制率(DCR)。另一项 Ⅲ 期临床研究(RAINBOW)显示,雷莫芦单抗联合化疗可以显著提高晚期胃癌患者的 mOS(9.5 个月∶7.4 个月,$P=0.017$)、m PFS 和 DCR。基于 REGARD 和

RAINBOW 两项临床研究结果,继曲妥珠单抗之后雷莫芦单抗以优先审评产品已获得 FDA 的批准上市。

3. 酪氨酸激酶抑制剂

舒尼替尼(sunitinib)是一类选择性的多靶点酪氨酸激酶抑制剂(TKI),其作用机制是特异性抑制激酶(VEGF、PDGFR-β、c-KIT、FLT-3 和 RET)活性及其相关的信号转导以发挥抗肿瘤作用。一项Ⅱ期临床研究显示,舒尼替尼联合多西他赛较多西他赛单药可以提高转移性胃癌的客观缓解率(OR:41.1%:14.3%,$P=0.002$)。大量的Ⅰ期、Ⅱ期临床研究已经证实舒尼替尼联合传统化疗的安全性和耐受性,然而舒尼替尼的临床意义需要更多的随机对照研究。阿帕替尼(apatinib)作为新一代小分子 VEG-FR-2 酪氨酸激酶抑制剂,其临床Ⅱ期和Ⅲ期均证实 PFS 和 OS 的延长。基于以上系列研究,CFDA 已于 2014 年 10 月 17 日正式批准阿帕替尼作为国家 1.1 类新药上市。

阿帕替尼,甲磺酸阿帕替尼片(apatinib,艾坦)是新一代小分子血管内皮生长因子受体-2(VEGFR-2)酪氨酸激酶抑制剂,曾经获得国家"十一·五"和"十二·五"计划重大新药创制专项基金的支持,其主要作用机制是竞争性结合该受体胞内酪氨酸 ATP 结合位点,选择性地抑制 VEGFR-2 酪氨酸激酶活性,阻断血管内皮生长因子(VEGF)结合后的信号传导,从而强效抑制肿瘤血管生成。国外公司同期研发的雷莫芦单抗,是针对 VEGFR-2 的大分子肿瘤血管生成抑制剂,作为优先审评产品已获得美国食品药品管理局(FDA)的批准上市,且收入 2015 年 NCCN 临床实践指南作为晚期胃癌二线治疗方案,也进一步证明了通过抗血管生成的途径治疗胃癌,特别是以 VEGFR-2 作为治疗靶点的有效性和可行性。

一系列的临床研究已证明,阿帕替尼用于国人晚期胃癌三线及三线以上治疗是有效和安全的。在Ⅱ期临床研究中,共纳入 141 例二线及以上化疗失败后的晚期胃癌或胃食管结合部腺癌患者,将其随机分为安慰剂对照组、阿帕替尼 850 mg(qd)组和阿帕替尼 425 mg(bid)组共 3 组。采取全分析集(full analysis set,FAS),与对照组相比,阿帕替尼不仅拥有一定的客观有效率(ORR),同时具有生存获益。阿帕替尼 850 mg(qd)组的 ORR 为 6.38%,阿帕替尼 425 mg(bid)组为 13%;阿帕替尼 850 mg(qd)组的中位无进展生存期(m PFS)为 3.7 个月,阿帕替尼 425 mg(bid)组为 3.2 个月,与对照组的 1.4 个月相比均有显著差异。因此,推荐阿帕替尼Ⅲ期临床研究的剂量为 850 mg(qd)。在Ⅲ期临床研究中,纳入二线及以上化疗失败后的晚期胃癌或胃食管结合部腺癌患者共 273 例,将其随机分入安慰剂对照组和阿帕替尼 850 mg(qd)组。在 FAS 中,阿帕替尼 850 mg(qd)组的中位总生存期(mOS)为 6.5 个月,较对照组延长了 1.8 个月($P=0.0149$),死亡风险降低约 30%;阿帕替尼 850 mg(qd)组与对照组的 mPFS 分别为 2.6 个月和 1.8 个月($P<0.0001$),ORR 分别为 2.84% 和 0($P=0.1695$),而疾病控制率(DCR)分别为 42.05% 和 8.79%($P<0.0001$);两组的生活质量评分(quality of life,QOL)变化比较未见明显差异

（$P>0.05$）。在安全性方面，Ⅱ期和Ⅲ期临床研究中，不良事件（adverse event，AE）的类型和发生率基本一致，亦与已上市的其他同类药物相类似。常见的 AE 包括白细胞减少、中性粒细胞减少、血小板下降、高血压、蛋白尿、手足皮肤反应、乏力、食欲减退和腹泻，未出现非预期的 AE。多数不良反应均可通过暂停给药、下调剂量及对症处理实现控制和逆转。

10.1.3　免疫检查点阻滞剂

免疫检查点是一种免疫系统的抑制信号通路，不但调节外周组织免疫应答，避免引起组织损伤，而且保持自身抗原的忽视。肿瘤发生阶段，癌细胞通过改变抗原表型逃脱免疫监视；在进展转移阶段，通过肿瘤微环境中多种免疫抑制因子和免疫抑制细胞来抑制抗肿瘤免疫反应，如抑制免疫检查点及调节性 T 细胞等。T 淋巴细胞作为肿瘤免疫中的主要执行者，受到许多协同刺激分子和抑制性分子共同调节，这些抑制分子即免疫检查点。在恶性肿瘤中，肿瘤细胞通过免疫检查点通路，抑制 T 细胞的效应来逃避免疫监视，导致肿瘤监视和肿瘤识别降低，最终形成免疫逃逸。免疫检查点抑制剂的研制与应用，已经在多种恶性肿瘤中显示了治疗效果。CTLA-4、PD-1 为 T 细胞表面的主要抑制性分子。PD-1 的配体包括 PD-L1 和 PD-L2，PD-L1 与其 T 细胞上的受体 PD1 相互作用，在免疫应答的负性调控方面发挥着重要作用。肿瘤微环境可诱导肿瘤细胞 PD-L1 的表达，干扰素 γ 可以上调其表达，在细胞及动物实验中均证实 PD-L1 的表达有利于肿瘤的发生和发展，诱导抗肿瘤 T 细胞的凋亡。PD-L1 在广泛的癌细胞和肿瘤浸润免疫细胞表达上调，抗原提呈细胞（APCs）及肿瘤细胞表达的 PD-L1 均可经 PD-1/PD-L1 信号通路抑制肿瘤抗原特异性 T 细胞的活化，下调 T 细胞介导的肿瘤免疫应答。CTLA-4 可能在早期免疫应答中发挥作用（主要在淋巴组织发生），T 细胞活化后在外周组织中 PD-1 表达上调，促进晚期免疫应答。抗 CT-LA－4 和抗 PD-1/PD-L1 抗体等免疫检查点抑制剂，可以修复和促进肿瘤特异性 T 细胞功能，可以消除免疫抑制作用，诱导和增强抗肿瘤免疫反应，是避免肿瘤免疫逃逸的一个关键机制。PD-1、PD-L1 和 CTLA-4 的单克隆抗体已经应用于临床研究。相关研究显示，PD-1 表达与胃癌复发相关，PD-1/PD-L1 阴性均有较好的预后。Sun 等 PD-L1 表达的研究结果显示，102 例胃腺癌组织中 PD-L1 表达阳性率为 42.2％，而在对照组的正常胃组织中没有检测到，胃腺瘤中只有微弱表达。一些研究中，胃癌组织中 PD-L1 表达水平在 40％～63％。PD-1 单克隆抗体（派姆单抗）的 KEYNOTE-012 研究显示，其用于晚期胃癌有较强的抗肿瘤活性，PD-L1 表达水平与其 ORR、PFS 和 OS 相关。派姆单抗的 KEYNOTE-059 研究正在进行。

1. 抗 CTLA-4 抗体

伊匹单抗（ipilimumab）是一种全人源抗 CTLA-4 单抗。Ⅱ期临床试验 NCT01585987 中，入组了 114 例不可切除的局部晚期或转移性胃/胃食管结合部腺癌者，经标准一线化疗方案治疗后序贯伊匹单抗或最佳支持治疗（包括含氟尿嘧啶和不含氟尿嘧啶),从官网目前公布的临床试验数据分析,与最佳支持治疗相比,伊匹单抗治疗并未使患者有明显的获益。

tremelimumab 一种全人源化 CTLA-4 单抗。Ⅱ期临床试验中报道在 18 例胃/胃食管结合部腺癌患者中缓解率为 5%,低于二线细胞毒性药物化疗疗效。尽管这个试验未能达到预先设定的缓解率终点,但仍有 4 例患者达到病情稳定,1 例达到部分缓解,且部分缓解的患者显示出持久疗效,对于晚期胃癌治疗,这是相当振奋人心的结果。

2. 抗 PD-1 单抗

纳武单抗:是一种全人源化抗 PD-1 单抗,美国 FDA 已批准用于治疗晚期黑色素瘤及肺鳞癌。在Ⅱ期临床试验 Checkmate-032 中,入组了 59 例晚期胃癌患者给予纳武单抗单药治疗,总缓解率(ORR)为 17%,6 个月无进展生存期(PFS)率和总生存(OS)率分别为 18% 和 49%。Ⅲ期临床试验 NCT02267343 预计入组 480 例患者,用于评估其在不可切除的复发及进展期胃癌患者中的疗效。另一项正在日本进行的入组 24 例进展期实体瘤的 Ⅰ 期临床研究 NCT00836888 已经进入数据分析阶段。Ⅰ/Ⅱ 期临床研究 NCT01928394 正在进行招募,用于比较纳武单抗单药和纳武单抗联合伊匹单抗在治疗进展期实体瘤中的疗效。

派姆单抗:一种人源化 Ig G4 的抗 PD-1 单抗,在黑色素瘤及肺小细胞肺癌中的疗效已被认可。Keynote-012 研究从 162 例晚期胃癌患者中筛选出 39 例 PD-L1 阳性的患者给予派姆单抗治疗,研究者回顾 ORR 为 33.3%,6 个月的 PFS 率和 OS 率分别为 24% 和 69%,且 PD-L1 的阳性程度与无进展生存期呈正相关。根据这个试验结果,设计了顺铂/5-FU 联合派姆单抗的 Keynote-059 的Ⅱ期临床研究。Keynote-012 的结果优于纳武单抗的 Checkmate-032 中的结果,可能是前者筛选了 PD-L1 阳性患者入组。

3. 抗 PD-L1 单抗

MDX-1105(BMS-936559):为 PD-L1 的全人源化 IgG4 单抗,在多中心 Ⅰ 期临床试验 NCT00729664 中,207 受试者中包括 7 例胃癌患者,虽然只在非小细胞肺癌、黑素瘤和肾细胞癌的晚期患者中得到了肿瘤消退和疾病长期稳定的结果,但研究结果显示 MDX-1105 在晚期胃癌患者中使用相对安全。

MEDI4736:也是一种抗 PD-L1 的单抗,在一项 Ⅰ 期临床试验 NCT01693562 中纳入 16 例胃癌患者中两例患者 PFS 超过 24 周,超越了胃癌二线治疗方案的中位 PFS。一项 Ⅰ B/Ⅱ 期临床试验 NCT02340975,拟评估 MEDI4736、tremelimumab 单药或联用在复发或转移性胃/胃食管结合部腺癌中的安全性及疗效,预计 2017 年末结束。

avelumab:是一种工程人源化 PD-L1 单抗,在转移性或局限晚期实体瘤中开展的 Ⅰ 期临床试验 NCT01772004 中计划入组 1670 例,其中胃/胃食管结合部腺癌者 150 例,用于评估 avelumab 安全性及疗效。另一项在晚期实体瘤治疗的 Ⅰ 期临床试验 NCT01943461 已完成入组,该研究在完成剂量梯度后将主要观察在亚洲胃癌患者中的疗效。

PD-1/PD-L1 的单抗在肿瘤免疫治疗中应用正成为研究热点,但对于其他新的免疫检验点进行的研究仍在进行。活化 T 细胞、NK 细胞及 B 细胞上的免疫抑制检验点分子淋巴细胞活化基因-3(LAG-3)以及 NK 细胞表面的杀伤抑制受体 KIR 等,可能成为下一代免疫抑制剂的分子靶点。提供更多不同靶点的免疫检验点抑制剂可能对晚期肿瘤患者的治疗及联合治疗带来曙光。

10.1.4　肿瘤细胞周期

癌症是一种细胞周期调控机制障碍性疾病,有三种主要分子类型参与细胞周期调控:细胞周期蛋白、周期蛋白依赖性激酶(CDKs)和周期蛋白依赖性激酶抑制剂(CKIs)。CDKs 结合 CKIs 抑制细胞周期及诱导细胞凋亡。因此,CKIs 可以在特定的阶段诱导细胞周期停滞。flavopiridol 是一种半合成的类黄酮 CKI,是第一个被临床研究评估的细胞周期抑制剂,其广泛抑制 mRNA 转录,导致细胞增殖相关蛋白表达中止。然而,lavopiridol 单药用于胃癌治疗的 Ⅱ 期临床研究未达到预期效果。但部分 flavopiridol 联合化疗的方案取得了一定效果。

10.1.5　肿瘤细胞凋亡

肿瘤细胞的典型特点是增殖力强、分化障碍和凋亡阻滞,促进凋亡是癌症治疗领域研究的重要话题。肿瘤坏死因子相关凋亡诱导配体(tumor necrosis factor-related apoptosis-inducting ligand,TRAIL)选择性诱导多种肿瘤细胞凋亡。胃癌细胞常表现对 TRAIL 诱导凋亡的抵抗,然而大量化疗药物可提高胃癌细胞对 TRAIL 的敏感性。因此,化疗药物联合 TRIL 在胃癌治疗中可以获益。核转录因子 κB(NF-κB)属于 NF-κB/Rel 蛋白家族。NF-κB 的高表达与肿瘤的恶变程度相关而低表达与肿瘤的细胞凋亡相关。bortezomib 是一种蛋白酶体抑制剂,特异性抑制 26S 蛋白酶体的胰凝乳蛋白酶活性,从而抑制 NF-κB 信号通路的活性。一项 Ⅱ 期临床研究证实 bortezomib 的疗效是 66%,这意味着 bortezomib 治疗复发/难治性癌症是一种可行性选择。

10.1.6　其他相关领域的进展

1. C-MET 信号通路抑制剂

C-MET 是一种膜受体酪氨酸激酶,通过与 HGF 结合激活 HGF/MET 信号通路,从而调节肿瘤细胞的增殖和迁移。此外,HGF/C-MET 信号可能抑制 β4-整合蛋白、CD44 和非激酶分子,与加强侵袭和血管生成密切相关。因为多种信号通路与肿瘤的形成和转移密切相关,C-ME 是一个有期望的新靶点,调节其活性可能同时干扰所有相关通路。C-MET 在胃癌患者的超表达已经被观察到。一项 Ⅱ 期临床研究证实联合 rilotumumab

（一种完全人源化的中和 HGF 的单克隆抗体）的治疗方案可提供生存获益。一项全球、多中心、随机对照Ⅲ期临床（RILOMET-1）研究，试验组（MET 单克隆抗体 rilotumumab＋ECX）和对照组（安慰剂＋ECX），结果发现，试验组的 OS 不仅没有延长，反而比安慰剂组更差（9.6 个月：11.5 个月，$P＝0.021$），且不良反应发生率更高。该研究最终因为试验组死亡事件较多而于 2014 年 11 月提前终止。另一项关于 MET 单克抗体的全球多中心Ⅲ期临床（Met Gastric）研究也得出了类似的结论，在 m FOLFOX6 基础上加入另一 MET 单克隆抗体 onar-tuzumab 也不能延长 OS（11.0 个月：11.3 个月，$P＝0.244$）。foretinib 是一种新型的 ATP 竞争性的 c-MET 和 VEGFR/KDR 抑制剂。2009 年，Kwak 等在 ASCO 会议上报道了一项Ⅰ期临床研究，关于 foretinib 良好的安全性和疗效性。然而缺少 foretinib 治疗胃癌的相关研究。

2. mTOR 信号通路抑制剂

mTOR 属于 PI3K 相关激酶家族，主要调节细胞生长、增殖、细胞周期和其他通过 PI3K/Akt/mTOR 信号通路的生理功能。mTOR 磷酸化是胃癌预后差的因素。依维莫司（everolimus 阻止 mTOR 调节的 p70S6K 和 4E-BP1 的磷酸化，导致 G0/G1 停止。然而，一项Ⅲ期临床（GRANITE-1）研究表明依维莫司对晚期胃癌无明显疗效（mOS：5.4 个月：4.3 个月，$P＝0.124$；mPFS：1.7 个月：1.4 个月）。

3. PARP 信号通路抑制剂

聚 ADP 核糖聚合酶（PARP）在保持染色体结构完整性、参与 DNA 的复制和转录、维持基因组稳定性等方面起到重要作用。因此，PARP 抑制剂能够抑制肿瘤细胞 DNA 损伤修复、增强肿瘤细胞 DNA 对损伤因素的敏感性。olaparib 为口服的选择性 PARP1 和 PARP2 抑制剂，一项Ⅱ期试验显示奥拉帕尼联合紫杉醇具有临床活性，尤其是在 ATM 低表达的患中。一项比较奥拉帕尼/安慰剂联合紫杉醇方案治疗晚期胃癌患者的Ⅲ期临床（GOLD）研究，由于未达到研究的主要终点（改善总生存 OS）而宣告失败。

4. 基质金属蛋白酶抑制剂

基质金属蛋白酶（MMPs）包括一系列蛋白水解酶，参与细胞外基质和基底膜的退化和破坏以及肿瘤血管生成。MMPs 的异常表达促进肿瘤局部的入侵和蔓延。MMP-2、MMP-9、MMP-4 和 MMP-21 的高表达与胃癌进展和预后呈负相关。MMP 抑制剂 Marimastat 在胃癌中具有抗肿瘤活性，但其确切作用需要更多临床研究证实。

5. 环氧化-2（COX-2）抑制剂

环氧化酶-2（COX-2）是花生四烯酸转化为前列腺素的一个重要限速酶。COX-1 和 COX-2 是两种同工酶。COX-2 在生理条件下几乎不表达，却在胃癌组织中高表达。COX-2 促进细胞增殖、抑制细胞凋亡、诱导肿瘤血管生成。COX-2 抑制剂对胃癌细的抗癌效应已经被证实，但是缺乏确切的临床数据。

6. IGF-IR 抑制剂

胰岛素样生长因子受体（IGF-IR）是一种横跨膜的酪氨酸激酶受体，通过与 IGF-1 和

IGF-2 特异性结合后而激活。IGF-IR 在恶性转录、血管生成、转移和抗凋亡中扮演重要角色。Figitumumab(CP-751871)是一种完全人源化的抗 IGF-IR 的 IgG2 单克隆抗体,其用于胃癌的治疗正处在临床研究阶段。

10.2　胃癌的脂质体靶向治疗

脂质体(liposome)是直径 50～1000 nm 的球形脂质双层、磷脂膜组成成分灵活,可以制成种类大小不同的多种类型,作为生物活性物质的有效载体,亲水性物质可以包容在脂质体的水核内,脂溶性药物可嵌入磷脂双层间,中性药物可通过调整脂质体的 pH 值或添加反相离子与药物形成分子复合体而稳定地结合于脂质体内。

10.2.1　常规脂质体

脂质体仅由天然的磷脂组成,其入血后、血液中的调理素(补体、免疫球蛋白)易吸附在它表面,促使单核细胞吞噬并清除,这类脂质在血循环较短,而且不易到达肿瘤区,因此其应用受到限制。

10.2.2　长循环脂质体

长循环脂质体是在普通脂质体的磷脂中混入聚乙二醇等大分子以阻碍调理素的吸附,聚乙二醇脂质体表面能形成一个环绕水层有效地减少了调理素在其表面的吸附,降低单核吞噬系统对脂质体的吞噬,使脂质体在血液中的循环时间显著延长,含有阿霉素的长循环阿霉素脂质体以 5 mg DXR/kg 的剂量静脉注射给 26 例直肠癌 BALb/c 荷瘤小鼠;24 h 后其血液中的浓度比静脉注射普通阿霉素和普通阿霉素脂质体相比有显著的提高,长循环脂质体降低了肝脏和网状内皮系统对阿霉素的吞噬量,而且其在肿瘤部位的聚集量是普通阿霉素脂质体和单纯阿霉素的 3.4 倍和 9.4 倍。

10.2.3　免疫脂质体

将对肿瘤细胞表面抗原具有特异性的抗体结合到脂质体表面,制成免疫脂质体,使其到达肿瘤部位释放,此为脂质体研究的一个热点,有报道用抗人 CEA 的抗体 Fab'片断与脂质体结合,构成免疫脂质体,在小鼠的体内实验中取得了良好的靶向效果。

10.2.4　热敏感脂质体

对于某种磷脂在达到一定温度时,该磷脂可发生从胶体相到液晶相的转移,在相变温度时脂质体膜的状态发生改变,通透性增加、释放的药量也最多,根据此特征可制成热敏感脂质体,在肿瘤区加热到适当温度使载药的热敏感脂质体在瘤区释放大量药物,长循环阿霉素热敏感脂质体［DXR-PEG-TSL（SUV）］在体内循环时间长；当在病变部位加热时可择优地将药物释放在肿瘤部位，给荷瘤 BALb/c 小鼠静脉注射此脂质体 3 小时后，肿瘤局部加热，阿霉素在肿瘤组织局部有高浓度集中，提示药物主要释放在病变组织间质中，且对肿瘤生长有抑制作用，并延长小鼠的存活时间。

10.3　胃癌的磁性药物靶向治疗

磁性药物靶向治疗是靶向治疗的一种，它借助磁场使具有磁响应的药物聚集在靶部位，提高靶部位的浓度，降低药物对正常组织的毒性副作用，现代生物磁学研究显示，磁场亦具有抑制恶性肿瘤生长的作用，二者联合应用可发挥协同抗肿瘤作用。

磁性药物的发展经历了几个阶段，最早在 20 世纪七八十年代初，多采用磁性蛋白微球作为载体，微球直径 1 μm，是一种包裹有磁性颗粒（Fe304 10～20 nm）和药物的变性白蛋白复合体，其药物携带率高，靶向性较好，合成简单，便于保存，本来很希望应于临床。但后来大量实验证明可引起血栓样血管栓塞，甚至导致实验动物死亡，后逐渐被淘汰或改良。80 年代末 90 年代以后，免疫磁性脂质体成为新兴的药物载体。脂质体是一种人工合成生物膜，作为药物的载体能降低药物毒性，保护包封药物，天然靶向性和通透性较好。

磁敏感脂质体被多用于磁导向治疗，可帮助药物颗粒更有效地定位于靶向部位、结合抗体后会进一步增强其靶向特殊性，近年来随着纳米技术和医用高分子材料的研究，磁性纳米粒子作用靶向药物载体亦成为该领域的热门研究方向，早期应用的载体多为葡聚糖磁性毫微粒（Dextran MNP）但易被 RES 系统吞噬，被动靶向于肝脾，难于实现其他组织的靶向给药；现在多采用羧甲基葡聚糖磁性毫微粒（CMD MNP）代替葡聚糖毫微粒作为载体，改变了载体表面的性能，使其具有一定负电性，可更好地应用于主动靶向治疗。实验证明，这种药物载体导向性好，应用前景广阔。

10.4　胃癌的病毒介导靶向治疗

病毒感染宿主细胞并在其内大量复制，最终导致细胞裂解死亡，这种细胞病变效应是病毒致病的基础，如果这种效应是有选择的即病毒只杀死对人体有害的细胞，如肿瘤细胞而对正常细胞无害，则这种效应可以成为病毒治病的基础。目前的抗癌病毒便是利用肿瘤细胞与正常细胞的差异对肿瘤细胞进行选择性攻击。例如，相比于正常细胞，肿瘤细胞的生长和增殖能力明显增强，而这种生长表型又是基于基因水平的抑癌基因失活和（或）癌基因的过度激活，$p53$ 是肿瘤细胞中突变率最高的一个抑癌基因，利用肿瘤细胞和正常细胞中 $p53$ 有无突变的差别，以 EIB 缺陷的腺病毒转染肿瘤组织，由于病毒的大量繁殖，导致肿瘤细胞裂解死亡。而在 $p53$ 功能正常的细胞中，病毒繁殖力低下，毒性很小。人们通过对病毒基因组进行改造，使病毒的增殖局限在肿瘤细胞内，从而裂解肿瘤细胞，对正常细胞影响甚微，这种病毒称为溶瘤病毒。例如，reovirus 是一种根据原癌基因 *Ras* 设计的溶瘤病毒，携带了活化 *Ras* 基因的细胞对 reovirus 敏感，即使 *Ras* 基因不活化的细胞导入活化的 *Ras* 基因后，也变得对 reovirus 敏感，因而 reovirus 可能成为一种很有前途的抗癌药物，单纯疱疹病毒Ⅰ型（HSV-1）近来也被改造成为能攻击癌细胞的病毒。

10.5　胃癌分子靶向治疗的展望

尽管近年来胃癌靶向治疗的临床研究日益增多，但是相较于靶向药物在结直肠癌、肺癌、乳腺癌中的成功实践，胃癌靶向药物治疗仍处于初级阶段。胃癌的靶向治疗仍面临着巨大的挑战：

①许多Ⅱ期临床试验已经完成，然而缺乏精确的Ⅲ期临床试验。ToGA 研究成功开启了胃癌个体诊疗的新纪元，而针对胃癌治疗靶点 HER-2 的 LOGIC、Ty TAN、GATSBY 等研究均在期望中失败，所以为获取足够的证据来支持胃癌靶向治疗，在Ⅱ期研究结果阳性的基础上，开展更为深入的Ⅲ期临床研究是必要的。

②单分子靶点药物用于治疗胃癌的疗效有限，因为该疾病复杂的发病机制，因此，多靶点药物的发现或靶向药物与手术/放化疗相结合可能为疾病治疗提供新的机遇。

③个体差异性。胃癌是一种异质性极高的肿瘤，即使是同一患者、同一部位的肿瘤细胞都存在极大的基因突变性，不是所有患者都能受益于新的治疗，这为胃癌的精准治疗提出了极大的挑战性。因此，特定生物标志物或相关基因的检测将被用于制定个体化治疗。

④靶向药物的高额成本是其广泛应用于临床的最大障碍。随着基因分子水平研究的开展，近期癌症基因组谱（TCGA）进行了一项里程碑式的研究，报道了与胃癌相关的基因变异的综合发现，将胃癌大致分为四种亚型：EB 病毒感染型、染色体不稳定型、基因组稳定型和微卫星不稳定型。这种分子谱数据极大地促进了潜在的胃癌驱动变异的识别，重要的是，理解胃癌发病机制中涉及的潜在驱动变异可以导向临床上重要生物标志物和潜在治疗靶点的发现。我们相信关于肿瘤发展分子机制的深入研究将为胃癌靶向治疗带来突破，从而为晚期胃癌治疗开启新篇章。

参考文献

[1]HUANG L,CHEN T,CHEN C,et al. Prognostic and predictive value of phospho-p44/42 and p AKT in HER2—positive locally advanced breast cancer patients treated with anthracycline-based neoadjuvant chemotherapy[J].World J Surg Oncol,2013,11 (1) :1-9.

[2]王李杰,白莉,焦顺昌.胃癌靶向治疗的研究进展[J].世界华人消化杂志,2013,21(24): 2385-2396.

[3]LORDICK F,KANG Y K,CHUNG H C,et al. Capecitabine and cisplatin with or without cetuximab for patients with pre-viously untreated advanced gastric cancer (EXPAND): a randomized,open-label phase 3 trial[J].Lancet Oncol,2013,14(6):490-499.

[4]CUTSEM E V,LANG I,HAENS G D,et al. KRAS status and efficacy in the first-line treatment of patients with metastatic colorectal cancer (mCRC) treated with FOLFIRI with or without cetuximab:the CRYSTAL experience[J].J Clin Oncol,2008,26(15):431-436.

[5]GOLD P J, GOLDMAN B, IQBAL S, et al. Cetuximab as second-line therapy in patients with metastatic esophageal adenocarcinoma: A Phase Ⅱ Southwest Oncology Group Study (S0415) [J].J Thorac Oncol,2010,5(9):1472-1476.

[6]BANG Y J,CUTSEM E V,FEYEREISLOVA A,et al. Trastuzumab in combination with chemotherapy versus chemotherapy alone for treatment of HER 2-positive advanced gastric or gastro-oesophageal junction cancer (To GA):a phase 3,open-label,randomized controlled trial[J].Lancet,2010,376(9742):687-697.

[7]BYUN D S,CHO K,RYU B K,et al. Frequent monoallelic deletion of PTEN and its reciprocal association with PIK 3CA amplification in gastric carcinoma[J].Int J Cancer,2003, 104(3):318-327.

[8]IM S A,LEE K E,NAM E,et al. Potential prognostic significance of p185 (HER2) overexpression with loss of PTEN expression in gastric carcinomas[J].Tumori,2005,91(6): 513-21.

[9] HAYASHI M, INOKUCHI M, TAKAGI Y, et al. High expression of HER3 is associated with a decreased survival in gastric cancer[J].Clin Cancer Res,2009,14(23): 7843-7849.

[10]XIU L Z,YUN S Y,DONG P X,et al. Comparative study on overexpression of HER2/neu and HER3 in gastric cancer[J].World J Surg,2009,33(10):2112-2118.

[11]LEE J,SEO J W,JUN H J,et al. Impact of MET amplification gastric cancer:possible roles as a novel prognostic marker and a potential therapeutic target[J].Oncol Rep,2011,25 (6):1517-1524.

[12]HEINDL S,EGGENSTEIN E,KELLER S,et al. Relevance of MET activation and genetic alterations of KRAS and E-cadherin for cetuximab sensitivity of gastric cancer cell lines [J].J Cancer Res Clin Oncol,2012,138(5):843-858.

[13] WADDELL T,CHAU I,CUNNINGHAM D, et al. Epirubicin, oxa-liplatin, and capecitabine with or without panitumumab for patients with previously untreated advanced esophagogas-tric cancer (REAL3):a randomised,open-label phase 3 trial[J].Lancet Oncol, 2013,14(6):481-489.

[14] BANG Y J, VAN CUTSEM E, FEYEREISLOVA A, et al. Trastuzumab in combination with chemotherapy versus chemotherapy alone for treatment of HER2-positive advanced gastric or gastro-oesophageal junction cancer (To GA):a phase 3, open – label, randomised controlled trial[J].Lancet,2010,376(9742):687-697.

[15] WADDELL T, CHAU I, CUNNINGHAM D, et al. Epirubicin, oxaliplatin, and capecitabine with or without panitumumab for patients with previously untreated advanced oesophagogastric cancer (REAL3):a randomised,open-label phase 3 trial[J].Lancet Oncol, 2013,14(6):481-489.

[16]张秀宝,项荣武,赵庆春,等. 西妥昔单抗疗效与皮疹相关性的系统评价[J].中国循证医学杂志,2015,15(2):181-187.

[17]Network NCC. NCCN clinical practice guidelines in oncology(NCCN guidelines) [J]. Gastric Cancer,2016.

[18]PEDDI P F,HURVITZ S A. Trastuzumab emtansine:the first targeted chemotherapy for treatment of breast cancer[J].Future Oncol,2013,9(3):319-326.

[19]VERMA S,MILES D,GIANNI L,et al. Trastuzumab emtansine for HER2-positive advanced breast cancer[J].N Engl J Med,2012,367(19):1783-1791.

[20]KANG Y K,SHAH M A,OHTSU A,et al. A randomized,open-label,multicenter, adaptive phase 2/3 study of trastuzumab emtansine (T-DM1) versus a taxane (TAX) in patients (pts) with previously treated HER2-positive locally advanced or metastatic gastric/ gastroesophageal junction adenocarcino-ma (LA/MGC/GEJC) [J].J Clin Oncol,2016,suppl 4S:abstr 5.

[21]SIMS A H,ZWEEMER A J,NAGUMO Y,et al. Defining the molecular response to trastuzumab,pertuzumab and com-bination therapy in ovarian cancer[J].Br J Cancer,2012,106 (11):1779-1789.

[22] YAMASHITA-KASHIMA Y, IIJIMA S, YOROZU K, et al. Per-tuzumab in combination with trastuzumab shows signifi-cantly enhanced antitumor activity in HER2-positive hu-man gastric cancer xenograft models[J].Clin Cancer Res,2011,17(3):5060-5070.

[23]OH D Y,BANG Y J. Pertuzumab in gastointestinal cancer[J].Expert Opin Biol Ther,

2016,16(2):243-253.

[24]DRAGOVICH T,MC COY S,FENOGLIO-PREISER C M,et al. Phase Ⅱ trial of erlotinib in gastroesophageal junction and gastric adenocarcinomas: SWOG 0127[J].J Clin Oncol,2006,24 (30):4922-4927.

[25]HECHT J R,BANG Y J,QIN S K,et al. Lapatinib in combination wth capecitabine plus oxaliplatin in human epidermal growth factor receptor 2-positive advanced or metastatic gastric,esophageal, or gastroesophageal adenocarcinoma:trio-013/logic-a randomized phase Ⅲ trial[J].J Clin Oncol,2016,34(5):443-451.

[26]SATOH T,XU R H,CHUNG H C,et al. Lapatinib plus paclitaxel versus paclitaxel alone in the second-line treatment of HER2-amplified advanced gastric cancer in Asian populations:Ty TAN-a randomized,phase Ⅲ study[J].J Clin Oncol,2014,32(19):2039-2049.

[27]CHEN C T,KIM H,LISKA D,et al. MET activation mediates resistance to lapatinib inhibition of HER2-amplified gas-tric cancer cells[J].Mol Cancer Ther,2012,11(3):660-669.

[28]TROWE T,BOUKOUVALA S,CALKINS K,et al.EXEL-7647 inhibits mutant forms of Erb B2 associated with lapatinib resistance and neoplastic transformation[J].Clin Cancer Res,2008,14(8):2465-2475.

[29]ZHANG X,PARK J S,PARK K H,et al. PTEN deficiency as a predictive biomarker of resistance to HER2-targeted therapy in advanced gastric cancer[J].Oncology,2015,88(2):76-85.

[30]KRUPITSKAYA Y,WAKELEE H A. Ramucirumab,a fully human mAb to the transmembrane signaling tyrosine kinase VEGFR-2 for the potential treatment of cancer[J].Curr Opin Investig Drugs,2009,10(6):597-605.

[31]邓薇,沈琳.胃癌靶向药物治疗进展[J].中国新药杂志,2010,19(17):1531-1538.

[32]付红伟.贝伐珠单抗联合化疗治疗晚期胃癌的疗效观察[D].大连:大连医科大学,2013.

[33]李英男,吴本俨,王昌正.进展期胃癌预后多因素分析[J].现代肿瘤医学,2009,17(09):1716-1721.

[34]李然,赵冰清,张艳华.贝伐珠单抗治疗恶性肿瘤的不良反应分析[J].中国新药杂志,2013,22(17):2097-2102.

[35]杜震,于勇,张伟.贝伐珠单抗治疗转移性结直肠癌不良反应的Meta分析[J].中国现代应用药学,2012,29(6):542-547.

[36]DE STEFANO A,CARLOMAGNO C,PEPE S,et al. Bevacizumab-related arterial hypertension as a predictive marker in metastatic colorectal cancer patients[J].Cancer Chemother Pharmacol,2011,68(5):1207-1213.

[37]KOZLOFF M,YOOD M U,BERLIN J,et al. Clinical outcomes associated with

bevacizumab-containing treatment of metastatic colorectal cancer: the BRi TE observational cohort study[J].Oncologist,2009,14(9):862-870.

[38]VAN CUTSEM E,TABERNERO J,LAKOMY R,et al. Addition of aflibercept to fluorouracil,leucovorin,and irinotecan im-proves survival in a phase Ⅲ randomized trial in patients with metastatic colorectal cancer previously treated with an oxaliplatin-based regimen [J].J Clin Oncol,2012,30(28):3499-3506.

[39] PETER C, ENZINGER, MC CLEARY N J, et al. Multi-center double-blind randomized phase Ⅱ:FOLFOX + ziva-flibercept/placebo for patients (PTS) with chemo-naïve metastatic esophagogastric adenocarcinoma (MEGA) [J].J Clin Oncol,2016,suppl 4S:abstr 4.

[40] FUCHS C S, TOMASEK J, YONG C J, et al. Ramucirumab monotherapy for previously treated advanced gastric or gastroesophageal junction adenocarcinoma (REGARD): an international,randomised,multicentre,placebo-controlled,phase 3 trial[J].Lancet,2014,383 (9911):31-39.

[41]WILKE H,MURO K,VAN CUTSEM E,et al. Ramucirumab plus paclitaxel versus placebo plus paclitaxel in patients with previously treated advanced gastric or gastro-oesophageal junction adenocarcinoma (RAINBOW): a double-blind, randomised phase 3 trial[J]. Lancet Oncol,2014,15(11):1224-1235.

[42]YI J H,LEE J,LEE J,et al. Randomised phase Ⅱ trial of docetaxel and sunitinib in patients with metastatic gastric cancer who were previously treated with fluoropyrimidine and platinum[J].Br J Cancer,2012,106(9):1469-1474.

[43]LI J,QIN S,XU J,et al. Apatinib for chemotherapy-refractory advanced metastatic gastric cancer:results from a randomized, placebo-controlled, parallel-arm, phase Ⅱ trial[J].J Clin Oncol,2013,31(26):3219-3225.

[44]QIN S K. Phase Ⅲ study of apatinib in advanced gastric cancer:a randomized,double-blind,placebo-controlled trial[J].J Clin Oncol,2014,32(15 Suppl):a4003.

[45] National Comprehensive Cancer Network,Inc. NCCN clinical practice guidelines in oncology:Gastric cancer (Version2,2015) [EB / OL].[2015-08-10]. http:// www.Nccn.org / professionals / physiciangls / pdf / gastric.pdf.

[46]LI J,QIN S,XU J,et al.Apatinib for chemotherapy-refractory advanced metastatic gastric cancer:results from a randomized, placebo-controlled, parallel-arm, phase Ⅱ trial[J].J Clin On-col,2013,31(26):3219-3225.

[47]QIN S K.Phase Ⅲ study of Apatinib in advanced gastric cancer :a randomized,double-blind,placebo-controlled trial[C]. J Clin Oncol,2014,32(15 Suppl) :a4003.

[48]缪建华,束永前.肿瘤内科相关事件临床处理策略[M].南京:东南大学出版社,2015.

[49]WHERRY E J. T cell exhaustion[J].Nat Immunol,2011,12:492-499.

[50]HAYDEN E C. Antibody alarm call rouses immune response to cancer[J].Nature, 2012,486(7401):16.

[51]PARDOLL D M. The blockade of immune checkpoints in cancer immunotherapy[J]. Nat Rev Cancer,2012,12(4):252-264.

[52]TOPALIAN S L,HODI F S,BRAHMER J R,et al. Safety,activity,and immune correlates of anti-PD-1 antibody in cancer[J].N Engl J Med,2012,366:2443-2454.

[53]HODI F S,O'DAY S J,MC DERMOTT D F,et al. Improved survival with ipilimumab in patients with metastatic melanoma[J].N Engl J Med,2010,363:711-723.

[54]PEGGS K S,QUEZADA S A,CHAMBERS C A,et al. Blockade of CTLA-4 on both effector and regulatory T cell compartments contributes to the antitumor activity of anti-CTLA-4 antibodies[J].J Exp Med,2009,206:1717-1725.

[55]SCHNEIDER H,DOWNEY J,SMITH A,et al. Reversal of the CR stop signal by CTLA-4[J].Science,2006,313:1972-1975.

[56]PARRY R V,CHEMNITZ J M,FRAUWIRTH K A,et al. CTLA-4 and PD-1 receptors inhibit T-cell activation by distinct mechanisms[J].Mol Cell Biol,2005,25:9543-9553.

[57]ZOU W,CHEN L. Inhibitory B7-family molecules in the tumour microenvironment [J].Nat Rev Immunol,2008,8:467-477.

[58]RIBAS A. Tumor immunotherapy directed at PD-1[J]. N Engl J Med,2012,366: 2517-2519.

[59]CHEN D S,MELLMAN I. Oncology meets immunology:the cancer-immunity cycle [J].Immunity,2013,39(1):1-10.

[60]SUN J,XU K,WU C,et al. PD-L1 expression analysis in gastric carcinoma tissue and blocking of tumor-associated PD-L1 signaling by two functional monoclonal antibodies[J]. Tissue Antigens,2007,69:19-27.

[61] MURO K, BANG Y J, SHANKARAN V, et al. Relationship between PD-L1 expression and clinical outcomes in patients (Pts) with advanced gastric cancer treated with the anti-PD-1 monoclonal antibody pembrolizumab (Pembro, MK-3475) in KEYNOTE-012[J].J Clin Oncol,2015,suppl 3:abstr 3.

[62] An efficacy study in gastric and gastroesophageal junction cancer comparing ipilimumab versus standard of care immediately following first line chemotherapy[EB / OL]. https://clinicaltrials.gov.

[63] HERBST R S,GORDON M S,FINE G D, et al. A study of MP-DL3280A,an engineered PD-L1 antibody in patients with locally advanced or metastatic tumors[J].J Clin Oncol,2013,31:abstr 3000.

[64] LE D T, BENDELL J C, CALVO E, et al. Safety and activity of Nivolumab

monotherapy in advanced and metastatic （A/M） gastric or gastroesophageal junction cancer （GC/GEC）：results from the check mate-032 study[J].J Clin Oncol,2016,34(4)：abstr 6.

[65]A study of nivolumab by itself or nivolumab combined with ipilimumab in patients with advanced or metastatic solid tumors [EB\OL].https：//clinicaltri-als.gov.

[66]MURO K,CHUNG H C,SHANKARAN V,et al. Pembrolizumab for patients with PD-L1-positive advanced gastric cancer （KEYNOTE-012）：a multicentre,open-label,phase 1b trial[J].Lancet Oncol,2016,17(6)：717-726.

[67]BRAHMER J R,TYKODI S S,CHOW L Q,et al. Safety and activity of anti-PD-L1 antibody in patients with advanced cancer[J].N Engl J Med,2012,366：2455-2465.

[68]SEGAL N H,ANTONIA S J,BRAHMER J R,et al. Preliminary data from a multi-arm expansion study of MEDI4736,an anti-PD-L1 antibody[J].J Clin Oncol, 2014, 32 (15)： abstr 3002.

[69] HERBST R S, GORDON M S, FINE G D, et al. A study of MP-DL3280A,an engineered PD-L1 antibody in patients with locally advanced or metastatic tumors[J].J Clin Oncol,2013,31：abstr 3000.

[70]LUKE J J,OTT P. PD-1 pathway inhibitors：the next generation of immunotherapy for advanced melanoma[J].Onco Target,2015,6(8)：3479-3492.

[71] SEGA E I, LEVESON-GOWER D B, FLOREK M, et al. Role of lymphocyte activation gene-3 （Lag-3） in conventional and regulatory T cell function in allogeneic transplantation[J].PLoS One,2014,9(1)：e86551.

[72]BENSON D M JR,CALIGIURI M A. Killer immunoglobulin-like receptors and tumor immunity[J].Cancer Immunol Res,2014,2(2)：99-104.

[73]ROMAGNÉ F,ANDRÉ P,SPEE P,et al. Preclinical characterization of 1-7F9,a novel human anti-KIR receptor therapeutic antibody that augments natural killer-mediated killing of tumor cells[J].Blood,2009,114(13)：2667-2677.

[74]LIM S,KALDIS P. Cdks,cyclins and CKIs：roles beyond cell cycle regulation[J]. Development,2013,140(15)：3079-3093.

[75]HOLKOVA B,SUPKO J G,AMES M M,et al. A phase Ⅰ trial of vorinostat and alvocidib in patients with relapsed,refractory,or poor prognosis acute leukemia,or refractory anemia with excess blasts-2[J].Clin Cancer Res,2013,19(7) ：1873-1883.

[76]Xu L,Qu X,Luo Y,et al. Epirubicin enhances trail-induced apoptosis in gastric cancer cells by promoting death receptor clustering in lipid rafts[J].Mol Med Rep,2011,4(3)：407-411.

[77]SARLO C,BUCCISANO F,MAURILLO L,et al. Phase Ⅱ study of Bortezomib as a single agent in patients with previously untreated or relapsed/refractory acute myeloid leukemia ineligible for intensive therapy[J].Leuk Res Treatment,2013,2013：705714.

[78]KANG Y K, MURO K, RYU M H, et al. A phase Ⅱ trial of a selective c-Met inhibitor tivantinib（ARQ 197）monotherapy as a second-line or third-line therapy in the patients with metastatic gastric cancer[J].Invest New Drugs,2014,32(2):355-361.

[79]IVESON T,DONEHOWER R C,DAVIDENKO I, et al. Rilotumumab in combination with epirubicin,cisplatin,and capecitabine as first-line treatment for gastric or oesophagogastric junction adenocarcinoma:an open-label,dose de-escalation phase 1b study and a double-blind, randomised phaseⅡ study[J].Lancet Oncol,2014,15(9):1007-1018.

[80]CUNNINGHAM D, TEBBUTT N C,DAVIDENKO I, et al. Phase Ⅲ,randomized, double-blind,multicenter,placebo（P)-controlled trial of rilotumumab（R）plus epirubicin, cisplatin and capecitabine（ECX) as first-line therapy in patients（pts) with advanced MET-positive（pos) gastric or gastroesophageal junction（G/GEJ) cancer:RILOMET-1 study[J].J Clin Oncol,2015,33(Suppl):abstr 4000.

[81]CUNNINGHAM D, BANG Y J, TABERNERO J, et al. Met Gastric:a randomized phase Ⅲ study of onartuzumab（Met MAb) in combination with m FOLFOX6 in patients with metastatic HER2-negative and MET-positive adenocarcinoma of the stomach or gastroesophageal junction[J].J Clin Oncol,2013,suppl:abstr TPS4155.

[82]KWAK F. Clinical activity observed in a phase Ⅰ dose escalation trial of an oral c-met and ALK inhibitor[J].J Clin Oncol,2009,Suppl:abstr 15.

[83] ALVARADO Y, MITA M M, VEMULAPALLI S, et al. Clinical activity of mammalian target of rapamycin inhibitors in solid tumors[J].Target Oncol,2011,6(2):69-94.

[84]OHTSU A, AJANI J A,BAI Y X, et al. Everolimus for previously treated advanced gastric cancer:results of the randomized,double-blind,phase Ⅲ GRANITE-1 study[J].J Clin Oncol,2013,31(31):3935-3943.

[85] BANG Y J, IM S A, LEE K W, et al. Olaparib plus paclitaxel in patients with recurrent or metastatic gastric cancer:A randomized,double-blind Phase Ⅱ study[J].J Clin Oncol,2013,suppl:abstr 4013.

[86]GANESH R,MARKS D J,SALES K, et al. Cyclooxygenase/lipoxygenase shunting lowers the anti-cancer effect of cyclooxygenase-2 inhibition in colorectal cancer cells[J].World J Surg Oncol,2012,10:200.

（张雅雅　陈玉强）

第 11 章　进展期胃癌的中西医结合治疗

11.1　中西医结合治疗胃癌的原则

结合中西医不同学科的优势治疗肿瘤是胃癌综合治疗的重要原则。根据肿瘤不同的病理类型、临床分期、转移情况及病人的机体状况,合理地、有计划地综合利用现有的各种治疗方法和手段,以期达到提高治愈率、改善生存质量、延长生存期的目的,已成为广大中、西医肿瘤专家的共识,并成为我国治疗肿瘤的重要特色。

胃癌患者的合理的、有计划的综合治疗包括以下原则:

11.1.1　分期治疗的原则

胃癌的分期不同,其治疗的目的和方法也不同。行早期根治术的患者术后如有症状,以调理脾胃、改善消化吸收功能为主,无症状者可采用扶正中药巩固治疗;对于需做术后辅助化疗的患者,中药的治疗应以减轻化疗的不良反应为主,以保证患者顺利完成化疗疗程;对晚期胃癌患者,则以姑息治疗为主,采用中、西医不同的手段,达到改善症状、提高生存质量、延长生存期的目的。

11.1.2　个体化治疗的原则与中医的辨证论治

由于肿瘤具有异质性与个体差异性,个体化治疗在肿瘤的治疗中显得尤为重要。巴尔杜齐(Balducci)在论述个体化治疗时指出癌症病人预期寿命可由年龄、功能状态和伴随疾病来估计,伴随疾病是一个影响癌症病人预期寿命和治疗耐受性的独立因素。因此,个体化治疗是胃癌多学科综合治疗的原则之一。个体化治疗,应遵循循证医学的方法,即:

(1)根据病人疾病及其危险程度决定诊疗措施。

(2)了解是否有影响治疗效果和安全性的因素。

(3)尊重病人意愿。

(4)加强病人健康教育,使病人能够按照医生的要求坚持治疗。按照循证医学的原则,可以减少甚至消除无效的、不适当的或可能无益于病人的实践活动。在个体化治疗中,循证实践的介入还需要评估患者的依从性并帮助病人执行治疗医嘱,这样才能真正做到最佳证据的个体化,使治疗方案适应某个特定病人的具体情况。

中医理论的核心是辨证论治,即根据病人主诉的症候群来判断病因并进行鉴别诊断与治疗。例如,失眠,有肝旺、血虚、痰热等不同;腹泻有湿热、脾虚、阳虚等之分。根据兼证的不同,鉴别主证的病因,给予不同的方剂治疗。中医的治疗特点与现代医学中肿瘤的个体化治疗有共同之处,即重视病人的主诉,根据病人的具体情况进行治疗。

根据肿瘤的分期情况制定胃癌综合治疗方案和计划,在不同的治疗阶段采用不同的中医治疗原则,并根据每个患者的身体状态,如年龄、是否并发内科疾病、经济状况、个人意愿等,采用不同的治疗方法,做到合理地、有计划地综合治疗,才能使每个患者从治疗中受益。

11.2 祖国医学对胃癌的认识

11.2.1 祖国医学对胃癌临床症状的描述

胃癌在祖国医学中称为"噎嗝""反胃""癥瘕"等病。我国最早的医书《黄帝内经》中记载了许多对"积聚""癥瘕""噎嗝""胃反"等病的具体描述,如《灵枢·邪气藏府病形》中"胃病者,腹膜胀,胃脘当心而痛……膈咽不通,食饮不下,取之三里也。"又如《医宗金鉴·杂病心法要诀》曰:"贲门干枯,则纳入水谷之道路狭隘,故食不能下,为噎塞也。幽门干枯,则放出腐化之道路狭隘,故食入反出,为翻胃也。二证流连日久,则大肠传导之路狭隘,故魄门自应燥涩难行。胸痛如刺,胃脘伤也。便如羊粪,津液枯也。吐沫呕血,血液不行,皆死证也。"这些描述,都与胃癌的临床表现有相似之处;同时,也指出了该病证的预后,"吐沫呕血,为死证"。

11.2.2 脾胃的生理功能及胃癌形成的病因病机

祖国医学认为:在脏腑的功能中,脾主运化传输,胃主受纳腐熟。饮食入口,皆容纳于胃,故又称胃为"水谷之海",脾胃在五行中属土,居人体中焦,脾气的特点是上升,胃气的特点是下降。升降相因,成为中焦运化水谷之枢纽,脾胃升降功能失调,则会出现食后腹部不舒,大便泄泻等症,故《素问·阴阳应象大论》说:"清气在下,则生飧泄;浊气在上,则生䐜胀。"脾胃的功能不仅是消化饮食、传输营养,还与人体的津液、气血的生成密切相关,《灵枢·决气篇》中说:"中焦受气取汁,变化而赤,是谓血。""饮入于胃,游溢精气,上输于脾,脾气散精,上归于肺,通调水道,下输膀胱,水精四布,五经并行。"(《素问·经脉别论》)"人有五脏化五气,以生喜怒悲忧恐。"(《素问·阴阳应象大论》)。胃是容纳水谷,化生气血之源,故饮食失节、思虑伤脾等内外原因可导致气结、痰凝、血瘀、食滞,使胃腑损伤,水谷滞留,损伤胃气。清气不升,浊气不降,脾失运化,湿阻中焦,皆可产生"噎嗝""胃反"等症。"夫反胃乃胃中无阳,不能容受食物,命门火衰,不能熏蒸脾土,以致饮食入胃,不能运化,而为朝食暮吐。"(《临证指南医案》)。

11.2.3 胃癌证候诊断

依据《中华人民共和国国家标准·中医临床诊疗术语证候部分》(GB/T 16751.2—1997)、《中药新药临床研究指导原则》(郑筱萸主编,中国医药科技出版社,2002 年)、《中医诊断学》、胃癌协作分组等提供的胃癌(晚期胃癌为主)辨证分型,综合形成了以下 8 类基本证型的辨证标准及其复合证型(以基本证型为组合,如脾虚痰湿、气血两虚、热毒阴虚等)。

1. 脾气虚证

脾气虚证以食少、腹胀、便溏与气虚症状共见,舌淡苔白、脉缓弱为其辨证要点。

2. 胃阴虚证

胃阴虚证以胃脘嘈杂、灼痛,饥不欲食与虚热症状共见,舌红少苔乏津、脉细数为其辨证要点。

3. 血虚证

血虚证以体表肌肤、黏膜组织呈现淡白以及全身虚弱、舌质淡、脉细无力为其辨证要点。

4. 脾肾阳虚证

脾肾阳虚证以久泄久痢、水肿、腰腹冷痛等与虚寒症状共见,舌淡胖、苔白滑、脉沉迟无力为其辨证要点。

5. 热毒证

热毒证以胃脘灼痛、消谷善饥等与实火症状共见,舌红苔黄、脉滑数为其辨证要点。

6. 痰湿证

痰湿证以脾胃纳运功能障碍及痰湿内盛症状共见,苔腻为其辨证要点。

7. 血瘀证

血瘀证以固定疼痛、肿块、出血、瘀血色脉征、舌质紫暗或见瘀斑瘀点、脉多细涩或结脉、代脉、无脉为其辨证要点。

8. 肝胃不和证

肝胃不和证以脘胁胀痛、嗳气、吞酸、情绪抑郁、舌淡红、苔薄白或薄黄、脉弦为其辨证要点。

11.2.4 胃癌的治则治法

针对上述 8 种基本证型的用药规范如下所示,复合证型以基本证型用药的有机组合为治法。

1.脾气虚证

(1)治法:健脾益气。

(2)推荐方药——四君子汤化裁:党参、白术、茯苓、炙甘草等。

2.胃阴虚证

(1)治法:养阴生津。

(2)推荐方药——益胃汤化裁:沙参、麦冬、生地、玉竹、冰糖等。

3.血虚证

(1)治法:补血益气。

(2)推荐方药——四物汤化裁:当归、熟地、白芍、川芎等。

4.脾肾阳虚证

(1)治法:温补脾肾。

(2)推荐方药——附子理中汤合右归丸化裁:人参、干姜、附子、熟地、山药、山茱萸、枸杞、鹿角胶、菟丝子、杜仲、当归、肉桂、炙甘草等。

5.热毒证

(1)治法:清热解毒。

(2)推荐方药——清胃散或泻心汤等化裁:红藤、藤梨根、龙葵、半枝莲、黄连、生地黄、牡丹皮、当归身等。

6.痰湿证

(1)治法:化痰利湿。

(2)推荐方药——二陈汤化裁:半夏、橘红、白茯苓、炙甘草等。

7.血瘀证

(1)治法:活血化瘀。

(2)推荐方药——膈下逐瘀汤化裁:五灵脂、当归、川芎、桃仁、丹皮、赤芍、乌药、延胡索、甘草、香附、红花、枳壳等。

8.肝胃不和证

(1)治法:疏肝和胃。

(2)推荐方药——柴胡疏肝散化裁:柴胡、枳壳、芍药、陈皮、香附、川芎、炙甘草等。

9.对症加减

(1)呃逆、呕吐:酌选旋覆花、代赭石、橘皮、姜竹茹、柿蒂、半夏、生姜等。

(2)厌食(食欲减退):酌选焦山楂、焦六曲、莱菔子、鸡内金等。

(3)反酸:酌选吴茱萸、黄连、煅瓦楞子、乌贼骨、煅螺蛳壳等。

(4)腹泻:酌选石榴皮、秦皮、赤石脂、诃子等。

(5)便秘:酌选火麻仁、郁李仁、瓜蒌子、肉苁蓉、大黄等。

(6)贫血:酌选黄芪、当归、鸡血藤、大枣、阿胶等。

(7)出血:酌选三七粉、白芨粉、乌贼骨粉、大黄粉、仙鹤草、血见愁、茜草等。

(8)胃脘痛:酌选延胡索、川楝子、白芍、甘草、徐长卿、枳壳、香橼、八月札等。

(9)黄疸:酌选茵陈、山栀、大黄、金钱草等。

(10)腹水、肢肿、尿少:酌选猪苓、茯苓、泽泻、桂枝、车前子、冬瓜皮、防己等。

(11)发热:酌选银柴胡、白薇、生石膏、板蓝根、紫地丁、蒲公英等。

在辨证论治的基础上,可以加用具有明确抗癌作用的中草药,如山慈姑、天龙、夏枯草、白花蛇舌草、藤梨根、野葡萄藤、半边莲、半枝莲、龙葵、蛇莓等。

《景岳全书发挥》一书中指出:"膈者在胸膈胃口之间,或痰或血或食积阻滞不通,食物入胃不得下达而呕出,渐至食下即吐而反胃矣。"说明痰凝、血积、食积均为反胃之证的病因病机,故健脾化湿、活血化瘀、消积化净是治疗胃癌的主要法则。同时,由于"邪不能独伤人""正气存内,邪不可干",故扶正培本、扶正祛邪又是在治疗胃癌的不同阶段和运用不同法则治疗时均应注意的治疗原则。

11.3　胃癌中西医结合治疗的现状

由于胃癌早期症状多较轻,也无体征,故常常因不易发现而被忽略。通常发现胃癌时,大多已属中晚期,错过了根治的最佳时机。所谓晚期胃癌即指不能手术、根治术后复发或姑息切除改道探查的患者及有远处转移的Ⅳ期患者。由于手术、化疗、放疗等治疗手段也难以预防和控制胃癌转移复发,一般手术后1~3年复发率极高,多发生远处脏器或腹腔淋巴结转移,甚至产生癌性腹水或者出现全身广泛转移,因此,目前临床上更倾向于应用中西医结合的综合治疗。

11.3.1　中医配合化学治疗

化学治疗是晚期胃癌的主要治疗手段。对于晚期胃癌,姑息手术或单药化学治疗常不能获得预期的效果;而联合化学治疗时,患者易出现不同程度的消化道症状、肝肾功能损害、骨髓抑制等不良反应,加之晚期胃癌患者消耗严重,机体抵抗力和免疫功能均明显下降,耐受力降低,甚至不能耐受联合化学治疗和疾病的双重打击。所以,晚期胃癌患者通常预后不佳。而中医可以减轻化疗的不良反应。

杨毅影等将48例经根治性手术治疗的胃癌患者,随机平分为中药组及对照组。中药组在化疗的同时配合服用加味香砂六君子汤(人参、半夏、陈皮、竹茹、女贞子各12 g,白术、茯苓、枸杞子各15 g,吴茱萸、木香各9 g,砂仁布包10 g,黄芪20 g,甘草3 g);而对照组在化疗的同时配合用胃复安和地塞米松。一周期化疗结束后4天评判疗效。结果:白细胞、血清谷丙转氨酶、血小板、血尿素氮和自然杀伤细胞与T细胞亚群水平,以及骨髓抑制情况、肝功能损害、免疫功能检测等,中药组与对照组比较有显著性差异($P<0.05$)。

刘华等对 38 例胃癌 Ⅳ 期不能或者不愿接受手术治疗的患者应用加味八珍汤(黄芪、鸡血藤、鳖甲各 30 g,党参 20 g,白芍、穿山甲各 15 g,白术、茯苓、当归、熟地黄、川芎各 10 g,法半夏 9 g,陈皮、三七各 6 g,甘草 5 g),配合化疗[铂类(DDP)+亚叶酸钙(CF)+5-氟尿嘧啶(5-FU)]进行观察;对照组 36 例单纯采用西医化疗。两组均以 3 周为一个周期,3 个周期后评定疗效。结果:辅助中药治疗组和对照组近期疗效比较分别为:完全缓解(complete response,CR)为 5∶1 例;部分缓解(partial response,PR)为 21∶14 例;无明显变化(no change,NC)为 10∶13 例;疾病进展(progressive disease,PD)为 2∶8 例。(CR+PR)为 26∶15 例,故两组(CR+PR)比较有统计学差异($P<0.05$)。两组在恶心呕吐(2/38、10/36),白细胞下降(10/38、16/36)及提高生活质量(12/38,3/36)方面比较有显著性差异($P<0.05$)。武玉华等选取 92 例均已不适合手术或再手术治疗的胃癌患者,将其随机分为治疗组 42 例(中药加化疗组)及对照组 50 例(单纯化疗组),中药采用黄芪注射液和守宫消瘤胶囊(守宫、蜈蚣、全蝎、水蛭、五灵脂、僵蚕等),化疗采用[丝裂霉素(MMC)+阿霉素(ADM)+5-氟尿嘧啶(5-FU)]方案,化疗一个疗程后评定疗效。治疗组和对照组近期疗效比较结果:显效 5∶2 例,好转 26∶16 例,稳定 7∶14 例,无效 4∶18 例,总有效率 73.8%∶36.0%,有显著性差异($P<0.05$)。治疗组毒副反应明显轻于对照组。

中医配合化疗,在不同阶段应采用不同的治法。施仲义等选取 28 例晚期胃癌患者,以健脾扶正为主的中药联合化疗,主要观察近期客观疗效、生存期和疾病无进展时间。化疗期间侧重于减轻化疗的不良反应,以健脾和胃降逆止呕为法,方用香砂六君子汤加减;化疗间歇期侧重扶正,增强患者体质,改善贫血和白细胞减少症,为下一个疗程化疗打好基础,不宜用过多的攻伐药物,以免耗伤正气,以扶正健脾、补益气血为法,药用薏苡仁、黄芪、鸡血藤、谷芽、麦芽各 30 g,党参、何首乌、山药、女贞子、山茱萸各 15 g,茯苓 12 g,白术 10 g,陈皮 9 g,甘草 5 g。化疗完成后,应在扶正的基础上,着重攻邪抗癌,但必须考虑正气的盛衰,不可攻伐太过,以健脾扶正、解毒抗癌为法,药用薏苡仁、黄芪、菝葜、藤梨根、野葡萄根、谷芽、半枝莲、麦芽各 30 g,党参、山慈姑各 15 g,茯苓 12 g,白术、红藤各 10 g,陈皮 6 g,甘草 5 g。结果:近期客观可评价疗效 26 例,完全缓解 1 例,部分缓解 8 例,疾病稳定 10 例,疾病进展 7 例,(CR+PR)9 例,有效率为 34.6%(9/26);28 例生存期为 1.5～15 个月,中位生存期为 7.6 个月,疾病进展时间(TTP)为 28 天～13 个月,中位进展时间为 5.1 个月。

11.3.2 中药配合介入治疗

经癌体供血动脉灌注化疗栓塞术治疗晚期胃癌,能有效杀灭肿瘤细胞,为手术创造条件,也可控制术中癌细胞的播散和转移,但其毒副作用同样影响患者生存质量。采用中医辨证配合介入治疗胃癌,对提高患者的总体疗效和生活质量有积极意义。朱金水等将晚期胃窦癌患者随机分为两组,治疗组行超选择高剂量胃左动脉化疗,并于首次介入化疗

48 h后口服扶正抗癌冲剂(党参、白术、生黄芪等);对照组单纯介入化疗。结果:治疗组与对照组的近期有效率分别是82.5%和57.5%($P<0.01$);治疗组毒副反应发生率、生活质量、中位生存期和一年生存率均显著优于对照组($P<0.01$)。

11.3.3　中药配合分子靶向治疗

分子靶向和抗血管生成药物在胃癌治疗中逐渐兴起。2005年,美国临床肿瘤学会(American Society of Clinical Oncology,ASCO)报道口服单药厄洛替尼治疗复发耐药的胃癌和胃食管结合部癌,确认的总有效率为9%。主要不良反应是皮疹、腹泻和转氨酶升高。另一个研究采用抗血管内皮生长因子的单抗贝伐珠单抗联合CPT-11和DDP治疗20例胃癌患者,结果:PR12例,MR3例,不良反应主要是中性粒细胞下降以及血栓栓塞性事件。许多医家都在探索如何在分子靶向治疗时,适时切入中药,结合辨证组方以减轻毒副作用,如尤建良专家总结多年临床经验报道:皮疹和皮肤干痒者,可外用炉甘石洗剂,也可用药液(龙胆草、苦参等)热敷;若病人痒甚可加入凉血祛风之赤芍、地肤子等;腹泻者,采用保留灌肠法(白及、五倍子等)能使药物直达病所,亦可用锡类散。

11.3.4　中医配合腹腔灌注化疗控制胃癌腹水

胃癌患者晚期癌细胞对腹膜腔的侵犯以及淋巴道的转移,可引起大量腹水。单纯抽取腹水,只能暂时缓解症状。由于癌性腹水生长迅速,常常在短时间内腹水反跳,且腹水量会越来越多,患者体内蛋白流失过多,易致低蛋白血症及感染,造成全身状况加速恶化,生存期明显缩短,因此在采用腹腔内化疗给药的同时,可配服中药治疗。临床单纯研究胃癌所致腹水的中西医结合治疗疗效观察很少,大多选取综合观察各种肿瘤腹水的疗效,中西医结合用药的临床效果是比较理想的。

王维平等选取35例晚期胃癌和大肠癌(Ⅳ期,其中胃癌21例)合并大量腹水患者,随机分为中西医结合治疗组20例和西医组15例,在抽取腹水后腹腔内注入高聚金葡素+白细胞介素-2(IL-2)+卡铂+地塞米松,隔周重复一次;中西医结合治疗组在此基础上加服中药方(黄芪、白术、猪苓、泽泻、莪术、天龙、地龙、半枝莲、半边莲、大腹皮等)。结果:中西医结合治疗组的腹水消退效果、生活质量明显优于单纯腹腔内化疗用药组(西医组)(χ^2检验,$P<0.05$);客观疗效指标,两组间尚未显示出统计学差异,免疫指标(CD3、CD4、CD8、NK)中西医结合治疗组的改善情况优于西医组(t检验,$P<0.05$或$P<0.01$)。张武等选取48例肿瘤患者合并胸腹水(其中胃癌伴腹水16例),随机分为治疗组25例和对照组23例,在尽量放尽胸腹水后,予顺铂、生理盐水合地塞米松联合胸腹腔内注射,每周一次,共两次;治疗组在此基础上在24 h后放胸腹水后注入艾迪注射液。结果:治疗组CR 6例,PR 13例,SD 4例,PD 2例,有效率76.0%;对照组CR 2例,PR 11例,SD 6例,PD 4例,有效率56.0%。两组有效率比较有显著性差异($P<0.05$)。不良反应比较:治疗

组发生发热 1 例,胸痛或腹痛 1 例;对照组发生发热 6 例,胸痛或腹痛 10 例,胃肠道反应 9 例,白细胞下降 6 例。两组不良反应发生情况比较有显著性差异($P<0.05$)。提示:艾迪注射液联合顺铂治疗晚期胃癌所致腹水,疗效明显优于单纯顺铂治疗组。

中医学认为,水为阴邪,其所制在脾,所主在肾。气虚血瘀、水湿内停是晚期胃癌伴大量腹水患者的基本病机,故在腹腔化疗用药的基础上可以联合应用健脾益气、通络利水的中药方,使抗癌性腹水的效果更理想,疗效更巩固。临床常用黄芪、太子参、白术、茯苓、猪苓、大腹皮、薏苡仁、半边莲等中药。

11.3.5 中医配合胃癌癌痛治疗

癌性疼痛是指肿瘤细胞浸润、转移、扩散或压迫有关组织引起的疼痛,是肿瘤患者常见症状,多见于癌症的晚期,是影响癌症患者生存质量的重要因素。其特点是疼痛时间长且持续性加重。胃癌癌痛的治疗,在西医镇痛的同时配合使用中医治疗镇痛效果更加明显。

张丽萍等选取临床 40 例晚期胃癌患者随机分为穴位注射组(A 组)20 例和药物止痛组(B 组)20 例,A 组患者疼痛时,用 654-2 或 $VitB_1$ 或 2% 普鲁卡因 1～2 mL 进行足三里穴位注射,必要时针刺配穴丰隆;B 组患者疼痛时肌肉注射哌替啶 50 mg 或交替口服盐酸二氢埃托菲 20 mg、吗啡控释片 30 mg。治疗后 30 min 内观察患者疼痛情况。结果:A 与 B 组治疗后总有效率各为 90% 和 80%,两组比较 $P>0.05$。A 组无不良反应,B 组 4 例对药物成瘾,8 例恶心呕吐,14 例眩晕,8 例嗜睡。提示:穴位注射治疗晚期胃癌疼痛效果好,而且不良反应小。吕鑫纯选取 63 例晚期癌性疼痛的患者(其中胃癌 15 例),按疼痛分级法将其分为观察组 32 例和对照组 31 例。观察组 32 例应用丹参注射液、黄芪注射液、葡萄糖注射液联合静脉滴注,1 次/天,同时给予吲哚美辛(消炎痛)栓塞入直肠(距肛门 2～3 cm),1 次或 2 次/天,15 天为一个疗程;对照组只给予消炎痛栓,剂量及疗程同观察组。结果:观察组止痛总有效率 97%,其中 CR 88%,PR 6%,MR 3%;同时患者的食欲、体力、睡眠等得到改善,无明显不良反应。对照组止痛总有效率 65%,其中 CR 19%,PR 32%,MR 13%。两组止痛效果比较差异有显著性($P<0.01$)。提示:中西医结合治疗癌性疼痛有较好的临床效果。边荣华等选取临床 103 例癌痛患者(其中胃癌 23 例),将其随机分为药物组 33 例(按三级止痛阶梯服药)、针刺组 32 例(主穴,三阴络、足三里、内关;配穴,胸痛配肺俞,胃脘痛配脾俞、胃俞,腹痛配三阴交,腰背痛配肾俞)、针药结合组 38 例(针刺加三级止痛阶梯服药)观察止痛效果。结果:三组有效率分别为 62.5%、63.6%、92.1%,针药结合组疗效明显优于单纯药物组和针刺组($P<0.01$)。提示:中西医结合治疗癌痛效果显著,并可减少因止痛无效而加大药物剂量带来的不良反应。

癌性疼痛属中医学"痛证"范畴。根据中医的疼痛机理:"不通则通""不荣则痛",结合癌性疼痛的临床表现,认为癌性疼痛病因主要为邪实与正虚两大类,且以邪实为多。因此治疗上应扶正与祛邪相结合、活血化瘀与理气止痛相结合。

11.3.6　不能接受化疗胃癌的中医为主治疗

相当一部分晚期胃癌患者被发现时因体质差、术后复发转移较多、经济条件限制等原因而不能接受化疗,此时,中医的治疗就起着主导作用。

体力分级＞2的晚期胃癌患者,以及因内科基础病,或经济、年龄、个人意愿等原因不能接受化疗的患者,往往选择中医姑息治疗的方法,中医治疗的原则应以改善症状、减轻痛苦、提高生存质量为主。对病症稳定,一般情况尚可的患者可采用扶正抑瘤的方法。

常用的扶正、抑瘤中药包括:

1. 生黄芪

甘、微温,入脾肺经,补气升阳,固表止汗,托疮生肌,利水退肿。现代药理研究提示,黄芪对正常机体的抗体生成有明显的促进作用,能增加小鼠网状内皮系统的吞噬功能,并增强 NK 细胞活性。

2. 党参

甘、平,入脾肺经,补中益气,健脾养胃,润肺生津;可明显增强小鼠的巨噬细胞数量和功能;其成分对细胞免疫有调节作用。

3. 白术

苦、甘、温,入脾胃经,补脾燥湿,补气利水;能增强网状内皮系统的吞噬功能,有促进细胞免疫功能的作用。

4. 黄精

甘、平,入脾肺经,健脾润肺,补中益气,养阴止咳;可增强免疫力,刺激淋巴细胞转化。

5. 甘草

甘、平,入十二经,补中益气,泻火解毒,润肺祛痰,缓急止痛。甘草酸可增强 Con A 诱导淋巴细胞分泌产生 IL-2 的能力,并增强 Con A 诱导淋巴细胞分泌干扰素的能力。

6. 菟丝子

辛、甘、平,入肝肾经,补肾固精,滋养肝肾。有抗衰老作用,可提高巨噬细胞指数,改善脾淋巴细胞对 Con A 的增殖反应。

7. 白花蛇舌草

甘、淡、凉,入胃、大小肠经,清热解毒消痈;在动物实验中有抗肿瘤作用,可使癌细胞的有丝分裂象受到显著抑制,临床上用于各种肿瘤,尤其是消化道肿瘤及淋巴系统肿瘤的治疗。

8. 藤梨根

酸、涩、凉,清热解毒,利尿止血,祛风除湿。对癌肿有抑制作用,常用于食管癌、胃癌、肠癌等消化道肿瘤。

9. 蟾皮

甘、辛、文、有毒,入心胃经,解毒消肿、止痛避秽浊。蟾蜍及其干燥提取物蟾酥,在动物实验中对小鼠肉瘤180、子宫颈瘤 u14、腹水型肝癌等有抑瘤作用;同时可提高细胞免疫和体液免疫功能。

10. 斑蝥

辛、寒、有毒,外用攻毒蚀疮,内服破癥散结。斑蝥素对小鼠肉瘤、网织细胞肉瘤及腹水型肝癌等有抑制作用,可抑制癌细胞的核酸和蛋白质的合成。

11. 白英

苦、微寒,入肝胃经,清热解毒,祛湿利尿,用于肺、胃肠道肿瘤。主要成分蜀羊泉碱对小鼠艾氏腹水癌有抑制作用,临床上常用于消化道及妇科肿瘤。

12. 龙葵

苦、微甘、寒,有小毒,清热解毒,散结利尿。有抗核分裂作用,龙葵总碱对动物移植性肿瘤有一定抑制作用,广泛用于宫颈癌、胃癌、肺癌、膀胱癌等多种肿瘤

13. 蛇莓

甘、苦、寒,清热解毒,散结,用于瘰疬结核,痈肿疔毒;有较强的抗核分裂作用,龙葵总碱对动物移植性肿瘤有一定抑制作用,广泛用于宫颈癌、胃癌、肺癌、膀胱癌等多种肿瘤。

14. 凤尾草

苦、寒,清热利湿,凉血解毒,用于胃肠道肿瘤。动物实验表明其对肿瘤瘤株 S180、S37 有抑制作用,多用于妇科肿瘤和消化道肿瘤。

15. 草河车

苦、微寒,有小毒,入肝经,清热解毒,消肿解痉。

16. 半枝莲

辛、寒,清热解毒,利尿消肿。半枝莲多糖 SpS4 对 S180 肉瘤细胞及腹水肝癌细胞有一定抑瘤作用,具有很强的抗实变作用。

17. 鹿茸

甘、咸、温,入肝肾经,调冲任,补肾阳,升精髓,养精血;提高机体的工作能力,降低肌肉疲劳,对 T 淋巴细胞的激活有显著作用;有促进红细胞生成的作用。

18. 熟地黄

甘、微温,入心、肝、肾经,补血,滋阴。

19. 当归

甘、辛、温,入肝、心、脾经,补血调经,活血止痛。当归多糖对机体免疫功能有明显促进作用,对 IL-2 的产生也有明显增强作用,并有明显的抗辐射损伤作用。

20. 枸杞子

甘、平,入肝、肾经,补肾益精,滋养肝肾;对免疫功能有促进与调节作用,同时有抗衰

老,升白细胞的作用。

21. 重楼

苦、辛寒有毒,归心、肝经,清热解毒,消肿散;多用于瘰疬、痈肿、胃癌、肝癌、淋巴瘤等,在体内动物实验中对小鼠肉瘤 180、艾氏腹水癌、肉瘤 37 有明显抑瘤作用。

中医药在肿瘤治疗过程中,与现代医学有机结合,合理地应用现有各种治疗手段,最大限度地发挥中医整体治疗优势,扬长避短,在增效减毒、延长带瘤生存时间、改善患者临床症状、提高生存质量等方面都取得了良好的临床疗效。但同时还存在一些不足之处,临床上缺少对中医药增效减毒机理和中西药间相互作用机理的深入研究,对在胃癌治疗中的中医药联合化疗的方案优化亦缺少科学认识,因此,下一节针对运用中药防治胃癌化疗不良反应的临床应用进行了一些总结。

11.4 胃癌化疗不良反应及临床症状辨证治疗

近年来,由于新药的应用和治疗方案的改进,胃癌化疗的疗效有了进一步的提高,特别是对晚期胃癌患者来说,可明显延长生存期。

常规治疗仍以 5-FU、DDP 为主要药物,近年来,口服氟尿嘧啶类药物如卡培他滨(希罗达),紫杉类药物如紫杉醇、多西紫杉醇(泰索帝)及三代铂类药物奥沙利铂(草酸铂)在胃癌临床试验中,取得了较好的效果,成为胃癌内科治疗的主要药物。这些药物常见的毒副作用有骨髓抑制,消化道反应,肝、肾功能损害,口腔、肠道黏膜炎,周围神经炎等,其临床表现和中医处理原则如下。

11.4.1 骨髓抑制

1.化疗对骨髓功能的影响

化疗可影响骨髓的造血机能,使白细胞下降。当周围血白细胞总数低于 $4.0 \times 10^9/L$ 时,称白细胞减少症;当粒细胞绝对值低于 $1.8 \times 10^9/L$ 时,称为粒细胞减少症。化疗引起骨髓抑制的主要原因是抗肿瘤药物作用于癌细胞增殖周期的不同环节,抑制 DNA 分裂增殖能力,从而起到对肿瘤的治疗作用。但在杀灭大量肿瘤细胞的同时亦可杀灭正常骨髓细胞,尤其是对粒细胞系影响最大。胃癌常用的化疗药物 5-FU、顺铂、紫杉醇、多柔比星(阿霉素)、伊立替康(开普拓)等均可影响骨髓的造血功能,引起粒细胞减少。

2. 临床表现及病机

白细胞减少时一般有头晕、乏力、面色苍白或萎黄、四肢酸软、食欲不振、易感冒、心悸、失眠等症状。舌质淡或淡红、脉象多见沉细。

3. 主要治则及常用方药

由于血的生成来源于脾胃气化和肾脏藏精,故血虚证的治疗法则以益气养血、健脾补肾为主。常用的药物有黄芪、党参、黄精、地黄、当归、白芍、龙眼肉、阿胶、鹿角胶、龟板胶、鸡血藤、枸杞子、菟丝子、女贞子、何首乌等。根据临床辨证,又可分为以下几个证型。

(1)心脾两虚:

①主证:心悸、气短、身倦乏力、头晕、食少、面色不华、寐差、舌质淡、有齿痕、苔薄脉沉细。

②治则:益气养血,健脾补肾。

③方剂:八珍汤或当归补血汤加减。

④药物:人参 15 g、黄芪 30 g、当归 10 g、甘草 10 g、获神 10 g、远志 10 g、龙眼肉 10 g、大枣 10 g、阿胶 10 g、黄精 10 g、鸡血藤 30 g、枸杞子 10 g。

(2)肝肾阴虚:

①主证:头晕、耳鸣、腰膝酸软、手足心热、失眠多梦、舌质偏红或少苔、脉细数。

②治则:滋阴养血,补益肝肾。

③方剂:归芍地黄丸加减。

④药物:当归 10 g、白芍 10 g、生地 15 g、山药 10 g、丹皮 10 g、茯苓 15 g、泽泻 10 g、山芋肉 10 g、菟丝子 10 g、女贞子 10 g、鸡血藤 30 g、龟板胶 10 g。

(3)脾肾阳虚:

①主证:神衰体怠、面色苍白、畏寒肢冷、纳呆、腰膝酸软、舌淡胖、脉细。

②治则:温补脾肾,益气添精。

③方剂:右归饮加减。

④药物:生地 10 g、山药 10 g、山芋肉 10 g、肉桂 6 g、附子 6 g、枸杞子 10 g、甘草 10 g、杜仲 10 g、补骨脂 20 g、当归 10 g、黄芪 30 g。

(4)临床常用中成药:用于骨髓抑制中医治疗的常用中成药主要有生血宝、川黄口服液、生血片、参芪片、八珍冲剂等。

11.4.2　消化道反应

消化道反应是化疗常见的不良反应之一,主要表现为恶心、呕吐、食欲不振或腹泻或便秘等。虽然有止吐药如昂丹司琼(枢复宁)等西药可减少呕吐的发生,但患者仍有食欲不振、恶心的症状而影响进食,此时宜用中药改善症状。

主要治则有:

1. 降逆止呕、调中和胃法

①主治:胃气不降引起之呕吐、反胃。

②主证:恶心、反胃、呕吐、舌淡红、苔白或腻、脉强或滑细。

③方剂:旋覆代赭汤加减。

④药物:旋覆花 10 g、代赭石 15 g、姜半夏 10 g、党参 15 g、生芪 30 g、甘草 10 g、大枣

10 g、藿香 10 g。

2. 启脾和中、滋养胃阴法

①主治：呕吐损伤胃阴造成纳呆、不思饮食等症。

②主证：纳呆、食欲不振、口干不欲饮、舌淡红少津、脉沉细。

③方剂：沙参麦冬汤加减。

④药物：沙参 30 g、麦冬 10 g、山药 10 g、绿萼梅 10 g、生谷麦芽 15 g、炒内金 15 g、扁豆 15 g。

3. 养阴生津、理气通便法

①主治：津液干枯，燥涩难行之便秘等症。

②主证：大便燥结，口干、乏力、舌红少津、脉强沉。

③方剂：增液汤加减。

④药物：生地 20 g、玄参 15 g、麦冬 10 g、枳壳 10 g、太子参 15 g、麻仁 10 g、厚朴 10 g、甘草 10 g。

4. 健脾益气法

①主治：脾胃气虚，运化失司之大便溏稀、消化不良等症。

②主证：大便溏稀、腹胀、气短。

③方剂：参苓白术丸加减。

④药物：人参 15 g、白术 10 g、茯苓 15 g、扁豆 15 g、陈皮 10 g、生谷、麦芽各 15 g、山药 10 g、甘草 10 g、莲子 10 g、砂仁 10 g、薏苡仁 20 g。

11.4.3 肝功能损害

1. 临床表现

化疗引起的肝功能损害除以上临床症状外，舌质常呈紫暗有斑或暗红，脉多弦或弦细，其病机主要是毒、热、燥等邪气损伤肝脏，使肝的疏泄功能受到影响。气机升降失调导致肝气郁滞而出现胁胀、肝区痛，瘀滞日久则影响脾的运化功能，使脾胃虚弱而出现腹胀、腹泻、乏力等症。气滞亦可使血循运行不畅导致血瘀而出现舌质紫暗或有斑、面色黧黑或晦暗。

2. 主要治则及常用方药

由于肝藏血、主疏泄，故肝病应从血治，特别是化疗引起的肝损害，柔肝养血、调整气机，配以清热解毒是治疗的主要法则。主要药物有当归、丹参、白芍、黄精、生地、生芪、甘草、蒲公英、黄精、鸡内金、柴胡、五味子、白花蛇舌草等。根据临床辨证常用的方药如下：

(1)以肝区痛、胁胀不舒为主要症状者的治疗，宜用舒肝解郁、柔肝养血法。

①方剂：柴胡疏肝散合四物汤加减。

②药物：柴胡 10 g、郁金 10 g、姜黄 10 g、甘草 10 g、黄芩 10 g、香附 10 g、当归 10 g、白

芍 10 g、生地 10 g、川芎 10 g、元胡 15 g、川楝子 10 g。

（2）以黄疸为主要症状且其面色鲜黄伴腹胀、舌红苔黄或弦者的治疗,宜用清热利湿退黄法。

①方剂:茵陈蒿汤加减。

②药物:茵陈 15 g、栀子 10 g、郁金 10 g、姜黄 10 g、金钱草 10 g、赤芍 15 g、大黄 6 g、甘草 10 g、车前子 20 g、丹皮 15 g、大腹皮 20 g。

（3）以单项转氨酶高为主且其他临床症状不明显者的治疗,宜用柔肝养血、清热解毒法。

①方剂:当归六黄汤加减。

②药物:当归 10 g、生地 10 g、熟地 10 g、黄芪 10 g、黄檗 10 g、黄芩 10 g、藿香 10 g、郁金 10 g、柴胡 10 g、丹参 15 g、甘草 10 g、蒲公英 15 g、五味子 15 g、白花蛇舌草 30 g。

（4）临床常用中成药:最常用者为护肝片、护肝宁、乌鸡白凤丸等。

11.4.4 肾功能损害

1. 化疗引起的肾功能损害的主要原因

有些抗癌药物容易发生肾脏毒性作用,可在用药时发生,也可在长期应用的过程中或停药后延迟发生。顺铂、大剂量甲氨蝶呤是导致肾脏毒性的药物,其中以顺铂最甚。放射治疗腹部肿瘤时,如肾脏在放射野内可导致肾脏血管内皮损伤,首先是近端肾小管细胞消减,晚期肾实质细胞消减则可引起肾损害。

2. 临床表现及病机

早期可出现水肿、贫血、乏力等症状,有的患者表现为头晕、恶心、呕吐、血压增高或出血倾向,急性期病人可有少尿期和多尿期两个阶段,严重者可出现少尿甚至无尿而发生肾功能衰竭,部分病人可有血尿。

放、化疗引起的肾损害由于分期不同而症状表现不一,病机变化较为复杂。祖国医学认为肾主水,司二便。毒热邪气损伤肾脏,肾虚气化无权则二便失司,致使水湿滞留。湿邪阻碍脾之运化,升降失常,可见恶心纳呆,脘痞胀满;水气凌心则胸闷心悸、乏力、头晕。严重时肾阴亏耗,肾气虚惫,多见腰酸腰痛,尿少水肿,热注下焦而见血尿;或影响肾主骨生髓的功能而出现贫血。

3. 主要治则及常用方药

（1）以水肿为主要临床表现的治法与方药:

健脾利水法:适用于脾气虚弱而面色淡黄、纳差乏力、腹胀痞满、大便溏、舌淡、齿痕、脉沉细者。

方剂:参苓白术散或五苓等加减。

药物:党参 15 g、茯苓 15 g、白术 10 g、陈皮 10 g、山药 10 g、甘草 10 g、莲子 10 g、黄芪

10 g、桂枝 10 g。

（2）以蛋白尿、BUN 升高为主的辨证治疗：

肾功能损害出现蛋白尿或 BUN 升高时，除临床辨证外，近年来发现温补肾阳和活血化瘀药的应用，对改善实验室指标也可取得一定疗效，相关药物包括当归、赤芍、川芎、红花、丹参、益母草、银花、白茅根、板蓝根、紫花地丁、芡实、菟丝子、金樱子等。

（3）以血尿为主要症状的辨证治疗：

血尿患者常伴排尿灼热感或疼痛，尿少色深，或肉眼血尿，或镜检可见红细胞。患者多舌红、口干、脉数。血尿多因热、燥等毒邪之气损伤脉络，或热入血分伤及肾阴致营血妄行而产生，虚者宜滋阴凉血，实者应清热泻火。

①滋阴凉血法。

主证：小便短赤带血，色鲜红，可伴耳鸣、神倦、口干不思饮、虚烦不得眠、腰膝酸软、舌红少苔、脉细数。

方剂：小蓟饮子加减。

药物：小蓟 10 g、蒲黄炭 10 g、藕节 10 g、滑石 10 g、木通 6 g（注：关木通具有肾毒性，应加以区别）、生地黄 10 g、当归 10 g、栀子 10 g、甘草 10 g、竹叶 10 g、白茅根 10 g。

②清热泻火法。

主证：小便赤热、灼痛、心烦、口渴喜饮、面赤目疮、大便干燥、舌红苔黄、脉弦数。

方剂：导赤散加减。

药物：生地 10 g、木通 6 g、甘草 10 g、竹叶 10 g、大黄 6 g、卷柏 10 g、海金砂 10 g、金钱草 10 g、侧柏炭 10 g、血余炭 10 g、黄芩炭 10 g。

11.4.5　口腔与肠道黏膜炎

1. 临床表现

化疗可使胃癌患者的免疫功能下降，口腔黏膜溃疡，表现为口腔局部溃疡、疼痛，严重时影响进食，并可反复发作。肠道黏膜炎症可引起腹泻、腹痛，严重时可有肠道黏膜脱落，腹泻次数每日 10 次以上，使用洛哌丁胺（易蒙停）等止泻药作用有限。

2. 严重腹泻的治疗原则

中医认为脾开窍于口，脾、胃互为表里，故口腔溃疡的治疗以清脾热、养胃阴为主。

主证：口腔溃疡、疼痛、舌红少津、苔薄或黄、脉细或弦。

方剂：竹叶石膏汤加减。

药物：淡竹叶 10 g、生石膏 15 g、藿香 10 g、生蒲黄 10 g、甘草 10 g、麦冬 10 g、沙参 10 g。严重腹泻伴肠鸣者，中医认为原因是脾胃升降失和，中焦运化不利，故治疗用辛升苦降法调理中焦。

主证：大便溏泻，次数多，每日可达 10 次以上，伴肠鸣。

方剂:半夏泻心汤加减。

药物:姜半夏 10 g、黄连 10 g、黄芩 6 g、党参 15 g、甘草 10 g、大枣 10 g。

11.4.6　周围神经炎

1. 临床表现

紫杉类药物、顺铂及长春碱类药物的常见毒性之一是周围神经炎,表现为指(趾)端麻木、感觉异常或腱反射减退,严重者会出现不能耐受的感觉异常,如行走时有踩棉花感,甚至疼痛等运动障碍。

2. 主要治则与方剂

中医根据症状表现,主要采取活血通脉,舒筋活络之法。

方剂:补阳还五汤加减。

药物:黄芪 30 g、桔梗 10 g、赤芍 15 g、生姜 3 片、大枣 10 g、丹参 15 g、地龙 10 g、川芎 10 g、天麻 10 g、勾藤 10 g、海风藤 20 g、透骨草 30 g。配合局部外洗,药物:丹参 30 g、红花 15 g、制川乌 15 g、海风藤 30 g、鸡血藤 30 g、透骨草 30 g、艾叶 15 g。

11.5　胃癌的中医保健治疗

祖国医学很重视防病保健,认为人与自然是一个整体,所谓"人与天地相应"。季节气候的变化、饮食不节、情感刺激等,都会影响机体内部脏腑的功能,故很重视四季养生。饮食性味,调节情感与调养脾胃的关系,以顺应自然规律,形成了独特的传统养生学。而脾为后天之本,故脾胃的调养尤为重要。内伤脾胃,百病丛生。"五脏者,皆禀气于胃,胃者五脏之本也"(《素问·玉机真藏论》)。

早在东汉张仲景所著《金匮要略》中就指出"所食之味,有与病相宜,有与身为害。若得宜则益体,害则成疾,以此致危,例多难疗。"因此食物也和药物一样,有四性五味,根据自己的身体情况选择食物,是祖国医学康复养生的规律和原则,下面将食物分为补益、清热、滋阴、消导几类进行简单介绍。

11.5.1　补益类食物

补益类食物大多味甘性微温或平,有补中益气、和中养胃之功效,适合脾胃虚弱、运化不周的患者,如糯米、小麦、小米、南瓜、莲子、扁豆、山药、大枣、白果、香菇、羊肉、猪肚、鹌鹑等。粥是养胃上乘之法,小米人参粥(《宫廷颐养与食疗粥谱》)可为代表:人参 5～10 g、山药 50 g、大枣 10 枚、小米 50 g,酌情放瘦肉 50 g,长服可获益气养血、恢复胃气之功效。

11.5.2　清热类食物

清热类食物大多味苦性寒,有清热去火之功效,如苦瓜、西瓜、芹菜、绿豆、山慈姑、绿茶、鸭梨等。

11.5.3　滋阴类食物

滋阴类食物大多味甘性寒,有养胃生津、滋阴和胃之功,使用于胃阴不足,或药物治疗或因久病损伤胃阴者,如百合、荸荠、枇杷、甘蔗、石榴、燕窝、银耳、鲜橙、乌梅等。

11.5.4　消导类食物

消导类食物大多味甘性平或微温,有消食化积、下气行滞之功,适合食滞停积,腹胀痞满者,如白萝卜、菠菜、槟榔、山楂等。

综上所述,中医药在胃癌治疗的临床上发挥着重要作用。不管是单独采用中医治疗,还是采用中西医结合治疗,目前已取得了长足进展,且效果显著。中医治疗主要强调对症对候,注重辨证分型,且价格低廉、安全有效,具有不错的应用前景。但是,在中医的研究和应用过程中也存在一定的问题,主要归结为:首先,对胃癌的认识不足,而且没有胃癌的专用名词,对其本质尚需进一步研究和理解;其次,中医治疗胃癌的研究不系统,尽管中药治疗胃癌的临床效果显著,但比起西医来说,其研究系统性尚有不小差距,以后研究需要尽量统一系统,个别研究要注重实验设计,尽量做好对照比较;再次,和其他中医治疗一样,中医治疗胃癌同样是作用机制不明确,知其然不知其所以然,需要进一步探索其深层机理;最后,目前中医研究有西化倾向,要尽量做到中西医结合治疗,使中医优势得到更好的发挥。

参考文献

[1]赵群,李勇.参芪扶正注射液对胃癌患者手术及化疗时免疫功能的影响[J].中国中医药结合杂志,2001,21(6):424.

[2]李淑芳,贺磊.益气活血中药联合 EPA 方案改善晚期胃癌患者生存质量的临床观察[J].四川中医,2002,20(12):351.

[3]娄桂兰,王明美.芪参汤防治胃癌术后化疗骨髓抑制的临床观察[J].山东中医杂志,2001,20(6):351.

[4]张明.健脾消滞汤治疗胃癌术后消化不良50例[J].上海中医药杂志,2002,6:12.

[5]段平,何静.健脾解毒法治疗晚期胃癌[J].四川中医,2002,20(1):5.

[6]黄学武,罗群带.胃癌的中医辨治探析[J].新中医,2004,36(3):5.

[7] VAN CUTSEM E. The treatment of advanced g astriccancer: new finding sonthe activity of the taxanes[J].Oncologist,2004,9:9-15.

[8]王晓露,王瑞平,戴虹.健脾消癌汤配合化疗治疗老年胃癌晚期90例[J].山东中医杂志,2002,21(9):527-528.

[9]王冠庭.胃癌早期诊断与治疗的新进展[J].世界华人消化杂志,1998,6(特刊7):62-65.

[10]武玉华,郭敏.中西医结合治疗晚期胃癌92例疗效观察[J].实用中医内科杂志,2004,18(3):207.

[11]刘华,曾柏荣,许利纯.加味八珍汤配合化疗治疗晚期胃癌疗效观察[J].现代中西医结合杂志,2006,15(24):3366.

[12]周萍,徐国缨,张存钧.张镜人调治胃癌术后的经验[J].辽宁中医杂志,2003,30(9):694-695.

[13]吴洁,唐晓颇.孙桂芝攻补兼施治疗胃癌[J].北京中医,2006,25(6):340-342.

[14]崔永玲.李建生治疗胃癌的经验[J].北京中医,2005,24(6):339-340.

[15]施仲义,黄兆明.中药健脾扶正为主联合化疗治疗晚期胃癌28例疗效观察[J].新中医,2006,38(6):44-45.

[16]张武,郑维锷.艾迪注射液联合顺铂治疗癌性胸腹水疗效观察[J].现代中西医结合杂志,2007,16(10):1345.

[17]李连弟,鲁凤珠,张思维,等.中国恶性肿瘤死亡率20年变化趋势和近期预测分析[J].中华肿瘤杂志,1997,19(1):3.

[18]金懋林.胃癌内科化学治疗的新进展[J].医学临床研究,2003,20(10):537.

（丁　园　陈玉强）

第 12 章　胃癌并发症的处理

　　"并发症"一词的描述是：一种疾病在发展过程中引起另一种疾病或症状的发生，后者即为前者的并发症。胃癌常见并发症有消化道出血、幽门梗阻、癌灶穿孔、腹水等。手术治疗是目前唯一能治愈胃癌的方法，但术前需要评估患者是否能行手术以及选择何种手术方式。若为有手术机会的患者，应积极切除原发肿瘤，可明显降低胃癌相关并发症的发生率，并可争取其他综合治疗的机会；确实无手术机会的患者，尽可能采取非手术或者微创方法，缓解并发症，以改善患者的生活质量。

12.1　胃癌术前的相关并发症及处理

12.1.1　胃癌合并消化道出血

　　约 5% 的胃癌患者可发生大出血，胃癌伴出血是晚期胃癌常见并发症之一。临床表现为呕血或者黑便，伴头晕、乏力，严重者出现烦躁不安、意识模糊、肢体湿冷、心率加快、血压下降等低血容量症状。胃癌并发消化道出血的原因是多方面的，可能有：①肿瘤坏死破溃或者侵蚀血管；②肿瘤侵及周围器官及血液循环异常或者全身疾患所致；③放化疗后骨髓造血系统功能下降，血小板减少，导致凝血机制障碍等。胃镜检查是胃癌伴出血的首选诊断方法，可迅速查明出血部位和原因，并为后续是否采用手术治疗提供重要参考价值。胃癌伴出血的主要治疗方法分为手术治疗或者内科保守治疗。

　　1. 手术治疗

　　(1)胃癌并发消化道大出血需立即进行检查并做出准确判断，依据临床症状及检查结果综合判断是否行手术治疗，应以切除病灶、迅速止血为治疗原则，兼顾远期疗效，结合患者的身体状况、CT、胃镜等检查结果进行初步胃癌分期，联合手术探查结果制定合理的切除方案。

　　(2)原则上对于确诊胃癌的患者，临床上无明显转移征象，各重要脏器无明显器质性病变，且其营养状况、免疫状态能耐受手术的均予以行胃癌根治术，并彻底清扫区域淋巴结，重建消化道。现如今，东西方一致认为 D2 胃癌根治术是可根治进展期胃癌的标准术式。最新版日本胃癌治疗指南将胃癌外科根治性手术的类型划分为：全胃切除术、远端胃大部切除术、保留幽门的胃大部切除术、近端胃大部切除术,其中后两者限定于术前影像学分期为 cTlcN0 的患者。

(3)胃癌并发消化道大出血不同于良性消化性溃疡伴出血,临床上常难以控制,即使 CT 等检查评估淋巴结转移、远处转移或者肿瘤侵犯重要脏器而无法根治性切除,若胃癌合并出血、穿孔、梗阻情况等,但全身状况尚可,患者能耐受手术,也可以行姑息性胃癌切除术,以缓解症状、提高生活质量为目的,可有效控制胃癌伴出血,减轻患者痛苦,并为患者后续综合治疗争取机会,姑息性手术包括姑息性胃切除术、胃空肠吻合术、空肠造口、穿孔修补术等。但这类患者手术死亡率高于能行胃癌根治术的患者,且手术有加速肿瘤局部扩散、延缓伤口愈合等风险。

2. 保守治疗

对于晚期胃癌无法行根治术、一般情况较差无法耐受手术等患者,应积极采取保守治疗。严密监测生命体征变化,动态复查血常规、生化、凝血指标等,给予补液、扩容等治疗维持血流动力学稳定,并予制酸、止血等药物综合治疗。还应根据检验指标、临床情况决定是否进行输血治疗,在配血过程中可先输平衡液或葡萄糖盐水,血红蛋白＜70 g/L 或血细胞比容＜25％者应尽快输血,原则上维持血红蛋白＞80 g/L,必要时输注新鲜冰冻血浆或者冷沉淀等维持良好的凝血功能可降低再次出血风险。在输液治疗过程中注意防止输血、输液过多、过快而引起肺水肿,尤其是心功能不全或者高龄患者,应严格掌握液体的输入量。制酸药物选择目前常用的包括 H_2 受体拮抗剂和 PPI,PPI 优于 H_2 受体拮抗剂,PPI 能够特异性和非竞争性作用于 H^+-K^+-ATP 酶,抑制胃酸分泌,并促进胃窦细胞释放胃泌素而改善胃黏膜血流量,并且能够促进血小板聚集和纤维蛋白凝块的形成,稳定血栓。研究资料显示,PPI 是目前治疗酸相关消化系统疾病的主要药物,止血效果明显。

部分胃癌伴出血患者经以上治疗仍不能有效控制出血,需及早行内镜下止血治疗。由于内镜技术迅速发展,有些胃癌伴出血患者,采取合理的内镜下止血可取得良好效果。

(1)表面药物喷洒法:单一使用时主要适用于出血量相对较少、速度缓慢、以弥漫渗血为主的胃癌伴出血。

①冰肾盐水。冰肾盐水(去甲肾上腺素 8 mg 加入冰的 0.9％氯化钠 100 mL 中)反复冲洗胃癌出血病灶,原理在于降低胃黏膜的温度及肾上腺素强烈收缩局部血管致使局部血流量减少,从而发挥止血作用。

②促凝血药:

(a)凝血酶:凝血酶为冻干粉末,为局部止血用药,可直接喷洒于出血创面,内镜下止血治疗先用生理盐水溶解,随后喷洒于出血病灶,使纤维蛋白原转化为纤维蛋白从而发挥止血作用。

(b)纤维蛋白胶:为局部止血、黏合剂,又称纤维蛋白黏合剂,主要由 2 种成分组成,一种主要含纤维蛋白原,另一种主要含凝血酶,将两者混合,通过凝血酶激活纤维蛋白原形成具有黏性的凝胶状纤维蛋白凝块,发挥止血和黏合作用。

(c)巴曲酶:常用 5～10 U 加 10～20 mL 生理盐水局部喷洒。

(d)注射用矛头蝮蛇血凝酶(巴曲酶):既可静注、肌注或皮下注射,也可作为创面止血的局部用药,具有促进纤维蛋白原降解生成纤维蛋白单体,最后形成难溶性纤维蛋白(红色血栓)而止血的药理作用。

③止血粉:TC-325 是一种新型止血粉,是一种无机物粉末,为消化道止血喷剂。止血粉与血液接触时,TC-325 可吸收水分,形成一种具有黏合附着特性的凝胶,并快速聚集凝血因子,在出血点形成稳定的屏障,达到覆盖、黏合和止血作用。形成的血凝块可自行脱落并从肠道自然排出。止血粉的优势在于操作简易、治疗无创,临床上仍需随机对照试验(randomized controlled trial,RCT)研究进一步证实止血粉的止血效果。

(2)局部注射法:通过内镜注射针,将药物或者硬化剂刺入局部黏膜或者黏膜下层以达到止血目的。

①内镜直视下注射硬化剂:将硬化剂注入黏膜下血管内或其周围,使血管壁增厚,产生动脉栓塞及周围组织纤维增生压迫血管而达止血目的。目前,内镜下止血治疗的硬化剂主要包括1%乙氧硬化醇、5%乙醇胺油酸盐和3%正十四烷基硫酸钠等,最初大部分用于食管胃底静脉曲张出血,目前也有文献报道应用于消化性溃疡伴出血、胃癌伴出血。注射部位一般在出血病灶的周围及裸露血管旁,注射 3 点或 4 点,每点 2～3 mL,总量一般不超过 30 mL,注射后周围黏膜肿胀变白,出血停止。硬化剂注射剂量不宜过大、过深,否则可能会诱发组织坏死,甚至可能出现穿孔等严重并发症。

②肾上腺素溶液 1:1 万浓度:在病灶周围注射 3 针或 4 针,每针约 2 mL,临床上常用,不良反应小。

③乙醇:常规使用的是 95% 乙醇。内镜下局部注射乙醇,常规的注射总量应控制在 2 mL 以内,以避免并发症的发生。乙醇可使注射处血管及其周围组织脱水,达到止血作用,镜下黏膜表现为苍白或暗褐色。

④组织黏合剂:包括氰丙烯酸盐等。氰丙烯酸盐呈液态,与血液接触后发生链式聚合反应,由液态变为固态,迅速闭合出血的血管腔。氰丙烯酸盐主要用于治疗食管胃底静脉曲张出血,极少用于治疗消化性溃疡伴出血、胃癌伴出血等。

备注:乙醇、硬化剂和组织黏合剂虽具有良好的止血效果,但存在一定的并发症风险,一般不作为胃癌伴出血内镜下止血的首选。

(3)温度止血法:主要包括高频电凝、氩离子凝固术、热探头、微波、冷冻止血法等。

①内镜下电凝止血:消化道出血的有效止血方法,除静脉曲张出血禁忌外,其他均适用,但对胃癌诱发的出血治疗有诱发消化道穿孔的风险,应用时电凝功率、时间及深度等需谨慎控制,一般调至电极和黏膜面之间刚能产生火花,有白色烟雾为佳,电极与黏膜面仅需轻轻接触,通电时间重复间断,每次数秒钟,见黏膜面发白,出血便可停止。

②氩离子凝固术(Argon plasma coagulation，APC)：非接触性电凝技术，产生的高频能量通过电离的氩气传导至组织，使组织表层凝固，从而起到止血治疗作用。优势有：

(a)APC 止血不接触组织，不会对组织带来切割性质的损伤，一般不会诱发新的出血灶。

(b)APC 治疗具有自动导向作用，适合困难部位的止血。

(c)APC 止血治疗凝固程度有限，凝固深度一般不超过 3 mm，术中发生消化道穿孔等并发症的概率较低。

(d)烟雾少，视野清晰，治疗速度相对快。

(e)不产生组织碳化，有利于组织修复。

③微波凝固止血：微波产生热能，致使组织发生凝固坏死从而达到止血效果。优点：凝固的范围能精确控制，较少穿孔。

④冷冻技术止血：冰水灌洗，使局部血管收缩、血流减少而止血，但作用时间短暂；或者液氮冷却金属探头到－80℃，将探头与黏膜接触而止血。

(4)机械止血法：金属钛夹直接夹住出血部位，主要适用于血管出血，而胃癌伴出血因恶性溃疡出血周边组织质硬或质脆，不适合金属钛夹止血。

临床实际操作中，我们应根据具体情况，联合应用多种内镜下止血方法，多采用内镜下局部药物喷洒及药物注射联合热凝等止血方法，来提高止血的成功率，降低再出血率。胃癌伴出血经上诉内镜止血成功的患者，术后仍需继续加强制酸、止血等综合治疗，并严密监测生命体征、血常规等变化。对于反复内镜下止血效果不好或出血量大的病例，应及时转外科行手术治疗，以免失去最佳抢救时机。

12.1.2　胃癌合并贲门梗阻或者幽门梗阻

进展期胃癌病变近贲门或者胃窦时常发生贲门梗阻或者幽门梗阻。贲门梗阻临床表现主要为进行性吞咽梗阻、进食后呕吐等，幽门梗阻主要表现为上腹部饱胀、嗳气、呕吐宿食，大多进展期胃癌并发梗阻的患者伴有消瘦、贫血、营养不良等症状。确诊胃癌是否继发梗阻主要依据临床症状及结合胃镜、钡餐等检查结果。治疗目的为解除梗阻、延长患者生存期、提高患者生存质量。外科手术是解除梗阻的主要方法。为了解除消化道梗阻、防止肿瘤进展，尽快实施手术是最常见的治疗方法，但是否能行手术治疗、选择何种手术方案，需综合分析后制定方案，CT 检查可协助诊断分期。

1. 胃出口梗阻

胃出口梗阻又称为"幽门梗阻"，定义为"导致胃排空机械性受阻的任何疾病过程所引起的临床和病理生理结局"。进展期胃癌患者合并胃出口梗阻的主要有效治疗手段：胃癌根治术、胃空肠吻合术、姑息性切除术、支架植入术等。

(1)胃癌根治术：根据胃镜、CT 结果及剖腹探查的情况，结合患者耐受情况，有希望行

D2 胃癌根治术的患者应积极行手术治疗。而消化道重建的方式被认为是与胃癌患者术后生命质量最直接相关的因素。对于胃大部切除术后消化道重建，主要在于是否保留十二指肠通路和抗胆汁反流。与毕Ⅱ式相比，毕Ⅰ式重建术不仅能够缩短手术时间，减少术后住院时间，同时并未增加围手术期并发症发生率，而且更加符合人体正常解剖生理结构，所以目前在患者解剖和肿瘤环境允许的情况下，将毕Ⅰ式作为远侧胃癌患者行根治性远端胃切除术后的首选吻合方式。而毕Ⅰ式与毕Ⅱ式两种吻合方式术后的生活质量优劣，需进一步求证于循证医学研究的证据。有资料研究显示，毕Ⅱ式术后并发症发生率远高于毕Ⅰ式，治疗费用也更高。

（2）姑息性切除术：合并梗阻的胃癌往往癌细胞浸润深度更深、淋巴结转移率更高，更容易发生浆膜与周围脏器侵犯及腹膜转移和肝转移，且多以低分化和浸润性生长为特点。临床研究显示，超过 2/3 的患者无法进行根治性切除，而只能接受姑息性切除或单纯胃空肠吻合术；根据患者术前分期情况，部分患者可接受新辅助化疗后再行手术治疗。新辅助化疗的适应证为：$T_{3\sim4}N_{0\sim2}M_0$，方案目前无统一标准。化疗周期一般选择 2 个或 3 个周期，手术多选择在最后一周期化疗结束的第 4 周。新辅助化疗后一般需复查 CT 进行疗效评估，再决定手术方式。

（3）胃空肠吻合术：不能根治胃癌患者的一种传统治疗方法，其并发症发生率大于 10%，死亡率达 7% 以上，如果患者一般状态和疾病进展程度有开腹手术指征，建议考虑姑息性切除术；如果患者肿瘤不能被完全切除，再考虑行胃空肠吻合术。

（4）支架植入术：对于临床状况较差，无法耐受手术，预期生存期较短的患者，建议考虑姑息性化疗或者内镜下支架植入术。

2. 近端胃癌伴梗阻

（1）胃上部癌的主要手术方式为全胃切除术和近端胃切除术。近端胃癌兼具胸腔肿瘤及腹腔肿瘤的特点，与远端胃癌相比，近端胃癌具有发病年龄高、肿瘤较大、远处脏器转移率高、血管侵犯及淋巴结转移的概率高于远端胃癌、TNM 分期晚及预后差等特点。如经 CT、超声内镜等检查评估，有手术机会的患者，可行胃癌根治术，但术后复发转移概率较高。具体手术方式有：全胃切除术＋Roux-en-Y 食管空肠吻合、近端胃切除术加食管残胃吻合、近端胃切除术加功能性空肠间置。

（2）近端胃癌最可能累及具有重要抗反流功能的区域——食管下段括约肌（lower esophageal sphincter，LES），其主要功能是防止食物反流入食管。近端胃根治性手术的切除可造成 LES 的缺失，将会导致因胃内压高于食管内压而产生的反流现象。传统的胃食管吻合，采用胃后壁与食管断段进行端侧吻合，反流发生率高。改良后的胃食管吻合，为胃前壁与食管端侧吻合加膈肌脚悬吊，产生一个模拟的胃底，从而形成胃底与食管夹角（His 角），有助于分流反流液，减轻反流症状，但是临床效果仍不十分显著。一部分学者实验性地开展了贲门再造、胃底再造、食管胃黏膜套叠吻合和吻合口人造瓣膜等手术方式,具体何种吻合法具有更明显的优势还未明确。目前,对选择何种手术方式仍有争议,一部分学者认为进展期近端胃癌应行全胃切除术,而最终选择的手术方式多凭借外科医师的手术经验。

(3)胃癌并发梗阻的患者多分期较晚,患者基础状况相对较差,故可采用新辅助化疗联合肠内营养(enteral nutrition,EN)支持治疗,一般需放置鼻肠管或行经皮内镜下胃空肠造口术(percutaneous endoscopic gastrostomy jejunostomy,PEGJ)以建立 EN 通路,提高患者免疫力及化疗耐受性。新辅助化疗联合 EN 可提高进展期胃癌外科综合治疗疗效。新辅助化疗后根据疗效评估再分析是否能行手术治疗。

3. 内科保守治疗

晚期胃癌由于局部浸润、远处淋巴结转移或血道播散而失去根治性手术的机会或手术风险高的患者,可进行姑息性治疗以解除梗阻,延长患者的生存期。

(1)支架置入是不能手术切除的胃癌引起的恶性梗阻的优先治疗方法。内镜下金属支架置入治疗胃癌梗阻以恢复消化道通畅,能有效缓解患者的梗阻症状,提高生存质量,而且操作简单方便、创伤少、费用低;主要缺陷在于支架移位和再梗阻。胃支架置入成功的主要因素是术前定位和准确确定病变范围,选择与之相适应的支架,且支架的中心部应放在病变最狭窄部位,支架长度一般以超过狭窄段上下缘 2 cm 以上为宜。

①贲门梗阻:食管带膜支架置入术可明显提高患者生活质量,且安全有效。术前行上消化道造影测量病变部位、长度、狭窄程度及有无瘘管形成,狭窄段位于支架中央为最佳。对于重度狭窄患者,需进行球囊扩张至适当大小,以支架打开后推送器可以顺利撤出为宜。不同放置方法:一种是在胃镜下置入,另一种是在 X 线透视下置入。需要重点强调的是,贲门梗阻的患者支架宜选用带瓣膜防反流的支架。

②远端胃癌引起的胃出口梗阻:远端胃癌梗阻不同于近端胃癌梗阻,幽门与口距离较远,胃体上部大弯侧形成巨大转角,近端胃腔宽大,且出现梗阻症状时已较严重,支架安置困难,因此比贲门支架置入失败率高。支架选择更需慎重,标准金属支架的近端端口直径在 18~28 mm,其近端因不太适合胃出口恶性梗阻近端胃腔的自然形状和大小,不能完全覆盖胃出口恶性梗阻近端的病变,而易导致支架移位和支架置入后近端再次梗阻。目前,市场上根据远端胃癌引起的胃出口梗阻近端胃腔的形状和大小设计了大端口覆膜支架,研究已证实该类支架有助于减少支架移位和因肿瘤内生引起的再梗阻,优于目前临床上常用的标准无覆膜支架。术前 3 d 内行胃造影(碘海醇)明确胃出口梗阻的长度及梗阻近端胃腔的形状和大小,再选择合适长度的支架;在支架置入前,狭窄段的适度有效扩张是关键步骤之一,但扩张过度,易增加胃穿孔破裂危险;而狭窄段扩张不足,支架膨胀受限,难以达到缓解临床症状的目的。

③支架置入后常见并发症及对策:

(a)疼痛:表现以胸骨后疼痛或背部疼痛、上腹痛为主,可能原因为支架膨胀后压迫并刺激局部所致,经止痛对症治疗,症状一般可缓解,如疼痛不缓解甚至加重,则考虑与肿瘤组织撕裂、挤压、外侵等有关。

(b)出血:少量呕血及黑便,原因多为操作中损伤食管或者胃黏膜,且癌组织较脆,易出血,应用止血药物治疗和预防大多可停止。

(c)恶心、呕吐:可能因支架置入后患者有胸部或者腹部异物感而出现恶心、呕吐,呕吐症状经制酸、镇吐及胃黏膜保护剂等对症治疗后可明显缓解。

(d)再次梗阻:支架置入后两端有时会产生肉芽组织增生或者肿瘤进展再次堵塞管腔,可以用氩气处理掉增生部分以减少梗阻,或再次在支架内重复置入支架。

(e)支架移位及脱落:支架置入后患者因为疼痛、呕吐和进食后食管或者胃蠕动加剧,或者支架选择不良,术者操作不规范等原因可能导致支架移位。所以,支架置入术的患者术后禁食24 h非常必要,开始进食应以流质饮食为主,禁食冷食、粗长纤维食物,餐后适当饮水,并尽量避免剧烈呕吐及剧烈咳嗽等症状。严格遵守注意事项可一定程度上减少支架移位,移位明显的必要时重新调整支架位置。对于脱落入胃内的支架,大多可以回收利用并重新置入,但若支架脱落入肠腔继发肠梗阻,部分患者经保守治疗支架可随大便排出体外,部分患者需要行外科手术治疗。

(f)食管炎:表现为反酸、进食后疼痛、异物感等,多是由支架的局部刺激、食管分泌物滞留或胃液反流所致。给予止酸剂及胃黏膜保护剂等对症治疗后可以缓解。

④注意事项:支架置入后注意对患者定期随访,观察支架通畅情况及可能出现的并发症并进行对症处理。

(2)晚期胃癌无法行手术治疗的患者应采用适合患者的化疗方案,能减缓肿瘤的发展速度,改善症状;根据患者情况,选择口服给药、静脉或者腹腔内给药等。临床上有采用间歇性化疗改善患者生活质量、延缓生存期的案例,间歇性化疗的宗旨为人瘤共存;也可以采用以放疗、化疗为主的综合治疗。

12.1.3　胃癌伴穿孔

1. 诊断

胃癌合并穿孔是进展期胃癌常见的一种严重并发症,胃癌穿孔发生率达0.9%～4.0%。临床症状与其他类型胃穿孔所致的急腹症相似。主要表现为突然发作的急性腹痛,迅速波及全腹引起弥漫性腹膜炎,可伴有面色苍白、出冷汗、脉搏细速、血压下降等休克表现。查体主要为全腹部压痛、反跳痛、腹肌紧张呈板状强直,叩诊肝浊音界缩小或者消失,腹部立位透视大多有膈下游离气体。部分患者胃癌伴穿孔是首次就诊或者既往只是慢性胃溃疡病史,需要一定的检查手段及诊断标准来确定是否为胃癌穿孔。胃癌穿孔的术前诊断要点:

①年龄>45岁,胃溃疡病史较长但疼痛性质有明显改变。

②近期有食欲不振、体重明显减轻或有消化道出血等表现。

③体检可见贫血征象、锁骨上有肿大淋巴结或腹部有肿块等。

④腹腔穿刺抽出咖啡色或血性液体,镜检有癌细胞。

2. 原因

其发病原因可能有:

①胃癌细胞中多种蛋白酶及癌毒素作用,使胃壁的蛋白质及细胞被破坏,取而代之的癌组织较脆弱,易造成胃壁稳固结构被严重损害。

②中晚期胃癌病理类型多为腺癌,癌细胞呈浸润性生长,对胃黏膜层及肌层的破坏较为严重,甚至侵犯到浆膜层,肿瘤快速增长,对血液需求量增大,导致胃壁细胞缺血坏死,脆性增加。在暴饮暴食或者酗酒、坚硬或刺激性食物作用于病灶、胃镜或者钡餐检查等情况下也可发生急性穿孔。

3. 治疗方法

手术是胃癌伴穿孔的唯一有效治疗方法。只要条件允许就应进行剖腹探查,术前可及时行胸腹部 CT 检查以明确有无远处脏器转移及区域淋巴结转移情况,并初步判断胃癌位置,若原发肿瘤尚能被姑息性切除,应努力争取之。

(1)术中探查时应注意胃癌的以下征象:

①胃癌穿孔边缘组织僵硬,常伴有出血,故腹腔积液性状多为咖啡色或血性积液。

②胃周围常有淋巴结肿大,邻近器官有浸润或转移。

③胃体部及胃底贲门部穿孔多为恶性。

④胃癌穿孔的孔径一般较大,边缘不规则,周围常伴有较大的肿块。

⑤对于不能确诊的患者,术中可行快速冰冻切片病理检查,有助于明确诊断。

(2)根据 CT 及剖腹探查情况选择合理的手术方式,可改善患者生存期。常用的术式有:

①单纯胃癌穿孔修补术:适用于病程较长,腹腔污染较重,组织明显水肿,或患者年龄较大,全身情况差,无法耐受一期胃切除手术或癌肿广泛转移而不能切除者。术中判断胃癌穿孔修补后可能发生梗阻或已有梗阻的患者,可同时进行胃空肠吻合术或者胃造口,能一定程度上缓解症状,帮助病人度过终末期。单纯胃癌穿孔修补术虽然对手术耐受性差的患者适应性好,但死亡率较高、再穿孔率高,故在临床上不作为首选手术方式。

②姑息性胃大部切除术:对于年龄超过 75 岁、穿孔时间超过 12 h、术前患者腹腔已广泛转移或者明确有远处脏器转移的患者,且其腹腔感染尚不严重,评估后全身情况尚能耐受胃大部切除手术者,临床上多选择姑息性切除术,切除原发病灶,减少再次穿孔以及出血的概率,延长患者的生存时间,根据患者情况,必要时同时行胃造口及营养性空肠造口术。因姑息性胃癌切除术并不能有效控制癌症的发展,故术后应根据患者情况,选择合适的化疗方案控制及延缓肿瘤的进展。

③胃癌穿孔根治性切除术:胃癌根治性切除术＋淋巴结彻底清扫是目前对胃癌伴穿孔的最有效、合理的治疗方法。该手术适用于肿块局限,无远处转移或仅有局限转移,腹腔污染不严重,且全身情况能耐受较大手术者。需要重点提出的是,胃癌穿孔后,癌细胞在腹腔内容易发生种植或血行转移,为防止肿瘤复发或转移,手术中必须严格遵守无菌操作原则,并用大量温热低渗液如蒸馏水(约 3000 mL)冲洗腹腔,手术结束时再次冲洗并浸泡腹腔,以减少腹腔内癌细胞脱落。

4. 总结

所有胃癌穿孔行手术治疗的患者,术后需加强肠内、外营养支持,提高组织愈合能力,同时根据患者耐受情况及病理结果、临床综合情况,早期行静脉化疗和腹腔灌注化疗,以提高抗肿瘤效果,抑制肿瘤复发和转移。早期诊断、早期治疗,合理选择手术方式,能有效降低胃癌并发穿孔的病死率,延长患者生存期。

12.1.4 胃癌伴腹水

腹水是晚期胃癌患者常出现的并发症之一。晚期胃癌患者产生腹水的主要原因为癌细胞扩散侵犯腹膜脏层或者壁层,加之肿瘤进展后患者营养状况差,肿瘤转移入肝脏使肝功能受损等多种因素,给患者带来极大痛苦。主要治疗方法为化疗,给药途径可经静脉、动脉,顽固性腹水可采取腹腔内途径给药,有报道予低剂量顺铂加腹水浓缩滤液腹腔内回输的方法,同时静脉给予 5-FU 化疗可明显改善顽固性腹水症状;并辅助口服利尿类药物延缓腹水增加速度,如口服呋塞米联合螺内酯治疗,应根据尿量及电解质情况调整药物剂量。

12.2 胃癌术后并发症及处理

胃癌手术相关并发症主要包括出血、腹腔感染、吻合口瘘、吻合口破裂、肠梗阻、切口感染和切口延期愈合等,远期并发症有胃瘫、胃倾倒综合征、反流性食管炎、吻合口狭窄、营养不良、贫血等。随着胃癌手术操作的日益成熟,手术并发症的发病率也随之降低。胃癌术后并发症的发生率伴随年龄增加而有上升趋势,如处理不当可能危及患者生命、加剧医患矛盾。下面分别简单阐述几种胃癌术后常见并发症及其治疗措施。

12.2.1 术后出血

胃癌手术出血包括术中出血及术后再出血,术后出血包括腹腔内出血和消化道出血,下面重点分析胃癌术后出血的常见原因及其处理。

1. 腹腔内出血

原因可能为:术中操作导致肝或者脾损伤;网膜血管集束结扎后结扎线提前脱落;淋

巴结清扫后手术创面出血;电刀电凝不完全或者凝结点脱落再出血等。腹腔内出血常出现在术后 24 h 内,腹腔引流管有新鲜出血,量大时可出现休克症状。处理:重在预防,术中操作精细、轻柔,术中就妥善处理受损脏器及手术剥离创面,结束手术时仔细检查腹腔情况等;对于临床上排除是消化道等原因引起的大量出血患者,应及时行剖腹探查寻找腹腔内出血病灶,并妥善行止血处理。

2. 胃癌术后消化道出血

术后消化道出血多为吻合口出血,原因可能为胃切端黏膜下小血管缝扎不全,也可能为胃癌术后诱发应急性溃疡而出血。近年随着急诊内镜检查及内镜直视下止血技术的发展,现在术后吻合口出血首选内镜下止血治疗。应先尽可能使视野清晰,于内镜下找到出血点后再根据具体情况选择不同的止血方式:

(1)局部喷洒止血药物:如去甲肾上腺素、凝血酶等,一般不作为单独的止血措施。

(2)金属夹机械止血:作用的主要机制与外科血管结扎或缝合相同,是一种物理机械方法,于内镜下反复用冰正肾盐水(去甲肾上腺素加生理盐水)冲洗并及时找到活动性出血点,经内镜活检孔将金属夹送至内镜的前端,金属夹充分张开,随后调整好金属夹的方向(垂直于创面最有效),与出血部位相对应时套锁金属夹以达到止血目的。根据病灶的需要可放置多枚金属夹,切忌在未清楚显露出血灶时就盲目钳夹。随后可用冰 8% 去甲肾上腺素加 0.9% 氯化钠反复喷洒创面,观察数分钟确认出血灶已完全止血后退出内镜。

(3)通过黏膜注射针局部注射肾上腺素或硬化剂是常用的止血方法。肾上腺素可使血管收缩,出血减少;在黏膜下血管内或其周围注射 1% 乙氧硬化醇等硬化剂,使血管壁增厚,血栓形成,周围组织纤维增生,可压迫血管而达止血目的,注射部位一般在出血病灶的周围及裸露血管旁,注射 3 点或 4 点,每点 2~3 mL,深度不超过 3 mm,至周围黏膜肿胀变白,出血停止。注意硬化剂剂量避免过大、注射避免过深,否则可能会引起组织坏死,导致延迟愈合,甚至可能出现吻合口瘘。

(4)电凝止血或氩离子凝固术(argon plasma coagulation,APC)止血。清除局部血凝块,选择适当的电凝电流强度和电凝电极,调节参数,一般调至电极和黏膜面之间刚能产生火花,有白色烟雾为佳,电极与黏膜面仅轻轻接触,重复间断通电,每次数秒钟,至黏膜面发白,出血停止;注意大功率电凝可能导致胃肠穿孔,造成比较严重的后果。经内镜止血成功的患者,术后继续制酸、止血等治疗。内镜下止血成功率＞80%,对于反复内镜下止血效果不好、出血量大,超过 100 mL/h 的患者需考虑再次手术,切勿错过最佳手术时机而危及患者生命。

3. 腹腔内迟发性出血

出血时间一般为术后 1~4 周,主要表现为术后 1~4 周后反复呕血、腹痛及便血等;血红蛋白含量持续下降,经输血等治疗只能暂时稳定一段时间,随着呕血等症状的再次出现,血红蛋白也随之下降。积极分析病因后对症治疗是关键。

（1）介入治疗：胃十二指肠动脉假性动脉瘤形成并破裂出血者，可选择介入治疗术。

（2）外科手术：吻合口溃疡并发出血，胃镜治疗失败后，可急诊行吻合口切除＋Roux-en-Y 消化道重建术。

12.2.2　吻合口瘘

吻合口瘘的原因可能有组织水肿、营养不良、吻合技术欠缺等。处理：重在预防。严格掌握无菌术原则、手术操作细致、保持吻合口通畅及良好的血液供应、术前术后充分的营养支持等，是预防术后吻合口瘘的关键。一旦发生吻合口瘘，治疗原则为行腹腔引流术，控制感染，补充营养，经对症处理如不能好转可考虑再次手术治疗吻合口瘘。

12.2.3　肠梗阻

肠梗阻主要包括机械性肠梗阻和功能性肠梗阻。临床表现类似，表现为腹胀、嗳气、呃逆、呕吐、腹痛等，后者不适症状往往比前者更严重和明显。

1. 功能性肠梗阻

功能性肠梗阻又称动力性肠梗阻，是肠道蠕动功能减弱致使肠内容物通过缓慢或者停滞，经抗炎、补液、禁食、润肠通便等对症治疗后大多可明显缓解。

2. 机械性肠梗阻

机械性肠梗阻的病因多为腹腔内炎症产生肠粘连，治疗方式主要有禁食、胃肠减压、润肠通便、营养支持、维持水电解质平衡、使用生长抑素类药物减少胃肠液分泌等。若反复发作、症状缓解不明显，需考虑行腹腔镜下肠粘连松解术；如患者出现腹痛加剧、腹肌紧张、发热、呕吐含血液等症状，可能是因为患者进展成绞窄性肠梗阻，需及时行手术治疗切除坏死肠段并行肠粘连松解术等。

12.2.4　腹腔感染

处理：术中注意严格无菌操作原则、术后加强伤口换药及观察引流液颜色，增加营养，改善患者体质，合理规范使用抗生素等可有效控制腹腔感染。

12.2.5　胃癌术后胃瘫

术后胃瘫综合征是腹部手术后继发的非机械性梗阻因素引起的胃动力紊乱综合征，以胃排空障碍为主要表现，发生率小于 5%。治疗方法：胃镜下空肠置管行全肠内营养支持，同时进行胃肠减压、高渗盐水洗胃、消除紧张情绪、应用胃动力药物等综合保守治疗。有文献报道，临床上利用红霉素的不良反应可改善胃瘫症状，红霉素除有杀菌作用外，还可作为胃动力激动剂纠正紊乱的胃电节律和改善胃排空功能。

12.2.6　胃倾倒综合征

胃切除术后患者失去幽门调节能力、残胃容积缩小、迷走神经切除影响餐后胃舒张等,导致餐后大量高渗性食糜倾入十二指肠或者空肠,诱发一系列餐后不适症状;以毕Ⅱ式胃大部切除为常见,且胃切除越多、吻合口越大,发病率越高。临床症状一般出现在餐后 30 分钟内,患者表现为上腹部饱胀不适、恶心、嗳气、腹痛、腹胀及肠鸣等,偶尔伴呕吐、腹泻症状,呕吐物呈碱性含胆汁,伴随神经循环系统症状,如心悸、盗汗、心动过速、盗汗、眩晕、脸色苍白、全身无力、血压下降等。治疗以调节饮食为主,少量多餐,多进干食,少食汤水,可选择高蛋白、高脂肪和低碳水化合物饮食,进餐后休息半小时等可改善症状。

12.2.7　反流性食管炎

反流性食管炎是由碱性肠液、胆汁和胰液等逆流入食管下段而引起的炎症反应,临床症状为反酸、胃灼热、胸骨后烧灼痛、进食减少。治疗方法以减少液体分泌、促进胃肠动力、保护食管胃黏膜等为主,饮食上应少量多餐、避免高脂肪饮食及浓茶咖啡等食物、餐后避免卧床休息等。

12.2.8　吻合口狭窄

吻合口狭窄多发生于近端胃切除术后食管下端吻合口,轻度狭窄可行内镜下扩张术治疗、内镜下支架植入术,严重狭窄者需考试再次手术切除狭窄部并重新吻合。

12.2.9　营养不良和贫血

营养不良和贫血多见于全胃切除术,食物排空加速,影响食物消化吸收而导致营养不良及内因子缺乏,可造成贫血,治疗上补充维生素 B_{12} 及综合补充其他营养成分可改善症状。

综上所述,术前准确的评估、术中精细熟练的操作、严密合理的吻合、彻底止血及有效预防腹腔感染等是减少胃癌术后并发症的关键。

参考文献

[1]胡建昆,陈心足.胃癌手术消化道重建方式的选择及评价[J].中华消化外科杂志,2013,12(1):25-29.

[2]陈道宾.手术治疗急性上消化道出血的应用观察[J].中国实用医刊,2015,42(19):

67-69.

[3]余强,王群,等.胃癌急性穿孔的诊断与治疗[J].中国实用医刊,2012,39(20):58-59.

[4]潘骏,李兆申.消化性溃疡出血内镜下局部用药治疗的进展[J].中华消化内镜杂志,2016,33(6):418-421.

[5]王建明,贾彦彦.急诊内镜下硬化及组织黏合剂栓塞术对食管胃静脉曲张破裂出血的效果观察[J].中国综合临床,2015,4:351-353.

[6]胡喆,高卫峰,李志华.晚期胃癌患者胃出口梗阻的三种姑息性手术疗效分析[J].中华普通外科杂志,2015,5:395-396.

[7]孙元水,许晓东.新辅助化疗联合营养支持在胃癌伴幽门梗阻患者的应用[J].中华医学杂志,2014,8:584-586.

[8]石定,刘勇攀.大端口覆膜支架与标准无覆膜支架治疗胃癌所致胃出口梗阻的对照研究[J].中华消化内镜杂志,2015,1:35-38.

[9]刘震,刘书尚.远端胃癌患者毕Ⅰ式与毕Ⅱ式吻合术后并发症及远期生存比较[J].中华胃肠外科杂志,2016,7:785-788.

[10]赵永建,王辉.食管、贲门癌恶性梗阻支架置入术78例临床分析[J].肿瘤研究与临床,2012,24(4):272-273.

[11]雷家才.胃支架置入治疗晚期胃癌致胃出口梗阻28例[J].中国基层医药,2014 21(19):2995-2996.

[12]文刚,何磊.胃癌术后胃瘫患者经胃镜空肠置管行全肠内营养支持的效果[J].中华临床营养杂志,2013,2:115-117.

[13]罗育其,徐波.远端胃癌根治术后迟发性出血原因与处理[J].国际外科学杂志,2014,1:6-9.

[14]陈环球,冯继锋.胃癌规范化综合治疗手册[M].南京:江苏科学技术出版社,2012.

(桑巧芳　王洪武)

第 13 章 胃癌腹水的诊治

13.1 胃癌的腹盆腔种植

13.1.1 胃癌的转移方式

由于胃癌的早期症状不明显且无特异性,因此常常被误认为慢性胃炎、胃溃疡而未引起足够重视,大多数患者就诊时已经发展到晚期,出现多处转移。胃癌主要经过以下 4 种方式发生扩散和转移:

(1)直接蔓延:浸润性胃癌可沿黏膜或浆膜直接向胃壁内、食管或十二指肠发展。位于胃底贲门癌容易侵犯食管、肝及大网膜,胃体癌容易侵犯大网膜、肝及胰腺。

(2)淋巴结转移:一般先转移到局部淋巴结,再到远处淋巴结;胃下部癌肿常转移至幽门下、胃下及腹腔动脉旁等淋巴结,而上部癌肿常转移至胰旁、贲门旁、胃上等淋巴结。晚期癌可能转移至主动脉周围及膈上淋巴结。胃的淋巴系统与锁骨上淋巴结相连接,转移到该处时称为 Virchow 淋巴结,是疾病发展到Ⅳ期的一个典型标志;少量患者有时也会出现跳跃式淋巴结转移。

(3)血行转移:最常转移到肝脏和肺,其次是腹膜、胰腺和骨及肾上腺,也可转移到肾、脑等部位。

(4)种植转移:当胃癌组织浸润至浆膜外后,肿瘤细胞脱落并种植在腹膜和脏器浆膜层上,形成转移结节。腹膜种植最易发生在上腹部,肠系膜之上,位于后壁的肿瘤可种植于小网膜囊。膀胱、直肠处的种植是胃癌的晚期征象。女性胃癌患者可形成卵巢转移性肿瘤,称库肯勃(Krukenberg)瘤。一般认为,Krukenberg 瘤多数是由腹腔种植转移,由于肠系膜根部解剖学是从左上向右下倾斜,癌细胞易向盆腔右侧汇集,因此,卵巢转移癌以右侧多见,或右侧先于左侧。胃癌细胞也可通过淋巴逆流或血行转移至卵巢。有时卵巢转移癌也可作为首发症状,因此临床上在诊断卵巢肿瘤时应考虑到胃癌转移的可能。肿瘤细胞也可在直肠周围形成一明显的结节状板样肿块(Blumer's shelf)。癌细胞腹膜广泛播散时,可出现大量癌性腹水。了解胃癌的转移途径是预防的基础,下面重点介绍胃癌的盆腔、腹腔转移。

13.1.2　胃癌腹膜及盆腔转移的机制

胃癌腹膜转移的发生机制尚不完全明确,目前普遍被接受的仍然是佩吉特(Paget)提出的"种子—土壤学说",腹膜转移的发生取决于癌细胞(种子)和腹膜(土壤)的微环境:单个肿瘤细胞从原生部位脱落,这些游离的肿瘤细胞分散于腹腔液中,肿瘤细胞分泌细胞因子等,引起腹膜发生纤维化等变化,为腹膜转移提供"土壤",肿瘤细胞与腹膜间皮细胞通过细胞间黏附分子-1 和 CD44 等直接相互作用,打开腹膜间皮细胞之间的细胞连接,到达腹膜间皮的细胞外基质,通过整合素等发生基质降解,肿瘤细胞侵袭进入间皮下层,继续浸润性恶性生长。研究发现,胃癌细胞脱落至腹腔与胃癌是否侵及胃浆膜及侵犯胃浆膜的面积大小有关。

13.1.3　胃癌的腹腔转移

腹膜转移复发是晚期胃癌患者死亡的首要原因之一,所谓腹膜转移,是指胃癌原发灶癌细胞经血行、淋巴或腹膜直接种植生长所致的癌症转移形式。将近 20% 胃癌患者在术前或术中诊断有腹膜转移,超过 50% 的 T3、T4 期患者在根治性切除术后发生腹膜转移,腹膜转移程度越高,生存期越短。目前,我国胃癌腹膜转移诊疗现状严峻,发病率高,早期诊断困难,患者预后差。虽然国内外已经针对胃癌腹膜转移(gastric cancer peritoneal dissemination,GCPD)制定了一套以术中腹腔温热灌洗化疗(intraoperative peritoneal hyperthermia chemotherapy,IPHC)及术后早期腹腔化疗(early postoperative intraperitoneal chemotherapy,EPIC)为主的综合治疗方案,但仍有近半数进展期胃癌病人于术后 3 年内死于胃癌腹膜转移。因此,加强对高危病人的筛查、及早发现腹膜转移、制定合理有效的治疗方案以及多学科联合治疗,对延长胃癌腹膜转移病人总体生存时间及改善其生活质量有积极意义。

胃癌早期腹膜转移患者在临床上并无特殊表现,故诊断困难;而到晚期,当患者出现恶性肠梗阻、血性腹水、腹部肿块、恶病质等并发症时较易确诊,但此时患者的生活质量已严重降低,治疗棘手,预后极差。因此,及时、早期、准确诊断胃癌腹膜转移是精确分期和随访及时发现肿瘤转移的关键。

在众多肿瘤标志物中,尚未出现一种国内外公认的能准确诊断胃癌腹膜转移的标志物。目前,糖类抗原125(carbohydrate antigen 125,CA125)在预测胃癌腹膜转移方面的价值逐渐为大家所认识。上海瑞金医院曾报道一项单中心大宗病例研究,入组共 1348 例胃癌患者,检测术前血清 CA125、CA199、CA724 及 CEA,将结果与术后病理结果对比,使用受试者工作特征(receiver operating characteristic,ROC)分析,发现术前预测胃癌腹膜转移的血清 CA125 有着最高 ROC 曲线下面积,为 0.85(CA199、CA724 及 CEA 分别为 0.61、0.71 及 0.43),表明 CA125 预测准确率最高。同时,他们发现 CA125 检测值的高低与腹膜转移程度呈正相关。其他的一些血清肿瘤标志物如 CEA、CA724 虽然也有文献报道其和胃癌腹膜转移的相关性,但特异性和敏感性都不及 CA125。因此,CA125 在预测胃癌腹膜转移方面有一定的临床价值。

影像学诊断胃癌腹膜转移难度较大,通过典型征象确诊者多已属晚期,即便通过正电子发射型计算机断层显像(positron emission tomography-computed tomography,PET-CT)也难以在腹膜转移的早期阶段确诊。由于胃癌腹膜播散结节的生物学行为及代谢的特殊性,PET-CT 对胃癌腹膜转移的诊断也不敏感,因而导致较高的假阴性率,诊断的准确率甚至低于增强 CT,故术前通过影像学手段评估腹腔内的转移情况并进行腹膜转移癌指数(peritioneal carcinomatosis index,PCI)评分,其作用是有限的。推荐 X 线计算机断层摄影(CT)作为胃癌腹膜转移的主要影像学检查手段,但是当腹膜转移灶直径<1 cm 时,CT 也不敏感。CT 诊断胃癌腹膜转移的敏感度为 33%~51%,特异性为 95%~99%,优于超声(ultrasound,US)和 PET-CT 检查。有腹水时超声可以测出腹膜表面结节样结构和片状融合,对于腹膜、肠道浆膜面小转移灶,当腹水减少时检出率极低。胃癌腹膜转移的典型 CT 征象包括:腹膜不均匀增厚、高强化或伴结节;网膜饼或大网膜多发索条、结节;肠系膜结节状增厚;腹盆腔大量积液。注意腹膜转移粘连侵犯导致的肾盂输尿管扩张、肝内外胆管扩张及肠梗阻等间接征象;注意少量腹水,尤其是肝脾周围腹水,对早期腹膜转移的提示意义。文献报道,胃癌患者影像学检出腹水超过 50 mL,腹膜转移阳性率达 75%~100%。

发现胃癌腹膜转移的常用方法之一是腹腔内查找癌细胞。腹腔内脱落的肿瘤细胞是形成腹膜肿瘤转移的先决条件。诊断胃癌腹膜转移的金标准是在腹腔内找到脱落的肿瘤细胞。传统的腹腔冲洗液细胞学检查可作为诊断和预测肿瘤腹膜转移及复发的重要手段,有助于发现肉眼无法识别的微转移,但其检测微量肿瘤细胞的灵敏度差,每次进行涂片的细胞数量有限,有较高的漏诊率,且腹腔冲洗液中的细胞往往有较明显的退变现象,更增加了诊断难度,若能找到肿瘤细胞,则可明确诊断为肿瘤腹膜转移。而恶性腹水则是腹膜转移的晚期表现。恶性腹水形成后,腹水脱落细胞学检查的阳性率并不高,原因可能有肿瘤细胞过少、组织变异及形态上不典型增生,此外还存在包括标本送检是否及时、取样方法、涂片厚度、固定、染色质量及检查者的经验等其他影响因素,故当腹水脱落细胞学检查结果为阴性时,亦不能否定积液恶性。临床上需要反复多次送检腹水以提高阳性率。

需要重视的是,一部分患者术前 CT 或 MRI 甚至是 PET-CT 并未提示腹腔转移,往往在术中探查发现腹膜或大网膜已出现多发粟粒样癌结节,而使原本预计的根治性手术演变成开关手术或只能姑息性切除。因此,需要术前充分评估腹腔转移风险,必要时可行腹腔镜下探查,再决定手术方式。现行美国国家综合癌症网络(National Comprehensive Cancer Network,NCCN)指南及日本《胃癌治疗指南》均推荐对 T3 以上及怀疑淋巴结转移病人常规行诊断性腹腔镜检查。诊断性腹腔镜检查最主要的优势在于可以对腹腔内的转移情况进行评估,了解腹膜转移的分布和大小,进而指导制定临床治疗策略。同时,诊断性腹腔镜检查亦可以获得确凿的组织学及细胞学依据,因而成为评估辅助治疗疗效及监测疾病进展的主要技术。

综上所述,临床中需要综合患者的临床表现、病理分型、原发灶及转移淋巴结的分期、血清肿瘤标志物、影像学或功能影像等综合判定病情,必要时需要借助腹腔镜等有创检查手段进行明确诊断。

对于胃癌腹膜转移,至今未有标准治疗模式。近年来,随着腹腔内治疗及分子靶向药物治疗的兴起,胃癌腹膜转移的治疗模式发生从单纯姑息性治疗到综合治疗的转变。

13.1.4 Krukenberg 瘤

Krukenberg 瘤,即库肯勃瘤,最早是由德国妇科医生、病理学家弗里德里希·库肯勃(Friderich Krukenberg)在 1896 年首次提出。Krukenberg 瘤是来源于生殖道以外的卵巢转移瘤中的一种,原发肿瘤以胃癌最多见,占 60%～70%,第 2 位是结肠癌,占 15%～18%,其次为乳腺、胆囊、阑尾、子宫输卵管和膀胱的肿瘤。胃癌病理类型以印戒细胞癌为主,其次为低分化腺癌,说明恶性程度高的胃印戒细胞癌及低分化腺癌容易发生卵巢转移。

胃癌转移至卵巢的确切途径尚不清楚,临床上双侧卵巢受累者多见。有学者阐述,原发在上腹部的肿瘤,主要是胃癌细胞,当胃癌浸润至胃壁浆膜层时,癌细胞脱落至腹腔,由于肠蠕动和重力的作用,癌细胞通过腹水运送到达卵巢。但这种转移一般应局限于卵巢表面,但实际上继发于卵巢的转移瘤多数有一层厚的包膜,瘤细胞在卵巢髓质内生长。而且这种假设很难解释为何一些胃癌原发灶相当局限时已有卵巢转移的发生。近年来,众多学者通过研究,倾向于通过淋巴管道转移之说。肿瘤转移到腹膜后淋巴,癌细胞阻塞了淋巴管的上行通路,造成淋巴引流的逆行,从而将扩散的癌细胞带到腹主动脉旁及盆腔淋巴结,而卵巢的淋巴管和这些淋巴结的位置非常接近,因此很容易形成卵巢转移。淋巴转移学说可以使以下几种现象得到较为合理的解释:①绝大多数卵巢转移瘤是双侧性的;②因转移而增大的卵巢常保持原来的形状,肿瘤在包膜内生长而罕见于表面;③卵巢常同时有转移,且多表现为镜下淋巴管内瘤栓,外观往往正常。

Krukenberg 瘤好发于生育期妇女,年龄一般比原发卵巢癌为轻,以 31～40 岁的年龄组为最高,可能是由于此期卵巢功能旺盛、血运丰富而更适宜转移瘤生长。患者最常见的症状是迅速增长的下腹部及盆腔包块,与原发性卵巢癌的症状无明显差异,多为两侧卵巢同时受累,易误诊为单纯性卵巢肿瘤;其次为原发肿瘤的临床表现,如腹痛、腹胀、呕血及黑便等。部分患者出现卵巢间质黄素化,分泌雌激素而表现为月经不调或绝经后阴道出血等症状,极少数患者因卵巢间质分泌激素失调,可出现男性化表现如多须及声音异常等,体检可触及盆腔包块,往往体积较大且合并腹水。

在临床上,卵巢转移瘤却常常被误诊为卵巢原发肿瘤,从而导致误治。导致诊断困难的原因是多方面的,主要原因是本病缺乏特异性的临床表现。患者常常因盆腔包块及月经功能紊乱就诊于妇科,医生的注意力集中在妇科疾病上,局限于卵巢肿瘤的诊断,而忽略了询问病史和必要的消化系统检查,导致原发胃癌的误诊、漏诊。其次,在一些病例中,胃癌病变早期即可发生卵巢转移,常无明显的或仅有轻微的消化道症状,而转移性卵巢癌表现明显,因此更易于忽略原发灶的诊断。另外,缺乏对本病的认识也是导致误诊的原因。原发性卵巢癌常发生于年龄较大的妇女,病灶多为单侧;而转移性卵巢癌则多见于年轻女性,多为双侧,单侧转移者以右侧多见,转移灶被膜完整,切面为胶冻样,肿瘤直径多在 5~9 cm 之间,以印戒细胞癌为多见,故对于卵巢肿瘤,尤其是年轻女性双侧卵巢肿瘤,术前必须追问消化道病史,并应常规行胃肠道检查。另外,肿瘤标志物 CA125、CEA 测定也有助于鉴别原发或转移,术中应常规探查胃肠道,并行快速冰冻切片病理检查,及时发现原发病灶,以免延误治疗。故在诊断卵巢恶性肿瘤时,首先应排除转移性的可能。有学者提出,凡卵巢肿瘤患者应常规行胃肠道造影,消化道肿瘤的女性患者应常规行妇科超声检查,这样可减少转移瘤的误诊或漏诊。

综上所述,若中青年女性因腹胀、食欲不振或影像学检查发现盆腔混合性包块就诊,应考虑有卵巢转移癌的可能,除详细询问消化道症状进行体格检查外,还应常规行盆腔彩超、血清 CA125 及胃肠道内镜等检查,若条件允许,可同时行 PET-CT 检查以了解全身病灶情况。对于首诊为卵巢恶性肿瘤的患者,都应考虑到胃癌转移的可能,常规行胃肠道检查,可提高对此病的诊断率,尽量避免漏诊和误诊。管建云等对 25 例胃癌伴卵巢转移患者(Krukenberg 瘤)的临床资料进行分析,发现多数为绝经前中青年妇女;首发的主要临床症状为腹胀、腹痛及下腹部包块;病理类型以印戒细胞癌为主,共 14 例,占 56.0%;侵及双侧卵巢者 15 例,占 60.0%;9 例(36.0%)术前误诊为卵巢原发肿瘤,经术中探查或卵巢切除术后胃镜检查才明确诊断;所有病例经过随访,中位生存期为 11.8 个月。

对 Krukenberg 瘤的治疗,多数专家认为应采取手术、化疗及对症处理等综合治疗,术中、术后腹腔及静脉化疗。临床研究表明,手术治疗者的生存期明显长于未手术或仅行病理活检者。手术范围需根据病人情况而定,可行全子宫、双附件、盆腔转移灶切除,并尽力清除,使残留病灶<1.0 cm。若体质差,可做双侧附件切除,有腹水或包膜已破裂或卵巢表面已有转移者,应同时行大网膜切除。原发灶应积极处理,国内黄金昶等也提出,无论是单侧还是双侧卵巢发现转移,都应常规行胃癌原发灶联合子宫、双侧附件及大网膜切除术,胃癌根治联合卵巢切除的疗效明显好于仅行单纯卵巢转移肿瘤切除。卵巢对胃原发癌的转移有一定的屏障作用,若只切除卵巢,反而会使肿瘤扩散更广泛,故在切除卵巢的同时,应尽力行胃癌根治术,以争取延长患者的生存时间。至于淋巴清扫问题,目前仍有争议。由于转移到双侧卵巢的 Krukenberg 瘤,多数并发腹腔转移且病灶多发,手术难以根除肿瘤或不能手术,故只能做肿瘤细胞减灭术,术后再辅以化疗,通过药物对肿瘤的直

接穿透能力,以期待对浅表 1～2 mm 厚度的残留肿瘤起到根除作用。尽管目前采用了综合治疗方案,但仍常因原发胃癌的复发及转移到盆、腹腔部位而很难延长病人的存活期以及提高病人的生存质量。

由于 Krukenberg 瘤起病隐匿,且侵袭力极强,恶性程度高,临床症状及体征缺乏特异性,诊断较困难,因此一旦发现往往已处于疾病晚期,预后很差,中位生存期仅为 6～17 个月,大部分患者在确诊后 1 年内死亡,5 年生存率为 0～2.7%。

13.2 胃癌腹水的处理

恶性腹水是恶性肿瘤患者的晚期常见并发症之一,常见于卵巢癌、胃癌、食管癌、结肠癌、肝癌、胰腺癌、乳腺癌等肿瘤,原发病灶不同,预后存在明显差异,以胃肠道来源的恶性腹水预后最差。胃癌患者一旦形成中等量以上恶性腹水,其中位生存期便仅有数周至数月,一年生存率低于 10%。大量腹水可引起腹痛、腹部憋胀、胃食管反流、呼吸困难等症状,是造成患者生活质量降低的主要因素之一,因此,控制腹水快速生长或消除腹水是晚期肿瘤综合治疗中的重要措施。目前临床采用的治疗方法较多,其中包括利尿、腹穿放液、腹腔内灌注药物治疗、全身化疗、深部热疗,以及近年来使用于临床的腹腔温热灌注化疗(IHPC),各有优缺点,总体疗效不一,虽不能明显延长患者的生存期,但对缓解患者的症状、减轻痛苦、提高生活质量具有重要意义。

13.2.1 腹水产生机制

胃癌恶性腹水的产生机制大致可归纳为以下几类:肿瘤细胞引起膈下淋巴管阻塞,增加淋巴液流体静压,引起淋巴回流受阻;肿瘤浸润或种植于腹膜或肠壁,导致血管内皮受损,血管通透性增加;各种原因的低蛋白血症,导致血浆胶体渗透压降低,可引起漏出性浆膜腔积液;肿瘤压迫门静脉和下腔静脉。但这些不能解释全部肿瘤患者腹水的成因,尤其是临床上可见恶性肿瘤体积很小,患者白蛋白浓度基本正常时,仍有大量浆膜腔积液。恶性腹水的形成还受其他因素的影响:肿瘤局部分泌的基质金属蛋白酶(matrix metalloproteinase,MMPs)水平改变也与恶性腹水生成密切相关;抑制血管内皮生长因子(vascular endothelial growth factor,VEGF)及其受体的表达,可抑制肿瘤细胞的生长、转移及恶性腹水的形成。恶性腹水形成机制较复杂,在以上所述中,淋巴管阻塞和腹膜转移被认为是胃癌恶性腹水形成中最主要的机制。

13.2.2 腹水临床表现及诊断

1. 症状及体征

腹水量较少者,临床症状和体征可不明显,有时可表现为非特异性腹部饱胀感、食欲不振或恶心等；大量腹水时可出现腹痛、腹胀、食欲减退，压迫膈肌时可出现呼吸困难、胸痛和咳嗽等。查体可见包括腹部膨隆、腹部静脉显露或曲张、脐平甚至脐突出等表现，叩诊浊音、移动性浊音阳性及波动感，亦可有上腹部肿块、腹部压痛及反跳痛。

2. 影像学检查

超声波和 CT 检查对腹水诊断较为敏感，可显示出少量的腹水。腹部 CT 扫描不但能查出腹水，还有助于查找原发病灶。

3. 腹腔穿刺抽液检查

腹腔穿刺或置管抽出腹水可提示腹水存在。恶性腹水多为血性，具有顽固、量大、反复出现的特点。

4. 腹水实验室检查

诊断性腹腔穿刺抽取的液体应做以下检查：外观、颜色、细胞计数、蛋白定量、生化、免疫学检查、酶学检查。恶性腹水生化检查提示渗出液，腹水肿瘤标志物 CEA、CA199、CA125 等可明显升高。因 CEA 为大分子物质，在血液中易被降解，故恶性腹水中 CEA 较血中高。

5. 腹水细胞学检查

目前，细胞学检查仍为确诊恶性腹水的金标准，该方法特异性较高，但阳性率低，约60% 的恶性腹水中能查出恶性细胞，故需要反复多次送检以提高阳性率。

恶性腹腔积液的诊断及鉴别诊断主要有两个方面：一是判断腹水的存在，二是确定腹水的性质。根据临床表现、实验室检查、影像学检查等可判断腹水的存在。根据实验室检查，可做出腹水是否为渗出液或漏出液的鉴别以及良、恶性腹水的鉴别。腹腔镜检查与腹膜活检在腹水诊断及鉴别诊断中具有重要意义。

13.2.3　恶性腹水的治疗

恶性腹水常是晚期胃癌的并发症之一，尚缺乏疗效确切、安全速效的方法，治疗目的主要是缓解症状。腹水控制既可改善生活质量，又可为进一步的治疗赢得时间。

1. 一般处理

（1）适当限盐和限水。

大量腹水患者应注意卧床休息，减少活动，适当限制钠盐及水分的摄取。因为水的潴留取决于钠的滞留，减少钠的摄入可使尿量增加，有利于腹水的排出。

（2）纠正低蛋白血症。

胃癌患者因摄入不足或肿瘤本身消耗，常伴有低蛋白血症，积极纠正低蛋白血症可改善血浆胶体渗透压，减轻腹水，可静脉输注人血白蛋白或血浆。

（3）合理使用利尿剂。

使用利尿剂治疗恶性腹腔积液一直处于有争议的状态。早先认为，利尿剂仅对肝硬化等引起的良性腹水有效,对恶性腹水无效。随着对恶性腹水产生机制研究的不断深入,利尿剂逐渐得到认可,并相继出现其治疗恶性腹水有效的报道。利尿剂的使用应注意个体化,从小剂量开始,循序渐进,可联合使用保钾和排钾利尿药。利尿剂治疗对恶性腹水疗效较差,从文献报道来看,对于不同肿瘤引起的腹水,利尿剂的平均有效率约为31.5%。其疗效与血浆肾素/醛固酮水平有关,对血浆肾素/醛固酮水平较高者予利尿剂治疗可能有效。利尿剂治疗首选螺内酯或联用呋塞米,利尿剂主要不良反应是水电解质紊乱,也可能引起皮肤干燥、口干、疲倦、低血压等,因此治疗中应注意定期监测电解质和肾功能,特别注意观察血钾变化,如出现低钾血症,需要及时口服或静脉补钾。

(4)营养支持治疗。

晚期胃癌并腹水的患者,多存在循环容量不足、营养不良、电解质紊乱,饮食宜以高蛋白、高热量、富含维生素的易消化食物为主,静脉给予白蛋白、脂肪乳、氨基酸、维生素以支持营养。

2. 腹腔穿刺放液和腹腔置管引流

腹腔穿刺放液可迅速缓解腹胀、呼吸困难等症状,其操作简单,症状缓解快,目前仍为临床基本治疗手段,但多需要反复进行。然而,腹水中含的营养物质较多,蛋白也漏出,长期单纯抽取腹水很容易造成低蛋白血症及严重水、电解质平衡紊乱。而且,单次大量放液易并发低血压、休克、诱发肝肾综合征等风险,平均每抽取 1000 mL 腹水后,需要静脉输注约 6 g 白蛋白才能维持身体有效循环体积。因此,腹水引流时应控制引流速度,腹水抽取后可采用腹带包裹腹部,增加腹内压力以减少腹腔内渗出。术后应及时补充丢失的蛋白和电解质。总之,腹腔排液只是暂时缓解症状的权衡之计,排液后腹水将很快再出现。

反复腹腔穿刺,患者痛苦大,排液不方便。近年采用的腹腔内置管排液极大方便了患者及临床治疗。操作前嘱患者排空膀胱,取侧卧位,在髂骨前棘与脐连线外 1/3 处(反麦氏点)取穿刺点,包裹性积液可在彩超定位下穿刺,常规消毒铺洞巾,局麻后用中心静脉导管穿刺针插入腹腔,见腹水流出,插入导丝约 10 cm,拔出穿刺针,套上扩张管扩开皮肤,拔出扩张管,将软管顺着导丝置入腹腔 9~10 cm,拔出导丝,接上一次性引流袋缓慢引流,穿刺处以高透气性无菌贴膜覆盖固定。嘱患者变换体位时避免牵拉导管,防止脱落,术中密切观察患者有无呼吸困难、面色苍白、出冷汗等,严格执行无菌操作原则。腹腔置管放净腹水后,通过留置导管灌注药物,可以达到治疗腹水的目的。但腹腔内置管也有一些不良后果,如置管处渗液、堵管、引流管脱落,长期带管也有可能并发导管相关性感染、腹腔感染等,需要在临床上引起重视。

3. 腹腔内药物治疗

腹腔内用药可增加药物浓度和延长作用时间,提高治疗效果,降低全身的不良反应。腔内灌注药物应具有高渗透性、广谱性及敏感性等特点,一方面作用于脏壁两层间,刺激腹膜粘连增厚,使腹腔闭塞以控制积液;另一方面作用于癌细胞,对癌细胞产生细胞毒性作用后吸收入体循环以间接协同全身治疗。保持腹腔内较高药物浓度,而血浆浓度较低,减少了药物的不良反应,增强了药物的抗肿瘤功效,同时控制腹腔积液。目前,腹腔药物灌注尚无统一的治疗标准,原则上,用于治疗恶性胸腔积液的抗癌药物和生物制剂也可用于恶性腹水的治疗,剂量应比治疗恶性胸腔积液相应增加,恶性腹腔积液的疗效及预后一般较恶性胸腔积液差。既可单一用药,也可联合使用不同作用机制的药物。

腹腔注药是治疗恶性腹腔积液的有效治疗方法,随之而来的不良反应也是不容忽视的,腹腔内灌注药物主要不良反应有:

①穿刺时腹部常有瘀斑或皮下出血。采取腹腔置管,导管送入腹腔 10 cm 左右,减少腹穿次数可减少此反应的发生。

②药液注入腹壁可引起局部坏死,如发现药物渗入腹壁组织内,立即停止注药,局部以冰袋冷敷并局部封闭。

③化学性腹膜炎,如腹痛、发热,一般发生在腹腔化疗后 24 h 之内,适当降低药物浓度,腹腔冲完化疗药后加冲生理盐水可降低发生率;或加入地塞米松及利多卡因可以减少腹腔内毒性反应的发生。

④长期可引起肠粘连。国外有腹腔内化疗导致致命性症状性肠梗阻和广泛性肠粘连的报道,提示了腹腔内化疗的潜在不良反应。

⑤腹膜肿瘤体积也是腹腔化疗疗效有限的另一重要因素。

⑥恶心、呕吐、腹痛、腹泻为较常见的胃肠道反应,但持续时间短,症状较静脉滴注轻,静滴止吐药、腹腔注入加温液体可减轻症状。

避免选择对腹腔有较强刺激性的药物,用药过程中注意观察患者有无腹痛以及腹胀等临床表现,注意防止肠粘连,避免长期、反复的腹腔内化疗(intraperitoneal chemotherapy,IPC)治疗,可降低肠粘连和梗阻的发生。

用于腹腔注射的药物主要可分为以下几类:

①化疗药物:顺铂、氟尿嘧啶、多柔比星、羟喜树碱、丝裂霉素、博莱霉素、紫杉醇和伊立替康等。

②生物反应调节剂:白细胞介素 2、香菇多糖、甘露聚糖肽、沙培林、胞必佳、干扰素等。

③中药制剂:榄香烯乳、鸦胆子油乳、康莱特、华蟾素、艾迪等。

④血管内皮生长因子抑制剂:贝伐珠单抗、重组人血管内皮抑制素注射液(恩度)等。

⑤放射性粒子:放射性核素^{32}P 等。

⑥硬化剂:四环素、滑石粉、多西环素,因不良反应较大,现较少使用。

(1)腹腔内化疗:腹膜转移是胃癌常见的转移模式,肿瘤细胞于腹膜表面播散种植,使腹膜增厚,腹腔静脉或淋巴管阻塞,回吸收障碍,从而形成癌性腹水;腹腔内给药,药物注入腹腔后,由淋巴管或腹膜吸收,大部分经腹膜脏层吸收的药物进入门静脉,可使局部药物浓度升高,达血浆浓度的 20～500 倍,并且,腹膜吸收缓慢而使药物能够长时间予腹腔内肿瘤直接接触,提高了局部细胞毒作用。门静脉内药物浓度高,有利于控制门静脉内癌细胞和肝脏内的微小转移灶,因为化疗药物进入肝脏后,通过肝脏的首过效应,只有少量化疗药物可以进入体循环,血浆药物浓度较低,全身的不良反应较小。基于以上理论,临床上将腹腔内化疗应用于晚期胃癌腹水的治疗。

目前,腹腔化疗常用药物尚无统一的标准,选择的原则为:

①药物能直接通过组织内代谢转化物杀灭肿瘤细胞。

②药物具有较强的腹膜渗透性及较低药物和腹腔通透性。

③药物在血浆内能迅速被清除。

④药物和腹腔肿瘤有剂量—药物效应。

⑤药物对腹腔组织刺激性小。

常用的腹腔注射药物有顺铂、氟尿嘧啶、丝裂霉素、卡铂、VP-16 等,近年来,紫杉醇、伊立替康的应用也有诸多报道。药物代谢研究发现,腹腔给药可以使腹腔内的浓度高于静脉给药的几倍至几十倍,从而提高控制腹腔转移灶的疗效。腹腔内化疗(IPC)没有公认的具体应用方法,目前研究多是小样本单中心单组开放性试验,对药物用量、用药时间、如何联合用药等都尚无统一标准。用于腹腔内化疗的药物,一般认为安全剂量不应超过静脉用药剂量。

腹腔化疗给药方法:在腹腔给药前应尽可能引流净腹水,将化疗药物溶于大容积液体中,这样有利于克服腹腔内液体自由流动阻力,增加药物与腹腔各脏器表面的接触。腹腔灌注液常用生理盐水,每次液体量一般不少于 1500 mL。为防止药物化疗性腹膜炎引起腹腔粘连,可在灌注液中加入利多卡因 5～10 mL 和地塞米松 10～20 mg,以及反复活动变换体位等。对腹腔化疗给药的时间及间隔也无统一共识,现多采用每周 1 次或 2 次,具体剂量多参考静脉给药剂量。

①顺铂:一种高效广谱的抗肿瘤药物,其作用机制是与肿瘤细胞 DNA 结合并破坏其功能,抑制肿瘤细胞有丝分裂。其渗透肿瘤细胞的能力比其他药物强,对深层的癌细胞能起到破坏作用,局部用药腔内浓度远高于全身化疗血浆内浓度,消除速度较体循环慢,是临床腹腔化疗常用药物之一。顺铂腔内灌注治疗恶性腹腔积液早有报道,顺铂腹腔内灌注治疗恶性腹腔积液总有效率为 43%～55%。其杀伤肿瘤细胞有浓度依赖性,剂量与疗效呈正相关,即药物浓度越高,杀伤肿瘤效果越好。近来有报道称腔内灌注顺铂后,腔内药物的浓度峰值是同一时期血浆浓度峰值的 25 倍,因此,腔内灌注对控制局部病灶较全身治疗更具有特异性。但由于顺铂具高致吐性和严重的肾毒性,因此其临床应用剂量及范围常常受到限制。

哈尔滨医科大学附属第二医院贾铭丽等将胃癌合并恶性腹腔积液患者 170 例,随机分为研究组与对照组,两组各 85 例,均采用常规顺铂腹腔灌注治疗方案(每次 40～60 mg,

每周一次），研究组同时联合使用黄芪多糖点滴治疗，研究组腹腔积液治疗有效 57 例（67.06％），对照组有效 40 例（47.06％），研究组腹水治疗疗效显著优于对照组 $P=0.006$。

孟春平将 64 例恶性腹腔积液患者分成顺铂加香菇多糖组和顺铂组各 32 例，顺铂加香菇多糖组患者腹腔内注射顺铂 60 mg、香菇多糖 2 mg 加生理盐水 250 mL，顺铂组腹腔内注射顺铂 60 mg 加生理盐水 250mL，两组均向腹腔内注入地塞米松 10 mg 以防粘连，注入呋塞米 20 mg、多巴胺 20 mg 以利腹水吸收，并嘱患者灌注后 2 h 内每 20 min 变换一次体位以使药物充分与腹膜接触，结果：顺铂加香菇多糖组和顺铂组有效率分别为 68.8％和 43.8％，差异有统计学意义（$P=0.004$）。因此，在腹腔灌注顺铂的同时，建议加用其他不同作用机制药物来提高有效率。

②5-氟尿嘧啶：5-氟尿嘧啶为抗嘧啶类抗代谢药，对肿瘤细胞有抑制作用，影响其DNA 的生物合成，是目前胃癌治疗的主要药物之一。因 5-氟尿嘧啶腹腔化疗可使腹腔内的抗癌药保持恒定高浓度，提高化疗药对癌细胞的杀伤及抑制，故被较早应用于胃癌的腹腔灌注治疗，相对于顺铂等化疗药物，其胃肠道反应、肾毒性等不良反应明显较轻，患者耐受性好，但单一 5-FU 腹腔化疗可能易产生耐药，使有效率降低，临床上常常需要与其他药物联合使用来提高有效率。

南京军区福州总医院王文武等将 60 例恶性腹水患者，分为治疗组（恩度联合氟尿嘧啶腹腔灌注后热疗）和对照组（氟尿嘧啶单药腹腔内灌注后热疗）。治疗前均先尽量排尽腹水，治疗组在腹腔内注入氟尿嘧啶 1.0 g 和恩度 60 mg，每周 3 次（d1、d4、d7），连续 3 次为 1 周期。对照组单用氟尿嘧啶。2 周期治疗结束后，按照 WHO 腹水标准评价近期疗效，治疗组客观有效率为 78.8％，对照组为 48.1％，两组疗效差异显著（$P=0.017$）。恩度联合氟尿嘧啶腹腔灌注的给药模式并配合深部热疗治疗恶性腹水具有较好的近期疗效和生活质量改善，不良反应均可耐受。

何义富针对 36 例恶性腹水肿瘤患者，给予腹腔内注入恩度联合 5-FU 的方案治疗，其中 5-FU 1.0 g 以及恩度 60 mg 匀速缓慢腹腔注入，在推注恩度前均先给予生理盐水 10 mL 加地塞米松针剂 10 mg 腹腔内注射，每周重复 1 次，客观有效率（response rate，RR）为 47.2％，腹水缓解持续时间达 10～105 天，中位缓解时间 51 天。腹腔内恩度联合 5-FU 治疗恶性腹水是一种安全、可行的治疗手段，具有较好的近期疗效，并能改善生活质量。

江兴松等对 52 例晚期胃癌患者，应用奥曲肽联合 5-氟尿嘧啶腹腔化疗（治疗组），并与同期 49 例采用单纯 5-FU 腹腔化疗的晚期胃癌患者（对照组）比较，常规应用 5-FU 0.5 g 腹腔内注射，每周 2 次，治疗组在对照组基础上，加用注射用醋酸奥曲肽 0.1 mg 皮下注射，8 h 一次，应用 5 天停用 2 天。腹腔注射 5-FU 时，奥曲肽 0.2 mg 改为腹腔内注射，应用 4 周后评价疗效，治疗组的腹水治疗有效率为 78.3％，对照组的有效率为 48.8％，$P<0.01$。

③紫杉醇。目前临床常用的腹腔化疗药物如顺铂、5-FU等,对控制腹膜转移有一定的疗效,但由于上述二药均为水溶性的小分子化合物,腹腔灌注后很快被血管吸收而起不到局部滞留的作用。有研究表明,紫杉烷类化疗药物更适用于腹腔化疗,并有良好的局部抗肿瘤能力。其原因主要为紫杉醇具有大分子结构及高相对分子质量,不易被血管吸收,并且有研究发现,它与恶性腹腔积液蛋白有高度亲和力,使其易潴留于腹腔中而不易被清除吸收,从而延长其在腹腔滞留的时间,更能充分发挥抗肿瘤效应;另外,它能诱导肿瘤细胞凋亡及肿瘤坏死因子产生,并增加放射治疗的敏感性,这都为紫杉醇腹腔灌注治疗恶性腹腔积液提供了理论基础。

紫杉醇是从短叶紫衫树皮中提取分离的一种抗肿瘤活性化合物,具有独特的抗肿瘤作用,主要通过与微管形成稳定聚合物干扰细胞分裂而发挥抗肿瘤作用。紫杉醇在临床上有广泛的抗肿瘤作用,是治疗晚期胃癌的有效化疗药物。一项日本的Ⅱ期临床实验表明,21例晚期胃癌合并腹腔转移患者应用紫杉醇腹腔和静脉双途径用药联合替吉奥治疗取得了较理想的效果,1年生存率为78%,有效率为56%,不良反应可以耐受。

陈宓等将60例晚期胃癌伴恶性腹腔积液患者,随机分为观察组和对照组,每组30例,观察组采用紫杉醇联合顺铂腹腔热灌注化疗,先予顺铂60 mg/m² 腹腔灌注,后予紫杉醇60 mg/m² 腹腔灌注,对照组采用紫杉醇联合顺铂静脉化疗,第1天静脉滴注紫杉醇135 mg/m²,顺铂75 mg/m²,21 d为1个治疗周期。观察组有效率为76.7%,明显高于对照组56.7%,差异均有统计学意义($P<0.05$),两组不良反应类似。

李翔对23例晚期胃癌合并癌性腹水患者给予紫杉醇60 mg/m² 腹腔灌注,第1天、5天、8天,在腹腔化疗前12 h、6 h分别口服地塞米松片10~20 mg,0.5 h前肌注异丙嗪25 mg,静脉推注西咪替丁0.3 g,紫杉醇加入1500~2000 mL 0.9%氯化钠溶液中腹腔内给药,嘱患者于给药2 h内变换体位以使得药物在腹腔内分布均匀。并且,联合使用亚叶酸钙200 mg/m² 静滴,第1~4 d;5-FU 750 mg/m² 持续静滴24 h,第1~4 d;奥沙利铂130 mg/m² 静滴,第1 d;每21 d为1个周期,2个周期评价疗效;有效率(RR)为69.6%,疾病控制率(disease control rate,DCR)为86.9%,中位肿瘤进展时间(time to progression,TTP)为6.6个月,1年生存率为71%;本研究中有47.8%的患者出现了不同程度的腹痛,考虑与腹腔灌注紫杉醇引起的化学性腹膜炎有关,因为紫杉醇是强发疱性植物药,对接触部位有较强的刺激性。作者认为,紫杉醇腹腔灌注化疗治疗胃癌恶性腹腔积液疗效较好,且不良反应较轻,可以耐受。

④伊立替康:喜树碱的半合成衍生物,喜树碱可特异性地与拓扑异构酶Ⅰ结合,后者诱导可逆性单链断裂,从而使DNA双链结构解旋;伊立替康及其活性代谢物SN-38可与拓扑异构酶Ⅰ-DNA复合物结合,从而阻止断裂单链的再连接。同类药物羟喜树碱腹腔灌注治疗恶性腹腔积液也有显著疗效。伊立替康静脉使用主要作为晚期胃癌二线药物,但伊立替康全身用药毒性较大,容易引起致命性腹泻,个体剂量差异较大,使其临床使用

受到一定限制。有部分学者尝试腹腔灌注小剂量伊立替康,每次 40～60 mg,每周一次,患者毒性可耐受,并且疗效迅速、安全。

李经忠等将 50 例癌性腹腔积液的患者随机分为两组,试验组 30 例腹腔注入伊立替康 40 mg,对照组 20 例腹腔注入顺铂 40 mg＋5-氟尿嘧啶 1.0 g,结果:实验组总有效率为 90%,对照组总有效率为 60%,差异具有统计学意义。因此,作者认为,相对于顺铂和5-氟尿嘧啶传统腔内化疗药物,伊立替康属于新合成的化疗药物,对于恶性腹腔积液腹腔灌注化疗,可小剂量应用,且疗效迅速、安全。

(2)腹腔内灌注生物反应调节剂。多种生物反应调节剂,如香菇多糖、白介素-2、艾克佳、甘露聚糖肽(力尔凡)、榄香烯乳、沙培林、干扰素、肿瘤坏死因子、高聚金葡素等被广泛应用于恶性腹水的治疗。有研究显示,于恶性腹腔积液获取的成熟树突状细胞(dendritic cell,DC)与诱导的杀伤细胞(cytokine induced killer cell,CIK 细胞)共培养后可促进其增殖,增强其对肿瘤细胞的杀伤作用,为恶性腹腔积液生物治疗提供理论基础。相较于大多数化疗药物而言,此类药物不良反应轻微,无明显肝肾功能损害,不发生骨髓抑制,患者耐受性良好,尤其适用于体质差无法耐受化疗的老年患者,或者与化疗药物联合使用进一步提高腹水控制率。该类药物腹腔注入后部分患者可能出现一过性寒战、发热,因此在腔内注射前需要使用糖皮质激素或非甾体类药物以减轻不良反应的发生,提高耐受性。总体疗效尚不确切,有待进一步行临床研究加以证实。

①白细胞介素-2:一种生物反应调节剂,有较广泛的生物学效应,IL-2 能诱导淋巴细胞增殖反应,还能活化 T 细胞,使之变成淋巴因子激活的杀伤细胞(lymphokine-activated killer cell,LAK 细胞)细胞,促进 NK 细胞增殖,增强 NK 细胞的杀伤活性;此外,IL-2 还可以促进 T 和 B 淋巴细胞的分化和增殖,通过活化细胞毒性 T 淋巴细胞(cytotoxic T lymphocyte,CTL)来增强特异性杀伤作用,进而增强机体多方面的免疫功能。临床观察表明 IL-2 具有一定的抗肿瘤作用,且与其他抗癌药合用时具有协同作用。腹腔内应用可提高药物浓度,显著增强腹腔内免疫细胞活性,从而提高抗肿瘤效果。用法:将 200 万～300 万单位白细胞介素-2 溶于生理盐水 50 mL 中,缓慢注入腹腔,同时腹腔应用地塞米松 10 mg,每周 1 次或 2 次,连用 3 周。主要不良反应为发热、畏寒、疲乏等,于 IL-2 应用前 30 min～1 h 肌注异丙嗪 25 mg 或口服吲哚美辛 25 mg 对症处理即可。

②甘露聚糖肽:一种生物反应调节剂,可从溶血性链球菌中提取,其主要成分为 α-甘露聚糖肽,注入人体后,能够激活吞噬细胞、自然杀伤(NK)细胞、T 细胞及 B 细胞亚群,诱导干扰素和白细胞介素 E 等生成,促进肿瘤细胞染色体断裂,使之凋亡,并能诱导多种效应细胞和细胞因子生成,具有强效抗肿瘤、镇痛、增强免疫和增加白细胞的作用,而且在恶性腹腔积液治疗中疗效显著,毒性反应低。

耿冬梅等将甘露聚糖肽用于 16 例恶性腹腔积液的治疗,抽净积液后,腹腔内注入生理盐水 20 mL＋注射用甘露聚糖肽 30 mg,注药后再注入地塞米松注射液 10 mg,嘱患者仰、俯、侧交替反复变换体位,每 15 min 一次,共 1 h,以利于药物与腹膜均匀接触,每周一次,连用 4 周,治疗腹水总有效率达到 69.1%。

夏瑜等晚期胃癌合并腹腔积液患者 84 例,以数字法随机分为 A、B、C 组,每组各 28 例;A 组予替吉奥口服联合腹腔热灌注顺铂(每次 50 mg/m²)＋甘露聚糖肽(每次 100 mg),B 组予腹腔热灌注顺铂 ＋甘露聚糖肽,C 组予腹腔热灌注顺铂化学治疗,每周一次。结果显示,控制腹水有效率 A 组为 67.86%,B 组为 53.57%,C 组为 32.14%。

刘世伟等报道,胸腔注入甘露聚糖肽 20 mg、40 mg、60 mg 的有效率分别为 60.7%、73.3%、80.6%,恶性胸腔积液患者注入较高剂量的甘露聚糖肽较低剂量疗效好,且不增加不良反应的发生率。需要引起注意的是,该药可能会引起严重的过敏反应,因此,慎用于过敏体质患者。

③OK-432:又名沙培林,为一种免疫调节剂,是一种经热处理的 A 群溶血性链球菌低毒株的冷冻干燥制剂,计量单位为临床单位(KE),1KE 相当于干燥菌体量的 0.1 mg。腹腔内注射 5～10 临床单位/次,每周 2 次或 3 次,不良反应主要有发热、食欲不振、恶心、呕吐、腹泻、ALT 升高,有青霉素过敏史者禁用。

④香菇多糖:一种生物反应调节剂,具有免疫调节作用,也具有一定的抗肿瘤作用,它的作用机理是刺激机体的杀伤性 T 细胞、自然杀伤细胞、活化巨噬细胞和机体依赖性巨噬细胞的细胞毒作用,刺激免疫细胞,提高机体免疫力,使肿瘤细胞受到抑制,起到了间接抗癌的作用。腹腔内灌注香菇多糖可使肿瘤组织中纤维增生的间质反应增强,使 T 细胞进一步浸润肿瘤病灶,起到抑制肿瘤组织增殖生长,杀灭肿瘤细胞的作用。

逄宗欣等人将 70 例恶性腹腔积液患者随机分为 A 组和 B 组,各 35 例,其中 A 组给予香菇多糖联合顺铂(香菇多糖 4 mg ＋ 顺铂 40 mg),B 组给予单纯顺铂(顺铂 40 mg);每周一次,3 次为一个疗程。结果:A 组总有效率(77.14%)高于 B 组总有效率(54.29%),差异有统计学意义($P<0.05$);A 组总的不良反应率(14.29%)小于 B 组总的不良反应率(37.14%),差异有统计学意义($P<0.05$)。结论:香菇多糖联合顺铂腔内化疗控制恶性腹腔积液,提高了恶性腹水的控制率,同时减少了顺铂腔内化疗的不良反应,提高了肿瘤患者的生活质量,尤其适用于晚期体质较差的肿瘤患者。

⑤胞必佳:即红色诺卡氏菌细胞壁骨架(nocardia rubra cell wall skeleton,N-CWS),是由红色诺卡氏菌经破碎、蛋白酶处理而提取的免疫调节剂,其主要成分是含枝菌酸、多糖和粘肽的免疫活性物质。实验证明胞必佳有较显著的抑制肿瘤生长和增强免疫机能的作用。它不仅刺激 T 淋巴细胞和 B 淋巴细胞,提高机体内淋巴细胞转化作用,还能增强机体内巨噬细胞的抗癌活性,提高自然杀伤细胞(NK 细胞)杀伤肿瘤细胞的活性。

来自上海长海医院的李平等用胞必佳治疗 34 例恶性腹水,用法为:将胞必佳 600 μg 溶于生理盐水 40 mL 中,同时注入 2% 利多卡因 5 mL 以减轻疼痛,直接注入患者的腹腔中,每周 2 次,连续 3 周为一个疗程,总有效率为 61.76%。其中,5 例有Ⅰ～Ⅱ度消化道反应,经止吐处理后缓解;2 例注射 1 h 后出现腹痛,口服曲马多缓释片后改善;4 例有低热,经吲哚美辛栓塞肛门后体温降至正常。

陈树泉等使用胞必佳治疗消化道癌性腹水 30 例,抽净腹水后,将 1000 μg 胞必佳用 50 mL 生理盐水稀释并加上 2% 利多卡因 10 mL 同时注入腹腔内,总有效率为 86.7%,并且仅有 1 例患者出现低热反应。因此,胞必佳腹腔内注射可治疗癌性腹水,该方法操作简单,对腹水的疗效较好,不良反应轻微,对不能耐受全身化疗的晚期肿瘤患者及老年病人尤为适合,能延长病人的生存期,提高其生活质量。

(3)腹腔内灌注中药制剂:由我国自主研发的部分抗肿瘤中成药,如华蟾素注射液、鸦胆子油注射液、复方苦参注射液、艾迪注射液、康莱特注射液等,既无细胞毒药物明显的骨髓抑制、胃肠道反应及肝肾毒性,又无生物反应调节剂常见的寒战、发热及局部疼痛等毒副作用,不良反应轻微,耐受性良好,即可单一给药,也可与其他药物联合使用,近年来,被广泛应用于恶性腹水的治疗,并取得了一定的疗效。

①华蟾素:华蟾素注射液是从我国传统中药材蟾蜍阴干的全皮中提取制成的水溶性注射液,其主要活性成分是蟾毒内脂成分,属强心苷类物质,具有抗肿瘤与免疫调节的双重作用。其可抑制肿瘤细胞核酸代谢,干扰 DNA 和 RNA 的合成,阻碍细胞有丝分裂,抑制肿瘤细胞 DNA 的复制,直接参与杀伤癌细胞。此外,华蟾素还具有免疫调节功能,能够增强 T 细胞免疫功能,提高对肿瘤细胞的杀伤力。华蟾素腔内灌注治疗恶性浆膜腔积液的主要机制包括:

(a)华蟾素在局部药物浓度高,可通过抑制 DNA 合成、诱导细胞凋亡、抑制肿瘤血管生成等直接杀伤浆膜局部肿瘤细胞,减少肿瘤对周围组织及血管的侵袭;一部分华蟾素进入血液循环再次作用于肿瘤组织形成二次伤害。

(b)华蟾素可通过抑制肿瘤血管及淋巴管转移来防止肿瘤转移。有研究表明,华蟾素可通过抑制(VEGF)及血管生长内皮因子(vascular growth endothelial factor,VEGF)及其受体 VEGFR 信号通路影响肿瘤的血管和淋巴管转移,降低 VEGF 水平,减少恶性积液的产生。

(c)华蟾素能提高机体免疫力,增强 T 细胞免疫功能,杀伤肿瘤细胞并减少炎症反应。

庄克川等回顾性分析 134 例接受华蟾素腔内灌注治疗的恶性浆膜腔积液患者,行腔内穿刺闭式引流干净恶性积液后,恶性胸水予华蟾素 40～125 mL,恶性腹水予华蟾素 40～150 mL,恶性心包积液予华蟾素 10～50 mL,经生理盐水稀释后,通过引流管缓慢注入后夹闭,每周灌注 2 次,2 周为 1 个疗程。恶性积液量减少有效率为 66.42%。结果:华蟾素腔内灌注可从量和质两个方面治疗恶性浆膜腔积液,尤其对浆膜转移性及局部湿热毒证者效果更佳,明显改善患者的生存质量,且不良反应小。

②鸦胆子油:鸦胆子油注射液为从中药鸦胆子果实中提取得到的脂肪油,为我国自主

研制的一种新型的纯中药抗癌制剂,具有低毒、高效和抗癌谱广等诸多优点。其乳剂的优点在于可以提高药物对皮肤和黏膜的穿透性,从而减轻了药物对组织的刺激性。鸦胆子油的主要有效成分为油酸和亚油酸,具有抗肿瘤和提高机体免疫功能的作用。实验证明,鸦胆子油为细胞周期非特异性药物,对肿瘤细胞周期中的 G0、G1、S、G2、M 期均有杀伤和抑制作用,能明显抑制肿瘤细胞 DNA、RNA 及蛋白质的合成,干扰肽键的形成,且用药后药物浓度集中,并与癌细胞具有特异性的紧密亲和力,具有一定靶向性。

胡娅等人回顾性分析 2007 年 1 月～2010 年 10 月华中科技大学同济医学院附属荆州医院 38 例老年恶性腹腔积液患者的临床资料,所有患者均于腹腔穿刺置管引流后使用腹腔内药物,将其随机分为两组,各 19 例,观察组腹腔内使用鸦胆子油乳(鸦胆子油乳每次 20～60 mL)和 IL-2(IL-2 每次 60 万～100 万单位);对照组腹腔内单独使用 IL-2。结果显示:观察组总有效率为 78.9%,明显高于对照组 47.4%,差异有统计学意义($P < 0.05$),两组患者不良反应均较少。作者认为:腹腔内注射鸦胆子油和 IL-2 来控制老年肿瘤恶性腹腔积液,不良反应少,临床疗效肯定。

熊礼凤将 66 例恶性腹腔积液患者随机分成两组,每组各 33 例,治疗组给予腹腔注射鸦胆子油乳 80 mL 联合 IL-2 300 万单位配入生理盐水 20 mL;对照组给予腹腔注射鸦胆子油乳 80 mL 与生理盐水 20 mL,嘱患者每 15 min 变换体位,共 2 h,使药液在腹腔内均匀分布。治疗组有效率为 74.19%,显著高于对照组的 51.72%,差异有统计学意义($P < 0.05$)。结果表明,IL-2 与鸦胆子油乳联合既增强对肿瘤细胞的杀伤作用,又增强机体的免疫功能,对恶性腹腔积液有很好的抑制作用。

③复方苦参:复方苦参注射液(岩舒)作为一种中药复方制剂,由苦参、白土苓等多种中药提取、精制而成,主要成分为苦参碱、氧化苦参碱、槐果碱、皂苷等,临床研究显示该药具有抗癌止痛、调节免疫力、抑制癌肿等功效。临床上主要使用复方苦参联合化疗药物治疗中晚期实体瘤,起到增效减毒作用。近年来,有不少学者采用复方苦参注射液单用或联合顺铂等化疗药物行胸腹腔内灌注治疗恶性胸腹水,也取得了不错的效果。

刘佳琪将 139 例恶性腹水患者随机分为复方苦参注射液组和顺铂组,腹水引流完全后分别给予复方苦参注射液 30 mL、顺铂 100 mg 腹腔灌注,每周 1 次,连用 3 次。结果:复方苦参注射液组总有效率为 80.56%(58/72),顺铂组为 86.57%(58/67),两组总体疗效相当。但复方苦参注射液组骨髓抑制、肝肾损害及恶心呕吐等胃肠道不良反应的发生率均明显低于对照组。作者认为:复方苦参注射液腹腔灌注治疗恶性腹水的疗效与顺铂相当,但安全性明显优于后者。对于恶性腹水患者,尤其是合并血常规及肝肾功能不全的患者,或者对顺铂不良反应无法耐受的患者,复方苦参注射液可作为一种高效安全的替代药物。

黄超将 90 例恶性腹腔积液患者随机分为两组,每组各 45 例,两组均行腹腔穿刺置管闭式引流术,试验组取顺铂 40 mg 溶于生理盐水 20 mL 加上复方苦参注射液 40 mL,经留置导管向腹腔内注入;对照组仅取顺铂 40 mg 溶于生理盐水 20 mL,经留置导管向腹腔内注入,两组均每周一次,共 4 次。结果显示:试验组总有效率及治疗前后生活质量改善率均高于对照组($P<0.01$),不良反应发生率低于对照组($P<0.05$)。作者认为,复方苦参注射液联合顺铂治疗恶性腹水在提高临床疗效的同时,能减轻顺铂腹腔内化疗出现的不良反应,提高晚期恶性肿瘤患者的生活质量。

④艾迪:艾迪注射液为复合中药抗肿瘤药物,其主要成分为人参皂苷、黄芪皂苷、刺五加多糖、去甲斑蝥素,其所含的去甲斑蝥素及其他多种活性成分,如人参皂苷 Rg3、Rh2 等不同程度地作用于肿瘤发生、发展和转移的多个环节,从而起到综合治疗效果。药理研究表明,人参皂苷能增强 T 细胞及 B 细胞功能,能增加巨噬细胞、淋巴因子激活的杀伤细胞(LAK)、NK 细胞活性,诱导干扰素、白介素、肿瘤坏死因子产生,增强 LAK 细胞、NK 细胞活性,具有较强的诱导肿瘤细胞凋亡的能力和增加白细胞的作用。黄芪、刺五加具有保护骨髓造血组织、增强机体免疫力等作用,可抑制及杀灭肿瘤细胞。斑蝥素是一味以毒攻毒药,其可影响癌细胞 DNA、RNA 生物合成和癌基因表达,诱导癌细胞分化、凋亡,而且可促进骨髓造血干细胞成熟、分化,促进边缘池粒细胞的释放,增强机体免疫力,抑制肿瘤血管新生。斑蝥素还具有攻毒破血和软坚散结作用,能发挥免疫调节及抗癌双重作用。

叶燕明等人将 67 例恶性腹腔积液患者随机分为实验组 36 例(采用艾迪注射液联合顺铂进行腹腔灌注)与对照组 31 例(单纯采用顺铂进行腹腔灌注),比较两组的治疗效果。实验组采用腹腔置管引流腹水,引流管无腹水流出后注入生理盐水 50 mL+顺铂 60 mg,24 h 后注入生理盐水 250 mL+艾迪注射液 100 mL,96 h 后再引流干净腹水,重复注入生理盐水 250 mL+艾迪注射液 100 mL,3 周为 1 个疗程;对照组采用腹腔置管引流腹水,引流管无腹水流出后注入生理盐水 50 mL+顺铂 60 mg,3 周为 1 个疗程。结果:艾迪注射液联合顺铂总有效率为 63.9%,高于单纯顺铂组的 38.7%($P<0.05$)。并且对比单纯顺铂组,艾迪联合顺铂还可以减轻骨髓抑制、肝肾损害、恶心呕吐等胃肠道反应的发生。

⑤榄香烯:榄香烯是从姜科植物温莪术中提取的抗癌有效成分萜烯类化合物,国家已将它纳入二类非细胞毒性抗肿瘤药,能抑制多种肿瘤细胞的生长增殖,抑制肿瘤细胞核酸合成,诱导肿瘤细胞的凋亡和分化,逆转肿瘤细胞的多药耐药,抑制肿瘤新生血管生成和抗转移,增强肿瘤细胞的免疫原性和改善机体的细胞免疫功能,与放化疗联合使用具有增敏减毒的作用,在临床上具有广阔的应用空间。国内学者也纷纷开展了使用榄香烯治疗恶性胸腹腔积液的临床探索,如使用榄香烯腹腔内灌注分别治疗多种癌症引起的恶性腹腔积液(包括卵巢癌、肝癌、胃癌、结直肠癌、胰腺癌等)共 139 例,有效率在 70.00%～86.72%。并且在治疗中观察到,腹水抽放越彻底,疗效越明显。1995 年,王金万等完成了榄香烯治疗恶性胸腹腔积液的Ⅲ期临床研究,对 484 例患者抽净胸、腹水后将榄香烯按照 200 mg/m² 和 300～400 mg/m² 的剂量分别灌注于患者胸腹腔内,每周 1 次或 2 次,连用 2 周,第 3 周观察,治疗恶性胸、腹腔积液的有效率分别达 66.08%(113/171)和 77.64%

（243/313）。主要不良反应为疼痛，发生率为41.12%（199/484）。疼痛发生原因可能为腹腔内药物浓度高，药物对局部刺激更为明显，在榄香烯应用前于腔内灌注局麻药，如利多卡因和地塞米松进行预处理可大大降低疼痛和发热的发生率。笔者曾有1例胃癌并恶性腹水患者经腹腔注入榄香烯后，出现剧烈疼痛，持续数日，经反复多次吗啡皮下注射才逐渐缓解，故其临床应用应引起足够重视。

（4）腹腔内灌注VEGF抑制剂。

目前大量研究认为，许多恶性肿瘤的腹膜转移依赖于其血管内皮生长因子（VEGF）水平，在恶性腹水中往往可以检测到高水平VEGF；VEGF受体（VEGFR）是恶性腹水形成的一个主要调节因素。恶性腹腔积液的形成过程主要由VEGF和碱性成纤维细胞生长因子介导，拮抗VEGF可有效减少积液形成，这些研究奠定了拮抗VEGF治疗恶性胸腹腔积液的基础。

①贝伐珠单抗：一种重组的人源化、人鼠嵌合的单克隆抗体。贝伐珠单抗作为VEGF的修复抑制剂，可特异性结合VEGF分子并拮抗其作用，阻止其与受体作用，使肿瘤组织血管退化，新生血管及再生血管生成被抑制，对肿瘤细胞的生长和转移有抑制作用。贝伐珠单抗对腹水的治疗有一定效果，贝伐珠单抗联合细胞毒药物治疗腹水也是一种可行性选择，Kinoshita等报道静脉应用贝伐珠单抗5～10 mg/kg可有效减少紫杉醇化疗和腹腔化疗无效的胃源性恶性腹水。

来自安徽医科大学的杨震等，使用贝伐珠单抗单药腔内灌注治疗17例难治性恶性胸腹腔积液，在尽可能抽出胸、腹腔内积液后，将贝伐珠单抗300 mg或400 mg用生理盐水50 mL稀释后注入腹腔，并嘱患者在注药后2 h内每15 min变换一次体位，依次为患侧位→健侧位→仰卧位→俯卧位→直立位，以便药物与腹腔充分接触，有利于提高生物利用度，依据胸腹水增长速度至少1周后再灌注，最多灌注3次。有效率达到64.7%，不良反应轻，仅有1例患者出现与药物可能相关的腹痛，处理后症状消失。

中国医科大学附属盛京医院牛楠等将48例恶性腹腔积液患者，随机分为对照组和治疗组各24例。对照组行腹腔灌注注射用洛铂，30 mg/m² 用生理盐水50 mL稀释，1次/周；治疗组行腹腔灌注贝伐珠单抗注射液，5 mg/kg用生理盐水50 mL稀释，1次/周。两组患者均连续灌注2周，最多灌注3次，治疗后，对照组、治疗组总有效率分别为50.0%、79.2%，两组比较差异有统计学意义（$P < 0.05$）。研究者认为，贝伐珠单抗注射液腹腔灌注治疗恶性腹腔积液疗效优于注射用洛铂，且耐受性良好。但贝伐珠单抗价格昂贵，使其在临床应用中受到一定限制。

②恩度：重组人血管内皮抑素是一类血管抑制类新生物制品，可通过抑制形成血管的内皮细胞迁移来达到抑制肿瘤新生血管的生成，阻断肿瘤的营养供给，发挥抑制肿瘤增殖或转移的作用。深入研究发现，腹腔给予重组人血管内皮抑素可直接抑制血管内皮细胞增殖分化，拮抗VEGF的促血管生成和增加血管渗透性等作用，从而抑制腹腔内肿瘤生

长。临床初步观察恩度联合化疗治疗恶性胸/腹腔积液具有较好的近期临床疗效和安全性，与化疗药物有协同作用，可有效防治恶性胸/腹腔积液的形成和发展。与传统化疗药物相比，上述疗法毒性低，可长期使用，但目前国内外较为成熟的临床研究资料有限，因此利用恩度治疗恶性腹水的临床最佳模式，如药物剂量、时间间隔、治疗疗程数量等仍有待于进一步研究规范。

在我国 14 家大型医院肿瘤中心开展的前瞻性、随机、平行对照、多中心Ⅲ期临床研究中，选择中等量以上恶性胸腹腔积液，将其随机分成 A 组（恩度单药组，胸腔 40 毫克/次、腹腔 60 毫克/次）、B 组（顺铂单药组，40 毫克/次）和 C 组（恩度联合顺铂组，剂量相同），3 组均在充分穿刺抽液或引流后给药，给药间隔为第 1 天、第 4 天、第 7 天联用，3 次为一个疗程。结果：A 组客观缓解率（objective response rate，ORR）48.51%，B 组 ORR 46.39%，C 组 63.00%；安全性方面，A 组不良反应发生率显著低于 B 组，B 组与 C 组之间差异无统计学意义。因此，采用恩度腔内给药治疗恶性胸腹水具有较好的疗效，尤其是血性积液；恩度联合顺铂应用具有协同作用，可以进一步提高疗效，并且不增加化疗药物的不良反应。

安徽省马鞍山市人民医院陈磊等采用重组人血管内皮抑素联合多西紫杉醇腹腔内置管灌注治疗 27 例胃癌恶性腹腔积液患者，腹腔置管尽量将腹腔积液排尽后，先用温热 0.9% 氯化钠注射液 1500 mL 冲洗腹腔，后腹腔内注入 0.9% 氯化钠注射液 500 mL＋多西紫杉醇 40 mg/m²、重组人血管内皮抑素（恩度）60 mg、地塞米松 5 mg，第 1、8 天，3～4 周重复，每 2 个周期评价疗效，结果腹水控制率达 77.8%。

(5)腹腔内灌注放射性粒子。

放射性粒子³²P 是恶性腹水治疗中应用最广泛的放射性粒子。³²P 胶体磷酸铬（³²P-CP）是一种不溶解、不发生生物化学作用的惰性物质，其颗粒大小为 0.5～1.0 mm，它的组织穿透性强（8 mm）、半衰期长（14 d）。将³²P 胶体注入有癌性积液的腹腔内，待其分布均匀后，大部分胶体颗粒会黏附在腹膜、腹腔种植癌和腹水中的游离癌细胞表面，通过 β 射线的辐射作用杀死、杀伤癌细胞，并引起浆膜的纤维化及其小血管和淋巴管的闭塞，起到抑制肿瘤细胞生长、缩小病灶、减缓或消除积液的作用。同时，被吞噬细胞所吞噬的小部分胶体可使单核吞噬细胞系统受到辐射损害，使其释放出一种具有一定活性的与 γ 免疫球蛋白复合的抗肿瘤因子，从而增强了单核吞噬细胞系统对肿瘤的防御能力，并且，胶体³²P 在组织内射程短，对周围组织损伤小。因此，³²P-胶体磷酸铬治疗癌性腹水有如下特点：疗效高，不良反应小，可与全身化疗同时进行，能在一定程度上延长生存期，改善生存质量，适用范围广泛，癌性胸腹水患者在机体不同状况下均可应用，亦可单一用药。临床应用时注意最大限度抽尽腹水，降低腹腔内的胶体渗透压，使腹腔内³²P-胶体磷酸铬保持较高浓度，同时配合全身化疗，提高疗效。

据研究报道，用放射性核素腹腔内注射治疗恶性腹水的有效率为 41%～54%，对卵巢癌引起者可达 85%,不良反应较小。闫瑞红等使用^{32}P 胶体联合顺铂腹腔注射治疗恶性腹水 30 例,放射性^{32}P 胶体治疗剂量为 6～8 mCi/m^2 及顺铂为 80 mg,每月 1 次,治疗方法为:先腹穿尽量放尽腹水,后将顺铂溶入 500 mL 生理盐水中行腹腔灌注,再将^{32}P 注入腹腔,最后用 100 mL 生理盐水冲洗通道,同时注入地塞米松 10 mg,以防化学性腹膜炎,药物灌注完毕,嘱患者变换体位,使药液与腹腔广泛接触。腹水控制总有效率为83.4%,毒性反应可耐受,其中,10 例患者出现恶心、呕吐反应,采用甲氧氯普胺(胃复安)或格拉斯琼等药物治疗得到很好控制;6 例患者出现轻度腹痛,无特殊处理;2 例患者白细胞一过性下降,常规给予 VB$_4$、利血生预防性治疗。因放射性粒子^{32}P 为放射性物质,对使用单位的资质和对放射性防护有一定要求,故未能在临床上广泛使用,目前多是小样本的病例报道,需要更深入研究和更大样本病例观察来评估其有效性。

4. 生长抑素类似物

奥曲肽能够直接抑制肾素释放,通过抑制肾素-血管紧张素-醛固酮系统,使血浆醛固酮水平下降,减少钠水潴留,有利于肾脏对腹水的排出。奥曲肽类生长抑素能通过直接与生长抑素受体结合,通过 cAMP 信号途径、磷酸蛋白磷酸酶途径及钙离子途径抑制 DNA的合成及复制来抑制肿瘤细胞增生,间接通过抑制促肿瘤细胞生长激素和细胞因子的释放、抑制肿瘤血管生成等多种途径发挥抗肿瘤作用。大多数消化系统肿瘤细胞均表达生长抑素受体且与其有较高的亲和力,为其治疗消化系统肿瘤提供有力依据。同时,奥曲肽能够延迟消化系统肿瘤患者的生存时间,改善生活质量,其作用机制可能是通过抑制血清胰岛素样生长因子-1(IGF-1)和血管内皮生长因子(VEGF)起作用。Song 研究发现单用生长抑素腹腔灌注取得了与 5-FU 联合丝裂霉素腹腔灌注同样的效果,这提示生长抑素有抗肿瘤作用和抑制癌性腹水生成作用。

国内外研究表明,生长抑素类似物(somatostatin analog, SSA)及生长抑素(somatostatin, SS)主要是通过生长抑素受体(somatostatin receptor, SSTR)影响细胞内信号传导途径或诱发肿瘤细胞凋亡等途径来抑制肿瘤细胞的生长。同时生长抑素类似物奥曲肽可以减少消化液的形成,可增加水电解质的吸收。Jatoi 等报道 33 例恶性腹水患者中奥曲肽组和安慰剂组下一次穿刺抽液的中位时间分别为 28 d 和 14 d,明显延长了抽液间隔时间。Sebastian 报道,应用奥曲肽 0.3 mg 腹腔内注射,每周一次,6 周后观察腹水明显减少,提示生长抑素具有抑制恶性腹水形成的作用。吴洋东观察晚期胃癌合并腹水患者共 96 例,治疗组 48 例应用奥曲肽联合氟尿嘧啶(5-FU)腹腔灌注化疗,与对照组 48例采用 5-FU 腹腔灌注化疗比较,治疗 3 周后评价疗效及不良反应。治疗方法为:对照组,常规应用 5-FU 1.5 g 腹腔内注射,每周一次,应用 3 周;治疗组,在对照组基础上,加用注射用醋酸奥曲肽 0.2 mg 皮下注射,12 h 一次,应用 5 d 停用 2 d,腹腔灌注 5-FU 时,奥曲肽 0.2 mg 改为腹腔内注射。结果:治疗组的腹水治疗有效率、KPS 评分、CEA 下降率以及患者 0.5 年、1 年生存率均显著优于对照组。结论:奥曲肽联合腹腔灌注化疗可提高晚期胃癌合并腹水的临床疗效。

奥曲肽在体内外对多种消化系实体肿瘤的生长有明显的抑制作用,目前认为生长抑素及其类似物的抗肿瘤生长机制包括两个方面。直接作用:生长抑素及其类似物直接与肿瘤细胞表面的生长抑素受体(SSTR)结合,通过多条信号传导通路,阻滞细胞周期和(或)诱导细胞凋亡。间接作用:生长抑素及其类似物与非肿瘤细胞表面的 SSTR 结合,抑制多种促肿瘤生长的激素及生长因子的释放,抑制肿瘤血管生成,促进血管收缩,调节免疫细胞功能等;同时,奥曲肽能减少肠黏膜分泌,增加水和电解质重吸收。

5. 基质金属蛋白酶抑制剂

基质金属蛋白酶(matrix metalloproteinase,MMP)是一组锌离子依赖的蛋白水解酶,参与细胞外基质降解。MMP 在肿瘤浸润和转移中起重要作用,由于能促进血管生成,提高血管通透性,与恶性腹水的发生密切相关,因此抑制 MMP 活性可治疗恶性腹水。基质金属蛋白酶是结构相关性酶家族,存在于健康人组织中,但在多种肿瘤中过度表达,能破坏细胞外基质,促使肿瘤侵袭和转移,该过程可被金属蛋白酶抑制物逆转。向实验动物的腹腔内注射人工合成的金属蛋白酶抑制物巴马司他(batimastat)能延缓肿瘤生长,减慢转移速度,使恶性腹水消退。

Beattie 等以第一代 MMP 抑制剂巴马司他($600\sim1050$ mg/m²)治疗 23 例恶性腹水,其中 16 例治疗后 4 周内无须行腹腔穿刺放液,5 例生存期>16 周以上,腹水未生长,7 例虽在 16 周内死亡,但腹水未增多。龙新安等的一项 I/II 期临床试验评估巴马司他单剂($600\sim1050$ mg/m²)腹腔内注射治疗 9 例不同肿瘤并发恶性腹水患者的效果,其中 5 例用药后体重、腹围减少或穿刺排放腹水的次数减少。第二代金属蛋白酶(MMP)抑制剂马立马司他(marimastat)也已问世,其生物利用度有所提高。值得一提的是,金属蛋白酶抑制剂仅起抑制肿瘤细胞的作用,而非细胞毒药,故在临床上宜与化学药物联合使用。

6. 深部热疗

热效应对机体的免疫功能具有调节和促进作用,能够通过增强免疫功能来发挥抗肿瘤作用。热疗可引起肿瘤细胞膜上酶复合体及多酶体系破坏,胞内蛋白变性,并干扰DNA 复制,使瘤组织产生空泡变性,血管出血、充血、瘀血、血管闭塞等改变,肿瘤周围有大量浆细胞、巨噬细胞及淋巴细胞浸润。而且,热疗不单纯杀灭肿瘤细胞,免疫机制的存在起重要作用,加温后白细胞产生的热休克蛋白(HSP 70)释放出后起自身疫苗作用,热疗还可促进免疫细胞,包括 T 淋巴细胞、NK 细胞和巨噬细胞活化,促进细胞因子合成及增强免疫效应。深部热疗不良反应轻微,主要表现为皮下脂肪硬结或局部皮肤灼伤,在热疗治疗过程中,若患者出汗明显,需要及时擦拭,避免局部皮肤灼伤。

热疗是肿瘤综合治疗的一种手段,可直接杀伤肿瘤细胞,热疗与化疗在杀伤肿瘤细胞上有互补作用,热疗能杀伤 G_0 期(静止期)细胞,而 G_0 期细胞对化疗不敏感;加温改变了细胞膜的稳定状态,增强了细胞膜对药物的吸收和渗透;还可以抑制受损 DNA 的修复。

热疗与其他药物并用可增加局部肿瘤内药物浓度,提高肿瘤对药物的敏感性,二者联合应用具有协同作用。因此,临床上热疗常与其他治疗方法联合使用,起到协同增效作用,可加强腹水的控制。

中国医科大学绍兴医院李海金等将伴大量恶性腹腔积液的恶性肿瘤患者 70 例,随机分成治疗组和对照组各 35 例,在抽净腹水后经中心静脉导管注入分别配有顺铂 40 mg/m²,5-氟尿嘧啶 750 mg/m²,地塞米松 10 mg 的生理盐水 1500～2000 mL,嘱患者每 10 min 变换体位一次,使药物在腹腔内分布均匀,治疗组于注药后 30 min 开始用体外高频深部热疗机行腹部热疗,将上下极板对准脐部,设定治疗温度为 43℃,热疗持续时间为 1 h;对照组单用上述腹腔化疗,两组治疗均是 1 周 1 次,3 次为 1 个治疗周期。结果:治疗组 RR 88.58%,对照组 RR 62.86%,两组比较差异有统计学意义($P=0.01$)。结果提示:体外高频深部热疗联合腹腔化疗治疗恶性腹腔积液疗效明显提高,不良反应减轻。邓明辉等将确诊的 53 例恶性腹水患者随机分成两组,观察组(26 例)放腹水后腔内灌注顺铂,半小时后,用 SRI-T 全身热疗系统进行全身加温治疗;对照组(27 例)除不做全身热疗外,余同观察组。结果:观察组有效率为 61.5%,对照组有效率为 40.7%,差异有统计学意义($P<0.05$)。观察组的不良反应有 2 例皮肤灼伤,两组未见其他严重不良反应。

7. 腹腔热灌注治疗

胃癌产生大量顽固性腹腔积液,治疗比较棘手,用传统的方法如利尿、补充白蛋白、抽液、腹腔内注药等治疗,往往收效甚微,且会引起诸多的不良反应。大量腹水的存在,严重者可影响呼吸及消化功能,患者出现腹胀、腹痛、食欲减退、胸闷、呼吸困难、电解质紊乱,如得不到及时有效的治疗,病情常在短期内迅速恶化,出现恶病质,全身衰竭,预后差。

腹腔热灌注化疗(hyperthermic intraperitoneal chemotherapy,HIPEC)是近年来新兴的一种腹腔恶性肿瘤的辅助治疗手段,大剂量的温热化疗液能够使腹腔的微小癌转移灶更充分地与化疗药接触,在腹腔内有较高、恒定、持久的药物浓度。灌注过程中化疗液对腹腔的游离癌细胞可起到机械清除作用,因此,腹腔热灌注化疗较单纯腹腔化疗治疗恶性腹水有明显的优势。

胡明等将 40 例合并恶性腹水的晚期胃癌患者,随机分为观察组和对照组各 20 例,观察组采用顺铂 HIPEC 联合 XELOX(奥沙利铂＋卡培他滨)方案治疗,其中顺铂用法为 20 mg/m² 每次,共灌注 3 次,对照组采用 XELOX 方案化疗,化疗 4 个周期后比较两组患者腹水控制情况,结果:观察组患者临床有效率为 70%,明显高于对照组的 35%($P=0.027$)。研究者认为,在不可切除胃癌合并恶性腹水的患者中应用顺铂 HIPEC 联合 XELOX 方案全身化疗安全可行,毒副作用小,耐受性好,控制恶性腹水近期疗效确切。王红梅等应用顺铂 HIPEC 联合化疗治疗 56 例合并恶性腹腔积液的晚期胃癌患者,实验组有效率为 64%,对照组有效率为 46%,实验组生活质量 KPS 评分高于对照组,两组比较均有显著性差异($P<0.05$)。

李娜等随机对照比较循环 HIPEC 与单纯腹腔内化疗治疗胃肠道肿瘤恶性腹水的疗效,发现循环 HIPEC 较单纯腹腔内化疗可提高胃肠道肿瘤恶性腹水的控制率(83.33％和 59.52％,$P<0.05$),能显著改善患者的生活质量(88.1％和 53.76％,$P<0.05$)。秦美林也进行了类似研究,将 66 例胃癌伴恶性腹腔积液患者,随机分为研究组和对照组,各 33 例,两组均给予多西紫杉醇联合顺铂化疗,研究组患者采用腹腔热灌注化疗,对照组患者经腹腔注入顺铂治疗,对比两组患者的临床疗效和不良反应等情况。结果:治疗后,研究组治疗总有效率为 84.85％(28/33),高于对照组的 60.61％(20/33),差异具有统计学意义($P<0.05$)。经过治疗后,研究组患者的卡氏功能状态(KPS)评分为(83.8±5.2)分,对照组患者为(70.1±6.5)分,两组患者的 KPS 评分与治疗前相比均有提高,且研究组患者的 KPS 评分明显高于对照组,差异具有统计学意义($t=9.45$,$P<0.05$)。对照组患者的不良反应发生率略高于研究组,但差异无统计学意义($P>0.05$)。上述两项研究表明,与单纯腹腔内化疗相比,HIPEC 能提高恶性腹水控制率。

Ishigami 等在Ⅲ期随机对照临床研究 PHOENIX-GC 中,将 183 例胃癌腹膜转移患者以 2∶1 的比例随机分配至 IP 组［紫杉醇(PTX)腹腔灌注化疗联合 S-1/PTX 全身化疗方案:第 1、8 天 PTX 灌注 20 mg/m²,静脉滴注 50 mg/m²,第 1～14 天 S-1 80 mg/(m²·d),每 3 周一周期］或 SP 组［第 8 天静脉滴注顺铂(CDDP)60 mg/m²,第 1～21 天 S-1 80 mg/(m²·d),每 5 周一周期］。结果显示,IP 组和 SP 组患者的中位总生存期(overall survival,OS)分别为 17.7 个月和 15.2 个月(HR=0.72,95％CI:0.49～1.04,$P=0.08$)。腹水量是影响预后的重要因素。将基线腹水因素进行校正后显示,IP 组患者的生存获益显著(17.7 个月∶14.3 个月,HR=0.64,95％CI:0.43～0.94,$P=0.023$),特别是在中量腹水(腹水位于盆腔以上)的患者中,两组的差异明显(13.0 个月∶6.8 个月,HR=0.38)。因此,IP PTX 联合 S-1/PTX 可通过清除腹腔游离癌细胞而发挥治疗作用,被证实为腹水细胞学阳性胃癌患者的前景治疗选择。

8. 全身系统治疗

全身系统化疗是晚期胃癌的一种有效治疗方式,优于最佳支持治疗。目前,临床常用的氟尿嘧啶类联合铂类的两药方案疗效优于单药方案,毒性小于三药方案。腹膜转移是胃癌全身性疾病的局部表现,全身系统化疗是胃癌腹膜转移的标准治疗,也可根据患者一般状况、并发症、有无腹水、不良反应等结合腹腔化疗等局部治疗手段。推荐方案:S-1(替吉奥)联合 CDDP(顺铂)、S-1 联合 OXA(奥沙利铂)、PTX(紫杉醇)、S-1 单药、5-FU 持续静脉滴注等。

传统氟尿嘧啶类(5-FU)药物分子量小,容易穿透血腹屏障,但因其迅速被二氢嘧啶脱氢(DPD)分解代谢而失去抗肿瘤活性,从而无法达到有效药物浓度,而新型口服氟尿嘧啶类药物 S-1 中包含的吉美嘧啶则可以有效阻止血浆、肿瘤及腹腔内 5-FU 的分解,从而维持腹腔内有效药物浓度,可以看出 S-1 的药理学特性更针对腹膜转移。S-1 的独特优势也被一些大型Ⅲ期临床研究所证实。

Koizumiet 等在Ⅲ期随机对照研究 SPIRITS 中,共纳入 305 例晚期胃癌患者,比较 SP 方案(S-1/CDDP)和 S-1 单药方案一线治疗晚期胃癌的疗效和安全性。结果显示:SP 组患者中位总生存时间(overall survival,OS)较单药组显著延长(13.0 个月∶11.0 个月,$P=0.04$)。亚组分析显示:SP 方案对腹膜转移患者的疗效更佳(HR=0.52,95%CI: 0.33~0.82,$P=0.02$)。

Yamada 等在Ⅲ期随机对照临床研究 G-SOX 中,共纳入 685 例晚期胃癌患者,比较 SOX 方案与 SP 方案一线治疗晚期胃癌的疗效和安全性。结果显示:SOX 组患者的中位无进展生存时间(progression free survival,PFS)不劣于 SP 组(5.5 个月∶5.4 个月,HR= 1.004,95%CI:0.840~1.199,$P=0.0044$),且 SOX 组毒性更低。亚组分析显示:SOX 方案对腹膜转移患者的疗效更佳(HR=0.646,95%CI:0.433~0.946,$P=0.032$)。

因此,对于一般情况良好的患者,推荐以 SP 或 SOX 方案(对于腹水较多的患者,因 CDDP 所需的水化可能导致腹水增多,故此类患者首选 SOX 方案);对于一般状况较差的患者,可考虑单药化疗(PTX、S-1、5-FU 持续静脉滴注)。但是,目前针对胃癌引起恶性腹水推荐的化疗方案多为亚组分析的结果,尚缺乏专门针对胃癌恶性腹水设计的高级别临床研究。

总之,恶性腹水为终末期肿瘤的临床表现,其治疗方法较多,但迄今为止,尚无一种疗效完全令人满意的治疗方法,所以缓解腹水引起的症状仍是其治疗的主要目的。虽然目前尚无一种方法可根治,且每一种方法都有其相应的不良反应及其适应证,这就需要我们临床医生针对不同的患者,综合考虑患者的身体情况、治疗期望及其患者的意愿,在严格循证的同时,注意个体化,选择能取得最佳治疗效果的方法,减轻患者及其家属的痛苦,延长患者的生命。

13.3　腹腔热灌注化疗在胃癌中的应用

13.3.1　概述

胃癌、结直肠癌、腹膜假性黏液瘤等患者手术后易出现腹腔种植转移并引起恶性腹水,尽管各种诊断和治疗技术不断提高,但仍有不少患者确诊时或术后很快出现腹腔内广泛种植转移,临床治疗十分棘手。腹腔热灌注化疗,作为一种新兴的恶性肿瘤辅助治疗手段,在预防和治疗腹腔恶性肿瘤腹腔内种植转移及其伴发的恶性腹水方面具有独到的优势。

在我国,90%以上胃癌患者确诊时已属进展期,常常发生局部或全身转移,转移方式包括癌肿直接侵犯、淋巴转移、血行转移、腹膜种植,其中腹膜种植常见且预后极差,对于进展期胃癌,即使行根治性手术切除,也有 50%以上的患者术后发生腹膜种植性转移。Li

等研究认为,腹膜种植性转移是胃癌术后最常见的复发形式,占胃癌术后复发病例的50%以上,而且通常在术后 2 年内复发。腹腔内的游离癌细胞及微小癌灶也是导致胃癌根治术后复发,腹腔种植转移的主要原因。

体腔循环热灌注系统由计算机全程控制,以设定的恒定温度及流速将药液注入腹腔,再回流至加热装置中,为一全封闭循环系统。腹腔热灌注化疗(hyperthermic intraperitoneal chemotherapy,HIPEC)是在腹腔灌注化疗药物的基础上,利用热疗增加抗癌药物疗效的热动力效应。综合性地把热疗和化疗相结合,预防与治疗胃癌腹腔转移复发,可提高胃癌的 5 年生存率。HIPEC 是治疗腹腔转移、控制恶性腹水的一种常用且有效的方法。大剂量的温热化疗液能够使腹腔的微小癌转移灶更充分地与化疗药接触,以杀灭腹腔游离癌细胞和微小癌灶,从而达到控制腹水的目的。

胃癌伴腹膜转移的常规化疗效果差,可能是因为存在血浆—腹膜屏障,全身静脉化疗下只有一小部分化疗药物能够穿透这个屏障进入腹膜腔,难以达到有效的药物浓度,相反,大部分药物进入其他重要器官从而产生不良反应;而腹腔化疗与静脉化疗明显不同,因为血浆—腹膜屏障的存在,大分子化疗药物通过血浆—腹膜屏障进入血液循环的速度减慢,导致药物的清除率降低,从而使化疗药物在腹腔内保持较长时间的高药物浓度,腹腔内局部高浓度药物可抑制腹膜转移癌的生长。由于腹膜—血浆屏障作用,全身静脉化疗疗效均欠佳,且不良反应大。腹腔内热灌注治疗是将区域性化疗、热疗和大容量液体对腹腔的机械灌洗技术融为一体,是胃癌腹、盆腔转移重要的治疗手段。此治疗能使高浓度的药物作用于腹腔、门静脉和肝脏内,这样使腹腔组织的药物浓度高于血浆浓度,药物直接通过肝脏进行解毒,因此全身循环毒性减弱,全身毒副作用减轻。

近年来,人们对腹腔热灌注化疗有了更多的认识,HIPEC 能有效缓解症状,延长患者的生存期,提高生存率,改善生活质量,且不良反应小,因此,HIPEC 已经被认为是继静脉化疗、动脉化疗之后的第三种化疗模式。

13.3.2 腹腔热灌注化疗的作用机制及优势

1. 理论基础

(1)43℃可直接杀伤肿瘤细胞,而对正常组织无影响。

(2)顺铂药代动力学:腹腔内药物浓度是血浆中的 73 倍。

(3)热化疗增敏:在相同时间、浓度下,5-FU、DDP、吡柔比星(THP)进行腹腔内持续热灌注化疗,癌细胞凋亡率明显高于单纯热疗与单纯化疗之和。

2. 主要作用机制

(1)通过持续的循环腹腔热灌注治疗可以对腹膜上种植转移和腹腔内游离的癌细胞起到机械性的冲刷作用,清除腹腔内残留的癌细胞和微小转移灶。

(2)HIPEC 的热效应对癌细胞有多重作用,在组织水平导致癌组织内微血管栓塞和肿瘤细胞变性坏死;在细胞水平破坏细胞的自稳机制、激活溶酶体、破坏胞质和胞核并诱导细胞凋亡;在分子水平使癌细胞膜蛋白变性,并干扰蛋白质 DNA 和 RNA 合成。

(3)热效应与化疗药物有协同作用,该协同作用在 42℃ 时即明显增强,热效应可增强抗癌药物的渗透性,使药物的渗透深度从 1~2 mm 加深至 5 mm。

(4)热疗还可以使机体免疫功能增强,肿瘤细胞加热后可以合成热休克蛋白,刺激机体的免疫系统,产生特异性免疫反应;热疗不论对原发灶还是转移灶均能产生免疫刺激,导致局部或远处病灶的消亡。

正是以上 4 种独特机制,实现了 HIPEC 的高效性和疗效持久性。

3. 主要优势

(1)局部高浓度化疗药的杀肿瘤作用:局部提供大容积高浓度的化疗液,长时间与病灶接触,同时使转移至肝脏的瘤细胞受到高浓度抗癌药的攻击;仅极少量药进入体循环,全身毒副作用小。

(2)热疗直接杀肿瘤作用:使肿瘤细胞处于缺氧、低葡萄糖、低 pH 值的营养不良状态,同时抑制肿瘤新生血管的形成,从而损伤肿瘤细胞。

(3)热疗与化疗的协同作用:增加细胞毒作用,减少全身毒副作用,充分发挥抗瘤作用。

(4)循环灌注治疗模式:大容量腹腔持续灌注通过机械冲刷作用可清除腹腔内残留的瘤细胞。

13.3.3 腹腔热灌注化疗的适应证和禁忌证

1. 禁忌证

(1)终末期恶病质患者。

(2)心肺功能低下不能耐受者。

(3)肝肾功能不全不能耐受者。

(4)肠梗阻患者。

(5)严重出凝血障碍。

(6)高热(38℃以上)和腹膜炎。

(7)白细胞严重低下易发生严重感染的患者。

(8)腹腔广泛粘连,预计腹腔容积<1000 mL 者。

(9)腹股沟疝、膈疝患者或腹主动脉瘤患者。

(10)存在吻合口愈合不良的高危因素,包括吻合口水肿、缺血、张力明显、严重低蛋白血症等。

2. 适应证

(1)腹腔恶性肿瘤术后预防腹膜转移。

（2）腹膜广泛转移癌的治疗。

（3）癌性腹水的治疗。

13.3.4 腹腔热灌注化疗的技术方法变迁

腹腔热灌注化疗（hyperthermic introperitoneal chemotherapy，HIPEC）技术自从首次运用至今，经历了近三十年的发展历程，国内外学者为提高 HIPEC 临床应用的疗效和安全性，对 HIPEC 的技术方法进行了不断探索和创新，从最简单的灌注液加热后直接灌入法到腹腔灌注液内生场加热法、恒温水浴箱或微波持续升温灌注法，再逐渐演变为目前高精度控温的持续循环腹腔热灌注技术方法，HIPEC 技术方法已日趋成熟。根据应用的技术方法不同，HIPEC 技术分为以下几种：

1. 灌注液加热后直接灌注法

灌注液加热后直接灌注法，即在开腹手术后将混合有化疗药物的温热灌注液直接灌入患者的腹腔中，保留一定时间后吸出；或者腹腔穿刺留置灌注管，将混合有化疗药物的温热灌注液直接灌入患者的腹腔中，保留一定时间后吸出或让其自然吸收。这类方法技术简便，不需要特殊的设备，有一定疗效，但是，由于机体有很强的体温调节作用，灌注液热量散失较快，腹腔内高温维持时间较短，不能满足维持腹腔内一定时间段恒温的要求，并不是真正意义上的 HIPEC。

2. 腹腔灌注液内生场持续加热灌注法

腹腔穿刺留置灌注管或术中腹腔内留置灌注管，患者仰卧于内生场热疗机治疗床上，选定腹腔区域，在腹腔上、下、左、右 4 个象限部位均放置电极板，电极板与皮肤间加用冰袋。开始内生场升温后，将含有化疗药物的温热生理盐水灌入腹腔，治疗结束后放出灌注液或让其自然流出。该方法可维持腹腔内温度的基本稳定，解决了腹腔内高温只能短时间维持的问题，但腹腔内的实际温度是多少不能精确测量，只能大致估计不高于治疗温度，腹腔内温度分布不均匀，而且电极加热部位温度过高，需要在电极加热部位放置冰袋。在治疗过程中需要患者不断变换体位，这就会使放置的冰袋位置移动，皮肤热损伤不可避免，且每次治疗耗时 5 h 以上，不便于临床推广应用。

3. 恒温水浴箱或微波持续升温灌注法

剖腹探查术后在腹腔上、下、左、右 4 个象限部位均放置灌注及引流管，采用恒温水浴箱或微波持续加温灌注液到一定的治疗温度，用动力泵将灌注液灌注到患者腹腔中，将灌注液自然引流出体外进行非循环灌注或流到专用灌注袋内进行循环灌注。该方法简便，价格便宜，目前国内外腹腔化疗（intraperitoneal chemotherapy，IPEC）的基础及临床应用研究多采用该方法进行。这种方法改进了灌注液加热的方式，且通过持续或者间断的循环，用持续升温的方式有效控制灌注液的温度，弥补了单纯加热或内生场加热的不足，而且腹腔灌注液处于流动状态，便于化疗药物与肿瘤腹膜种植转移灶充分接触。该方法可在术中用腹腔撑开器撑开腹腔进行敞开灌注,也可在术后早期进行。但恒温水浴箱或微波持续升温灌注法灌注液温度不稳定,受灌注速度影响较大,灌注缓慢不能补充机体的热量散失,灌注过快温度又达不到设定的高度,可控性较差,且灌注液易于积聚在腹腔内凹陷的部位,化疗药物不能与残存的游离癌细胞和亚临床病灶充分接触,也达不到最好的临床治疗效果。根据灌注液是否循环应用,该方法可分为持续加温非循环灌注法和持续加温循环灌注法两种。前者灌注液需要不断地补充,将多余灌注液直接引流出体外,不再应用;而后者将灌注液引流到专用的灌注袋内,进行持续循环灌注。

4. 高精度持续循环热灌注治疗法

该方法需要采用专用的高精度控温的腹腔热灌注化疗设备进行,是对恒温水浴箱或微波持续升温灌注法的有效改进。该法的 HIPEC 设备一般采用内外两条循环管路,内循环管路为含有化疗药物的灌注液,在腹腔与灌注袋之间循环流动,外循环管路液体为密闭的循环系统,应用加热器补充内循环管路的热量损失,二者通过热交换器进行热能传递,电脑自动控制,可保持腹腔内温度恒定于设定的治疗温度,操作便利,临床应用安全可靠,是进行 HIPEC 治疗的最理想的技术方法。HIPEC 抗肿瘤的主要机制是高温对肿瘤的直接杀伤效应、高温与化疗药物抗肿瘤的协同作用以及机械冲洗作用,所以,腹腔内有效的治疗温度是获得满意临床疗效的关键。腹腔内灌注液的温度及持续时间、灌注液中化疗药物的选择及其浓度是影响 HIPEC 临床疗效及安全性的关键因素,灌注液的灌注速度也是影响腹腔内保持精确恒温的重要因素,因而,高精度控温及高精度控制灌注速度是 HIPEC 的技术关键。HIPEC 过程中如腹腔内灌注液的温度过高,将对小肠产生热损伤,导致粘连性肠梗阻、肠坏死、腹腔脓肿甚至死亡等严重并发症,如腹腔内灌注液的温度过低,则达不到有效治疗温度,影响临床治疗效果。针对国内外临床应用的 HIPEC 设备存在的控温精度不高、安全系数较低等缺陷,国内学者研制出了高精度 HIPEC 设备,该设备可高精度控温和测温,高精度可调节控制流量,自动化程度高,稳定持续循环,且能多次治疗,其技术方法安全程度较高,值得临床推广应用。

13.3.5　腹腔热灌注化疗的方法

1. 参数设置

腹腔热灌注(HIPEC):温度为 43℃,灌注时间为 60～90 min;灌注速度为 400～600 mL/min,灌注容量为 2000～4000 mL(根据腹水量和患者耐受性调节)。

灌注场所:开放手术后或者腹腔镜辅助行热灌注化疗,第一次一般在手术室术后立即进行,此时患者处于全麻监护状态,耐受性好,最为安全。余后几次可在病房心电监护下进行,在病房灌注前 10～15 min 需预防性给予镇静、镇痛药物,可提高耐受性,具体使用的药物:异丙嗪(非那根)25 mg、哌替啶(杜冷丁)50 mg 或布桂嗪 100 mg 肌肉注射。B 超引导下穿刺置管后热灌注化疗,第一次一般在 B 超室、治疗室有心电监护条件下进行。

灌注次数和间隔:预防性的腹腔热灌注化疗一般只做 1～3 次,适用于有浆膜浸润但无腹膜弥散转移且可行根治术的患者行术后灌注;治疗性一般灌注 3～5 次,适用于已有腹膜种植转移以及并发恶性腹水且不能手术或仅能姑息切除患者的治疗;通常情况下,2 次灌注时间间隔 24～48 h。

2. 灌注管放置的方法和位置

灌注管放置方法:可选择开腹手术关腹前置管,也可选择腹腔镜或超声引导下置管。腹腔镜置管具有视野清晰、创伤小、患者痛苦少、术后恢复快、置管位置确切等优点,避免了不能手术切除的患者大切口手术带来的痛苦,有很好的临床应用前景。B 超定位穿刺创伤较小,对腹腔积液的诊断具有特异性,费用低廉,且可重复进行,但其操作受医师经验、超声机器分辨率、患者既往手术史的影响。进展期恶性肿瘤的术中 HIPEC,通常是在肿瘤根治术后或肿瘤细胞减灭术(cytoreductive surgery,CRS)结束后进行,分别于左右膈下各置管 1 根,左右盆底各置 1 根,导管戳孔引出体外,关闭腹腔。

灌注管放置位置:管口位于上腹部的 2 条引流管作为灌注管,管口放置在左侧膈下和肝肾隐窝。HIPEC 完成后左侧膈下的引流管可以作为手术后腹腔引流管。管口位于下腹部的 2 条引流管作为流出管,管口放置在两侧盆底,各引流管一般放置在腋前线平面,把灌注管放置在肿瘤附近,把流出管放置在远离肿瘤区域。在实际操作中,根据病灶位置的管道通畅性,灌注管和流出管可以互换。

3. 灌注液选择

(1)恶性腹水患者:采用无菌注射用水或者生理盐水作为灌注液;腹水可直接参与循环,不必放出;根据患者腹腔容量决定灌注液的量,一般为 3～5 L,灌注液在患者能够耐受的情况下尽量充盈整个腹腔,灌注袋中剩余 500～1500 mL 用于循环。

(2)有吻合口的患者:采用等渗液如生理盐水、林格氏液等作为灌注液。

(3)近年来,奥沙利铂、卡铂或吡柔比星作为化疗药物用于腹腔热灌注化疗逐渐增多,但奥沙利铂、卡铂和吡柔比星等化疗药物必须用糖水作灌注液,因此,对有腹水的患者,可以直接用 5%葡萄糖溶解后注入,对无腹水患者,采用 5%葡萄糖和等量的蒸馏水制备成 2.5%葡萄糖作为灌注液,在灌注过程中可引起血糖显著升高,需要每隔 15～30 min 检测一次血糖变化并做出相应的处理,术后也应检测患者电解质的改变。

4. 灌注药物选择

HIPEC 的药物选择除了与原发癌肿有关外,还需兼顾药物本身的特性,如药物应对腹腔肿瘤的穿透力较强、腹膜吸收率较低、药物和腹腔肿瘤有剂量—效应关系、43℃热疗有协同作用且腹膜刺激性小等。使用过化疗药物的患者也可以根据以往对化疗药物的敏感性进行选择,目前,胃癌患者应用较多的药物有顺铂、5-FU、奥沙利铂、雷替曲塞、紫杉醇、吡柔比星、丝裂霉素等。实施 HIPEC 时,既可选择单一给药,也可联合序贯给药,恶性腹水患者还可联合使用生物制剂,如白细胞介素-2,剂量一般为 200 万单位/次,化疗药物的剂量目前暂未有统一的标准,原则上以静脉用量为标准,根据体表面积计算,分次给药,为安全起见,尽量不要超过静脉用量,若联合静脉应用,则剂量酌减。对不适合腹腔给药的其他化疗药物,可静脉给予,构成一个完整的化疗方案,即双途径化疗。使用顺铂时,按照药物说明书进行水化,并全身使用预防性止吐药物,注意单次最大剂量不超过120 mg;使用紫杉醇时,按照说明书进行抗过敏等治疗;对腹膜通透性不高的药物,可适当提高剂量,增加局部药物的浓度,提高肿瘤细胞减灭效果。

5. 灌注时注意事项

(1)灌注前需要充分评估腹腔粘连风险,尤其是既往多次施行腹部大手术或既往曾行腹腔灌注治疗者,CT 或 MRI 对评估腹腔粘连有一定价值。笔者曾经碰到 1 例胃癌并大量腹腔积液患者,拟行腹腔热灌注治疗,腹腔镜下探查,发现腹腔广泛粘连,置管困难,即使能勉强置管施行灌注,因腹腔形成多个分隔,也难以保证有效灌注容量和流速,故难以达到灌注效果。

(2)灌注前要检查体腔热灌注治疗仪水箱中的水是否在安全范围内,连接灌注管道,按要求设定治疗参数后开始预热。

(3)一般治疗 60 min 就可以达到预定的治疗效果,对耐受情况好的患者可以延长至90 min。

(4)对于没有吻合口的患者,循环流速可调至 500 mL/min 以上,甚至到最大600 mL/min,对于有吻合口的,循环流速使用默认的 400 mL/min 即可。

(5)开始向腹腔注入液体时,先从预设计出口的管道注入,将管道周围组织冲开,使出口管道周围形成"水池",更有利于引流的通畅。

(6)灌注中要反复调节,包括相互调换、进管、退管,甚至更换管道等;即使灌注顺利,各引流管都通畅,也要定时调换,以避免出口区域持续低于 43℃ 以下,使整个腹腔温度不均匀;病灶所在部位尽量作为进水口。

(7)灌注中常见问题:患者耐受情况差、灌注管道不通畅、出入量不能达到平衡。

(8)灌注过程中腹胀明显,可通过上身抬高约 15 ℃、适当减慢灌注流速、减少腹腔存水量来调节。

(9)部分患者灌注时会大汗淋漓,注意灌注的同时给予补液。部分患者灌注时会出现腹痛,可减慢流速,变换体位,给予解痉止痛药。

(10)若出水不畅,先反复挤压引流管或测温管处(注意保护温度探头)。若不能解决,可剪去引流管固定线(注意保留皮肤缝线),将引流管适当拔出、插入体内(拔管的最大限度是看到引流管侧孔)。如此反复一两次,一般都能解决管路堵塞。调整完成后,用缝线穿过原来保留的皮肤缝线孔,固定引流管(切记之前不要剪断皮肤缝合线)。

(11)在 HIPEC 治疗过程中,一定要遵守无菌操作原则和全程进行心电监护、血氧饱和度监测,以及监测灌注管有无堵塞和流出液是否顺畅。

（12）操作完毕后，如果腹胀不明显，尽量保持腹腔内液体，防止出现肠粘连影响后续灌注通畅性；至最后一次灌注完毕再放出灌注液。

（13）热灌注结束后，如需后续全身化疗的可继续按化疗方案进行，但需注意化疗药物联合使用的累积毒性。

13.3.6　腹腔热灌注化疗的临床应用进展

大量文献研究表明，腹腔热灌注化疗对胃癌腹腔种植转移的预防和治疗有独特疗效。越来越多的循证医学研究表明，HIPEC 能有效清除胃癌患者腹腔内残留的游离癌细胞（free cancer cells，FCC）和亚临床病灶，并治疗肉眼可见的腹膜种植性转移，同时可短期有效地消除胃癌合并恶性腹水患者的腹水，从而提高患者的生存期，改善患者的生活质量。

HIPEC 运用癌细胞和正常组织对温度耐受的特殊性差异，将化疗药物与温热灌注液混合加热到一定的温度，灌注到恶性肿瘤患者的腹腔中，其抗肿瘤的主要机制是高温对肿瘤的直接杀伤效应、高温与化疗药物抗肿瘤的协同作用以及机械冲洗作用。HIPEC 既可通过大容量腹腔持续灌注机械性冲刷作用清除腹腔内残留的癌细胞和微小转移灶，又可使温热方法与化疗药物相结合共同杀灭腹腔内残留癌细胞。大容量的含化疗药物的温热液体能够使腹腔的微小癌转移灶更充分地与化疗药接触，灌注过程中化疗液对腹腔的游离癌细胞起到机械的清除作用，化疗药物灌入腹腔后，可在腹腔内形成较高、恒定、持久的药物浓度，使腹腔热灌注化疗较单纯腹腔化疗治疗在临床应用中具有明显的优势。

1. 腹腔热灌注化疗对胃癌根治术后预防腹膜种植转移的作用

腹膜转移是胃癌术后最常见的复发部位和死亡原因。究其原因是术中腹腔内有游离癌细胞及微小癌灶残留，并沿血管、淋巴管进行转移，因此，HIPEC 对防止胃癌根治术后腹腔内残留癌细胞转移复发，提高其生存率具有十分重要的意义。有研究指出，切除原发病灶、清除胃周淋巴结、杀灭腹腔内脱落癌细胞三者中任何之一处理不完善，均会导致胃癌治疗的失败。游离癌细胞是胃癌腹膜转移复发的前提，是胃癌独立的预后不良因素之一，也是腹腔内温热灌注化疗（HIPEC）的治疗依据。

研究表明，正常细胞能耐受 47℃持续 1 h 的高温而癌细胞在 43℃持续 1 h 即可出现不可逆性损害，HIPEC 正是应用癌细胞和正常组织对温度耐受的特殊性差异，将化疗药物与温热灌注液混合加热到一定的温度，灌注到恶性肿瘤患者的体腔中，既可通过大容量腹腔持续灌注的机械冲刷作用清除腹腔内残留的 FCC，又可通过热化疗的协同作用，在术中直接杀灭和消除腹腔游离癌细胞和腹膜上残存微小癌灶，以求达到根治、预防手术后复发及种植转移的目的。

尽管严格按照无瘤规范进行手术和根据循证医学证据在术后进行标准辅助化疗，术后仍然有相当比例胃癌出现腹膜复发或转移。因此，部分患者术中、术后还需进行预防性腹腔热灌注化疗。但是,对于哪些患者术后腹膜复发风险高,进行腹腔热灌注获益最大,目前尚无严格意义上的循证医学数据可用于找出优势人群。现有资料显示:

(1)TNM分期T3、T4和N+:T3、T4及N+患者腹膜转移发生率为25%,而T1、T2及N0患者仅为4%;另外,N+患者发生腹膜转移风险较N0患者高出3.84倍。

(2)淋巴结外浸润:与没有淋巴结外浸润的患者相比,有淋巴结外浸润患者的腹膜转移风险上升近18倍。

(3)Borrmann分型Ⅲ、Ⅳ:与Borrmann Ⅰ、Ⅱ型患者相比,Borrmann Ⅲ、Ⅳ型患者的腹膜转移风险高出2.06倍,是独立风险因素。

(4)Lauren分型弥漫型:弥漫型患者的腹膜转移发生率高达80%以上。提示分期为T3、T4及N+,Borrmann分型为Ⅲ、Ⅳ型以及弥漫型胃癌患者可能在术后更需要进行腹腔热灌注化疗。

近年来,我科通过与普外科联合,使用BR-TRG-Ⅱ型体腔热灌注治疗系统,尝试在进展期胃癌根治术中及术后行腹腔温热灌注化疗(灌注药物以顺铂、5-FU为主),初步结果显示,临床疗效满意,达到了明显降低术后腹腔局部复发率的目的。Kaibara等将234例进展期胃癌患者分组进行研究,结果显示,腹腔FCC阳性和阴性患者的5年生存率分别为15.4%和49.3%,腹腔FCC阳性患者根治性手术后HIPEC治疗组和对照组的5年生存率分别为33.3%和4.2%,从而说明,HIPEC能有效消除腹腔的亚临床病灶,显著提高胃癌患者的长期生存率。Hamazoe等同样进行了胃癌术后辅助HIPEC预防腹膜转移的随机对照临床试验(randomized controlled trial,RCT)研究,将82例有浆膜浸润但无腹膜转移胃癌行根治性切除术后的患者随机分为HIPEC组(42例)和对照组(40例),结果显示,HIPEC组腹膜转移发生率较对照组明显降低,5年生存率(64.2%)则明显高于对照组(52.5%)。Fujimoto等将141例有浆膜浸润胃癌的患者随机分为HIPEC联合手术组(71例)和单独手术对照组(70例),结果证实,联合治疗组术后腹膜转移发生率明显降低,2年、4年和8年生存率分别为88%、76%和62%,而对照组分别为77%、58%和49%。有两项meta分析针对辅助HIPEC的有效性和安全性进行了研究,Du等回顾分析了11项有关局部进展期胃癌行根治性手术后进行辅助腹腔化疗的RCT研究,其中7项为辅助HIPEC研究,结果证明,根治性术后腹腔化疗(IPEC)同单独手术相比,可以改善生存期,而且可能由于热疗本身的抗肿瘤作用以及化疗增敏效应,辅助HIPEC优于其他形式的IPEC。另一项meta分析中,Yan等回顾分析了13项有关存在浆膜浸润但无腹膜转移的局部进展期胃癌进行辅助IPEC的RCT研究,其中4项为关于HIPEC疗效研究,5项为常温下腹腔灌注化疗(normothermic intraperitoneal chemotherapy,NIPEC),2项为(early postoperative intraperitoneal chemotherapy,EPIC),2项为HIPEC联合EPIC,2项为术后延迟腹腔化疗(delayed intraperitioneal postoperative chemotherapy,DIPEC),结果表明,辅助HIPEC或HIPEC联合EPIC可以明显延长生存期。

HIPEC 在胃癌上的应用虽然起步较晚,但其治疗效果陆续为多个临床试验所证实,它具有明显的抗癌机制和药代动力学优势,能有效杀灭腹腔内游离癌细胞,消除残存较小癌灶,较为有效地防止术后腹腔复发和转移,是一种安全实用、操作方便、毒副作用小、并发症少、可重复应用的有效治疗方法,可以协同改善晚期胃癌患者的预后,故在胃癌的综合治疗中有广阔的应用前景,是胃癌较为合理的外科辅助治疗手段。

2. 腹腔热灌注化疗治疗胃癌腹膜转移

胃癌、结直肠癌、卵巢癌、腹膜假黏液瘤、腹膜恶性间皮瘤、原发性腹膜癌等腹盆腔恶性肿瘤局域性进展易形成腹膜表面肿瘤,通常称为腹膜癌病(peritoneal carcinomatosis,PC),简称腹膜癌,目前临床上将其定义为广泛转移,常采取姑息治疗,预后差,中位生存期约 6 个月。随着肿瘤生物学行为研究的深入及治疗技术的进步,对 PC 的认识也发生了较大转变,认为 PC 属局域性病变,而非广泛转移。多数腹膜转移患者,转移部位常常只限于腹腔,可以看作一种局限性疾病,所以可以考虑采用联合局部治疗延长生存期。因此,创建了以细胞减灭术(cytoreductive surgery,CRS)加术中和术后早期腹腔热灌注化疗(hyperthermic intraperitoneal chemotherapy,HIPEC)为主的综合治疗策略,该疗法综合利用手术切除、区域化疗、热疗和大容量液体的灌洗作用,通过 CRS 切除腹膜及腹盆腔肉眼可见癌组织,再通过 HIPEC 的热化疗协同作用清除术后残留的微癌灶,是目前治疗 PC 的最有效策略。一些研究证实,CRS 联合 HIPEC 治疗胃癌腹膜转移,可以明显延长患者的生存期,可能会是最好的治疗方法。

CRS 是指在保证手术安全的前提下尽可能地清除腹腔内肉眼可见的瘤灶,从而达到最大限度地降低肿瘤负荷的目的。Harmon 等制定了减瘤程度(completeness of cytoreduction,CC)的评分方法:CC-0 表示 CRS 后无腹膜残余瘤;CC-1 表示残余瘤直径不超过 2.5 mm;CC-2 表示残余瘤直径在 2.5~2.5 mm;CC-3 表示残余瘤直径大于 2.5 cm,或存在无法切除的病灶。残余瘤直径不超过 2.5 mm(CC-0 分和 CC-1 分)才能被视为是彻底的 CRS。CRS 为 HIPEC 提供了良好的条件,而 HIPEC 可消除 CRS 术后残存的亚临床病灶,预防 CRS 术后复发。对于经过 CRS 可以达到残余癌瘤直径<2.5 mm 的部分 PC 患者,CRS 手术联合 HIPEC 有可能达到临床治愈。

若原发灶能行根治性切除或最大程度细胞减灭,且无远处广泛转移,下列情况可行 HIPEC:①年龄 20~75 岁;②KPS 评分>70 分;③术中腹腔内游离癌细胞检测阳性;④腹膜转移:腹膜转移癌指数(peritoneal carcinomatosis index,PCI)<20(PCI 是最常用的腹膜癌分期系统,该法将腹部分成 13 个区,其中壁腹膜 9 个区,小肠 4 个区,每个区的肿瘤负荷评分总和就是 PCI);⑤高危腹膜播散患者,如肿瘤穿孔、完全性肠梗阻、肿瘤穿透浆膜层或侵及邻近器官者。

对于胃癌合并腹膜种植转移的患者,减瘤手术(cytoreductive surgery,CRS)之后施行 HIPEC 能明显延长患者生存期和提高生存率。Gill 等回顾性分析 2000 年至 2010 年胃癌腹膜转移患者的临床资料,分别评估 CRS 和 CRS＋HIPEC 后患者的生存预后,结果显示两组患者的中位存活时间分别为 7.9 个月和 15 个月。Fujimoto 等报道 48 例晚期胃癌接受手术联合 HIPEC 治疗,以 18 例接受单纯手术作为对照组,结果显示与对照组相比,48 例接受 HIPEC 治疗者存活期明显延长,其中有 29 例癌灶种植在上腹部的晚期胃癌患者,21 例接受手术联合 HIPEC 存活期明显优于 8 例单纯手术的患者。作者认为,彻底的外科减瘤术联合 HIPEC 是治疗晚期胃癌的有效方法。Saya 等对 42 例胃癌腹膜种植患者进行前瞻性非随机对照研究探讨 HIPEC 疗效,每例患者接受 3～5 次 HIPEC,灌注液中的丝裂霉素(MMC)剂量为 10 mg/L,流入温度在 46℃～49℃之间,持续 90 min,结果显示残留腹膜结节直径小于 5 mm,原发肿瘤可切除的患者的 1、2、3 年生存率分别为 80％、61％和 41％;腹膜结节直径大于 5 mm,原发肿瘤不能切除者,6 个月和 12 个月生存率分别为 50％和 10％。Yang 等进行了一项Ⅲ期随机对照研究,将 68 例胃癌腹膜转移患者随机分配到单独 CRS 组和 CRS 联合 HIPEC 组,结果联合治疗组中位生存期 11.0 个月,而对照组只有 6.5 个月($P=0.046$),从而证实联合 CRS 和 HIPEC 相对于单独 CRS 可以明显延长生存期。而且作者通过多因素分析得出,CCR 是独立的预后因素之一。Yonemura 等开展了迄今为止最大的系列研究,研究显示 83 例胃癌 PC 患者行 CRS＋HIPEC(丝裂霉素、依托泊苷和顺铂)后,1 年和 5 年生存率分别是 43％和 11％。而里昂研究中心报道患者 1 年和 5 年生存率分别是 48％和 16％,中位生存期是 10.3 个月。Hamazoe 等将胃癌腹膜转移的 82 例患者随机分为两组,治疗组在胃癌根治术后行 HIPEC,对照组仅行根治性手术,结果发现治疗组(42 例)5 年生存率明显优于对照组(40 例),分别为 64.2％和 52.5％。中国医科大学的陈俊青等,在国内率先开展了胃癌腹腔灌注治疗的临床对照研究,将 500 例施行胃癌根治切除术的患者分成 3 组。A 组(n＝198),根治术并用 43℃蒸馏水 4000 mL 腹腔灌洗 10 min;B 组(n＝89);根治术并用 43℃蒸馏水 4000 mL＋醋酸氯己定 0.6 g,腹腔灌洗 4 min;C 组(n＝213),根治术后应用生理盐水 4000 mL,腹腔清洗 4 min。结果表明:A 组与 B 组疗效相同,差异无显著统计学意义;全组 5 年生存率方面,灌洗组为 63.8％,对照组为 51.2％。上海瑞金医院朱正纲等亦研究了术中 HIPEC 治疗进展期胃癌的临床疗效,患者术后 1、2、4 年生存率分别为 85.7％、81.0％和 63.9％,优于单纯手术者(77.3％、61.0％和 50.8％)。

可见,胃癌合并腹膜种植转移的患者,在尽可能减瘤的情况下,施行腹腔热灌注化疗,能够显著提高手术治疗的效果。因此,对于明确胃癌腹膜转移的病例,单纯腹腔热灌注化疗不能达到预期目的,应该结合腹膜切除术或肿瘤减灭术。CRS＋HIPEC 综合治疗策略,是联合 CRS 明显消减肿瘤负荷和 HIPEC 杀灭残余微癌灶的技术优势,以达到彻底消灭腹腔内的原发瘤和转移灶的目的。若胃癌并腹膜转移患者能行满意 CRS 手术,术后行规范性 HIPEC 治疗,能达到大幅度延长患者生存期的目的。但是限于手术专业要求高,且同时需要特殊的热灌注设备,因此,目前并没有得到广泛开展。

3. 腹腔热灌注化疗治疗胃癌恶性腹水

胃癌是临床上发病率最高的腹腔恶性肿瘤,胃癌伴恶性腹水,是Ⅳ期胃癌的表现之一,癌细胞发生腹腔种植或经微血管腹膜转移,从而引起腹水的发生。此时在大多数患者腹水中可以检测到肿瘤细胞,腹水迅速增长所致的腹胀、腹痛及胃肠道功能紊乱严重影响患者的生活质量。传统治疗方法包括抽腹水、利尿、腹腔注射药物等常用于临床,但大多疗效不佳,腹水控制不彻底或反复形成,导致患者痛苦不堪。有效控制腹水生成,改善患者生存质量,延长生存期,是这类患者的治疗目标。经静脉化疗在腹膜局部转移病灶内无法形成足够的药物浓度,对腹水控制效果较差。HIPEC 能有效清除腹腔内的种植结节、减轻肿瘤负荷、抑制肿瘤分泌恶性腹水,从而达到治疗恶性腹水,改善患者生存质量,延长其生存期的目的。

唐鸿生等对晚期胃癌并恶性腹水的 24 例患者,在开腹手术、腹腔镜或 B 超引导下置管行 HIPEC,腹腔灌注液根据化疗药物选择生理盐水或注射用水 3000～5000 mL,化疗药物选择顺铂(DDP)60～90 mg 或 5-FU 1.5～2.0 g,灌注速度控制在 400～600 mL/min,温度控制在(43±0.2)℃,恒温循环灌注 90 min,结果:腹水完全缓解(CR)16 例(66.7%),部分缓解(PR)4 例(16.7%),病情稳定(NC)2 例(8.3%),病情进展(PD)2 例(8.3%),CR及 PR 共 20 例,总有效率 83.3%。出现Ⅰ、Ⅱ度骨髓抑制患者 4 例,腹泻患者 1 例,便秘患者 3 例,腹腔包裹性积液患者 2 例,均经对症处理后缓解,无腹腔感染、粘连性肠梗阻等并发症出现。笔者认为:研究可得出,HIPEC 对晚期胃癌患者具有积极的治疗作用,可以有效地控制腹水,改善患者生活质量,并延长患者生存期。

Facchiano 等报告,应用腹腔镜辅助 HIPEC 治疗胃癌术后恶性腹水,灌注温度 45℃,时间 60～90 min,CR 高达 100%,而且治疗过程平稳,亦未见灌注相关并发症;Garofalo等应用腹腔镜辅助 HIPEC 治疗 14 例恶性腹水,胃癌 5 例,结直肠癌 3 例,卵巢癌 3 例,乳腺癌 2 例,腹膜间皮瘤 1 例,灌注温度 42℃,作用 90 min,根据原发肿瘤的性质分别选用化疗药物包括顺铂、阿霉素或丝裂霉素等,结果所有病例腹水均得到控制,CR 达 93%,PR为 7%,总有效率达 100%。吴印兵等对 23 例恶性腹水患者应用腹腔热灌注化疗,首次治疗在手术室内全麻下监护下完成,随后两次在病房或 ICU 内进行,持续循环灌注生理盐水 400～600 mL/min,治疗温度(43±0.2)℃,灌注 90 min,灌注药物根据原发病的不同选择 5-氟尿嘧啶(每次 1.5g)加丝裂霉素(每次 10 mg)或卡铂(每次 120 mg),结果:腹腔热灌注化疗后 23 例恶性腹水患者 21 例腹水全部消失,2 例部分缓解,有效率为 100%。笔者认为,腹腔热灌注化疗可保证腹腔内灌注液体速度一致,维持腹腔内温度稳定,维持化疗药物与肿瘤的充分接触,不良反应少,患者可以耐受,是一种安全有效的恶性腹水治疗方法,有着很好的临床应用前景。总之,HIPEC 对消除胃癌恶性腹水安全有效,尤其是可在短期内消除恶性腹水,这一优势是其他任何治疗技术不可比拟的。

13.3.7　腹腔热灌注化疗的安全性及不良反应

HIPEC 的不良反应为综合因素,来自手术、药物和 HIPEC 本身的相互影响。从现有证据看,HIPEC 并不增加不良反应的发生率。由于 HIPEC 可增强化疗药物的细胞毒性反应,故治疗后应加强对骨髓功能、肝脏毒性、肾脏毒性反应的监测。

HIPEC 治疗后近期最常见的并发症为腹痛,其他与 HIPEC 相关的并发症及不良反应有:①热损伤,如温度过高(>45℃)可引起热损伤,并可能导致腹腔粘连,按照要求严格控制温度可避免。②腹腔感染,术中无菌操作不严等可引起。③治疗过程中血氧饱和度下降,为腹腔压力增高、影响呼吸所致。④拔管困难或断裂。

为了观察 HIPEC 对机体的影响,巴明臣等对收治的 20 例恶性肿瘤患者进行了HIPEC,治疗温度为 43℃,时间 60 min,灌注速度 500 mL/min。监测患者治疗前及治疗中 15 min、30 min、45 min、60 min 各时间点进水口、出水口及患者体表、直肠、鼓膜的温度;监测各相应时间点的血压、心率、呼吸、血氧饱和度;分析该疗法对患者生命体征的影响。结果显示:HIPEC 前至治疗 60 min 结束时患者的腋窝、鼓膜、直肠温度平均分别上升了 0.9℃、0.7℃和 0.9℃;治疗过程中各时间点血压、心率、呼吸、血氧饱和度等数值均在正常范围内,治疗前及治疗过程中无明显变化,可见 HIPEC 临床应用安全可靠。魏志刚等观察术中及术后早期腹腔或盆腔热灌注化疗对结直肠癌患者生命体征的影响,结果表明:治疗前后患者的血压、血氧饱和度无明显变化,腋窝、鼓膜、直肠温度分别升高的范围是 0.2~0.8℃、0.3~1.0℃、0.5~1.2℃,平均分别升高 0.60℃、0.48℃、0.79℃,心率、脉搏随体温升高而升高的范围是 4~11 次/分,平均 5.5 次/分,表明腹腔热灌注化疗对患者生命体征影响轻微,不至于对内脏器官和生理功能造成器质性损害。不仅如此,经静脉全身化疗经常引起的骨髓抑制现象在 HIPEC 治疗后也罕见,这是由于存在"腹膜—血浆屏障"(peritoneal-plasma barrier)限制了腹膜对大分子化疗药物的吸收,使得腹腔内能维持高药物浓度,而外周血管内浓度则较低。尽管 CRS 术后行 HIPEC 安全可靠,但高浓度的HIPEC 药物引起的化学性腹膜炎、腹腔严重粘连、腹茧症,甚至造成吻合口瘘等严重并发症也时有报道。Hompes 等对 48 例大肠癌并腹膜转移患者行 CRS 联合 HIPEC 治疗。结果发现 52.1% 的患者出现了不同级别的术后并发症,10.4% 的患者发生了吻合口瘘,2.1% 的患者出现了肠穿孔。笔者认为,严格掌握适应证及禁忌证可以减少术后并发症的发生,需要引起重视。

腹腔热灌注治疗是安全可靠的,患者耐受良好,方法简便易行,效果显著。腹腔热灌注治疗在防治胃癌腹膜种植播散和复发转移方面具有一定的优越性,其治疗胃癌及其并发的恶性腹水具有良好的临床疗效,值得临床推广应用。但目前有关 HIPEC 临床应用的研究多为方法介绍或临床疗效分析,均没有应用循证医学的方法进行科研设计,缺乏"多中心、大样本、随机对照、前瞻性"的循证医学研究,缺乏 HIPEC 临床应用的规范化技术标准,科研论证的强度较低,研究结果可信度不高。期望在不久的将来,我国的同道们能够展示更具说服力的循证医学证据,造福更多的中晚期胃癌患者。

参考文献

[1]PAGET S. The distribution of secondary growths in cancer of the breast[J].Cancer Metastasis Rev,1989,8(2):98-101.

[2]IKEGUCHI M,OKA A,TSUJITANI S,et al. Relationship between area of serosal invasion and intraperitonral free caner cells in patients with gastric cancer[J].Anticancer Res,1994,14:2131-2134.

[3] YONEMURA Y,BANDOU E,KAWAMURA T,et al. Quantitative prognostic indicators of peritoneal dissemination of gastric cancer[J].Eur J Surg Oncol,2006,32(6):602-606.

[4]严超,朱正纲,燕敏,等.术前血清CAL25预测胃癌腹膜转移的单中心大样本临床研究[J].外科理论与实践,2014,19:22-29.

[5]中国抗癌协会胃癌专业委员会.胃癌腹膜转移防治中国专家共识[J].中国医学前沿杂志,2017,9(5):29-35.

[6]张宝麟,李清朵.卵巢转移癌[J].中国肿瘤临床,1990,17(1):9-11.

[7]管建云,白东晓,李守森.以转移性卵巢癌为首发表现的胃癌25例临床分析[J].肿瘤基础与临床,2014,12(1):60.

[8]CHEONG J H,HYUNG W J,CHEN J,et al.Survival benefit of metastasectomy for Krukenberg tmors from gastric cancer[J].Gynecol Oncol,2004,94(2):477-482.

[9]黄金昶,刘政,朱世杰,等.胃癌卵巢转移45例临床分析[J].中华肿瘤杂志,2004,26(3):184-185.

[10]KIM H K,HEO D S,BANG Y J,et al. Prognostic factors of Krukenberg's tumor[J].Gynecol Oncol,2001,82(1):105-109.

[11]张菲菲,金世柱,刘自帅.恶性腹水的治疗新观点.胃肠病学和肝病学杂志,2017,26(4):476.

[12]王婷婷,刘宝瑞,钱晓萍.恶性腹腔积液的治疗进展[J].临床肿瘤学杂志,2007,12(10):787.

[13]车波,张静静,李佰君.恶性腹水临床治疗现状[J].世界最新医学信息文摘,2016,16(55):274.

[14]贾铭丽,金世柱,韩明子.顺铂腹腔灌注联合注射用黄芪多糖在胃癌合并恶性腹腔积

液患者中的治疗效果观察[J].中国中西医结合消化杂志,2016,24(12):929-932.

[15]孟春平,李峰,周远.顺铂加香菇多糖腹腔注射治疗大量恶性腹腔积液32例疗效观察[J].中国现代医药杂志,2016,13(3):94.

[16]王文武,陈曦,解方为,等.重组人血管内皮抑制素联合氟尿嘧啶腹腔灌注并配合深部热疗治疗恶性腹水的临床观察[J].中华临床医师杂志,2013,7(15):6970-6973.

[17]何义富,孙玉蓓,陈健,等.腹腔内应用重组人血管内皮抑制素联合氟尿嘧啶治疗恶性腹水的初步探讨[J].临床肿瘤学杂志,2009,14(3):252-255.

[18]江兴松,张南征,朱云.奥曲肽联合腹腔化疗治疗晚期胃癌疗效观察[J].徐州医学院学报,2009,29(5):333-334.

[18]陈宏,贾霖,苏州.紫杉醇联合顺铂腹腔热灌注化疗治疗胃癌恶性腹腔积液的临床研究[J].现代医药卫生,2016,32(22):2453-3455.

[19]李翔.紫杉醇腹腔灌注化疗治疗胃癌恶性腹腔积液的临床研究[J].江西医药,2015,50(5):390-393.

[20]李经忠,丁西平,马林辉,等.伊立替康腹腔灌注治疗癌性腹腔积液的疗效观察[J].实用癌症杂志,2012,27(6):649-650.

[21]耿冬梅,钱永红.腹腔置管引流联合甘露聚糖肽治疗恶性腹腔积液16例[J].内蒙古中医药,2012,(20):87-88.

[22]夏瑜,黄万钟,于晓黎,等.替吉奥联合腹腔热灌注顺铂、甘露聚糖肽对晚期胃癌合并腹腔积液患者的疗效观察[J].国际消化病杂志,2017,37(2):92-94.

[23]刘世伟,刘军校,高计林,等.不同剂量甘露聚糖肽胸腔灌注治疗恶性胸腔积液疗效观察[J].实用癌症杂志,2014,29(1):100-101.

[24]逄宗欣,孙萱,张瑞华.香菇多糖在恶性腹腔积液治疗中的应用[J].中国现代药物应用,2015,9(6):146-147.

[25]李平,王雅洁,詹忆波.红色诺卡氏菌细胞壁骨架治疗恶性腹水34例临床观察[J].肿瘤学杂志,2001,7(6):345.

[26]陈树泉,李增云,刘华,等.胞必佳治疗消化道癌性腹水观察[J].中华肿瘤防治杂志,2010,9(3):244.

[27]庄克川,周琴,李泉旺,等.华蟾素注射液腔内灌注治疗恶性浆膜腔积液134例的临床观察[J].现代中医临床,2015,22(6):20-24.

[28]胡娅,唐曦,徐炎华.腹腔置管联合鸦胆子油乳和白介素-2治疗老年恶性腹腔积液的效果[J].中国医药导报,2014,11(19):69-71.

[29]熊礼凤.鸦胆子油乳剂联合白细胞介素-2治疗恶性腹腔积液66例[J].浙江中医杂志,2012,47(9):660.

[30]刘佳琪.复方苦参注射液腹腔灌注治疗恶性腹水疗效及安全性观察[J].中国中医药信息杂志,2015,22(2):28-30.

[31]黄超.复方苦参注射液联合顺铂腹腔内注射治疗恶性腹腔积液 90 例[J].中国新药杂志,2010,19(17):1593-1595.

[32]叶燕明,陈志勇.中艾迪注射液联合顺铂腹腔灌注治疗恶性腹腔积液临床观察[J].中国现代药物应用,2016,10(11):23-24.

[33]王金万,孙和平.榄香烯乳治疗恶性胸腹腔积液的Ⅲ期临床观察[J].中国肿瘤临床,1996,18(6):464-467.

[34]KINOSHITA J,FUSHIDA S,MAKINO I,et al. The use of bevacizumab inrefractory peritoneal dissemination of gastric cancer with malignant ascites two case reports[J].Gan To Kagaku Ryoho,2011,38(12):2360-2362.

[35]杨震,刘萍萍,李薇,等.贝伐珠单抗单药腔内灌注治疗难治性恶性胸腹腔积液临床观察[J].安徽医药,2015,19(6):1175-1176.

[36]牛楠,陈威,杨明丽,等.贝伐珠单抗与洛铂腹腔灌注治疗恶性腹腔积液的对比研究[J].现代药物与临床,2016,31(6):873-876.

[37]秦叔逵,杨柳青,梁军,等.腔内应用重组人血管内皮抑制素和/或顺铂治疗恶性胸腹腔积液的前瞻性、随机对照、全国多中心Ⅲ期临床研究[J].临床肿瘤学杂志,2017,22(3):193-202.

[38]陈磊,丁德权,何昌霞.重组人血管内皮抑素联合多西紫杉醇治疗胃癌恶性腹腔积液的疗效[J].中国肿瘤临床与康复,2015,22(10):1215-1217.

[39]SMITH E M,IAYSON G C. The current and future management of malignant ascites[J].Clin Oncol,2003,15:59-72.

[40]闫瑞红,倪卓,王鲁卿.32P 胶体腹腔注射治疗恶性腹水 30 例疗效分析[J].齐齐哈尔医学院学报,2004,25(9):1002.

[41]SONG Y E. Clinical observation of octreotide in the treatment of malignant ascites[J].China Continuing Medical Education,2017,9(8):184-185.

[42]JATOI A,NIEVA J J,QIN R,et al. A pilot study of longacting octreotide for symptomatic malignant ascites[J].Oncology,2012,82(6):315-320.

[43]SEBASTIAN M. Review of catumaxomab in the treatment of malignant ascites[J].Cancer Manag Res,2010,2:283-286.

[44]吴洋东.奥曲肽联合腹腔灌注化疗治疗晚期胃癌合并腹水的疗效观察[J].中国现代药物,2012,6(2):93.

[45]BEATTIE G J,SMYTH J F. Phase I study of intraperitoneal metal loproteinase inhibitor BB94 in patients with malignant ascites[J].Clin Cancer Res,1998,4:1899-1902.

[46]龙新安,杨大明,牛立志.恶性腹水治疗进展[J].国际消化病杂志,2013,33(3):158.

[47]李海金,董良,陈亚男,等.恶性腹腔积液体外高频深部热疗联合腹腔化疗的临床观察[J].中华肿瘤防治杂志,2011,18(19):1559-1562.

[48]邓明辉,吕莉,魏伟珩.全身热疗系统联合腔内化疗治疗晚期恶性腹水临床观察[J].吉林医学,2013,34(15):2908.

[49]胡明,詹高房,雷建,等.腹腔热灌注化疗治疗不可切除胃癌恶性腹水的临床研究[J].消化肿瘤杂志,2014,6(1):19.

[50]王红梅,廖国清,邵艳,等.顺铂腹腔热灌注化疗联合替吉奥治疗晚期胃癌伴腹腔积液疗效观察[J].现代中西医结合杂志,2013,22(27):3016-3017.

[51]李娜,薄常文,邹长,等.循环热灌注化疗与单纯灌注化疗治疗胃肠道肿瘤恶性腹腔积液的疗效比较[J].世界华人消化杂志,2013,21(33):3757-3761.

[52]秦美林.腹腔热灌注化疗用于胃癌伴恶性腹腔积液治疗中的临床效果分析[J].中国现代药物应用,2016,10(18):176-177.

[53] ISHIGAMI H, FUJIWARA Y, FUKUSHIMA R, et al. Phase Ⅲ study of intraperitoneal paclitaxel plus S-1/paclitaxel compared with S-1/cisplatin in gastric cancer patients with peritoneal metastasis: PHOENIX-GC trial[C]. Chicago, Illinois, USA: Poster presented at 2016 ASCO Annual Meeting, 4 June, 2016.

[54]KOIZUMI W, NARAHARA H, HARA T, et al. S-1 plus cisplatin versus S-1 alone for first-line treatment of advanced gastriccancer (SPIRITS trial): a phase Ⅲ trial[J].Lancet Oncol,2008,9(3):215-221.

[55] YAMADA Y, HIGUCHI K, NISHIKAWA K, et al. Phase Ⅲ study comparing oxaliplatin plus S-1 with cisplatin plus S-1 in chemotherapy-naïve patients with advanced gastric cancer[J].Ann Oncol,2015,26(1):141-148.

[56]LI J H,ZHANG S W,LIU J, et al. Review of clinical investigation on recurrence of gastric cancer following curative resection[J].Chin Med J(Engl),2012,125(8):1479-1495.

[57]中国抗癌协会胃癌专业委员会.胃癌腹膜转移防治中国专家共识[J].中国医学前沿杂志,2017,9(5):29-35.

[58] KAIBARA N. Prophylaxis and treatment of peritoneal metastasisfrom gastric[J]. Cancer Nihon Geka Gakkai Zasshi,1996,97(4):308-311.

[59] KAIBARA N. Prophylaxis and treatment of peritoneal metastasisfrom gastric[J]. Cancer Nihon Geka Gakkai Zasshi,1996,97(4):308-311.

[60]HAMAZOE R,MAETA M,KAIBARA N. Intraperitoneal thermochemotherapy for prevention of peritoneal recurrence of gastric cancer: final results of a randomized controlledstudy[J].Cancer,1994,73(8):2048-2052.

[61] FUJIMOTO S, TAKAHASHI M, MUTOU T, et al. Successful intraperitoneal hyperthermic chemoperfusion for the prevention of postoperative peritoneal recurrence in patients with advanced gastric carcinoma[J].Cancer,1999,85(3):529-534.

[62]DU Y,CHENG X,YU P, et al. PCF chemotherapy combinedwith surgical treatment

of late gastric cancer[J].Hepatogastroenterology,2014,61(132):1159-1164.

[63]YAN T D,BLACK D,SUGARBAKER P H,et al. A systematic review and meta analysis of the randomized controlled trialson adjuvant intraperitoneal chemotherapy for resectablegastric cancer[J].Ann Surg Oncol,2007,14(10):2702-2713.

[64] HARMON R L, SUGARBAKER P H. Prognostic indicators in perioneal carcinomatosis from gastrointestinal cancer[J].Int Semin Surg Oncol,2005,2(1):3.

[65]GILL R S,AL-ADRA D P,NAGENDRAN J,et al. Treatment of gastric cancer with peritoneal carcinomatosis by cytoreductive surgery and HIPEC:a systematic review of survival mortality and morbidity[J].J Surg Oncol,2011,104(6):692-698.

[66]FUJIMOTO S,TAKAHASHI M,MUTOU T,et al. Improved mortal rate of gastric carcinoma patients with peritoneal carcinomato treated with intraperitoneal hyperthermic chemoperfusi combined with surgery[J].Cancer,1997,79(5):884-891.

[67]SAYAG-BEAUJARD A C,FRANCOIS Y,GLEHEN O,et al. Intraperitoneal chemo-hyperthermia with mitomycin C for gastric cancer patients with peritoneal carcinomatosis[J]. Anticancer Res,1999,19(2B):1375-1382.

[68]YANG X J,HUANG C Q,SUO T,et al. Cytoreductive surgery and hyperthermic intraperitoneal chemotherapy improves survival of patients with peritoneal carcinomatosis from gastric cancer:final results of a phase Ⅲ randomized clinical trial[J].Ann Surg Oncol,2011,18(6):1575-1581.

[69]YONEMURA Y,FUJIMURA T,NISHIMURA G,et al. Effects of intraoperative chemohyperthermia in patients with gastric cancer with peritoneal dissemination[J].Surgery,1996,119(4):437-444.

[70]陈俊青,王舒宝,徐惠绵,等. 胃癌根治切除并温热低渗液腹腔灌洗的疗效分析[J].中华医学杂志,2001,81(12):730-732.

[71]朱正纲,汤睿,燕敏,等. 术中腹腔内温热化疗对进展期胃癌的临床疗效研究[J].中华胃肠外科杂志,2006,9(1):26-30.

[72]唐鸿生,崔书中,唐云强,等. 腹腔热灌注化疗治疗晚期胃癌合并腹水的临床疗效观察[J].消化肿瘤杂志,2013,5(1):26-31.

[73]FACCHIANO E,SCARINGI S,KIANMANESH R,et al. Laparoscopic hyperthermic intraperitoneal chemotherapy(HIPEC) for the treatment of malignant ascites secondary to unresectable peritoneal carcinomatosis from advanced gastric cancer[J].EurJ Surg Oncol,2008,34(2):154-158.

[74] GAROFALO A, VALLE M, GARCIA J, et al. Laparoscopic intraperitoneal hyperthermic chemotherapy for palliation of debilitating malignant ascites[J].Eur J Surg Oncol,2006,32(6):682-685.

[75]吴印兵,巴明臣,崔书中,等.持续循环腹腔热灌注化疗治疗恶性腹水的临床应用初探[J].中国医学工程,2013,21(3):6-8.

[76]巴明臣,崔书中,唐云强,等.腹腔热灌注化疗对患者生命体征的影响[J].中国普通外科杂志,2010,19(4):450-452.

[77]魏志刚,卿三华,巴明臣,等.术中及术后早期腹腔或盆腔热灌注化疗治疗结直肠癌的临床观察[J].结直肠肛门外科,2007,13(2):75-78.

[77]HOMPES D,D′HOORE A,VAN CUTSEM E,et al. The treatment of peritoneal carcinomatosis of colorectal cancer with complete cytoreductive surgery and Hyperthermic Intraperitoneal Peroperative chemotherapy(HIPEC)with oxaliplatin A Belgian multicentre prospective phase Ⅱ clinical study[J].Ann Surg Oncol,2012,19(7):2186-2194.

(陈毅德　高应勤)

第 14 章　胃癌的营养支持治疗

14.1　胃癌营养不良原因

所有的肿瘤都会在不同程度上干扰营养素的摄入和/或利用,从而造成患者营养不良。不同肿瘤营养不良的发生率不同,总的来说,消化系统肿瘤营养不良的发生率高于非消化系统肿瘤,上消化道肿瘤高于下消化道肿瘤。1980 年美国东部肿瘤协作组(Eastern Cooperative Oncology Group,ECOG)德维等报道,胃癌患者中营养不良的比例占 87%,恶病质的发病率高达 65%~85%,超过了其他所有肿瘤,营养不良及恶病质发病率均占所有肿瘤的第一位。胃癌是所有肿瘤中对患者营养状态影响最为严重的肿瘤。胃癌相关性营养不良带来的负面影响也体现在机体及功能两个层面。营养不良削弱了放化疗的疗效,提高了药物不良反应风险,降低了骨骼肌质量和功能,增加了术后并发症及院内感染的机会,延长了住院时间,升高了并发症发生率和病死率,恶化了患者的生活质量,增加了医疗费用。

胃癌患者营养不良的原因主要有:

①疾病本身导致的厌食、抑郁相关性厌食使食物摄入减少,在所有肿瘤中,胃癌引起的厌食、早饱感发生率最高。

②机械性因素造成摄入困难。

③化疗药物毒性引起吸收和消化障碍。

④合并分解代谢增加的因素,比如感染或手术治疗。同期放化疗具有吸烟饮酒嗜好的胃癌患者,在粒细胞下降时容易发生局部感染。

⑤胃手术特有的影响:在所有胃肠道手术中,以胃手术的并发症最多、对营养与代谢的影响最大、影响持续时间最长,胃手术后患者鲜见肥胖及糖尿病就是一个最好的证明。其中胃肠道切除及改道引起的代谢改变及吸收障碍过去并没有引起人们应有的重视,如铁、钙、维生素 A、维生素 B_{12}、维生素 D 吸收障碍与缺乏,如胃液丢失引起的脂肪、蛋白质及碳水化合物消化吸收障碍。

上述五个因素使胃癌手术后营养不良相对来说更加严重、频发、持久而复杂,所以对大多数胃癌手术患者,营养支持的时间应该延长。"术前免疫营养支持5~7 天被推荐用于营养不良和非营养不良的食管癌或胃癌患者,对营养不良的患者手术后至少继续使用7天的营养支持(肠内营养和／或肠外营养)"是法国的 A 级推荐。

14.2　胃癌患者的营养风险筛查及评定

对胃癌患者进行合理的营养治疗,首先需要正确地评定每例肿瘤患者的个体营养状况,筛选出具备营养治疗适应证的患者,及时给予治疗;为了客观评价营养治疗的疗效,在治疗过程中还需要不断进行再评价,以便及时调整治疗方案。

评定恶性肿瘤患者的营养状况,需要明确如下两项基本概念:第一,营养不良,包括营养不足和肥胖(超重),营养不足主要以患者体重指数(body mass index,BMI)<18.5 kg/m^2,并结合临床情况作为判定标准;第二,营养风险,是指疾病、手术和营养因素等对患者临床结局(如感染相关并发症、费用、住院天数等)产生不利影响的风险,并非发生营养不良(不足)的风险。

营养风险的概念具有两方面内涵:①有营养风险的患者发生不良临床结局的可能性大;②有营养风险的患者有更多的从营养治疗中受益的机会。评定恶性肿瘤患者的营养状况,一般分两个步骤:首先进行初步筛查,然后进行综合评定。二者是延续的过程,不能混为一谈。前者的主要目的是发现已发生营养不良(营养不足)或存在营养风险的患者,尤其是发现存在营养风险但尚未出现营养不足的患者,并结合临床情况,制定营养治疗计划,这一步骤在就诊或入院时即应完成;而后者的任务广泛,要在任何需要时对营养状态的多种指标进行综合评定,发现营养不良(营养不足)引起的并发症,估计营养需要量,制定营养治疗计划,评估营养治疗疗效等。

14.2.1　筛查

营养风险的筛查方法强调简便快捷和高灵敏度,目前常用的营养筛查工具包括:主观全面评定量表(subjective globe assessment,SGA)、患者自评主观全面评定量表(patient generated subjective global assessment,PG-SGA)、微型营养评定量表(mini nutritional assessment,MNA)、营养不良通用筛查工具(malnutrition universal screening tools,MUST)及营养风险筛查量表(nutritional risk screening 2002,NRS 2002)。

SGA 是美国肠外肠内营养学会(American Society for Parenteral and Enteral Nutrition,ASPEN)推荐的临床营养状况评估工具,发表于 1987 年,内容包括详细的病史与身体评估参数,能较好预测并发症的发生率,但作为营养风险筛查工具有一定局限性,如不能区分轻度营养不足,不能很好地体现急性营养状况的变化,缺乏筛查结果与临床结局相关性的证据支持,因此,该工具更适合专业人员使用,而不是作为大医院常规营养筛查工具。PG-SGA 则是根据 SGA 修改而成的一种使用较广泛的粗筛量表,是美国营养师协会所推荐的应用于肿瘤患者营养筛选的首选方法。MNA 发表于 1999 年,具有快速、简单和易操作等特点,其内容包括营养筛查和营养评估两部分,既可用于有营养风险的患者,也可用于已经发生营养不足的住院患者,适用于 65 岁以上老年患者及社区人群。MUST 由英国肠外肠内营养学会多学科营养不良咨询小组于 2000 年发布,主要用于蛋白质和能量营养不良及其发生风险的筛查,适用于不同医疗机构的营养风险筛查,尤其是社区。

NRS 2002 由丹麦肠外肠内营养协会于 2003 年发表,为欧洲肠外肠内营养学会(European Society of Parenteral and Enteral Nutrition,ESPEN)推荐,适用于住院患者营养风险筛查,主要包括三方面内容:①营养状况受损评分(0~3 分);②疾病的严重程度评分(0~3 分);③年龄评分,在以上评分基础上年龄 70 岁及以上者加 1 分;总分为 0~7 分。根据对 128 个关于营养治疗与临床结局的随机对照试验(RCT)的分析发现,在 NRS 评分≥3 分的情况下,大部分研究显示营养治疗有效(能够改善临床结局),而在 NRS 评分<3 分的情况下,大部分研究显示营养治疗无效。因此,将是否具有营养风险的评分切割点定为 3 分,即 NRS 评分≥3 分为具有营养风险,需要根据患者的临床情况,制定基于个体化的营养计划,给予营养干预;而 NRS<3 分者虽然没有营养风险,但应在其住院期间每周筛查一次。

NRS 2002 基于 128 项随机临床研究,循证医学证据充分,通过综合分析患者的营养状况、疾病严重程度以及年龄因素的干扰,减少了评价时由主观因素引发的误差,较为客观地反映了被测者的营养风险,同时简便易行、易于推广。因此,中华医学会肠外肠内营养学分会根据以住院患者为对象、具有循证基础、相对简单易用原则,选择和推荐 NRS 2002 作为判断患者是否需要营养治疗的筛查工具。但是,NRS 2002 也存在不足之处,如当患者卧床无法测量体重,或者有水肿、腹水等影响体重测量,以及意识不清无法回答评估者的问题时,该工具的使用将受到明显的限制。虽然可通过测量人血白蛋白进行弥补,但仅适用于无明显肝肾功能障碍者。另外,对于恶性肿瘤患者这个特殊群体,NRS 2002 也存在缺陷。首先,NRS 2002 的 128 项 RCT 研究的观察对象均为住院患者,而恶性肿瘤放化疗的临床实践中越来越多采用门诊日间治疗的模式,其是否仍然适用尚有争议;其次,NRS 2002 中 RCT 的研究中心几乎全部为综合性医院,研究开展时间多为 20 世纪 70—90 年代,其对恶性肿瘤患者的治疗与当今规范化的多学科的综合治疗理念存在较大差距,对恶性肿瘤特殊临床结局的观察也欠精细。

14.2.2 评定

经过筛查后,有营养风险的患者需进行营养治疗,但还要进行"评定"(assessment),结合病史、体格检查、实验室检查、人体测量等多项指标来综合判断。

1. 病史

肿瘤疾病史、既往疾病史、膳食调查、药物史、社会生活习惯、生活方式、医疗保障、宗教及文化背景、经济状况等会影响患者对营养治疗的接受程度。

2. 体格检查

观察脂肪组织、肌肉组织消耗程度,水肿和腹水程度,头发和指甲的质量,皮肤和口腔黏膜的情况等,有助于评价能量和蛋白质缺乏的严重程度。并非只有消瘦才是营养不良(营养不足),很多患者同时存在营养过剩和营养不足,从而干扰了营养不良(营养不足)的鉴别诊断。肥胖体型的患者往往容易被医师忽视。

3. 实验室检查

检测脏器功能对肿瘤治疗本身也是不可或缺的。血浆蛋白、血尿素、肌酐、血浆 C 反应蛋白(C-reactive protein,CRP)及免疫功能可作为非特异性的参考指标。

4. 机体测量

动态监测体重是最方便、最直接的临床指标,但易受干扰,如液体潴留、昏迷、瘫痪、水肿、巨大肿瘤等,另外,很多患者往往难以追溯末次准确测量的时间和具体数值。其他指标有上臂围(arm circumference,AC)、肱三头肌皮褶厚度(triceps skin fold,TSF)、上臂肌围(arm muscle circumference,AMC)、反应脂肪、骨骼肌储备等。2010 年《癌症恶病质的定义与分类国际共识》首次将 CT 或 MRI 评估肌肉量纳入恶病质的评估体系中,并将其提到非常重要的位置。它不仅是诊断的标准之一,也是治疗的目标之一。在体重的下降中,肌肉量的减少较脂肪的减少更为关键,低肌肉量也是晚期肿瘤患者死亡率的独立预判指标之一。

5. 机体功能及机体组成的测定

机体功能及组成变化可为营养状况评价提供参考。营养治疗是恶性肿瘤综合治疗的一个重要环节,对营养状态的评定应与对肿瘤病情、治疗效果、体力状态及生活质量的评定同时进行。营养治疗的疗效最终应体现在生活质量的改善和抗肿瘤治疗耐受性的提高上。在临床研究中,针对前者,疗效监测主要侧重于观察住院日、并发症、不良反应、营养状态、免疫功能和器官功能对生活质量的影响;对于后者,则应进行设计严谨的随机对照试验或者回顾性队列研究,观察总生存期,并将其用于比较营养治疗的不同方式、时机和配方的远期疗效,分析抗肿瘤治疗是否需联合营养治疗以及联合方式对远期生存的影响,目的是确定最科学的营养治疗模式。

14.2.3 推荐意见

(1)恶性肿瘤患者一经明确诊断,即应进行营养风险筛查——1 类。

(2)现阶段应用最广泛的恶性肿瘤营养风险筛查工具为 PG-SGA 及 NRS 2002——1 类。

(3)NRS 评分≥3 分为具有营养风险,需要根据患者的临床情况,制定个体化的营养计划,给予营养干预——2A 类。

（4）NRS 评分＜3 分者虽然没有营养风险，但应在其住院期间每周筛查 1 次——2A 类。

（5）询问病史、体格检查及部分实验室检查有助于了解恶性肿瘤患者营养不良发生的原因及严重程度，以对患者进行综合营养评定——2A 类。

（6）营养风险筛查及综合营养评定应与抗肿瘤治疗的影像学疗效评价同时进行，以全面评估抗肿瘤治疗的受益——2A 类。

14.3　胃癌营养支持实施

14.3.1　手术患者

2006 年 ESPEN 外科手术（包括器官移植）肠内营养（enteral nutrition，EN）指南指出：如果预计患者围手术期将有 7 天以上不能摄食，即使在没有明显营养不足的情况下，也应该使用 EN。实际摄入量不足推荐摄入量 60％且超过 10 天，应该使用 EN。至少具备下列情况之一者，应该推迟手术而进行手术前 EN：① 6 个月内体重丢失＞10％；② BMI ＜ 18.5 kg/m²；③ SGA 评估 C 级；④ 无肝肾功能障碍情况下，血浆白蛋白＜30g/L。

1. 术前营养支持

术前营养支持推荐用于严重营养不良（体重丢失 ≥20％）且能从手术获益的患者（A 级）；中度营养不良患者（体重丢失 10％～19％）也可能获益于营养支持（B 级）。

2. 术后营养支持

术后营养支持推荐用于所有受益于术前营养支持的患者、所有营养不良的患者、术后无法经口摄食的患者或术后 1 周经口摄食小于 60％ 能量需求的患者（A 级）。

3. 免疫营养

手术前：持续 7 天的肠内免疫营养推荐用于所有将受益于胃癌手术的患者（A 级）。

手术后：所有营养不良的患者即使没有并发症也推荐继续使用 7 天免疫营养，或者直到患者可以经口摄食至少 60％ 的能量需求为止（A 级）。

14.3.2　放化疗患者

（1）没有证据显示营养支持会影响肿瘤生长，因此营养支持不必考虑这个理论问题（C 级）。

（2）营养支持不常规推荐于所有放疗患者或化疗患者，因为它对治疗反应或不良反应没有影响（C 级）。

（3）对于因摄入不足导致体重丢失的患者，肠内营养（经口或管饲）可改善和维持其营养状态（B 级）。

（4）接受放疗和/或化疗的患者，可经鼻置管或造瘘建立喂养管道，经皮造瘘术似乎更合适（C级）。

（5）肠内营养使用标准配方。富含ω-3脂肪酸配方对恶病质有积极作用，但能否改善营养状况或者一般状况仍有争议，它对生存率没有明确改善（C级）。

14.3.3 能量需求

2012年，马里埃特等建议胃癌围手术期患者的每日总能量消耗（total daily energy expenditure，TDEE）为：卧床患者为30 kcal/（kg·d），非卧床患者为35 kcal/（kg·d）；如果摄入量少于需要量的60％，则需要人工营养（EN和/或PN）。能量中的50％～70％来源于糖类，30％～50％由脂类提供；蛋白质需要量从术前1.0～1.2 g/（kg·d）（0.15～0.2 g氮）增加到术后1.2～1.8 g/（kg·d）（0.2～0.3 g氮）；糖类通常需要摄入3～4 g/（kg·d）来满足需求，不低于2 g/（kg·d），总量以不少于100 g为宜；脂类为1.5～2 g/（kg·d），但不超过2g/（kg·d）；同时，应确保每日摄入适量的矿物质（电解质及微量元素）、维生素。如果采用全静脉途径营养，作者认为应该下调能量供给为：卧床患者25 kcal/（kg·d），非卧床患者30 kcal/（kg·d）。塞奥兰等用代谢车间接测量了食管癌、胃癌、结直肠癌患者的静息能量消耗（resting energy expenditure，REE），发现肿瘤患者的REE与正常人并无差异。拇指法则［30 kcal/（kg·d）］与代谢车测定值非常接近，所以，他们认为：30 kcal/（kg·d）适用于上述非手术肿瘤（包括胃癌）患者的TDEE。

14.3.4 营养治疗途径

胃癌患者营养治疗的途径同样包括肠内营养（口服、管饲）及肠外营养（静脉）。口服是生理途径，是第一选择。胃癌患者围手术期、围放疗期、围化疗期等治疗期间，乃至家居期间，营养治疗首选口服营养补充（oral nutritional supplements，ONS），必要时辅以静脉途径补充口服（日常饮食＋ONS）摄入的不足部分，如部分肠外营养（partial parenteral nutrition，PPN）或补充性肠外营养（supplemental parenteral nutrition，SPN）。

对胃癌手术患者，特别推荐手术中常规实施穿刺导管空肠造瘘（needle catheter junostomy，NCJ），此举对实施手术后早期肠内营养、防治手术后并发症（包括吻合口瘘）、节省医疗费用、缩短住院时间至关重要；对后期放、化疗也大有裨益，可以增加营养供给、提高放化疗耐受力、减少放疗不良反应。营养支持可以考虑静脉、管饲或口服途径。

对于中心静脉途径，笔者特别推荐输液港，可以长期留置，以备后用，不影响患者的形象，不妨碍患者的日常生活，如洗浴、社交，从而提高患者的生活质量。

终末期胃癌患者常常合并消化道梗阻，如贲门、幽门、小肠、结肠梗阻，如果这些梗阻部位无法进行手术治疗，则自动扩张支架为恢复消化道通畅提供了一种现实的可能。格雷等报告了一组预计生存时间＜3个月的食管癌患者，置入支架后患者的吞咽困难评分显著下降(2.90∶1.54,*P* <0.001)。佩兰等报告,即便是可以手术切除的食管癌病变,在手术前及新辅助化疗之前,通过支架恢复消化道通畅,进而实施肠内营养,也有助于治疗营养不良,提高手术的安全性,而支架本身相关性并发症既少又轻,而且可以处理。西迪基等有类似的报告,而且他们的病例数量更多,但是他们没有报告长期结果。对于围手术期胃癌患者,如果口服途径不足以提供需要量的50％且超过连续5天时,或有中度、重度营养不良时,应该采用管饲。患者需要使用 EN 但是 EN 禁忌(胃肠道没有功能)或无法实施,或 EN 不能满足患者需要量时,则有指征使用 PN。PN 不能降低手术后病死率,但是可以减少手术后感染性并发症的发生率。对营养良好的患者,手术前实施 PN 可能增加手术后感染的发生率。

对于胃癌以及其他所有肿瘤患者围治疗(放疗、化疗、手术)期以及家居康复期营养支持途径的选择,中国抗癌协会肿瘤营养与支持治疗专业委员会推荐饮食、肠内营养、肠外营养的联合应用,即部分饮食＋部分肠内营养＋部分肠外营养。对胃癌患者来说,这种联合尤为重要。饮食、肠内营养的优势与重要性不言而喻,其也是围治疗期营养支持的首要选择。但是,单纯依靠饮食、肠内营养往往不能满足患者的需要,不能达到目标需要量,因为:①胃癌引起的食欲下降非常常见,食欲下降使患者摄入量减少,限制了饮食、肠内营养的应用;②肿瘤相关性肠病及胃病使肿瘤患者对食物的消化吸收能力下降,也限制了饮食、肠内营养的应用;③肿瘤治疗(放疗、化疗及手术)本身可以干扰消化道功能,从而限制了肠内营养的应用;④肿瘤患者出现营养不良本身说明口服途径不能满足患者的营养需求。因此,通过肠外营养补充肠内营养的不足部分显得尤为重要。

14.3.5 制剂与配方

胃癌患者营养治疗的制剂与配方总体上与其他肿瘤没有区别。但是,胃手术创伤较大,导致免疫力下降,增加了术后病死率及感染率,而增强免疫功能可以减少这些并发症,因此,免疫营养是胃癌手术患者的一个优先选择。最常用的免疫营养物包含精氨酸、谷氨酰胺、ω-3 多不饱和脂肪酸、核酸和具有抗氧化作用的微量营养素(维生素 E、维生素 C、β-胡萝卜素、锌、硒)。总的来说,在围手术期间,免疫营养比标准饮食更加有效果。具体推荐意见如下。

(1)不管患者营养状态如何,免疫营养可以缩短住院时间及降低医疗费用(A 级)。

(2)对营养不良的患者(体重丢失≥10％),仅术前使用免疫营养没有围手术期使用免疫营养有效果,但均比标准营养有效(A 级)。

(3)术前免疫营养降低了术后感染率,缩短了住院日(A 级)。但是对术后病死率无明显影响(A 级)。

(4)对营养良好的患者(体重丢失<10％),术前5～7 天的免疫营养可以减少术后感染性并发症,缩短住院日(A 级)。

免疫营养强调联合应用,推荐精氨酸、谷氨酰胺、ω-3 多不饱和脂肪酸、核酸 4 种联合;而任何一种免疫营养素单独使用以及两种甚至三种免疫营养素的联合使用,结果都有待验证。鱼油单独使用在胃癌中的作用没有得到一致性证实。

素丹等比较了 ω-3 脂肪酸(ω-3 fatty acids,ω-3FAs)免疫增强配方及标准配方肠内营养在食管癌、胃癌围手术期中的应用效果,将患者随机分为 ω-3FAs 配方组、标准配方组及对照组,手术前后连续 7 天使用 ω-3FAs 配方或标准配方,三组患者的基线数据匹配。结果发现:ω-3FAs 配方组患者血浆 ω-3FAs 浓度显著升高,ω-3FAs 配方组、标准配方组及对照组 3 组的 ω-6FAs:ω-3FAs 比值分别为 1.9∶1、4.1∶1 及 4.8∶1;但是 3 组间患者并发症发生率、病死率及住院时间无显著差异,单核细胞及激活 T 淋巴细胞 HLA-DR 表达也没有显著差别。笔者认为,尽管 ω-3FAs 配方升高了血浆 ω-3FAs 浓度,但是没有改善食管癌、胃癌患者的总体 HLA-DR 表达及临床结局。

玛凯拉等也有相同的报告,他们给胃癌手术患者连续使用 5 天 ω-6/ω-3FAs 或 ω-6FAs,发现使用含 ω-3 FAs 的脂肪乳剂治疗的患者其血浆乳酸水平及并发症发生率均没有明显降低,与单纯使用 ω-6 FAs 脂肪乳剂治疗的患者相比没有显著差异,提示 ω-3 FAs 没有显著改善胃癌手术后的细胞低灌注及乳酸廓清。但是,Wei 等的研究则有不同的发现,他们将 48 例胃癌手术后患者,随机分为鱼油脂肪乳剂或大豆油脂肪乳剂治疗组,两组的能量与氮量相同,手术后第 6 天两组患者营养状况、肝功能、肾功能相似,无显著差异,但是鱼油脂肪乳剂组患者血浆炎症因子水平及并发症发生率显著低于大豆油脂肪乳剂组患者。结论认为,鱼油减轻了炎症反应,因而降低了胃癌手术后炎症性并发症发生率。Miranda Torrinhas 等人的研究得出了一个比较折中的结果,他们将 63 例胃肠肿瘤患者随机分为两组,手术前连续 3 天经外周静脉分别给予鱼油脂肪乳剂或 MCT/LCT,笔者发现,鱼油组患者手术后第 3 天 IL-10 水平显著升高,手术后第 6 天 IL-6、IL-10 水平显著下降,白细胞氧化爆发下降,单核细胞 HLA-DR 及 CD32 表达正常,中性粒细胞 CD32 表达升高。但是,两组间手术后感染性并发症发生率、ICU 时间、住院时间均无显著差异。

14.3.6 实施

对胃癌营养不良患者实施营养干预时,应该遵循五阶梯治疗模式:第 1 阶梯,饮食+营养教育;第 2 阶梯,饮食+ONS;第 3 阶梯,完全肠内营养(口服和/或管饲);第 4 阶梯,部分肠内营养+部分肠外营养;第 5 阶梯,完全肠外营养。首选营养教育,次选肠内、肠外营养;首选肠内营养,后选肠外营养;首选口服,后选管饲。首先选择营养教育,然后依次向上晋级选择 ONS、完全肠内营养、部分肠外营养、完全肠外营养。当下一阶梯不能满足 60%目标能量需求且持续 3～5 天时,应该选择上一阶梯。

14.3.7 患者家庭实施方案

(1)遵循肿瘤营养治疗通则里面的饮食指导及家庭康复指导原则(D 级)。

（2）胃癌患者要特别重视医院门诊营养咨询，至少每 3 个月一次（D 级）。

（3）养成 ONS 习惯（D 级）。

（4）每两周称量并记录体重一次（D 级）。

14.4　终末期胃癌患者的营养治疗

终末期胃癌患者系指已经失去常规抗肿瘤治疗，包括手术、放疗、化疗和分子靶向药物治疗等指征的患者，一般来说，预计生存期不足 3 个月。终末期胃癌患者往往伴随严重的恶病质。恶病质的诱因通常有两类，一为营养摄入下降，可能的原因为肿瘤对消化道的直接侵犯，或是间接通过细胞因子及类似食欲抑制物等来干扰消化功能；二为机体促炎症因子激活引起的异常代谢状态，包括患者机体对肿瘤组织反应性产生的细胞因子，促分解代谢的激素和调节短肽，以及由肿瘤组织产生的肿瘤脂质动员因子（lipid-mobilizing factor，LMF）和蛋白分解诱导因子（protein inductive factor，PIF）等。这些因子均可向机体传递加强分解代谢的信号，而系统性的炎症反应则会削弱食欲，减轻体重。最近，英国的肯尼斯·费伦（Kenneth Fearon）在《癌症恶病质的定义与分类的国际共识》中首次提出，可将恶病质诊断分为三期：恶病质前期，即体重下降≤5％并存在厌食或糖耐量下降等；恶病质期，即 6 个月内体重下降＞5％，或基础 BMI＜20 者体重下降＞2％，或有肌肉减少症者体重下降＞2％；难治期，即预计生存期＜3 月，体力状况（performance status，PS）评分低，对抗肿瘤治疗无反应的终末状态。

终末期患者的治疗原则是以保证生活质量及缓解症状为目的，其中生活质量是营养治疗评估中最重要的内容。

14.4.1　终末期营养治疗指征

终末期肿瘤患者的营养治疗是否给予不仅仅是一个医学问题，还更多地涉及伦理、患者及家属意愿的层面。营养治疗可提高终末期恶性肿瘤患者生活质量，而对能否延长其生存期尚无定论。有报道指出，重度蛋白质—能量缺乏型营养不良及恶病质患者中单纯的营养治疗既不能保持机体无脂体重，也不提高患者的平均生存时间及远期生存。但是，在亚洲国家，许多终末期肿瘤患者在无希望延长生存期的情况下仍在接受营养治疗。日本和韩国学者的回顾性研究显示，终末期恶性肿瘤患者在死亡前 1 个月，仍有较高比例的个体在接受管饲、全胃肠外营养以及静脉输注白蛋白。目前，这方面仍缺乏充分的高级别的循证医学依据。医师应以临床指征和社会伦理学理论为依据，对每一个患者均应认真评估营养治疗的风险效益比，掌握营养治疗适应证，在尊重患者的权力、兼顾公平合理地使用有限的医疗资源的条件下，决定是否实施营养治疗。

终末期患者的营养治疗原则：减除肿瘤负荷，联合胃肠功能调理、营养素及能量补充、代谢调理剂治疗,预防和治疗肠黏膜屏障受损,延缓恶病质进展,以达到改善生活质量的治疗目的。

在下列情况时,不建议予营养治疗:

(1)接近生命终点时:此时,大部分患者只需极少量的食物和水来减少饥渴感,并防止因脱水而引起的精神错乱。过度营养治疗反而会加重患者的代谢负担,影响其生活质量。

(2)生命体征不稳和多脏器衰竭者:此类患者原则上不考虑系统性的营养治疗。除此之外,在生命体征平稳和重要脏器功能基本正常的前提下,对终末期患者可尽量联合有效的抗肿瘤药物,如时效依赖性化疗、分子靶向治疗。积极营养治疗会为化疗、分子靶向治疗提供机会,使失去指征的患者再次获得治疗机会,目前认为两者联合应有益于提高生存质量和延长生存期。

14.4.2 营养治疗方式、能量和特殊成分需要

在判定全身营养状况和患者胃肠道功能状况基础上制订营养治疗计划。无论是行肠内或肠外营养治疗的患者,都需要监测出入液量、水肿或脱水的症状和体征、电解质水平等,并及时调整补充剂量,根据病情,选择肠内或肠外途径补充。生命体征平稳而自主进食能力障碍者,若患者有意愿或同意,则应予营养治疗,其中,存在胃肠道功能的以肠内营养为主。无胃肠道功能者可选肠外营养;一旦肠道功能恢复,或肠内营养治疗能满足患者能量及营养素需要量,即停止肠外营养治疗。血流动力学不稳定者禁用肠内、外营养;终末期肝肾功能衰竭和严重胆淤者禁用肠外营养。

终末期恶性肿瘤患者营养治疗的目的是维持体重,而不是增加体重,供应量过高可能增加脏器负荷;需同时考虑总能量摄入以及供能的生热营养素比例。低热量摄入的概念有利于减少感染性并发症与费用支出。一般认为,糖皮质激素和醋酸甲地孕酮增加食欲的疗效确切。应适当选用逆转恶病质异常代谢的代谢调节剂,目前使用药物包括鱼油不饱和脂肪酸(EPA)、二十二碳六烯酸(DHA)和非甾体类抗炎药、沙利度胺等。

14.4.3 并发症处理

晚期胃癌患者存在多种平衡紊乱、代谢异常的问题,更容易发生代谢性并发症:

1. 糖代谢紊乱

糖代谢紊乱主要为高糖高渗性非酮性昏迷,预防方法是增加外源性胰岛素的用量,减少外源性葡萄糖的输注量。

2. 代谢性酸中毒

肿瘤患者对糖的利用下降,肿瘤组织无氧酵解致血清乳酸升高,血 pH 值下降;营养液中有可滴定酸,如 50% 的葡萄糖等和阳离子氨基酸,都可致血 pH 值下降。预防方法是使用小剂量的小苏打和减少糖的输注量。

3. 血钾异常

血钾异常多出现于处方不合适或分瓶输注时。营养治疗促进机体合成代谢,大量糖输入促使钾离子向细胞内转移,故易发生低钾血症。注意血钾浓度监测和适当补充钾离子。

4. 脂肪超载现象

脂肪乳剂用量和输注速度超出患者的脂肪廓清能力,可导致高脂血症、脏器功能紊乱、溶血、神志不清甚至昏迷等,停止输注脂肪乳剂后可自行消退。

5. 高氨血症

原因是氨基酸的过快输注和精氨酸的输注量减少,可通过减缓输注氨基酸和加用精氨酸制剂来预防。

6. 感染性并发症

长期肠外营养治疗致肠黏膜萎缩、肠功能减退、肠菌移位,从而发生肠源性感染或导管性感染。防治方法:缩短肠外营养时间,尽早改为肠内营养。

14.4.4 推荐意见

(1)营养治疗可以提高终末期恶性肿瘤患者生活质量(2A 类)。

(2)对于重度蛋白质—能量缺乏型营养不良、恶病质患者,单纯的营养治疗既不能保持机体无脂体重,也未能提高患者的平均生存时间及远期生存(2A 类)。

(3)接近生命终点时,大部分患者只需极少量的食物和水来减少饥渴感,过度营养治疗反而会加重患者的代谢负担,影响其生活质量(2A 类)。

(4)对于终末期恶性肿瘤患者,不主张采用高能量营养治疗来获得正氮平衡或氮平衡(2A 类)。

(5)积极营养治疗可以为抗肿瘤治疗提供时机和保障,两者联合应有益于生存质量提高和生存期延长(2A 类)。

(6)确定营养素需要量,应当根据疾病状况、体重与身体成分组成、生理功能变化等进行个体化评估,制订合理化配方(2A 类)。

(7)糖皮质激素和醋酸甲地孕酮增加食欲疗效确切(1 类)。

(8)无论是肠内或肠外营养治疗的患者,都需要监测出入液量、水肿或脱水的症状和体征、血电解质水平等,并及时调整补充剂量;可根据病情,选择肠内或肠外途径补充(1 类)。

(张雅雅　陈毅德)

第 15 章　进展期胃癌疼痛的规范化治疗

姑息治疗(palliative care,又称缓解性治疗、缓和医疗),起源于英国现代医疗救济运动。1968 年,英国开始将癌痛作为癌症患者一个重要症状并提倡以布朗普顿鸡尾酒形式口服阿片类药物来处理癌痛。1989 年,WHO 专家委员会认识到 WHO 癌痛控制规划不仅要着眼于癌痛的控制,也应注重其他症状的控制。

在癌症姑息治疗中,癌痛控制为诸多症状控制之首。我国于 1992 年和 1997 年就癌痛控制问题进行了全国调查,发现癌痛的发生率分别为 51.1%(799/1543 例)及 69.0%(1086/1573 例)。1967 年桑德斯(Saunders)即把癌痛定位于全方位疼痛,造成患者躯体、心理、社会和精神诸方面的综合感受。

在我国,2000 年新发癌症患者 180 万,癌痛发生率为 40%～65%,其中,早期患者为 15%～30%,中期为 40%～55%,晚期为 50%～75%。1/4 患者未得到任何止痛治疗,其中,中、重度者占 20%。由此可见,控制癌痛是极其重要的。另一方面,癌痛将对机体的各个系统产生广泛影响,最终形成疼痛的恶性循环。急性疼痛常伴有代谢、内分泌甚至免疫改变而可能促进肿瘤生长和转移,慢性疼痛则常伴有生理、心理和社会功能改变,需要及早给予治疗。因此,癌痛对患者的躯体、心理、社会人际关系及总体感觉等各方面产生广泛而深远的影响,从而全面影响患者的生活质量。

1995 年,美国疼痛学会主席詹姆斯·坎贝尔(James Compbell)即提出癌痛应与呼吸、血压、脉搏、体温并列为五大生命指征。1990 年,我国正式推广 WHO 癌痛三阶梯止痛。全国吗啡消耗量由 1989 年的 64 kg 增加到 2002 年的 240 kg,但仍仅占全球 96 个被统计国家吗啡总用量的 0.9%。美国医用吗啡消耗量占全球的 58.7%,而人口只占 4.9%,中国约占世界 20% 的人口,而 2007 年医用吗啡消耗量只占 1.6%。癌痛问题仍应引起全国肿瘤学界的充分重视。

15.1　胃癌患者疼痛的发病情况

依据上述癌症疼痛全国调查的资料,在顾慰萍调查的 1565 例癌症患者中,161 例为胃癌,其中 101 例患者描述了疼痛的强度:无痛 3 例(30%),轻度痛 27 例(26.7%),中度痛 56 例(55.4%),重度痛 15 例(14.9%)。疼痛部位以内脏痛及背痛为主,占诸多部位疼痛的78％。吴冠青等人调查了1543例癌症患者,在119例胃贲门癌中,57例无疼痛,62例(52.7％)伴有疼痛。其中,轻、中、重度分别占56.5％、30.6％、12.9％。疼痛原因中,88.7％系由癌症直接引起,11.3％与癌痛相关。

15.2 癌痛的控制

15.2.1 癌痛定义

国际疼痛研究协会(International Association for Study of Pain,IASP)所下的定义可作为研究癌痛的依据:疼痛是一种令人不快的感觉和情绪上的感受,伴随现存的或潜在的组织损伤。疼痛经常是主观的,每个人在生命的早期就通过损伤的经历学会了表达疼痛的准确词汇。总疼痛(total pain)是各种因素所致疼痛的总称,其中包括躯体因素、心理因素、精神因素、社会及经济因素等,这反映了疼痛的复杂性。疼痛是患者的主观体验,目前尚无任何检测手段能判断患者疼痛的强度。

15.2.2 癌痛病因

根据疼痛与癌症的关系可分为:

(1)癌种本身引起的疼痛:约占78.6％,如癌肿压迫或侵犯血管、神经、内脏、骨骼;颅内压升高等。

(2)与癌肿相关的疼痛:约占6％,如病理性骨折,空腔脏器的穿孔、梗阻、压疮等。

(3)与癌症治疗有关的疼痛:约占8.2％,如外科手术后引起的脏器粘连、神经损伤、患肢痛,化疗后引起的黏膜损伤、周围神经病变、口腔炎,放疗后的局部损害、纤维化、放射性脊髓炎等。

(4)与癌症无关的疼痛,约占7.2％,如痛风、骨关节炎、糖尿病末梢神经痛等。

15.2.3 癌痛机制与分类

1.病理生理学机制分类

疼痛按病理生理学机制主要分为伤害感受性疼痛及神经病理性疼痛两种类型。

(1)伤害感受性疼痛:是由有害刺激作用于躯体或脏器组织,使该结构受损而导致的疼痛。伤害感受性疼痛与实际发生的组织损伤或潜在的损伤相关,是机体对损伤所表现出的生理性痛觉神经信息传导与应答的过程。伤害感受性疼痛包括躯体痛和内脏痛。躯体性疼痛常表现为钝痛、锐痛或者压迫性疼痛。内脏痛通常表现为定位不够准确的弥漫性疼痛和绞痛。

(2)神经病理性疼痛:是由外周神经或中枢神经受损,痛觉传递神经纤维或疼痛中枢产生异常神经冲动所致。神经病理性疼痛常表现为刺痛、烧灼样痛、放电样痛、枪击样疼痛、麻木痛、麻刺痛、幻觉痛、中枢性坠胀痛,常合并自发性疼痛、触诱发痛、痛觉过敏和痛觉超敏。治疗后慢性疼痛也属于神经病理性疼痛。

2.发病持续时间分类

疼痛按发病持续时间分为急性疼痛和慢性疼痛。

癌症疼痛大多表现为慢性疼痛。与急性疼痛相比较,慢性疼痛持续时间长,病因不明确,疼痛程度与组织损伤程度可呈分离现象,可伴有痛觉过敏、异常疼痛、常规止痛治疗疗效不佳等特点。慢性疼痛与急性疼痛的发生机制既有共性也有差异。慢性疼痛的发生,除伤害感受性疼痛的基本传导调制过程外,还可表现为不同于急性疼痛的神经病理性疼痛机制,如伤害感受器过度兴奋、受损神经异位电活动、痛觉传导中枢机制敏感性过度增强、离子通道和受体表达异常、中枢神经系统重构等。

15.3 癌痛的临床评估

Crossmen 发现,73%主诉有中至重度疼痛的患者得不到其负责治疗医师的正确评价。因此,癌痛的临床评估必然会影响治疗方案的正确性和治疗效果的满意度。2005年,美国国立综合癌症网络(National Comprehensive Cancer Network,NCCN)新公布的癌症疼痛治疗指南特别强调对疼痛的评估(初始、综合评估及动态评估)。

癌痛的临床评估是满意控制癌痛的最关键一步,包括以下主要步骤:(1)详细病史,要相信患者的疼痛主诉;(2)疼痛程度评估;(3)疼痛特性评估,包括疼痛定位、性质、发作方式等;(4)评估疼痛所带来的影响,包括功能活动情况、心理状态、社会影响、并发症等;(5)体格检查,包括疼痛部位的检查、神经系统检查、其他相关检查;(6)诊断性检查,包括肿瘤学检查、神经生理检查等。

癌痛评估是合理、有效进行止痛治疗的前提。癌症疼痛评估应当遵循"常规、量化、全面、动态"评估的原则。

15.3.1 常规评估原则

癌痛常规评估是指医护人员主动询问癌症患者有无疼痛,常规评估疼痛病情,并进行相应的病历记录,应当在患者入院后 8 h 内完成。对于有疼痛症状的癌症患者,应当将疼痛评估列入护理常规监测和记录的内容。疼痛常规评估应当鉴别疼痛爆发性发作的原因,如需要特殊处理的病理性骨折、脑转移、感染以及肠梗阻等急症所致的疼痛。

15.3.2 量化评估原则

癌痛量化评估是指使用疼痛程度评估量表等量化标准来评估患者疼痛主观感受程度,需要患者密切配合。量化评估疼痛时,应当重点评估最近 24 h 内患者最严重和最轻的疼痛程度,以及通常情况的疼痛程度。量化评估应当在患者入院后 8 h 内完成。癌痛量化评估通常使用数字分级法(numeric rating scale,NRS)、面部表情评估量表法及主诉疼痛程度分级法(verbal rating scale,VRS)三种方法。

1. 数字分级法(NRS)

使用《疼痛程度数字评估量表》(图 15-1)对患者疼痛程度进行评估。将疼痛程度用 0~10来依次表示,0 表示无疼痛,10 表示最剧烈的疼痛。由患者自己选择一个最能代表自身疼痛程度的数字,或由医护人员询问患者:你的疼痛有多严重?由医护人员根据患者对疼痛的描述选择相应的数字。按照疼痛对应的数字将疼痛程度分为:轻度疼痛(1~3),中度疼痛(4~6),重度疼痛(7~10)。

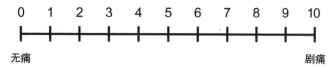

图 15-1　疼痛程度数字评估量表

2. 面部表情疼痛评分量表法

由医护人员根据患者疼痛时的面部表情状态,对照《面部表情疼痛评分量表》(图 15-2)进行疼痛评估,适用于表达困难的患者,如儿童、老年人,以及存在语言或文化差异或其他交流障碍的患者。

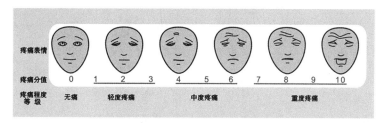

图 15-2　面部表情疼痛评分量表

3. 主诉疼痛程度分级法(VRS)

根据患者对疼痛的主诉,将疼痛程度分为轻度、中度、重度三类。

(1)轻度疼痛:有疼痛但可忍受,生活正常,睡眠无干扰。

(2)中度疼痛:疼痛明显,不能忍受,要求服用镇痛药物,睡眠受干扰。

(3)重度疼痛:疼痛剧烈,不能忍受,需用镇痛药物,睡眠受严重干扰,可伴自主神经紊乱或被动体位。

15.3.3　全面评估原则

癌痛全面评估是指对癌症患者疼痛病情及相关病情进行全面评估,包括疼痛病因及类型(躯体性、内脏性或神经病理性),疼痛发作情况(疼痛性质、加重或减轻的因素),止痛治疗情况,重要器官功能情况,心理精神情况,家庭及社会支持情况,以及既往史(如精神病史、药物滥用史)等。应当在患者入院后 24 h 内进行首次全面评估,在治疗过程中,应当在给予止痛治疗 3 天内或达到稳定缓解状态时再次进行全面评估,原则上不少于 2 次/月。

癌痛全面评估通常使用《简明疼痛评估量表》(brief pain inventory,BPI),如表 15-1 所示,评估疼痛及其对患者情绪、睡眠、活动能力、食欲、日常生活、行走能力、与他人交往等生活质量的影响。应当重视和鼓励患者描述对止痛治疗的需求及顾虑,并根据患者病情和意愿,制定患者功能和生活质量最优化目标,进行个体化的疼痛治疗。

表 15-1　简明疼痛评估量表(BPI)

患者姓名:＿＿＿＿＿＿　　病案号:＿＿＿＿＿＿　　诊断:＿＿＿＿＿＿

评估时间:＿＿＿＿＿＿　　评估医师:＿＿＿＿＿＿

1.大多数人一生中都有过疼痛经历(如轻微头痛、扭伤后痛、牙痛)。除这些常见的疼痛外,现在您是否还感到有别的类型的疼痛?　　(1)是　(2)否

2.请您在下图中标出您的疼痛部位,并在疼痛最剧烈的部位以"X"标出。

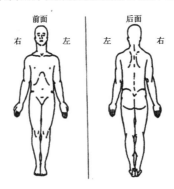

3.请选择下面的一个数字,以表示过去 24 小时内您疼痛最剧烈的程度。

(不痛)0　1　2　3　4　5　6　7　8　9　10(最剧烈)

4.请选择下面的一个数字,以表示过去 24 小时内您疼痛最轻微的程度。

(不痛)0　1　2　3　4　5　6　7　8　9　10(最剧烈)

5.请选择下面的一个数字,以表示过去 24 小时内您疼痛的平均程度。

(不痛)0　1　2　3　4　5　6　7　8　9　10(最剧烈)

6.请选择下面的一个数字,以表示您目前的疼痛程度。

(不痛)0　1　2　3　4　5　6　7　8　9　10(最剧烈)

7.您希望接受何种药物或治疗控制您的疼痛?

_____

8.在过去的 24 小时内,由于药物或治疗的作用,您的疼痛缓解了多少?

请选择下面的一个百分数,以表示疼痛缓解的程度。

(无缓解)0　10%　20%　30%　40%　50%　60%　70%　80%　90%　100%(完全缓解)

9.请选择下面的一个数字,以表示过去 24 小时内疼痛对您的影响

(1)对日常生活的影响

(无影响)0　1　2　3　4　5　6　7　8　9　10(完全影响)

(2)对情绪的影响

(无影响)0　1　2　3　4　5　6　7　8　9　10(完全影响)

(3)对行走能力的影响

(无影响)0　1　2　3　4　5　6　7　8　9　10(完全影响)

(4)对日常工作的影响(包括外出工作和家务劳动)

(无影响)0　1　2　3　4　5　6　7　8　9　10(完全影响)

(5)对与他人关系的影响

(无影响)0　1　2　3　4　5　6　7　8　9　10(完全影响)

(6)对睡眠的影响

(无影响)0　1　2　3　4　5　6　7　8　9　10(完全影响)

(7)对生活兴趣的影响

(无影响)0　1　2　3　4　5　6　7　8　9　10(完全影响)

15.3.4　动态评估原则

癌痛动态评估是指持续、动态评估癌痛患者的疼痛症状变化情况,包括评估疼痛程度、性质变化情况,爆发性疼痛发作情况,疼痛减轻及加重因素,以及止痛治疗的不良反应等。动态评估对药物止痛治疗剂量滴定尤为重要。在止痛治疗期间,应当记录用药种类及剂量滴定、疼痛程度及病情变化。

15.3.5　疼痛治疗效果的评价

根据 VAS 和/或 NRS 法来评价疼痛减轻度较为客观准确。

(1)根据 VRS/NRS 法,疼痛缓解效果可分为:显效,疼痛减轻 2 度以上;中效,疼痛减轻约 1 度;微效,疼痛稍有减轻,但不到 1 度;无效,疼痛无缓解。

(2)根据 VRS 法,可分为:完全缓解(CR),疼痛完全消失;部分缓解(PR),疼痛明显减轻,睡眠基本不受干扰,能正常生活;轻度缓解(MR),疼痛有些减轻,但仍感有明显疼痛,睡眠、生活仍受干扰;无效(NR),疼痛无减轻。

(3)根据 NRS 法,疼痛减轻程度及百分数=(A−B)/A×100%(A=用药前评分;B=用药后评分),可分为:0 度,未缓解(疼痛未减轻,≤24%);1 度,轻度缓解(疼痛减轻 1/4以上,25%～49%);2 度,中度缓解(疼痛减轻 1/2 以上,50%～74%);3 度,明显缓解(疼痛减轻 3/4 以上,75%～99%);4 度,完全缓解(疼痛消失,即 100%)。

(4)临终关怀病房常常采用多项指标来评价疼痛控制总效果,如一段时间内疼痛症状

得到控制的百分比、疼痛得到控制的平均时间、疼痛症状最终得到控制的百分比以及入院后第一夜患者安睡的比例等。

15.4　癌痛的综合治疗

目前,肿瘤已进入综合治疗时代。出于癌痛的复杂性,对癌痛的处理如同对癌症的处理一样,也需要综合治疗。

15.4.1　癌痛处理原则

(1)癌痛综合评估。

(2)姑息性抗癌治疗以及全身性非阿片类/阿片类镇痛药物。

①姑息性抗癌治疗的作用及地位。

②非阿片类及阿片类镇痛药物的选料。

③镇痛药临床给药细节及给药途经;药物选择及剂量确定。

④镇痛药不良反应的处理。

(3)若全身性阿片药物治疗弊大于利可考虑非侵袭性干预措施。

①通过以下途径减少阿片药物需求量:恰当的姑息性抗癌治疗;加用非阿片类药物;加用辅助药物;应用一些认知或行为干预措施;借助于矫形疗法或其他物理治疗措施。

②换用另一种阿片类药物。

(4)若全身性阿片药物治疗弊大于利可考虑侵袭性干预措施。

①区域性止痛技术(脊髓或脑室内给予阿片类药物)。

②神经阻滞术。

③神经切断术。

(5)若上述方法无效,应用镇静剂等辅助药物协助处理顽固性疼痛。

癌痛综合治疗是指根据癌痛患者的机体状况,疼痛的不同程度、性质及原因,合理地、有计划地应用现有的治疗手段,目的是尽可能地缓解癌痛及其并发症、改善生活质量、提高患者接受抗癌治疗的依从性,以进一步延长生存期、提高生存率。

因为肿瘤发展的各个阶段都有疼痛,故对由肿瘤进展侵犯引起的疼痛或肿瘤相关疼痛,可在积极止痛的同时进行抗肿瘤治疗。

总之,癌痛治疗原则是:①综合治疗;②从无创性和低危险性方法开始,然后再考虑有创性和高危险性方法。

15.4.2　癌痛治疗方法

癌痛的治疗方法包括:病因治疗、药物止痛治疗和非药物治疗。

1. 病因治疗

病因治疗即针对引起癌症疼痛的病因进行治疗。癌痛疼痛的主要病因是癌症本身、并发症等。给予癌症患者抗癌治疗,如手术、放射治疗、化学治疗等,可能解除癌症疼痛。癌痛处理过程中几种主要抗癌手段的作用及地位如下:

(1)放射治疗:骨转移、脊髓外压迫、脑转移以及外周神经肿瘤性压迫或侵犯所致疼痛。

(2)化学治疗:化学敏感肿痛所致的神经伤害性或神经病理性疼痛综合征。

(3)外科手术:病理骨折及脊髓压迫固定术、肠梗阻解除术、腹水引流。

(4)抗生素治疗:明显感染(如盆腔脓肿、肾盂积脓)或隐匿性感染(如头颈部肿瘤或其他溃疡性肿瘤)。

2. 药物止痛治疗

(1)原则:根据世界卫生组织(WHO)癌痛三阶梯止痛治疗指南,癌痛药物止痛治疗的五项基本原则如下:

①口服给药:口服为最常见的给药途径。对不宜口服病人可用其他给药途径,如吗啡皮下注射、病人自控镇痛,较方便的方法有透皮贴剂等。

②按阶梯用药:应当根据患者疼痛程度,有针对性地选用不同强度的镇痛药物。

(a)轻度疼痛:可选用非甾体类抗炎药物(non-steroid anti-inflammatory drug,NSAID)。

(b)中度疼痛:可选用弱阿片类药物,并可合用非甾体类抗炎药物。

(c)重度疼痛:可选用强阿片类药,并可合用非甾体类抗炎药物。

在使用阿片类药物的同时,合用非甾体类抗炎药物,可以增强阿片类药物的止痛效果,并可减少阿片类药物的用量。如果能达到良好的镇痛效果,且无严重的不良反应,轻度和中度疼痛也可考虑使用强阿片类药物。如果患者诊断为神经病理性疼痛,应首选三环类抗抑郁药物或抗惊厥类药物等。

③按时用药:按规定时间间隔规律性给予止痛药。按时给药有助于维持稳定、有效的血药浓度。目前,控缓释药物临床使用日益广泛,形成了强调以控缓释阿片药物作为基础用药的止痛方法,在出现爆发痛时,可给予速释阿片类药物对症处理。

④个体化给药:按照患者病情和癌痛对药物剂量的反应,制定个体化用药方案。使用阿片类药物时,由于个体差异,阿片类药物无理想标准用药剂量,应当根据患者的病情,使用足够剂量药物,使疼痛得到缓解。同时,还应鉴别是否有神经病理性疼痛的性质,考虑联合用药可能。

⑤注意具体细节:对使用止痛药的患者要加强监护,密切观察其疼痛缓解程度和机体反应情况,注意药物联合应用的相互作用,并及时采取必要措施尽可能减少药物的不良反应,以期提高患者的生活质量。

（2）三阶梯止痛治疗之间的关系：

①第一阶梯：非甾体类抗炎药及对乙酰氨基酚（扑热息痛）类止痛药，该类药物为非处方药，且对轻度疼痛及骨转移患者有止痛疗效，并可增强第二阶梯及第三阶梯用药的效果。但该类药物有"天花板"效应，即"封顶效应"，表现为当药物增加到一定剂量后，疼痛仍不能控制时再增加剂量也不会提高疗效，而只会增加不良反应。因此，当使用一种NSAID药物，疼痛得不到缓解时，不宜再换用其他类NSAID药物（除非是因为不良反应而换药），而应直接升到第二阶梯用药。

②第二阶梯：弱阿片类药物，代表药为可待因，处方方便，比吗啡更易被患者接受。首次使用弱阿片类药物加NSAID可产生良好的止疼效果，因而产生不少复方制剂。弱阿片类药物的安全使用剂量往往被有"封顶效应"的复方制剂中的其他药物剂量所限，故当疼痛不再受控制时应选用第三阶梯用药。

③第三阶梯：强效阿片类药物，种类多，可选剂型多，且无天花板效应。药物剂量依患者止痛需求而定。只要能正确选择药物，在正确时间给药，正确地滴定剂量，合理地选择辅助用药，预防及治疗不良反应，则可为90%以上的中、重度疼痛患者免除疼痛。

（3）药物选择与使用方法：应当根据癌症患者疼痛的程度、性质、正在接受的治疗、伴随疾病等情况，合理选择止痛药物和辅助药物，个体化调整用药剂量、给药频率，防治不良反应，以期获得最佳止痛效果，减少不良反应发生。

①非甾体类抗炎药物：癌痛治疗的基本药物，不同非甾体类抗炎药有相似的作用机制，具有止痛和抗炎作用，常用于缓解轻度疼痛，或与阿片类药物联合用于缓解中、重度疼痛。常用于癌痛治疗的非甾体类抗炎药包括：布洛芬、双氯芬酸、对乙酰氨基酚、吲哚美辛、塞来昔布等（表15-2）。

表 15-2　对乙酰氨基酚及常用 NSAID 类止痛药

药品	半衰期/ h	常用有效剂量/ mg·(4～6 h)$^{-1}$	用药途径	主要不良反应	最大剂量/ mg·d^{-1}
阿司匹林	2～3	250～1000	口服	过敏、胃肠道刺激、血小板异常	4000
对乙酰氨基酚	2～3	500～1000	口服	肝肾毒性	4000
布洛芬	2	200～400	口服	胃肠道刺激、血小板减少	1600
吲哚美辛	2～3	25～50	口服	消化道反应、头痛、头晕	200
			直肠	粒细胞/血小板减少、过敏	10
萘普生	12～14	250～500 mg（BID）	口服	轻度胃肠反应	
加合百服宁	2	1～2 片	口服	肝肾毒性	8 片

药品	半衰期/ h	常用有效剂量/ mg · (4～6 h)$^{-1}$	用药 途径	主要不良反应	最大剂量/ mg · d^{-1}
意施丁		25～75 mg/12 h	口服	胃肠道反应	200
麦力通	24	1 g/24 h(睡前)	口服	轻度胃肠反应	2000
氯诺昔康	3～5	8 mg(BID～QID)	口服	轻度胃肠反应	24
双氯芬酸钠(钾)	1～2	50 mg(TID)	口服	胃肠反应	
		25 mg(QD～BID)	直肠	头疼、头晕、过敏	
美洛昔康	20	7.5～15 mg/d	口服	轻度胃肠反应	15
赛来西布	8～12	200 mg/24 h	口服	头疼、头晕、消化道不适	400

注:QD——每日一次;BID——每日两次;TID——每日三次;QID——每日四次。

非甾体类抗炎药常见的不良反应有:消化性溃疡、消化道出血、血小板功能障碍、肾功能损伤、肝功能损伤等。其不良反应的发生,与用药剂量及使用持续时间相关。非甾体类抗炎药的日限制剂量为:布洛芬 2400 mg/d,对乙酰氨基酚 2000 mg/d,塞来昔布 400 mg/d。使用非甾体类抗炎药,用药剂量达到一定水平以上时,增加用药剂量并不能增强其止痛效果,但药物毒性反应将明显增加。因此,如果需要长期使用非甾体类抗炎药,或日用剂量已达到限制性用量时,应考虑更换为阿片类止痛药;如为联合用药,则只增加阿片类止痛药的用药剂量。

②阿片类药物:

(a)作用机制:疼痛刺激使感觉神经末梢兴奋并释放兴奋性递质(可能为 P 物质),该递质与接受神经元上的受体结合将痛觉传入脑内。阿片类药物与感觉神经元上的阿片受体结合,抑制 P 物质的释放,从而防止痛觉传入脑内。

(b)临床常用阿片类药物见表 15-3 和表 15-4。

表 15-3　弱阿片类止痛药

药品	半衰期/ h	常用剂量	作用持续 时间/h	给药途径	主要不良反应
可待因	2.5～4	39 mg · (4～6 h)$^{-1}$起始	4	口服	轻度恶心、呕吐、便秘、头晕
		30 mg · (4～6 h)$^{-1}$		肌注	轻度胃肠反应、肝功能异常
氨酚待因		1～2 片		口服	轻度胃肠反应、肝功能异常
路盖克		1～2 片	4～5	口服	
		30～60 mg · (4～6 h)$^{-1}$		口服	偶有恶心
布桂嗪		50～100 mg · (4～6 h)$^{-1}$		肌注	眩晕、困倦

药品	半衰期/h	常用剂量	作用持续时间/h	给药途径	主要不良反应
曲马多		$50\sim100$ mg · $(4\sim6\ h)^{-1}$	$4\sim5$	口服	头晕、呕吐、恶心、出汗、嗜睡、排尿困难
		$50\sim100$ mg · $(4\sim6\ h)^{-1}$		肌注	少见皮疹,血压下降
泰勒宁		1片		口服	头晕、呕吐恶心

表 15-4　强阿片类止痛药

药品	半衰期/h	常用剂量	给药途径	作用持续时间/h	主要不良反应
盐酸吗啡(或硫酸吗啡)	$1.5\sim2.0$	$5\sim30$ mg,q4h 或 6h;10mg,q4h 或 q6	口服、肌注、皮下	$4-5$	便秘、呕吐、恶心、嗜睡、排尿困难、呼吸抑制
硫酸吗啡控样片(美施康定)		$10\sim30$ mg,q12h	口服	$8\sim12$	嗜睡、排尿困难、呼吸抑制
盐酸吗啡控样片(美菲康)		$10\sim30$ mg,q12h	口服	$8\sim12$	嗜睡、排尿困难、呼吸抑制
芬太尼透皮贴剂(多瑞吉)		$25\sim50$ ug/h	经皮肤给药	72	与吗啡相似,但程度轻
美沙酮	$15\sim30$	$10\sim20$mg/次	口服	$8\sim12$	与吗啡相似
盐酸羟考酮控释片(奥施康定)	$4.5\sim5.1$	$5\sim10$mg,q12h	口服	12	与吗啡相似

阿片类药物为中、重度疼痛治疗的首选药物。目前,临床上常用于癌痛治疗的短效阿片类药物为吗啡即释片,长效阿片类药物为吗啡缓释片、羟考酮缓释片、芬太尼透皮贴剂等。对于慢性癌痛治疗,推荐选择阿片受体激动剂类药物。需长期使用阿片类止痛药时,首选口服给药途径,有明确指征时可选用透皮吸收途径给药,也可临时皮下注射用药,必要时可自控镇痛给药。

初始剂量滴定:阿片类止痛药的疗效及安全性存在较大个体差异,需要逐渐调整剂量以获得最佳用药剂量,称为剂量滴定。对于初次使用阿片类药物止痛的患者,按照如下原则进行滴定:使用吗啡即释片进行治疗;根据疼痛程度,拟定初始固定剂量为 $5\sim15$ mg,每 4 小时一次(Q4h);若用药后疼痛不缓解或缓解不满意,应于 1 h 后根据疼痛程度给予滴定剂量(表 15-5),密切观察疼痛程度及不良反应。第一天治疗结束后,计算第二天药物剂量:次日总固定量=前 24 h 总固定量+前日总滴定量。第二天治疗时,将计算所得次日总固定量分 6 次口服,次日滴定量为前 24 h 总固定量的 10%~20%。依此方法逐日调整剂量,直到疼痛评分稳定在 0～3 分。如果出现不可控制的不良反应,疼痛强度<4,则应该考虑将滴定剂量下调 25%,并重新评价病情。

表 15-5　剂量滴定增加幅度参考标准

疼痛强度(NRS)	剂量滴定增加幅度
7～10	50%～100%
4～6	25%～50%
2～3	≤25%

对于未使用过阿片类药物的中、重度癌痛患者,推荐初始用药选择短效制剂,个体化滴定用药剂量,当用药剂量调整到理想止痛及安全的剂量水平时,可考虑换用等效剂量的长效阿片类止痛药。

对于已使用阿片类药物治疗疼痛的患者,可根据患者疼痛强度,按照表 15-5 要求进行滴定。

对疼痛病情相对稳定的患者,可考虑使用阿片类药物控释剂作为背景给药,在此基础上备用短效阿片类药物,用于治疗爆发性疼痛。

维持用药:我国常用的长效阿片类药物包括吗啡缓释片、羟考酮缓释片、芬太尼透皮贴剂等。在应用长效阿片类药物期间,应当备用短效阿片类止痛药。当患者因病情变化、长效止痛药物剂量不足时,或发生爆发性疼痛时,应立即给予短效阿片类药物,用于解救治疗及剂量滴定。解救剂量为前 24 h 用药总量的 10%～20%。每日短效阿片类药物解救用药次数大于 3 次时,应当考虑将前 24 h 解救用药换算成长效阿片类药并按时给药。

阿片类药物之间的剂量换算可参照换算系数表(表 15-6)。换用另一种阿片类药时,仍然需要仔细观察病情,并个体化滴定用药剂量。

表 15-6　阿片类药物剂量换算表

药物	非胃肠给药	口服	等效剂量
吗啡	10 mg	30 mg	非胃肠道:口服=1:3
可待因	130 mg	200 mg	非胃肠道:口服=1:1.2 吗啡(口服):可待因(口服)=1:6.5
羟考酮	10 mg		吗啡(口服):羟考酮(口服)=(1.5～2):1
芬太尼透皮贴剂	25 μg/h(透皮吸收)		芬太尼透皮贴剂剂量(μg/h,q72 h) =1/2×口服吗啡剂量(mg/d)

如需减少或停用阿片类药物,则采用逐渐减量法,即先减量 30%,两天后再减少 25%,直到每天剂量相当于 30 mg 口服吗啡的药量,继续服用两天后即可停药。

不良反应防治:阿片类药的不良反应主要包括便秘、恶心、呕吐、嗜睡、瘙痒、头晕、尿潴留、谵妄、认知障碍、呼吸抑制等,除便秘外,阿片类药物的不良反应大多是暂时性或可耐受的。应把预防和处理阿片类止痛药不良反应作为止痛治疗计划的重要组成部分。恶心、呕吐、嗜睡、头晕等不良反应,大多出现在未使用过阿片类药物患者用药的最初几天。初用阿片类药物的数天内,可考虑同时给予甲氧氯普胺(胃复安)等止吐药预防恶心、呕吐,如无恶心症状,则可停用止吐药。便秘症状通常会持续发生于阿片类药物止痛治疗全过程,多数患者需要使用缓泻剂防治便秘。若出现过度镇静、精神异常等不良反应,则需要减少阿片类药物用药剂量。用药过程中,应当注意肾功能不全、高血钙症、代谢异常、合用精神类药物等因素的影响。

③辅助用药:辅助镇痛药物包括抗惊厥类药物、抗抑郁类药物、皮质激素、N-甲基-D-天冬氨酸受体(NMDA)拮抗剂和局部麻醉药。辅助药物能够增强阿片类药物止痛效果,或产生直接镇痛作用。辅助镇痛药常用于辅助治疗神经病理性疼痛、骨痛、内脏痛。辅助用药的种类选择及剂量调整需要个体化对待。常用于神经病理性疼痛的辅助药物主要有:

(a)抗惊厥类药物:用于神经损伤所致的撕裂痛、放电样疼痛及烧灼痛,如卡马西平、加巴喷丁、普瑞巴林。加巴喷丁 100～300 mg 口服,每日一次,逐步增量至 300～600 mg,每日 3 次,最大剂量为 3600 mg/d;普瑞巴林 75～150 mg,每日 2 次或 3 次,最大剂量为 600 mg/d。

(b)三环类抗抑郁药:用于中枢性或外周神经损伤所致的麻木样痛、灼痛,该类药物也可以改善心情、改善睡眠,如阿米替林、度洛西汀,文拉法辛等。阿米替林 12.5～25 mg 口服,每晚一次,逐步增至最佳治疗剂量。

药物止痛治疗期间,应当在病历中记录疼痛评分变化及药物的不良反应,以确保患者癌痛得到安全、有效、持续的缓解。

3. 非药物治疗

用于癌痛治疗的非药物治疗方法主要有:介入治疗、针灸、经皮穴位电刺激等物理治疗、认知－行为训练、社会心理支持治疗等。适当的非药物疗法,可作为药物止痛治疗的有益补充,与止痛药物治疗联用,可增强止痛治疗的效果。

介入治疗是指神经阻滞、神经松解术、经皮椎体成形术、神经损毁性手术、神经刺激疗法、射频消融术等干预性治疗措施。硬膜外、椎管内、神经丛阻滞等途径给药,可通过单神经阻滞而有效控制癌痛,减轻阿片类药物的胃肠道反应,降低阿片类药物的使用剂量。在进行介入治疗前,应当综合评估患者的预期生存时间及体能状况、是否存在抗肿瘤治疗指征、介入治疗的潜在获益和风险等。

15.5　患者及家属宣教

癌痛治疗过程中,患者及其家属的理解和配合至关重要,应当有针对性地开展止痛知识宣传教育。重点宣教以下内容：鼓励患者主动向医护人员描述疼痛的程度；止痛治疗是肿瘤综合治疗的重要部分，忍痛对患者有害无益；多数癌痛可通过药物治疗得到有效控制，患者应当在医师指导下进行止痛治疗，规律服药，不宜自行调整止痛药剂量和止痛方案；吗啡及其同类药物是癌痛治疗的常用药物，在治疗癌痛时应用吗啡类药物引起成瘾的现象极为罕见；应当确保药物安全放置；止痛治疗时要密切观察疗效和药物的不良反应，随时与医务人员沟通，调整治疗目标及治疗措施；应当定期复诊或随访。

参考文献

[1] National Cancer Control Ptogrammes. Policies and managerial guidelines[M]. 2nd. WHO. Geneva,2002.

[2] STIVE REN X,WANG X,LIU S J,et al. The effects of pain severity on health-related quality of life a study of Chinese cancer patient[J]. Cancer,1999,86:1848-1955.

[3]刘淑俊,聂黎,张建军,等.北京市重度疼痛患者吗啡滴定疗效分析[J].中国肿瘤临床,2001,9:6-10.

[4]吴冠青,孙燕,罗健,等.我国癌症病人的疼痛和生活质量的初步调查[J].中国疼痛医学杂志,1995.

[5]顾慰萍,刘志民.中国癌症疼痛现状调查报告[M].北京:北京医科大学出版社,1999.

[6]贾廷珍,汪有蕃,王宪玲.晚期癌症止痛[M].沈阳:辽宁教育出版社,1999.

[7]聂鋆,刘淑俊,邱立军,癌痛及其对癌症患者生活质量影响的调查[J].中华肿瘤杂志,22:432-434.

[8]KLEPSTAD P,KAASA S,JYSTAD A,et al. Immediate-or sustained-release morphine for dose Ending during start of morphine to cancer patients a randomized,double-bland trial[J]. Pain,2003,101:193-198.

[9]顾景范,杜寿玢,查良锭,等. 现代临床营养学[M]. 北京:北京科学出版社,2003.

[10]吴肇汉. 实用临床营养治疗学[M]. 上海:上海科学技术出版社,2001.

[11]刘爱国,李同度. 癌症恶病质研究进展[J].癌症进展杂志,2003,1:126-130.

[12]CHRISTINA R, PERSON, BRIGITTA B,et al. A randomized study of nutrition support in patients with colorectal and gastric cancer[J]. Nutrition and Cancer,2002,42:48-58.

[13]MORITA T,SHIMA Y,ADACHI I. Attitude of japanese physicians toward terminal dehydration a nationwide survey[J].J Clin Oncol,2002,20:4699-4704.

[14]BOZZALTI F,GAVAZZ C,FAMRI P,et al. Effect of total parenteral nuuition on the protein kinetics of patients with cachexia[J]. Tumori,2000,86:408-411.

[15]江志伟,张佃良,王宝军,等.肿瘤坏死因子基因多态性与癌性恶病质相关性研究[J].中国实用外科杂志,2003,23:301-303.

[16]孙 燕,颐慰萍.癌症三阶梯止痛指导原则 [M].2 版.北京:北京医科大学出版社,2002.

[17]谭冠先,郑宝森,罗 健.癌痛治疗手册[M].郑州:郑州大学出版社,2003.

[18]黄 丽,罗 健,肿瘤心理治疗[M].北京:人民卫生出版社,2000.

[19]董志伟,高翠巧.常见恶性肿瘤预防与控制手册[M].北京:中国协和医科大学出版社,1999.

[20]孙 燕,汤钊猷.临床肿瘤学手册(UICC) [M].7 版.吉林:吉林科学技术出版社,2001.

[21]周际昌.实用肿瘤内科学[M].北京:人民卫生出版社,2001.

(林智才　邱国钦)

第 16 章　进展期胃癌患者的护理

16.1　胃癌常见症状及护理

16.1.1　概述

癌组织已侵入黏膜下层浸润胃壁肌层、浆膜层，不论病灶大小，是否有转移，均称为进展期胃癌，也称之为中晚期胃癌。进展期胃癌可出现上腹部疼痛，此往往为其最早出现且最常见的症状，进展期胃癌常伴有食欲减退、消瘦、乏力、恶心、呕吐、出血和黑便，晚期可伴有贫血、下肢水肿、发热、恶病质及其他转移后的症状。

16.1.2　常见症状

1. 上腹部疼痛

多为钝痛，疼痛初期一般为上腹部饱胀不适，餐后尤为明显，可感觉上腹部中间偏左隐隐作痛，许多时候可以被抑制胃酸药物、胃黏膜保护剂缓解，很多人则将其归咎于饮食不当或者当作普通的胃炎、胃溃疡等处理。当病变扩展时，或者侵及周围神经时，疼痛会持续加重，此时一些胃药并无法控制疼痛。当胃癌转移至肝，可引起右上腹疼痛，侵及胰腺则可引起背部放射性疼痛。

2. 食欲减退、消瘦、乏力

很多患者在进餐后因出现饱胀不适、嗳气而自动限制饮食量，结果日渐消瘦，体重逐渐减轻，进而引起疲乏。患者出现疲乏，是癌症本身或者其相关的治疗及治疗结果引起患者长期紧张和痛苦不适而产生的主观感觉，如虚弱、注意力不集中、活动无耐力、动力或兴趣减少等，严重影响患者的身体、心理状况、家庭和社会功能。

3. 恶心、呕吐

肿瘤对胃黏膜形成刺激，导致胃功能紊乱，从而出现恶心感，恶心常为呕吐的前驱，随着肿瘤的进展，会出现频繁的呕吐。幽门梗阻可呕吐出有腐败气味的宿食。

4. 出血、黑便

肿瘤形成溃疡时，可出现上消化道出血。有时候上消化道出血量大并从口腔呕出，就称为呕血。呕血的颜色取决于出血量的多少及血液在胃内所停留的时间。出血量多并在胃内停留时间较短则呕出的血呈鲜红色或暗红色,出血量少并在胃内停留时间较长则为咖啡色或黑褐色,是因为血液中的血红蛋白在胃酸的作用下形成了酸性血红蛋白。出血量少则不会出现呕血,出的血经过大便排出时通常也会呈黑色,称之为黑便。当出血量较大(在 60 mL 以上)时,大便则会呈柏油样,即为柏油样便。出血量较少时,我们无法观察到黑便,需做大便隐血试验才能发现。

5. 贫血

胃癌所致的长期慢性出血超过了机体的再生能力,再加上食欲减退,营养摄入不足,从而发生贫血。贫血的程度有轻有重,常表现为头晕、疲乏、心慌、眼睑及甲床的颜色苍白。

16.1.3 护理

1. 上腹部疼痛的护理

(1)观察评估患者疼痛的部位、性质及疼痛强度,给予适当的心理安慰,教会患者和家属了解如何描述疼痛可以帮助医护人员全面、连续地评估病人的疼痛,并以此作为调整治疗方案的依据。

(2)必要时遵医嘱给予止痛药物,指导其正确服用止痛药,并告知患者注意事项及不良反应的处理。正确服用止痛药的方法是:

①止痛药的给药剂量应该由小到大。

②交替用药,由于长期使用一种药物容易产生耐药性,因此最好交替使用药物,从而可以不依赖增加剂量而达到止痛效果。

③按时给药,要根据患者疼痛程度、规律及首次有效止痛时间,按时给予止痛药,以保持血药浓度稳定。

④根据阶梯给药,非阿片类药物为治疗疼痛首选药物,在所用药物、剂量以及用法不能达到止痛效果时,才开始选用弱阿片类药物;有疼痛的癌症患者应果断地采取各种治疗措施,减轻患者在精神上和肉体上的痛苦。

⑤针对中、重度疼痛,要使用两种以上药物,这样能减少止痛药的用量和不良反应,同时也能够增强止痛效果。

⑥顽固的神经病理性疼痛,应遵医嘱进行控制,一定要规律控制,并在疼痛消失后再维持用药一段时间,以避免复发。

(3)体表止痛法可通过刺激疼痛部位周围的皮肤或相对应的健侧来达到止痛目的。刺激方法可采用按摩、涂清凉止痛药等,也可采用各种温度的刺激,或用 65℃热水袋放在湿毛巾上做局部热敷,每次 20 min,可取得一定的止痛效果。

（4）分散注意力也可以缓解疼痛,分散注意力就是使患者的注意力从疼痛及与之相伴的恶劣情绪中转移到其他刺激上。

研究表明,人们在某一时刻只能把注意力集中在一件事情上,如果把注意力从疼痛及与之相伴的恶劣情绪转移到某种感兴趣的任务,或从事能集中注意力的工作时,就能阻断条件刺激和反应之间的联系,从而使人感受不到疼痛。它不是被动地把注意力从疼痛上移开,即疼痛仍存在,人们只是暂时将注意力集中到别的地方,这是一个主动的过程,能减少对有害刺激的神经元反应。

自从人类经受疼痛以来,就开始应用分散注意力的应付策略,如想一些令人愉快的事情等。生活经验也表明,注意力越集中在疼痛上,疼痛越严重;把注意力转移到别的对象上,疼痛就会减轻,甚至会感觉不到。

分散注意力的方法主要可归为两大类:一是把注意力转移到外界环境,如听音乐、看电视、与家人或朋友谈话、听别人读书、欣赏美丽的图画等,或通过娱乐消遣帮助放松;另一种是把注意力转移到体内,如在心里数数、给自己唱歌、做心算、祈祷或自言自语地鼓励自己。还有就是意象,意象就是让患者回忆或生动地描绘以前某些美好的经历、故事、感觉或想象一些情景。

2. 食欲减退、消瘦、乏力的护理

食欲减退,营养摄入不足可导致消瘦、乏力,所以进展期胃癌患者的饮食护理是非常关键的。应提供光线明亮等良好的进食环境,进食高蛋白、高热量、高维生素食物。高蛋白主要是补充各种必需氨基酸。氨基酸的平衡会抑制肿瘤的发展,所以要多食富含蛋白的食物,如瘦肉、蛋、豆类、牛奶等。忌食辛辣油炸等刺激性食物。指导患者少食多餐,进食易消化的食物。乏力者平时注意休息,适当运动,以促进胃肠蠕动。消瘦者注意勤翻身,避免压疮的发生。运动可以缓解疲乏,体力活动可以有效缓解疲乏和减轻疼痛。护士在指导患者进行适当运动时,要结合患者自身的实际情况,对活动的内容、强度、持续时间和频度加以限定,具体方式因人而异,以患者耐受能力为度,制订出针对性较强的活动计划。

3. 恶心、呕吐的护理

应少食多餐,呕吐时避免强制进食,以免引起厌食情绪。呕吐严重者可给予止吐剂,必要时给予全静脉营养支持。

4. 出血、便血的护理

（1）密切观察患者的生命体征,警惕上消化道出血的危险,观察患者呕吐物及大便的颜色、性状和量,如发生异常,应立即报告医生,必要时送检并查血常规。如有出血,患者应绝对卧床休息,遵医嘱给予吸氧,并指导进温、凉流质饮食。出血量大者应积极处理,对其进行急救治疗。

（2）若遇患者上消化道大出血，则应：

①及时补充血容量：迅速建立两条或两条以上静脉通道，及时补充血容量，可适当加快输液速度，但是应注意避免过快而引发肺水肿或诱发再次出血，从而加重病情。

②做好基础护理：出血期间绝对卧床休息，采取平卧位，并将患者头偏向一侧，防止呕血误吸入呼吸道而引起窒息。饮食护理：严格禁食，24 h后不再出血，可进食少量温热易消化的流质食物，禁进食粗糙、生冷、辛辣刺激性食物。做好口腔护理，及时清除口腔内残留血。保持皮肤及床单位清洁，呕血后及时清理，增加患者舒适感。

③做好心理护理：认真听取并耐心解答患者及其家属的疑问，做好解释工作，以减轻其恐惧及焦虑的情绪。

5. 贫血的护理

（1）指导患者合理休息与适当活动，轻度贫血可适当活动，中度或重度贫血应卧床休息。

（2）饮食指导：给予高蛋白、高热量、高维生素、易消化饮食。缺铁性贫血者应多食含铁丰富食物，如动物肉类、肝脏、血、蛋黄、海带和木耳等。但不应与阻碍铁吸收的食物或饮料同服（如浓茶、咖啡、牛奶等）。

（3）观察患者的面色、皮肤和黏膜情况，询问患者自觉症状，监测血象等。

（4）必要时遵医嘱给予静脉输血。

（5）预防呼吸道感染：保持病室内环境卫生、空气清新，定期消毒室内，限制探视，严格执行无菌原则。对粒细胞绝对值少于 $0.5 \times 10^9/L$ 者，有条件者应实行保护性隔离。

（6）预防口腔的感染：加强口腔护理，进餐前后、睡前、晨起应漱口。

（7）预防皮肤的感染：保持皮肤清洁，避免抓伤皮肤。严格消毒，女患者注意会阴部的清洁。

（8）预防肛周的感染：便后坐浴，保持大便通畅，避免肛裂。

16.2　胃癌化学治疗的护理

16.2.1　化学治疗的概念

化学治疗是指应用化学药物治疗恶性肿瘤的方法，简称化疗。化疗是治疗恶性肿瘤的重要手段，而随着近代肿瘤化疗的发展，化疗已成为许多恶性肿瘤的根治性治疗手段。胃癌根据病情可以分为4期，早期胃癌不需要化疗，化疗一般针对进展期胃癌及晚期胃癌的患者。

16.2.2　化学治疗的禁忌证

(1)明显的衰竭或恶病质。

(2)心血管、肝肾功能严重损害者,其他重要器官功能障碍者。

(3)严重感染、高热,严重水电解质、酸碱平衡失调者。

(4)骨髓储备功能低下,治疗前中性粒细胞少于 $1.5 \times 10^9/L$、血小板少于 $80 \times 10^9/L$ 的患者。

(5)消化道梗阻者。

16.2.3　给药途径和方法

1. 口服给药

口服药物相对毒副作用较小,给药途径相对较方便,患者比较容易接受。口服药物需装入胶囊或制成肠溶制剂,以减轻药物对胃黏膜的刺激,防止药物被胃酸破坏,常用口服化疗药有卡培他滨、替吉奥、替莫唑胺等。

2. 静脉给药

目前,静脉给药是大多数抗肿瘤药物的主要给药途径,吸收较快且较完全,但因有局部刺激作用,应尽量避免静脉炎和化疗药物外渗引起组织溃烂、坏死。所以,按给药通路以经外周静脉给药和经中心静脉给药为首选,其次为外周静脉留置针。由于肿瘤患者用药时间长,护士在选择血管时应注意要从远端开始,左右上下肢交替使用。必须熟练地掌握外周静脉穿刺技术,避免穿刺不当而使某些药物渗出血管外,导致局部组织坏死,甚至造成肢体残废。静脉给药按给药方法可分为静脉推注、静脉滴注给药、静脉冲入法和化疗泵持续静脉给药法。

3. 肌内注射给药

肌内注射给药,适用于不能口服的患者,其吸收快,可避免静脉炎,但是只有不会产生局部刺激的药物才能通过该途径给药。操作前应选择长针头,采用深部肌内注射,且要求经常更换注射部位以避免产生硬结,以利于药液吸收,常见的有博来霉素。而油类制剂如丙酸睾酮吸收差,则应制定计划,轮流更换注射部位,并做好记录。

4. 腔内化疗给药

腔内化疗是指腹腔内化疗、胸腔内化疗和心包腔内化疗,主要用于癌性胸水、腹水、心包积液、膀胱癌等,可加强对局部肿瘤的控制,减轻全身性毒性。选用可重复使用、局部刺激较小、抗瘤活性好的药物,如丝裂霉素、顺铂等。每次注药前抽尽积液,注药后注意观察患者的反应,根据病变位置的需要及时更换患者的体位,一般注药后 2 h 内每 15 min 协助患者更换体位,使药液充分接触、吸收而最大限度发挥作用。

5. 鞘内化疗给药

鞘内化疗的药物可通过腰椎穿刺给药,主要用于治疗和预防白血病、淋巴瘤的脑脊膜侵犯。其特点为药物分布均匀、有效浓度高、复发率低。鞘内注药后应使患者去枕平卧6 h,可明显改善药物分布,常用的药物包括甲氨蝶呤、阿糖胞苷、安西他滨(环胞苷)等。

6. 动脉内化疗给药

动脉给药:直接将药物注入供肿瘤血液的动脉,从而可提高抗肿瘤药物局部浓度,并且可以减轻全身毒性反应。其主要用于某些晚期不宜手术或复发而局限的肿瘤。动脉内给药要求保持导管通畅,预防气栓、血栓、缺血性坏死或感染。

(1)直接动脉注射:恶性肿瘤脑转移,可直接颈动脉穿刺注入抗癌药物;下肢恶性软组织肿瘤可经股动脉穿刺给药;对手术中不能切除的恶性肿瘤如肝癌,可经暴露的肝动脉直接注入抗癌药物。

(2)通过导管动脉注射:借助 X 线监视下将导管置于肿瘤供血动脉内。如经股动脉灌注抗癌药物或栓塞剂,如肝癌介入疗法。

7. 肿瘤内注射

肿瘤内注射是指将抗肿瘤药物直接注射到瘤体内。

16.2.4　化疗药物给药的注意事项

(1)在化疗药物给药前,应认真阅读药品说明书,遵守药物给药原则,首选经外周中心静脉置管给药。

(2)严格按药品说明书中的要求对其进行储藏。

(3)配制时应在安全柜内进行,注意药品剂量,准确抽取,并现配现用。

(4)注意配伍禁忌,如某些化疗药物只能用葡萄糖注射液稀释,则禁止用生理盐水注射液稀释。

(5)按要求使用专用的精密输液器,若遇需要避光的特殊药物,则需按要求执行。

(6)严格执行化疗前保护性用药,按药物的特性严格控制给药滴速。如有条件,最好使用输液泵严格控制滴数,部分药物需予以心电监护。

(7)输注过程中密切观察并了解患者反应,及时发现和处理输液反应及并发症。

16.2.5　化学治疗的护理

1. 一般护理

(1)应熟悉各种常用化疗药物,了解常用化疗药物的五个方面,包括药物的主要作用、常用剂量、给药途径、不良反应及不良反应的应急处理方法;并了解化疗方案及患者情况,严格按照医嘱,根据给药的顺序和时间,准确无误地执行。

(2)主动关心患者,向患者及家属讲解化疗相关知识,消除其焦虑及恐惧心理,取得患者的配合。

(3)首次化疗患者做好经外周静脉穿刺中心静脉置管术(peripherally inserted central

catheter,PICC)宣教,未置管者按化疗选用血管原则进行。

(4)化疗期间一般认为需要食用容易消化的、有营养的食物。其原则就是"三高一低"。"三高"就是高蛋白、高热量、高维生素,"一低"就是低脂肪,并为患者提供适宜的进食环境,鼓励进食。

(5)严密观察患者用药后的反应。化疗期间注意观察患者生命体征,并观察尿量,鼓励患者多饮水,24 h尿量应大于3000 mL。

(6)化疗药物如不慎溢出皮下,应按化疗药物外渗的护理常规处理。

(7)配制及注射化疗药物时,相关工作人员应做好自身防护。

2. 常见的不良反应及护理

(1)胃肠道反应及其护理如下所示。

①食欲缺乏:化疗期间良好的营养是很重要的,此时的身体需要能量进行修复,但是由于化疗药物的作用,患者的食欲往往较差,又有恶心、呕吐等反应,因此怎样保持良好的食欲,应该是化疗面临的最大问题之一。

(a)餐前适当运动。在进餐之前可以让患者做一些适当的简单的运动。适当的运动可以促进新陈代谢,并促进肠道蠕动,从而增加化疗期间患者的食欲。

(b)应避开化疗药物作用的高峰时间来选择进餐时间。口服化疗药物可能对胃有一定的刺激作用,所以饭后服用为好。药物经过2~3 h后吸收入血,在其药物浓度达到最高时,即使有消化道反应也是空腹状态,症状会轻得多。静脉用化疗药物时,最好在空腹时进行,因为通过静脉给予高浓度化疗药物后可能会出现恶心、呕吐等反应,空腹可减轻恶心、呕吐等症状。

(c)饮食宜稀软易消化,可以粥为主。不要多进食油腻、难消化的食品。多吃维生素含量高的新鲜蔬菜和水果,不但可增加抵抗力,而且还可增加食欲。进食以少量多餐为好,即使患者有呕吐,也要坚持进食。可经常更换食谱,改变烹调方法,新的食物往往可促进食欲。安排好进餐时间,病友之间多交流饮食经验,不但可以取长补短,还有利于增加食欲,这对癌症患者是十分必要的。

②恶心呕吐:

(a)恶心、呕吐严重的患者,可遵医嘱服用镇吐药,还需要注意休息并尽可能减少活动。

(b)饮食上宜给予清淡、易消化的食物,少食多餐,注意调整食物的色、香、味。尽量吃一些干的食物,并将其与汤和饮料分开。开始时最好吃一点清淡流质饮食,如苹果汁、橘子汁、茶水等,避免吃过甜、过油腻、辛辣、气味难闻的食物。此外,食物不宜过热,可进冷食,以减轻气味。同时,保持口腔清洁以增进食欲。已出现呕吐的患者要灵活掌握进食时间,改善进餐环境,鼓励患者与家人进餐;也可口含生姜片等,起到辅助镇吐的功效。

(c)当患者有恶心感时,可做深呼吸以及分散注意力,如看电视节目、读书、听音乐、与家人聊天等,同时保持室内空气清新无异味。

(d)可采取穴位埋豆、按摩的方法来减轻患者恶心、呕吐的症状。内关穴有宽胸理气、降逆镇吐的作用,足三里为阳明胃肠合穴,以豆籽贴于内关、足三里穴,通过按摩刺激穴位,可达到减轻胃肠道反应,增强机体抵抗力,同时转移注意力的目的。

(e)卧床时出现呕吐,吐后应漱口,并注意呕吐的量及性质,必要时留少量呕吐物化验检查。注意口腔卫生,因为多次呕吐会造成口腔恶臭,所以患者需要正确地清理口腔。严重的呕吐不但可致患者食欲不振,水、电解质酸碱平衡失调,免疫力降低,还可造成患者精神极度紧张、焦虑。发生严重的呕吐时应及时去医院就诊。应侧卧以防呕吐物进入气管。

③口腔并发症:有些药物,如甲氨蝶呤(MTX)、5-FU、阿霉素类等较易引起黏膜炎,尤其是在使用较大剂量时可出现严重黏膜炎或黏膜溃疡。炎症和溃疡可发生于口腔(包括舌、咽部)和肠道,表现为口腔和(或)咽喉部的炎症、溃疡,舌苔脱落,严重的溃疡疼痛明显,进食困难。

(a)进食流质或半流质,温凉且没有刺激性的食物。

(b)疼痛重而影响进食时,餐前可用含有利多卡因的生理盐水漱口,减轻疼痛感;餐后用生理盐水或庆大霉素溶液漱口。

(c)可外用锡类散、冰硼散,喷涂双料喉风散或养阴生肌散。

(d)如发生溃疡可用碘伏外涂。

(e)保持口腔湿润,可以使用加湿器保持房间的湿度。

④腹泻便秘:有些化疗药物可以引起腹泻或便秘。一些化疗药物所致神经毒性作用于胃肠道平滑肌,使之蠕动减弱,进而可出现肠麻痹。而一些止吐药也有可能引起便秘,所以平时应注意多喝水,进食蔬菜、水果,还应适当地下床活动,均有助于缓解,必要时可以让医生给予缓泻剂。

化疗药物可使胃肠道上皮细胞损伤,增加肠管蠕动,影响水分和营养的吸收,进而导致腹泻的发生。常见引起腹泻的抗肿瘤药物有草酸铂(L-OHP)、CPT-11、5-FU 等。需要注意的是,在使用一些特殊的化疗药物,如开普托、5-FU、羟喜树碱时,如果出现腹泻,一定要及时告诉医生,因为有时这些轻微的腹泻,却可能是严重致死性腹泻的早期表现,所以应引起重视。

(a)少食辛辣、油腻的食物。少食如咖啡、茶、酒等有刺激性的食物。

(b)化疗期间注意少食富含纤维素的食物,如芹菜,避免引起或加重腹泻症状。

(c)注意补充水分以及含钾的食物,如常饮白水,食用苹果、橘子、橙子、土豆等含钾的食物。

(d)化疗前大便正常,而化疗后腹泻超过每天 5 次,是停药指征。

(e)停药后一般腹泻可以缓解,治疗可用藿香正气胶囊、小檗碱(黄连素)、地芬诺酯(苯乙哌啶)、洛哌丁胺(易蒙停)、十六角蒙脱石(思密达)等,必要时需要用抗感染药物治疗。

(2)骨髓抑制的护理:化疗后大部分患者会出现血象低,化疗药物导致的血象低有一定的周期表现,一般在化疗周期的14～21天降至最低,以后逐渐回升。定期复查血常规,结果低于正常值时及时给予处理:

①当白细胞总数降低时,因白细胞是用于抵御有害菌、病毒等,所以易引起继发感染。应减少探视,避免到外界人多的地方,不要与患有感冒、发热的人接触,如有外出,应戴口罩,勤洗手,注意个人卫生,注意饮食卫生,增加营养,多食增加白细胞及免疫力的食物。

②血小板减少的患者注意少活动,慢活动,尽量卧床。避免磕碰,剪短指甲,以免划伤皮肤。刷牙时用软毛牙刷,必要时只漱口,选用电动剃须刀削胡须。宜食软、易消化、温凉的食物,可选择流食或半流食;避免进食含骨头、鱼刺、粗纤维等较硬的食物,以免划伤胃肠道。观察大小便颜色,注意有无消化系统及泌尿系统出血。观察女性月经量,如有异常,及时通知医护人员给予处理。患者出现视力模糊、头晕、头痛、恶心、呕吐等症状时提示颅内出血的可能,应立即通知医生。

(3)疲乏的护理:化疗时感觉疲劳是因为化疗药的不良反应,在接受化疗期间,以下方式有助于患者对付疲劳:

①多休息,保证晚上充足的睡眠。

②食物营养要均衡。

③制订一个合适的锻炼计划。鼓励适当的有氧运动,每天进行一些体力消耗较少的运动,如步行一小段路,在阳光明媚、空气好的时候做一些身体能承受的体育锻炼。

④在上床前做一些能使患者放松的事情,从而促进睡眠,如洗一个热水澡、听一些轻音乐或读一些书报。

(4)肝毒性:其常见的临床表现为乏力、食欲缺乏、恶心呕吐、肝大、血清转氨酶与胆红素升高,严重者出现黄疸甚至急性重型肝炎。常见的可引起肝毒性的药物有甲氨蝶呤、环磷酰胺、L-门冬酰胺酶、氮芥、苯丁酸氮芥、柔红霉素、放线菌素 D 等。护理:

①化疗前后检查肝功能。

②指导患者饮食清淡,适当增加蛋白质和维生素的摄入。

③做好心理护理,保持情绪稳定,注意休息。

④给予护肝药物。

⑤观察病情变化,了解患者主诉,发现异常及时处理。

(5)泌尿系统反应:

①肾及膀胱毒性的护理。常可引起肾及膀胱毒性的药物有顺铂、甲氨蝶呤、链脲霉素、环磷酰胺、异环磷酰胺、丝裂霉素等。对于大剂量化疗患者,应保持水化和尿的碱化性,以减轻对肾脏的毒性。

(a)化疗前的准备:测量患者身高、体重,以便准确给药。化疗前两天开始口服碳酸氢钠 1.0 g,每日一次,连续 5 天。

(b)化疗中的准备:每日入量维持在 5000 mL 以上,尿量 3000 mL 以上,并口服或者输入碳酸氢钠和服用抑制尿酸形成的别嘌醇。

(c)严格掌握正确的滴速,输液速度过慢会影响解毒药物的正常使用,必须按照输液给药计划准确执行,记录用药时间、完成时间。

(d)为减轻大剂量 MTX 的毒性,于药物滴完 2 h 开始给予亚叶酸钙 6~9 mg 肌内注射,每 6 h 一次,一般共 12 次。

(e)患者每次排尿后留尿测 pH 值,应大于 6.5,如低于 6.5 则立即报告医生,增加碳酸氢钠的用量。

(f)准确记录出入量,如入量已足够但尿量少者,给予利尿剂以加速体内潴留药物的排出。

(g)指导患者学会自我监护,让患者真正理解补充足够液体,以及维持足够尿量的重要性。

②出血性膀胱炎:主要临床表现为尿频、尿急、尿痛及血尿,其程度与药物剂量大小有关。常见可引发出血性膀胱炎的药物有喜树碱、环磷酰胺、异环磷酰胺等,其护理:

(a)遵医嘱给予美司钠解毒,美司钠可与异环磷酰胺的代谢产物丙烯醛结合,从而减轻药物对膀胱黏膜的损伤。

(b)按医嘱保持水化和尿的碱化,每日入量维持在 3000 mL 以上,尿量 3000 mL 以上(不少于 100 mL/h)。可口服或者输入碳酸氢钠碱化尿液。

(c)指导患者学会自行观察尿液性状,如有异常,应立即报告医生。

(d)准确记录出入量,如入量已足而尿量仍少者,则应遵医嘱给予利尿剂以加速体内潴留药物的排出,减轻药物在体内的毒性。

(6)心血管系统反应:常见的引起心血管系统反应的药物为多柔比星、柔红霉素、米托蒽醌、喜树碱、顺铂、氟尿嘧啶等。临床表现轻者可没有症状,仅心电图为心动过速,非特异性 ST-T 段改变,QRS 电压降低。重者表现为心悸、气促、心前区疼痛、呼吸困难,以及心绞痛、心肌炎、心肌病、心包炎,甚至心力衰竭、心肌梗死。窦性心动过速通常是心脏毒性作用的最早信号。心电图示各类心律失常,如室上性心动过速、室性房性期前收缩、心房纤颤等。护理:

①化疗前了解有无心脏病史,行心电图检查。

②限制蒽环类药物蓄积量,必要时检查血药浓度。延长静脉滴注时间可减少心脏毒性。

③给予护心药物,如 1,6-二磷酸果糖、维生素 E、三磷腺苷等。

④严密观察病情变化,倾听患者主诉,予以心电监护。发现心功能异常应及时处理。

(7)肺毒性:临床表现为干咳、呼吸急促、胸痛、发热,偶见咯血等。常见引起肺毒性的药物有博来霉素、白消安、丝裂霉素等。护理：

①严格控制药物的总剂量，注意单次用药量不宜过大。老年患者和有慢性肺疾患史、胸部照射史的患者应少量用药或慎用。

②使用过程中应密切观察患者有无呼吸道症状，定期做肺功能检查，发现异常应及时停药。

③发现肺毒性应立即停药，可应用皮质类固醇药物如泼尼松，如有发热宜加用抗生素治疗。

(8)神经系统毒性：主要包括末梢神经炎和脑功能障碍。常见引起神经系统毒性的药物有长春新碱、氟尿嘧啶、顺铂、奥沙利铂等。临床表现为早期腱反射减低、消失、肢端麻木、疼痛、肌无力、肌挛缩，自主神经病变可导致便秘，甚至麻痹性肠梗阻、尿潴留、体位性低血压。颅神经损害可致复视，偶有面瘫。可有肌痉挛、急性下颌或腿部肌肉疼痛。氟尿嘧啶及其衍生物大量冲击时也可发生可逆性小脑共济失调，发音困难、无力。顺铂具听神经毒性，可引起耳鸣、听力减退，特别是高频失聪。护理：

①密切观察毒性反应，联合用药时注意有无毒副作用相加，一旦出现则要停药或换药，防止严重毒性反应的发生，并给予神经营养药物治疗。

②若患者出现肢体活动或感觉障碍，给予按摩、针灸、被动活动等。

③使用奥沙利铂的患者禁止饮用冷水，禁止接触冰冷物品，防止遇冷引发急性神经毒性。从化疗当天开始，嘱患者戴毛绒手套，以免接触床栏、输液架等金属器物，避免遇冷加重肢端麻木；指导患者用热水洗漱，水果用热水浸泡加温后食用，因低温刺激可诱发咽喉痉挛；加强保暖、防止受凉，药物外渗时不能按常规冰敷，肢端麻木较严重时，可采用按摩、热敷等措施来减轻四肢的麻木刺痛感；卡马西平可改善周围神经病变。

(9)变态反应：多数抗肿瘤药物可引起变态反应，但发生率大于5％的仅占少数。常见引起变态反应的药物为L-门冬酰胺酶和紫杉醇类药物。临床表现多数为Ⅰ型变态反应，表现为支气管痉挛性呼吸、荨麻疹和低血压，多发生在用药后最初10 min内，严重反应发生在用药2～3 min内，L-门冬酰胺酶的变态反应多发生在治疗最初期。护理：

①给药前做好预防措施，准备好抢救物品，L-门冬酰胺酶用药前予以地塞米松5 mg静脉注射。

②用紫杉醇前12 h和6 h给予地塞米松20 mg口服，用紫杉醇前半小时给予苯海拉明50 mg、雷尼替丁50 mg静脉注射，用专用输液器输注紫杉醇。

(10)皮肤毒性反应：包括皮炎、色素沉着、脱发，临床表现主要为皮疹、皮肤干燥、指甲变脆、手足综合征、局部或全身皮肤色素沉着、甲床色素沉着、皮肤角化及增厚。化疗药物对毛囊有一定影响故可引起脱发。常见引起皮肤毒性反应的药物有希罗达、白消安、环磷酰胺、多柔比星等。护理：

①保持皮肤清洁，勿搔抓，皮肤避免冷热刺激，避免进食辛辣刺激性食物，皮疹予氢化

可的松软膏和维生素 E 霜外涂,破损处外涂消炎软膏。

②对明显引起脱发的药物,如多柔比星,告知患者在疗程结束后约 1 个月可重新生长出更柔软、更黑亮的毛发,减轻其焦虑与恐惧心理。在用药前可指导患者剃光毛发,在毛发未生长前准备假发。

(11)局部毒性反应:外周静脉给药可引起静脉炎,若化疗药物外漏,处理不及时可引起局部组织坏死。临床表现:①化学性静脉炎主要表现为局部静脉路径的红肿、疼痛,或可触到条索状硬条或有串珠样硬结,有压痛,周围皮肤可有充血、红肿。其一般持续 1～2 周,而后疼痛缓解,逐渐消退,色素沉着,呈条索状、树枝状改变,严重时发生静脉闭塞。②化疗药物外渗性损伤因药物种类不同、渗出量的多少而异。腐蚀性化疗药外渗后,局部皮肤立即出现大小不等的肿胀、红斑、硬结、水疱,且伴有疼痛,有时为剧烈的烧灼样疼痛。严重者局部皮肤可坏死,形成慢性溃疡,可持续数周或数月,病灶可不断扩大累及筋膜、肌肉、韧带、骨骼、神经,导致局部组织剧烈疼痛。根据刺激程度,化疗药物分为腐蚀性化疗药,如多柔比星、表柔比星、柔红霉素、长春新碱、长春瑞滨等;刺激性化疗药如依托泊苷、紫杉醇、博来霉素、大剂量顺铂、氟尿嘧啶等。护理:

①静脉炎及化疗药物外漏的预防:了解患者的治疗方案,评估患者血管条件,选择合适的穿刺针,最好首选中心静脉导管(central venous catheter,CVC)或 PICC,疗程长者宜选用 PICC,化疗药物应适量稀释,以免药物浓度过高,刺激血管。输注化疗药物前,应先抽回血,确保针头在血管内后方可输注,化疗时密切观察穿刺局部情况及患者主诉,如发现异常或患者诉疼痛等不适,立即停止输注化疗药,抽回血,同时注射生理盐水冲洗血管及稀释局部药液后拔针。

②化疗药物外渗的处理:如果在输注过程中穿刺点出现疼痛,皮肤肿胀或发热,有可能是药物外渗到皮下,应立即停止输入。局部冰袋冷敷以局限受损区域(奥沙利铂及长春碱类药物不宜冰敷),局部明显肿胀者可用喜疗妥外涂或硫酸镁湿敷;如已发生溃疡或水疱应进行外科处理,待炎症急性期过后可理疗以促进恢复,严重者需要局部封闭治疗。

(12)其他化疗反应:除上述毒性反应外,化疗药物还有其他反应,如生殖系统毒性和影响免疫系统功能,若干年后还可能继发第二肿瘤。

16.3 胃癌放射治疗的护理

16.3.1 放射治疗的定义

放射治疗简称放疗,肿瘤的放射治疗是利用放射线治疗恶性肿瘤的一种方法,通过利用各种放射线,包括放射性同位素产生的 α、β、γ 射线和各类 X 射线治疗机或加速器产生的 X 射线、电子线、质子束及其他粒子束等射线直接照射癌瘤,使癌细胞生长受抑制、损伤、退化、萎缩直到死亡,是肿瘤三大治疗方法之一,是恶性肿瘤重要的局部治疗方法。在胃癌的治疗中很少主要采用放射治疗,因为胃腺癌对放射治疗敏感性较低,且胃黏膜和胃壁对放射线的耐受性有限,所以在胃癌中,放疗常配合其他疗法协同应用。胃癌的放射治疗,其适形、调强放疗是近年来采用的精确放射治疗技术,放射野尽量与肿瘤的侵犯范围一致,对靶区进行高剂量照射,降低周围正常组织的受量,以此减少放疗的相关毒性。

16.3.2　放射治疗的禁忌证

(1)晚期癌症病人出现明显恶病质,如脱水、营养状况极差者。

(2)肺癌合并大量胸水及合并大量腹水。

(3)食管癌已穿孔、腔内合并大量积液。

(4)心力衰竭,有心脏病而肿瘤位于心脏附近(如肺癌)。

(5)心、肺、肾、肝重要脏器功能有严重损害者。

(6)合并各种传染病,如活动性肝炎、活动性肺结核。

(7)严重的全身感染、败血症、脓毒血症未控制。

(8)对放射线敏感性低的肿瘤。

(9)已经局部放疗但又复发、放射中度敏感的肿瘤已有广泛转移或经足量放疗后短期内复发者,或正常组织不再耐受第二次放疗者。

(10)治疗前血红蛋白<60 g/L,白细胞$<3.0\times10^9$/L,血小板$<50\times10^9$/L,没有得到纠正者。

16.3.3　放射治疗常见不良反应

1. 全身反应

表现为一系列的功能紊乱与失调,如精神不振、食欲下降、身体虚弱、疲乏,头晕、失眠、食欲不振、恶心、呕吐、腹胀、口淡乏味、骨髓抑制等,轻微者可不做处理,重者应及时治疗,提高机体的免疫力。

2. 局部反应

干性皮肤表现为皮肤瘙痒,色素沉着及脱皮,能产生永久性浅褐色斑。湿性皮肤表现为照射部位湿疹、水疱,严重时可造成糜烂、破溃,如破溃则局部可涂美宝湿润烧伤膏,并暂停放疗。口腔黏膜反应:口腔黏膜红肿、红斑、充血,严重的可合并溃疡、感染。

16.3.4　放射治疗的护理

1. 心理护理

告知其放疗的相关知识,解除患者心理压力,并告诉患者放疗反应是有一定痛苦,但绝大多数情况下不会很严重,不会危及生命。经过适当治疗后或放疗结束后,休息一段时间会好转、消退。在治疗过程中,还应及时掌握病人的思想情况,除了给予身体上的照顾外,还应注意给予精神上的支持,及时消除病人的顾虑和紧张,使病人配合治疗。

2. 饮食护理

因放射线的损害,患者常会出现厌食、恶心、呕吐等不良反应,应针对不同病人的具体实际情况,给予相应的饮食指导。放疗前、后半小时避免进食,以免引起厌食反应。注意"三高一低"——高蛋白、高维生素、高热量饮食,鼓励多吃富含维生素的青菜,多食牛奶、鱼肝油、鸡蛋和其他高蛋白易消化饮食,以利于机体修复损伤的组织。避免辛、辣、煎、炸等刺激性食物和过硬、过咸食物,同时应禁烟酒,食物多样化,尊重患者饮食习惯,不要过多忌口,重要的是不要让病人在接受放疗期间有明显的体重下降。经验表明,进食多对肿瘤治疗及不良反应的克服都有益。放疗期有些病人还伴有味觉和嗅觉的改变,如口发苦、吃糖不甜、受不住气味等,所以在食物的调配上,注意色、香、味,少量多餐。鼓励病人多饮汤水,加速体内毒素的排泄。

3. 照射野皮肤的护理

(1)照射野标记清晰:放疗前医生应精确地定位照射部位,并画上红线,作为放射治疗标记。放疗标记与外科手术部位一样重要,一定要保持清晰,若色线变淡,应请医生画清晰,切勿洗脱标记,否则重画线不可能与原来完全一样,可影响疗效。

(2)照射野皮肤护理:射线照射后皮肤会发生不同程度的急性反应,表现为红斑、烧灼感、瘙痒、破损脱屑等。具体将皮肤反应的分度及护理放疗皮肤反应分为4度:

①Ⅰ度:表现为局部红斑、轻度色素沉着及暂时性脱发。治疗:无特殊治疗。护理:保持局部干燥、清洁,避免局部刺激,特别是禁用肥皂毛巾擦洗。

②Ⅱ度:相当于干性皮炎,除红斑、色素沉着外,表现为皮肤充血、水肿,局部红、肿、热、痛、瘙痒、脱屑、色素沉着加深。治疗:不用药而密切观察,或用冷霜、冰片、滑石粉或清鱼肝油、炉甘石洗剂以润泽、收敛或止痒。氢化可的松软膏有助于减轻炎症。保持局部干燥,避免刺激,穿宽大柔软衣服。

③Ⅲ度:相当于湿性皮炎,除红、肿、热、痛外,有水疱形成。小水疱融合为大水疱,然后形成糜烂和结痂。治疗:局部用抗生素油膏,可用三黄液、雷夫奴尔、呋喃西林湿敷。一般来说,若发生湿性皮炎则考虑停止放疗。尽量保持局部清洁、干燥、暴露,防止继发感染。

④Ⅳ度:相当于溃疡坏死性皮炎,溃疡深达肌肉,骨骼剧痛。治疗:切除坏死组织加植皮。

减轻放疗造成的急性皮肤反应的方法是保持照射野皮肤清洁、干燥,防止感染,局部皮肤避免刺激,做到"五勿四禁,一忌一不":五勿——勿用手抓搓,勿穿硬质高领衣服(颈部照射者),勿在强烈阳光下暴晒,勿做红外线等各种理疗;四禁——禁贴胶布或胶膏,禁注射,禁热敷,禁自行用药;一忌——忌用肥皂或护肤霜洗擦;一不——不擦刺激性或含重金属的药物,如碘酒、红汞、万花油等。对需要刮胡须或刮毛发的反应区域,使用电动刮刀。

4. 骨髓抑制的护理

各种放射线对骨髓的抑制多见于肿瘤放射治疗中及放射治疗后。放射线不仅可使骨髓抑制,而且可以直接杀伤粒细胞或引起染色体改变,其微循环的改变往往在相当时间内得不到恢复。放疗增敏作用的化疗药物如柔红霉素(DNR)、阿霉素(ADM)等在增加放疗敏感性的同时,也增加了不良反应。由于骨髓和淋巴组织增殖旺盛,分化程度低,对放射线高度敏感,所以骨髓损害程度取决于放射剂量的大小、照射范围和部位、照射时间等,放疗所致的骨髓抑制远较化疗为轻,主要影响粒细胞系。护理:

(1)加强基础护理,保持床铺清洁、干燥,注意个人卫生,保持皮肤清洁干燥,勤洗澡、洗头,衣服勤换洗,保持口腔清洁,必要时只漱口。鼓励进食,以提高免疫功能,多吃鱼类、蛋类、含铁较多的食物,多吃新鲜蔬菜、水果,鼓励摄取大量水分,每人 3000 mL 左右,晚期不能进食者用鼻饲营养,必要时使用静脉营养。

(2)严密观察病情及血象变化,并根据实际血象进行护理:

①白细胞总数降低时,因白细胞是用于抵御有害菌、病毒等,所以易继发感染,应减少探视,避免到外界人多的地方,不要与患有感冒、发热的人接触,如有外出,应戴口罩、勤洗手,注意个人卫生,注意饮食卫生,增加营养,多食增加白细胞及免疫力的食物。

②血小板减少的患者注意少活动,慢活动,尽量卧床。避免磕碰,剪短指甲,以免划伤皮肤。刷牙时用软毛牙刷,必要时只漱口,选用电动剃须刀削胡须。宜食软、易消化、温凉的食物,可选择流食或半流食,避免进食骨头、鱼刺、粗纤维等较硬的食物,以免划伤胃肠道。观察大小便颜色,注意有无消化系统及泌尿系统出血。观察女性月经量,如有异常,及时通知医护人员给予处理。患者出现视力模糊、头晕、头痛、恶心、呕吐等症状时提示颅内出血的可能,应立即通知医生。

③红细胞减少时,指导患者适当地休息,防止活动过度造成组织需氧量及耗氧量增加,导致血氧含量下降,出现呼吸困难。指导患者进食蛋白质、维生素、矿物质丰富的食物,如红色肉类以及绿色蔬菜,促进红细胞的生成。铁剂会刺激胃黏膜,空腹服用会引起消化不良、胃部不适,还会附着在牙齿上,应指导餐后用吸管服用,服用后大便会呈现黑色,应事先告知患者,以免引起患者不必要的紧张;可同时服用维生素 C,有利于铁的吸收。卧床患者应定时翻身,因空气循环较差,温觉会有所改变,故禁用电热毯及热水袋,防止烫伤。

5. 相关并发症

(1)放射性食管炎:表现为原有吞咽困难加重,吞咽痛,疼痛烧灼感。警惕溃疡、穿孔发生。

护理:收敛、消炎,保护食管黏膜,促进修复;选择温和、清淡半流食;进食后饮适量温水以冲洗食管,减轻刺激;禁食过硬、带渣、油煎食物,防止食管穿孔。

(2)放射性肠炎:表现为肠鸣音增强,腹痛和水样腹泻。有时有黏液血便,发生在直肠者还可有里急后重等症状。

护理:观察大便次数、量及颜色,指导病人进易消化、高营养、少渣食物,保持大便通畅,忌食辛辣、油炸、刺激性及粗纤维的食物。禁食产气食物;易产气的食物有萝卜、洋葱、豆类等。急性放射性肠炎要卧床休息,可服黄连素 0.3 克/次,3 次/日或思密达 3 克/次,3 次/日。慢性放射性肠炎直肠损伤,可予地塞米松 10 mg＋庆大霉素 8 万单位＋思密达 6 g＋温盐水 50 mL 保留灌肠。

(3)放射性肺损伤:是放疗较常见的并发症,可分为慢性和急性两种:

①慢性放射性肺损伤主要是肺纤维化造成,表现为咳嗽及肺功能减退,往往在治疗后 2～3 个月出现,常由感冒诱发急性发作。

②急性放射性肺炎表现为刺激性干咳,常发生在放疗后 3～4 周,还表现为胸痛、气促等,伴感染可出现高热。

护理:保持室内空气清新,避免受凉、感冒,避免上呼吸道感染,根据痰培养选用敏感抗生素,用量比一般肺炎大,同时合并使用地塞米松、支气管扩张剂。吸氧:肺部疾患用氧原则为低流量间断吸氧。

(4)放射性脊髓炎:早期低头弯腰时下肢有触电样麻痹感,高位损伤可波及上肢而致颈背疼痛。晚期一侧或双侧缓慢进行性温觉减退或感觉异常(麻痛),小腿无力。

护理:及早发现早期症状,报告医生并进行及时处理,予血管扩张剂、神经营养药(大剂量)、维生素 B 族和维生素 C,以及地塞米松 10 mg 静脉滴注。

(5)放射性膀胱炎:临床表现为尿频、尿急、尿痛或排尿困难,伴终末血尿等。

护理:抗菌、消炎、止血等对症支持治疗,指导病人保证每日入量达 3000 mL 以上,加强排泄。可告知其放疗前排空尿液,可以起到预防作用。

(6)脑组织的放射反应:临床表现为脑水肿致颅内压升高,病人常出现突发性或进行性加重的头痛、呕吐、嗜睡、视盘水肿、视力下降等。

护理:经对症支持治疗和脱水治疗后症状可缓解。对脑水肿所致颅内高压,遵医嘱予地塞米松＋20％甘露醇静脉快速静滴,每 6～8 h 一次。

(7)心脏的放射反应:临床常表现为胸闷、心悸、心前区疼痛、发热。

护理:强心、利尿、吸氧等对症支持疗法。

(8)放射性肾炎:临床表现可见血压升高、下肢水肿,以及全身浮肿、蛋白尿、低比重尿、BUN 升高等肾功能障碍表现。

护理:降压、利尿,指导病人进高维生素、低蛋白饮食以减轻肾脏负担。禁用损害肾功能的药物。

16.3.5　如何减少放射治疗的不良反应

胃癌放射治疗的不良反应一般并不严重,采用最佳的支持治疗,患者一般都能完成治疗,不良反应包括白细胞降低、疲乏、恶心、呕吐等。最佳支持治疗包括以下几方面：

（1）放疗期间，每周至少检查一次患者状况，注意生命体征、体重和血象。

（2）应该预防性应用止吐药，需要时可以给予抗酸药及止泻药。

（3）如果估计摄入热量＜1500卡/天，应该考虑口服和（或）肠内高营养。

（4）如果有指征，也可以放置空肠营养管或鼻饲管来保证充足的热量，术中可以放置空肠营养管作为术后支持治疗。

（5）应该密切监测血清维生素 B_{12}、铁和钙的水平，尤其是术后患者，必要时每月注射一次维生素 B。可以口服补充铁剂，同时应用酸性饮料如橙汁以维持血清铁的水平，并注意补充钙剂。

（6）必要时早期进行肠内和（或）静脉营养。

（7）维持规律的生活和作息时间、保证充足的睡眠、避免疲劳和情绪激动可减轻放疗反应。

16.4　胃癌微创介入治疗的护理

16.4.1　概述

微创介入治疗是在医学影像设备的引导下进行的，采用微创技术，以最小的创伤，通过经皮穿刺或通过人体原有的孔道，将导管或器械置入病变组织，对其进行物理、机械或化学治疗的微创技术。由于介入诊断和治疗具有微创性、定位准确、可重复、疗效高、见效快、不良反应小、并发症少、恢复快等特点，目前已成为肿瘤临床诊断和治疗的重要方法之一。

16.4.2　介入治疗的优点

（1）疗效确切，康复快。治疗成功者可见到 AFP 迅速下降，肿块缩小，疼痛减轻等；对部分肝癌可在缩小其体积后做手术切除，有治愈可能。

（2）靶向性强，防复发。介入治疗局部药物浓度较全身化疗高达数十倍，而且可阻断肿瘤血供，因此双管齐下疗效好，毒性较全身化疗小；精确诊断，造影清晰，准确定位，精确治疗，对正常组织损伤小。

（3）无副作用，创伤小。用药量小，局部药物浓度高，且不存在耐药性问题，副作用小；皮肤创口仅 2 mm 左右，患者痛苦少。

（4）安全可靠，费用少。可以重复进行，年老体弱及患有某些疾病者也可进行，无须全麻；治疗费用相对比较低，患者普遍可接受。

（5）并发症少。

16.4.3　介入治疗的适应证

(1)进展期胃癌手术切除前的介入治疗:包括可根治的胃癌和不可根治的胃癌的术前治疗。可根治的胃癌术前的介入治疗,为术前的局部化疗和栓塞,既可减少术中出血,又可减少和预防术后转移和局部复发。而不可根治的在介入治疗后病灶缩小,利于后期外科手术切除。

(2)进展期胃癌手术切除后的介入治疗:包括术后预防、术后残胃复发癌或发生转移的治疗、减少局部复发与远处转移的治疗。

(3)不可根治胃癌的介入治疗:包括胃癌虽经影像学综合检查能够手术切除,但有手术禁忌证或拒绝手术者,晚期胃癌在检出时已发生其他部位转移而不能手术的姑息治疗。

16.4.4　介入治疗的禁忌证

(1)恶病质或全身衰竭者。

(2)心、肺、肝及肾功能严重障碍者。

(3)严重出血倾向者。

(4)高热、感染,或者白细胞计数$\leqslant 3\times 10^9$/L。

(5)巨大癌性溃疡。

(6)发生严重腹腔及全身多处转移者。

(7)碘过敏者。

(8)妊娠 3 个月内患者。

16.4.5　介入治疗的护理

1. 术前护理

(1)心理护理。由于介入治疗是一种新兴的治疗方法,大多数人对此还并不十分了解,对整个治疗过程非常陌生,有的还抱有怀疑态度,且手术又始终在患者清醒的状态下进行,故患者会产生紧张、恐惧等心理问题。因此,在术前医护人员有必要向患者说明介入治疗的优越性、操作的大致过程、术中的配合要点、如何克服术中不适等,使患者对该治疗有一个基本的了解,从而消除其紧张心理、增强其信心,使其积极配合手术。

(2)术前详细了解患者病情,完善血常规、出凝血时间、凝血酶原时间、血液生化等检查,并完善心、肺、肝、肾功能的检查。监测生命体征的变化,对高血压者应对症治疗,待病情稳定后择期治疗,确保患者安全。

(3)术前做好 ECG 检查及碘过敏试验,并做好穿刺部位皮肤的准备。

(4)术前训练患者在床上大小便,护理人员要向患者解释其重要性,防止术后因各种原因导致不习惯床上排便而引发尿潴留。

(5)术前 4 h 禁食,以免术中发生呕吐导致窒息。必要时可于术前给予甲氧氯普胺预防呕吐。

(6)术前排空膀胱,常规使用山莨菪碱,以减少药物对胃壁和血管壁的刺激。

(7)取下头饰、首饰及活动义齿,更换清洁的病员服。

(8)情绪紧张者,可于术前 30 min 遵医嘱给予肌肉注射地西泮注射液 10 mg。

(9)术前行左侧外周静脉留置针穿刺(因医生通常在右侧操作)。

(10)备齐药品(如化学治疗药物、造影剂、麻醉剂、栓塞剂、止吐剂、肝素、生理盐水等)、敷料及沙袋。

2. 术后护理

(1)一般护理:

①患者回病房后护士与护送人员进行详细的交接,了解患者术中情况及治疗相关情况。

②严密观察患者生命体征及病情变化,遵医嘱予以持续心电监护监测血压、呼吸、心率、血氧饱和度,并做好记录。

③指导患者穿刺侧肢体伸直并制动 8~12 h,禁止弯曲,并要求患者绝对卧床 24 h。

④穿刺点用沙袋压迫止血 6 h,如果患者凝血功能差可以适当延长压迫时间。密切观察穿刺点有无渗血、局部有无血肿形成、肢体远端血液循环及足背动脉搏动情况。

⑤保持穿刺点周围皮肤的清洁干燥,避免敷料浸湿,预防感染。术后 24 h 可解除包扎。

⑥鼓励患者多饮水,保持每日尿量不少于 2000 mL,以促进造影剂的排出。正确记录 24 h 出入液量,如若出现少尿甚至无尿,应及时通知医生,遵医嘱给予利尿剂及静脉滴注 5%碳酸氢钠溶液以碱化尿液。

⑦介入术后 2 h 若无恶心、呕吐等不良反应发生,即可指导患者开始进食,饮食宜清淡、易消化,先从流质、半流质开始,再过渡到软食、普食。禁食活血类食物以防出血。

⑧注意观察术侧肢体情况,如皮肤的颜色、温度、感觉的变化。若穿刺侧肢体出现小腿疼痛、趾端苍白、感觉障碍、皮温下降,则应考虑是否因包扎过紧而压迫血管或者考虑下肢血栓形成。

(2)不良反应及并发症的护理:

①疼痛:介入治疗后,栓塞或化学治疗药物可使肿瘤组织缺血、水肿、坏死,释放致痛因子,加上局部薄膜受到刺激而引起不同程度的疼痛。患者疼痛时,应对疼痛进行评估,如疼痛的程度、部位、性质、伴随症状及其对饮食和睡眠的影响,并应严格按照三阶梯止痛原则使用止痛剂,密切观察,做好详细的记录。在用药的同时,护士还应做好患者的心理护理,指导患者应用松弛疗法,如听音乐、看电视、与人聊天等以分散患者的注意力。

②胃肠道反应:术后由于部分化学治疗药物进入胃、十二指肠、胆囊、胰腺动脉,部分患者会出现不同程度的胃肠道反应,如恶心、呕吐、胃部不适、腹胀、腹痛、食欲缺乏等。对于这些患者,护士应给予耐心的心理护理及正确的饮食指导。对于恶心呕吐严重者,可遵

医嘱使用止吐药,呕吐后用温水或盐水漱口。同时注意保持水、电解质及酸碱平衡。胃肠道反应缓解后,护士应鼓励患者进食高热量、高维生素、高蛋白、易消化的食物。禁辛辣、油炸、刺激的食物,以免引起胃肠道不适。

③出血:预防穿刺处因压迫不当或者过度活动导致的出血。护士应指导患者穿刺侧肢体伸直并制动 8～12 h,禁止弯曲,并要求患者绝对卧床 24 h。穿刺点用沙袋压迫止血 6 h,如果患者凝血功能差,可以适当延长压迫时间。密切观察穿刺点有无渗血。如有出血应及时通知医生,并遵医嘱给予止血药处理。术后 24 h 内无出血方可解除包扎。

④发热:术后肿瘤组织坏死吸收或继发感染而引起。术后体温未超过 38℃ 时,一般无须药物处理,嘱其多饮水,并密切观察生命体征变化。若体温在 39℃ 以上,可给予冰枕、温水擦浴或酒精擦浴等物理降温的方法来降温,必要时遵医嘱给予降温药物处理,并密切观察,做好记录。

⑤肝、肾功能损害:

(a)肝功能损害:由于栓塞术对正常的肝脏细胞具有破坏作用,故术后应注意大小便情况、皮肤巩膜颜色及腹围变化,并检查肝功能,必要时遵医嘱给予保肝药物处理。

(b)肾功能受损:肾脏是人体主要排泄器官,介入术后,化学治疗药物及大量造影剂均从肾脏排出,会对肾脏产生毒性作用,从而引起不同程度的肾功能受损。术后,护士应密切监测患者 24 h 入出液量,同时注意尿色、尿量,并鼓励患者多饮水,使尿液稀释,加速药物的排泄代谢,减轻毒性反应。当患者少尿时,应立即报告医生,并遵医嘱给予利尿剂,观察效果,做好记录。

⑥骨髓抑制:术中使用的化学治疗药物均会不同程度地引起骨髓抑制,以白细胞减少最为突出。避免继发感染,应减少探视,不要与有感冒、发热的人接触。注意个人卫生,注意饮食卫生,增加营养,多食增加白细胞及免疫力的食物。血小板减少的患者注意少活动,慢活动,尽量卧床。观察有无出血倾向,如有异常,及时通知医护人员给予处理。宜食软、易消化、温凉的食物,可选择流食或半流食。对于红细胞减少的患者,可给予补气养血的中药。必要时根据患者的情况输注新鲜红细胞或血小板。

16.5　胃癌中医治疗的护理

16.5.1　中医眼里的胃癌

中医对胃癌的认识,是从整体观点出发看待肿瘤形成的。胃癌是一个全身性疾病,而局部肿瘤只是全身性疾病中的一个局部表现。

胃癌是一个虚实夹杂,本虚标实的疾病,通常是全身属虚,局部属实的现象。从根本上看,虚是根本,因虚而得病,因虚而致实,故虚是病之本,实为病之标,虚是全身性的,实为局部性的。从临床观察来看,虚以脾气虚、阴虚为多见,实者不外乎气滞、血瘀、痰凝、毒聚。中医治病,讲究辨证论治。在治疗肿瘤时尤其应当注意局部与整体的关系,既要重视肿瘤这一局部病变,又要了解由肿瘤引起的全身变化。辨证就是要了解肿瘤患者的病因、病理、病机、病症。中医认为,肿瘤的病因除一切外界致癌因素外,还与肝肾失调、脾门不运、气滞血瘀以及情志失常等内在因素有关。肿瘤的形成病理首先是正气不足、脏腑失调,在各种致癌因素的作用下,气滞血瘀、痰积毒聚、毒热蕴结所致。对于不同的病理,采用相应的辨证论治。病位上,中医认为脏腑之间通过经络的联系,关系密切,互相影响。在治疗过程中,除去治疗本脏腑病变外,还应当注意相关脏腑的变化。在病症上,应当重视主症,参考兼症,并结合脉象、舌象进行辨证施治。

16.5.2　中医治疗的护理

1. 一般护理

(1)充分休息,每日睡眠一般不少于 8 h,但也不宜过长,否则会使人精神倦怠、气血淤滞。作息要有规律,避免昼夜颠倒,阴阳失调。其次,作息时间还可以根据季节的转换来进行调整。春季和夏季应当晚睡早起,在夏季,应当在中午适当午睡,以顺应自然界阳盛阴衰的变化,保护阳气不要过分消耗,而秋季应早睡早起,冬季则应早睡稍晚起,以利于阳气潜藏,阴精积蓄,以免天气寒冷侵袭虚体。

(2)注意个人卫生,勤洗澡、洗头,勤更换衣物,去除污垢等有害物质,可使腠理疏通而感到舒畅,有利于患者健康。晚上可以用温水泡泡脚,促进血液循环,促进睡眠。

(3)环境舒适,病房是患者接受治疗、护理和休养的地方。病房室温应保持在 $18\sim22{}^{\circ}\text{C}$,湿度以 $50\%\sim60\%$ 为佳。但是,应该根据患者不同的证候特点,在病室的温度以及湿度上做灵活的调整。例如,阳虚及寒证患者,室温可稍偏高;阴虚及热证患者,室温可稍偏低;阴虚证及燥证患者,湿度可适当偏高;阳虚证及湿证患者,湿度可偏低。病室需开窗以通风换气,每日早晚开窗通气两次,每次不少于 10 min,保持空气的流通。病室光线要适宜,热证患者光线宜稍暗,而寒证患者光线一定要充足。

(4)定时排便,大便畅通,一通则百通,不仅可使人精神舒畅,还可使纳食味香。

2. 饮食护理

饮食是维持人体生命活动必不可少的物质基础。中医学历来重视饮食治疗与人体健康的关系。

(1)日常抗肿瘤食物:鲍鱼肉营养丰富、含有人体需要的 8 种氨基酸,有调经、润燥利肠之功效,对人体免疫功能有明显的改善作用,鲍鱼多糖能抑制肿瘤细胞的生长,发挥抗肿瘤作用。实验研究表明,鲍鱼多糖能明显抑制人体内的人鼻咽癌细胞。海参是滋补良品,具有补肾益精、养血润燥的功效,还具有抗肿瘤、抗辐射、抗真菌、增强白细胞吞噬功能等药理作用,海参对皮肤癌有较好的功效,还可防护宫颈癌放疗引起的直肠反应。乌龟、甲鱼等皆有滋阴养血、软坚散结的作用。各种乳制品容易消化和吸收,为身体虚弱时的优良食物。猴头菇、香菇、银耳、灵芝等菌类食物味道鲜美,能提高肿瘤患者的免疫力。各种新鲜的蔬菜水果不仅开胃可口,还有一定的药用功能,《神龙本草经》和《五十二病方》中都有果品药用的记载。还有各种粮食类食物,中医以五谷概称。谷物中少数性味偏凉或温,大多数性味甘平,有强身益气之功效。

(2)肿瘤治疗过程中的饮食调护:

①肿瘤需要手术的患者,食疗要以配合手术顺利进行为主。一般可用补益气血、扶助元气的食物,如桂圆、莲心、红枣等。手术恢复期需要增加些通气、助消化的食物,如山楂、金橘等,以利于手术后消化功能的恢复。手术后虚汗的患者,可食用浮麦红枣汤、西洋参粥等。食疗的目的是增强机体的抗癌能力。

②放射治疗过程中,食疗以开胃、增强食欲为主。饮食应清淡、营养丰富。放射治疗后期,患者常出现津液亏耗的情况,饮食中要增加养阴生津类的食物,如白茅根汁、梨汁等,忌食辛辣、烟酒、香燥等刺激物。

③化学治疗中,最常见的副作用是消化系统反应和骨髓抑制。减轻骨髓抑制反应可从补益肝肾和健脾益气养血两方面入手。可嘱患者多食用扁豆、山药、大枣、龙眼、黑木耳、花生仁、糯米、猪肝、甲鱼、猪骨等,但要注意消化问题。还可食用一些药膳方,如鸡血藤煎、枸杞粥、虫草炖肉等。食欲减退时可多食用柑橘、陈皮、山药、牛奶、蜂蜜等,恶心呕吐时,可嚼服生姜,常有较好的效果。口腔黏膜溃疡时多食用西瓜、绿豆、苦瓜、藕、西红柿、甘蔗等食物。减轻化疗药物的肝功能损伤可多食用枸杞、西瓜皮、菊花、冬瓜、丝瓜、芹菜、山楂、苦瓜等。防治肾功能损害可多食用茯苓、绿豆、玉米须、甲鱼、冬虫夏草等。总之,适当的饮食,可以缩短肿瘤患者的疗程,提高疗效,对肿瘤的康复更是具有举足轻重的作用。食借药威,药助食性,正确、科学的饮食是保证健康和延年益寿的重要方式。

(3)对"发物"的认识:"发物"是中医特有的术语,即发散性食物,是中医饮食中十分重视的一类食物。发物泛指肥甘味厚、辛辣燥热刺激及低级海产生物等,此类食物食之易动风生痰,发毒助火助邪,尤其容易诱发皮肤病。《素问·热病论》曰:"热病少愈,食肉则复。"《本草纲目》曰:"羊肉大热,热病及天行病,疟疾后,食之必发热致危。"发物的致病机制和临床表现是病者食用高蛋白、高脂肪及刺激性食物后,机体对异种蛋白过敏而造成发热、皮疹、腹胀、腹痛、腹泻或者便秘,刺激性食物对消化道黏膜作用引起黏膜及皮肤充血或破溃。比较典型的发物有狗肉、公鸡、蚕蛹、虾、蟹等海腥类,食用菌类,各种野味,淡水产品中的鲤鱼等。肿瘤是一种全身性疾病,患者常有神经—内分泌功能失调,机体的免疫功能低下,这时吃发物,容易使正气减少,使肿瘤加重或复发。中医提倡肿瘤患者要戒吃发物。

3. 中药相关护理

(1)煎药:

①煎药的方法:

(a)浸泡:中药材煎煮前一定要先浸泡。用冷水或者温水来浸泡药材,不宜使用60℃

以上的热水。浸泡时间也因药物的不同而不同,一般浸泡时间为 1～1.5 h 的药物以花、叶、茎类为主;浸泡时间为 2～3 h 的药物以根、种子、根茎、果实类为主。

(b)煎煮:煎煮用火应遵循"先武后文"的原则。解表药多用武火,补虚药多用文火。

煎药的加水量:煎药时通常用冷清水,加水量的多少会直接影响药剂的质量。中药材因其质地不同,吸水量的差别会很大。一般第一次煎药的加水量以水超过药面 3～5 cm 较适宜,第二次煎药的加水量一般加水至超过药面 2 cm。水要一次加足,不宜中途加水,更忌讳将药煎干后加水重煎。禁用沸水,以免药物表面蛋白质立即凝固,影响有效成分的溶出。

煎药的时间:中药煎煮一般分为一煎、二煎。主要根据中药材和疾病的性质决定。第一煎以沸腾开始计算,一般需要 20～30 min,第二煎一般需要 30～40 min。伤风感冒类药物,属于解表发散和芳香类,一般沸后用武火煎 10～15 min 为宜,二煎沸后 15～20 min 为宜;而滋补药一般沸后煎 30～40 min,二煎沸后 40～50 min 为宜。

(c)滤药:应榨药渣,使药液尽量滤净。将两次煎液合并混匀后分两次服用。

(d)煎液量:500～600 mL,分两三次。

②注意事项:

(a)煎药容器的选择:煎药器皿首选陶制砂锅,其次为搪瓷锅、玻璃煎器和不锈钢煎器。煎药时切忌使用铜锅、铁锅、锡、铝等金属容器,这些金属容器容易发生沉淀和化学反应,不仅影响药物疗效,还会产生毒副作用。煎好的药液也应避免与这类器皿直接接触。

(b)煎药用水的选择:可用自来水、甜井水。煎前充分浸泡。

(c)有些中成药会损伤胎元及母体,妊娠妇女应当有所避忌。一般分为妊娠慎用与禁用两类。

(2)服药时间:

①晨服:补阳益气、温中散寒、行气和血、消肿散结等药物宜晨服,以借人体的阳气、脏气充盛之势,祛除病邪。

②睡前服:如心脏病、滋阴健胃、涩精止泻药、缓下剂及安神药宜在临睡时服。

③饭后服:对胃肠有刺激药物宜饭后服,因饭后胃中有较多食物,可减少对胃黏膜的刺激。

④空腹服:清晨胃及十二指肠均无食物,此时服药可避免药物与食物相混合,能迅速进入肠中并保障较高的浓度而充分发挥药效,健胃药、驱虫药均宜空腹服。

⑤定时服:有些病定时而发,掌握发病规律可在发病前适当服用,如截疟药应在疟发前 2 h 服。

⑥不拘时服:解热发汗药、泻下剂药物以微汗、缓泻为度,不拘于定时服用。

⑦调经药:宜在行经前日开始服用。

（3）其他服药时注意事项：

①中成药一般用白开水送服，去风湿药可用黄酒送服，去寒药可用姜汤送服。肿瘤化疗的患者很多呕吐严重，这类患者在服药前可先服用少量姜汤或嚼少量橘皮或生姜片。

②汤剂一般每日一剂，上下午各一次，分2次服用。膏、丸、片、散等中成药按说明书定时服用，一般每日两三次。

16.6　各类导管的护理

16.6.1　胃肠减压术的护理

胃肠减压术是利用负压和虹吸原理，直接吸出胃和梗阻近端小肠内的液体和气体，降低胃肠道内的压力，改善局部血液循环，减轻腹胀，减少胃肠内的细菌及其毒素，有利于炎症局限，可以促进胃肠蠕动功能恢复。

1. 在进展期胃癌中的适应证及目的

（1）胃肠手术者术前有利于胃肠道准备，术后可减轻吻合口的张力，促进愈合，促进胃肠功能恢复，还有利于观察引流液的性状和量。

（2）机械性或麻痹性肠梗阻可引流胃液和肠液，减轻胃肠道的张力，减轻腹胀。

（3）急性胃扩张降低胃肠道内的压力，可减轻症状。

（4）胃、十二指肠穿孔可减少胃肠道内容物流入腹腔。

（5）肿瘤侵犯胰腺时减少胃液和胰液的分泌。

（6）腹部较大手术者放置胃管可以促进肠蠕动尽早恢复，减轻腹胀。

2. 禁忌证

（1）食管狭窄，严重的食管静脉曲张。

（2）近期有上消化道大出血史及极度衰弱者。

（3）食管和胃腐蚀性损伤。

（4）严重的心肺功能不全。

（5）支气管哮喘。

3. 护理

（1）操作前做好解释工作，使患者了解留置胃管的目的、意义及必要性，以取得患者的配合。

（2）妥善固定胃肠减压管，保持胃肠减压管通畅并处于负压状态，胃肠减压的负压一般不超过 50 mmHg，防止胃肠减压管脱出、扭曲、受压和折叠，以免影响减压效果。

（3）胃肠减压管插入的深度代表其前端所达的部位。例如，一般胃管插入 40～45 cm 表示已达贲门，50～60 cm 表示已达胃内，60～65 cm 表示已达幽门。

（4）若有阻塞现象可用生理盐水冲洗导管。

(5)若需从胃肠减压管注入药物,则应在注入药物后再用少量温开水冲洗胃肠减压管,并夹管1h,以免药物由于负压被吸出。

(6)使用胃肠减压者,应每日给予静脉补液,维持身体的水电解质平衡。减压期间应密切观察病情变化,观察引流出液体的颜色、性状及量,并做好记录,必要时准确记录出入量,如有异常及时通知医师予以处理。

(7)留置胃肠减压管期间,应做好口腔护理,每天两次,减轻患者口腔不适感,预防口腔感染。每天两次经鼻孔滴入液状石蜡,保护鼻咽部黏膜。

(8)严密观察病情变化,如血压、脉搏、呼吸、体温外,尤其要特别观察腹部体征的变化。

(9)拔管:

①拔管指征:胃肠不适的症状消失,腹胀减轻,肠蠕动恢复后第四天,胃肠功能恢复即可拔管。

②拔管方法:拔管时先将减压装置与胃肠减压管分离,反折管道末端,嘱病人深呼吸。在病人呼气时拔管,先缓慢向外拉,在胃管接近咽喉部时,迅速将其拔出。拔管后应擦净鼻孔,清除面颊部胶布痕迹。

16.6.2　鼻饲法胃管的护理

鼻饲法,就是把胃管经鼻腔插入胃内,通过胃管向胃内灌注食物、水和药物的方法。其目的是保证病人摄入足够的热能和蛋白质,满足其对营养的需要,促进其恢复健康。

1. 适应证

(1)不能经口进食者,如口腔疾患、口腔手术、食管狭窄,某些术后或者肿瘤的病人。

(2)不能张口者,如昏迷、破伤风病人。

(3)拒绝进食者。

2. 禁忌证

(1)上消化道大出血。

(2)食管严重狭窄或阻塞者。

(3)食管手术后的病人。

(4)胃底静脉曲张。

(5)经鼻手术者。

3. 护理

(1)插管前向病人或家属讲解饮食对保证机体营养的重要性,以便病人主动配合进食。讲明置管的操作步骤,指导病人配合的方法,消除病人的恐惧心理。插管后向病人家属交代鼻饲的注意事项。

(2)鼻饲时及鼻饲后抬高床头30°或协助病人取坐位。

（3）鼻饲前必须回抽胃液以判定胃管确实在胃内,先注入少量温开水后方可注入食物。需翻身、吸痰和拍背的病人应先翻身或吸痰后再行灌食,以免引起呕吐或呛咳。

（4）鼻饲液不可过冷或过热,温度保持在 38～40℃,每次鼻饲量不超过 200 mL,间隔时间不少于 2 h,每天 5 次或 6 次。如需注入药片,应将其研碎,并使其溶解后再注入胃内。

（5）鼻饲用物应每日更换、消毒。

（6）长期鼻饲者,每天两次口腔护理。每周应更换胃管,于当晚最后一次灌食后拔管,记录拔管时间及病人反应,在拔管时应夹紧管口,避免管内液体误入气管内。次晨再从另一侧鼻孔插入。

（7）注意观察胃肠内容物的颜色,警惕消化道出血。

（8）妥善固定胃管,防止脱出。躁动、不合作病人必要时适当约束双上肢,防止其自行拔管。

16.6.3　三腔二囊管的护理

三腔二囊管,是由三腔管、食管气囊和胃气囊构成的,常用于门静脉高压引起的食管、胃底静脉曲张破裂大出血,利用充气气囊来压迫胃底和食管静脉出血处,从而达到压迫止血的目的。

1. 适应证

食管、胃底静脉曲张破裂大出血者。

2. 禁忌证

冠心病、高血压、心功能不全者慎用。

3. 护理

（1）置管前:

①检查三腔二囊管的性能:是否通畅、气囊有无漏气、充气后膨胀是否均匀。向三腔二囊管的胃气囊内注气 200～250 mL,向食管气囊内注气 100～150 mL,夹住管口后检查胃气囊和食管气囊有无损坏、漏气或变形。检查漏气的方法:将其放入水中察看有无气泡逸出,并观察抽出气量是否与注入气量相等,可将气囊放在耳旁倾听有无漏气声。检查性能完好后,分别在开口处标明胃气囊、食管气囊和胃管腔。

②置管前向病人及其家属解释插管的重要性,教会病人做深呼吸和吞咽动作以配合插管。

（2）置管时:

①病人取平卧位或半卧位,清洁鼻腔。

②抽尽气囊内空气,用液状石蜡润滑三腔二囊管的前端及两气囊外侧,经鼻腔缓慢插入,至咽部时嘱病人做吞咽动作,以利于管子的进入,插入 50～65 cm 时,可抽出胃内容

物,表明管的前端已达胃部。

③向胃气囊充气 200~250 mL,并用血管钳夹住管口,向外轻轻提拉导管,感觉管子不能再被拉出时,在管子末端悬以 0.5 kg 重物作为牵引,抬高床尾,使牵引角度为 40°左右为佳,使牵引物离地面约 30 cm。

④用宽胶布将管妥善固定在面颊部。

⑤抽取胃液,观察效果,如仍有出血,可再向食管气囊充气 100~150 mL,此时夹住食管气囊开口,并将胃管开口连接在胃肠减压器上,便于观察出血情况。

⑥记录插管时间及患者情况。

(3)置管后:

①插管后病人取仰卧位,牵引期注意口腔与鼻腔清洁,嘱病人不要将唾液、废液咽下,间歇期头偏向一侧,以利咽部分泌物吐出,必要时,用吸引器吸出,以防发生吸入性肺炎。

②观察:(a)观察出血情况,抽吸胃液,观察其量及颜色。如抽出新鲜血液,说明压迫止血效果不好,应检查气囊压力及牵引松紧度,并做适当调整;(b)观察胃气囊和食管气囊的位置,若病人感胸骨下不适,出现恶心甚至出现频发期前收缩,应考虑胃气囊是否进入食管下端挤压心脏,应立即给予适当调整;(c)每隔 4~6 h 分别检查两气囊压力,从而判断气囊有无漏气。气囊破损会导致三腔管滑脱至咽喉部,进而引起呼吸困难或窒息。如若发生,则应立即抽出食管囊内气体或剪断三腔管,放出气体。

③置管期间禁食,每日两次口腔护理,遵医嘱给予静脉补液,维持营养、水及电解质平衡,每日两次向鼻腔滴入液状石蜡,减少鼻黏膜的损伤。

④定时放气。三腔管放置 24 h 后,应每 12 h 将食管气囊内的气体放出,并放松牵引,同时将三腔管向胃内送入少许,从而暂时解除胃底贲门部的压力。避免局部黏膜受压过久而糜烂坏死。

⑤观察有无继续出血,如继续出血,则遵医嘱给予去甲肾上腺素盐水局部注入止血。出血停止,遵医嘱从胃管腔内注入流质,少量多次。

⑥拔管指征:三腔管放置时间为 3~5 天。若出血停止 24 h 以上,先排空食管气囊,放松牵引,再排空胃气囊,观察 12~24 h,无出血后,可考虑拔管。拔管时,先口服液状石蜡 30 mL,使黏膜与管外壁润滑后,反折胃管缓慢拔出。

16.6.4 静脉留置针的护理

静脉留置针操作简单,其应用是临床输液较好的方法,在减轻了患者反复穿刺的痛苦的同时,也减轻了护士的工作量。

1. 适应证

(1)适用于连续静脉输液超过 4 h 以上,输液时间在 3 天以上,血管情况良好者。

(2)需按时静脉注射药物者。

(3)老年病人、儿童及躁动者。

2. 禁忌证

(1)持续刺激性药物。

(2)pH 值<5 或>9 的液体或药物。

3. 护理

(1)穿刺前准备：

①穿刺血管的选择：血管应选择如上肢浅静脉、头皮静脉、腹壁浅静脉、颈外静脉和股静脉这些柔软而富有弹性，且行走较直的静脉，穿刺部位近端附近无静脉瓣。不宜选择的穿刺部位有：关节处；已有渗漏、静脉炎、感染及血肿发生者；静脉已变硬者；静脉曲张的部位；手术同侧肢体及患侧肢体；反复穿刺的部位，应尽量避免在下肢进行穿刺。

②静脉留置针的选择：选择最短、最细的导管，同时应考虑病人的年龄、静脉局部条件、输液的种类和目的、病人的活动需要和治疗时间。

(2)置管前向病人做好解释工作，告知其留置静脉留置针的目的、意义及必要性，取得患者的配合。

(3)保持穿刺点无菌，无菌敷贴黏性丧失、卷边或被污染时应及时更换。更换前需用活力碘、乙醇消毒。

(4)输液期间严密观察穿刺部位情况，如发现穿刺部位出现红、肿、热、痛，或沿静脉走向出现条索状发红，则提示有静脉炎发生，应立即拔除留置针，并进行相应处理。

(5)每日输液前后需用生理盐水冲管，输液前需回抽出血液方可输入，输液完毕需正压封管，以免堵管或者血栓形成。输入刺激性药物前后也需用生理盐水冲管，避免药物刺激局部血管，引起不适等。

(6)需重新更换静脉留置针时，选择穿刺部位时，最好选择对侧手臂或不同的静脉。

(7)输液中如发现留置针堵塞，应拔管后重新穿刺，切忌用力推注，以免将管内的血凝块推进血管内引起栓塞。

(8)告知病人保持穿刺部位清洁干燥，洗手及淋浴时勿将穿刺部位淋湿，以防感染，可以在洗澡时用保鲜膜包裹保护，穿刺侧肢体可正常活动，但是不可提重物或者做其他剧烈活动，不可用力甩穿刺处肢体，可将干净丝袜一端减掉，并将其套于穿刺段，保护留置针，以免更衣时将其拔出。

(9)静脉留置针使用期间无其他问题时可留置 72 h。

16.6.5 中心静脉导管的护理

中心静脉置管也叫深静脉置管，是经体表穿刺，经锁骨下静脉、右颈内静脉、颈外静脉，将导管置入上腔静脉，也可经股静脉将导管置入下腔静脉。中心静脉置管常用于大手术、抢救危重病人需长期持续输液而外周静脉穿刺困难、需通过静脉输入高营养者，或需静脉内注入高浓度的药物者。

经皮中心静脉置管有颈外、颈内静脉,锁骨下静脉和股静脉等,颈内静脉解剖位置比较固定,在休克等血容量不足的情况下也不易塌陷,是抢救病人较易穿刺成功的大血管之一。右侧颈内静脉粗而直,解剖位置与右心房几乎成一直线。但颈内静脉插管不易固定导管,导管外露,病人感觉不便,尤其是在既需要气管插管又需要颈内静脉插管时,二者很难同时进行,因此在一定程度上限制了它的应用。而股静脉部位的清洁度差,且易发生血栓和感染,护理观察相较于其他部位困难,所以一般首选锁骨下静脉穿刺。

1. 禁忌证

(1)有出血倾向。

(2)躁动不安不能配合穿刺者。

(3)穿刺局部皮肤感染者。

2. 护理

(1)术前护理:

①插管前向病人及其家属介绍中心静脉置管的优点,解释插管目的、方法及注意事项,消除焦虑及恐惧心理,取得患者配合。

②保持病室安静整洁,温度适宜,减少人员走动。

③嘱病人排空膀胱。

④协助患者清洗穿刺部位周围皮肤,擦干皮肤,必要时备皮。

⑤根据穿刺部位的不同,摆好患者体位。

(2)术后护理:

①穿刺后第二天,更换消毒穿刺部位的敷贴,并取出压迫止血的纱布,观察穿刺部位出血情况,并询问患者主观感受。

②每 7 天对穿刺部位消毒一次,观察穿刺针周围有无血肿、渗血,并更换无菌敷料。

③每天输液前用盐水回抽血液,如无回血,应查明原因,切勿强行推注。如发生血栓,应立即遵医嘱给予溶栓处理或拔除导管。输液完毕后用 10 mL 的肝素盐水冲管,并用肝素帽封管,防止导管内血液凝固。

④长期输液病人应 24 h 更换输液器一次,导管与三通管等的连接处应拧紧,严防脱落或者空气栓塞。

⑤导管固定妥善、贴膜无卷边及潮湿脱落等情况,如有异常,应立即告知医护人员给予相应处理。

⑥输液过程中,应加强巡视,观察穿刺处皮肤情况、输液滴速及询问病人感受,保证输液管道的通畅,出现问题及时解决。

⑦观察病人体温变化。如遇不明原因的发热、寒战,应查血象,如果白细胞增高,则应考虑是否为导管引起的感染。必要时做导管末端及血培养;必要时拔出导管。

⑧导管不可用于血管活性药物的输注,以免造成血管周围组织坏死。

⑨加强营养,增强抵抗力,从而可以增强机体对血管壁创伤的修复能力和对局部的抗炎能力。

16.6.6　植入式静脉输液港的护理

植入式静脉输液港(venous port access,VPA)简称输液港,是一种可以完全植入体内的闭合静脉输液装置,是病人静脉输液的永久性通道,它包括尖端位于上腔静脉的导管部分及埋植于皮下的注射座,注射座顶部是具有自动闭合功能的硅胶材料的穿刺隔膜,另一部分是放射显影的硅胶导管,为需要长期间断输液治疗的病人提供了可靠的治疗途径,对日常生活的限制最小,提高了病人的生活质量。

输液港植入式给药装置穿刺针,也叫蝶翼针,可将各种药物通过蝶翼针直接输送到中心静脉处。优势:依靠局部高流速及高流量的血液迅速稀释和播散药物,防止刺激性药物的刺激,尤其是化疗药物、营养支持类药物或者其他高渗性药物对静脉的损伤,解决了反复穿刺及频繁更换管道的痛苦和难度,其可用于各种药物、补液、血液或成分输血的输注,同时也可用于血样采集。

1. 适应证

(1)肿瘤病人,需长期或反复静脉输入液体或化疗药物者。

(2)胃肠功能障碍、严重营养不良者,需长期完全胃肠外营养支持。

(3)可用于输注新鲜血液等,还可进行抽血化验。

2. 禁忌证

(1)患有感染性疾病者,特别是有菌血症或败血症者。

(2)预穿刺部位曾经放射治疗者。

(3)对输液港的材料有过敏反应者。

(4)严重肺阻塞性疾病者。

3. 护理

(1)使用期间,应严格遵守无菌操作规程。每次使用前必须抽回血,确定导管在血管内方可注入药物。最好是先推注生理盐水,再缓慢回抽,以免负压过大、导管头端紧贴血管壁而抽不出回血。当无法抽出回血时,嘱病人轻咳或者变动体位;如仍抽不出回血,行胸片检查,或B超检查导管定位情况,观察导管与注射座是否脱开,如发生导管移位或脱出,需行手术将导管与注射座重新连接。

(2)每日输液前用不少于 20 mL 盐水冲洗导管,输液毕,需用不少于 20 mL 肝素盐水正压封管,输血后必须用 0.9%氯化钠注射液 10 mL 进行脉冲式冲管,后再接输液器输液。长时间全胃肠外营养患者,应每 4 h 用 0.9%氯化钠注射液 10 mL 进行脉冲式冲管1 次。输入配伍禁忌药物时,中间必须脉冲式注射 0.9%氯化钠注射液 10 mL,再输入下一种药物。

（3）输液时，压力不可高于 190 mmHg，压力过高易损伤导管的三向瓣膜式结构。

（4）在用蝶翼针进行穿刺前，需根据患者的实际情况选择长短合适的蝶翼针。穿刺针太长，则固定不稳；穿刺针太短，则会致皮肤压伤或针尖脱出储液槽。

（5）每周更换蝶翼针一次，一般于当日输液完毕后拔除蝶翼针，隔日上午输液前再重新穿刺。在取下敷贴时，如遇黏附较紧不易取下的情况，可用消毒液边擦拭边轻轻取下透明敷料、纱布，并观察局部皮肤有无红肿热痛及过敏性炎症反应，必要时可做细菌培养。重新穿刺前需消毒，以输液港底座为中心，由内向外螺旋状擦拭皮肤，消毒直径范围为10～12 cm。穿刺后用无菌透明薄膜固定蝶翼针针头，保证针头平稳及局部封闭状态良好。使用期间如贴膜有脱落、卷边或渗液渗血，应及时更换，以防蝶翼针脱落或者感染等发生。

（6）输液港在未使用的情况下，需要 28 天进行冲管及封管一次。

（7）输液港在使用中，如发生堵管，可遵医嘱用尿激酶溶栓。

（8）严禁经输液港注入造影剂，避免击打输液港底座局部，安装输液港后可从事一般日常工作、简单的家务、体育锻炼，但避免使用置管侧的肢体提重物，避免做引体向上、举哑铃及猛烈的甩手臂动作，如打高尔夫、仰泳、蝶泳等。

16.6.7 　经外周导入中心静脉置管术导管的护理

经外周导入中心静脉置管术（peripherally inserted central catheters，PICC）导管是一种通过外周静脉血管插入一根由生物相容性极好的聚氨酯或硅胶管制成的细长、柔软、可弯曲的并开口于中心静脉的导管，可达心脏附近的大血管，其前端定位于上腔静脉或锁骨下静脉的方法。其无论是穿刺过程或是长期留置过程，均不会损伤血管内膜，保留时间可达 1 年。一般普通的 PICC 导管因其管径较细，故不可用于输血或经该管采血，但特殊的三向瓣膜设计的 Groshong PICC 导管，可用于进行输血和采血。PICC 导管，为患者进行中、长期的输液、化疗、完全胃肠外营养支持等治疗提供有效保障，避免各类药物对血管内膜产生刺激，确保输液安全。

1. 适应证

（1）外周静脉血管条件较差，穿刺困难者。

（2）需长期（间断性、持续性）输液的病人，如危重患者、化疗患者及早产儿。

（3）需要输入高渗性药物，如完全胃肠外营养（total parenteral nutrition，TPN）。

（4）需要输入刺激性强或毒性较强的药物，如化疗病人。

（5）需接受大量液体或使用输液泵或压力输液者。

（6）需经常测量中心静脉压的病人，放置中心静脉导管风险较高或失败时。

2. 禁忌证

（1）有严重出血性疾病者，如血小板明显减少及凝血功能障碍性疾病。

（2）预定插管处既往有放射治疗史、静脉血栓形成史、外伤史、血管外科手术史，或者为乳腺癌根治术后患侧。

（3）预定插管的部位有感染、皮炎或烧伤等。

（4）病人肘部静脉条件太差，缺少外周静脉通道。

（5）病人确诊或疑似对导管的材料有过敏反应。

（6）已知或怀疑与插管相关的感染：菌血症或败血症的迹象。

3. PICC 的维护和使用步骤

（1）冲洗导管：每次静脉输液、给药后，立即冲管；每次输血、血制品或脂肪乳、TPN、白蛋白等黏滞性药物后立即冲管；治疗间歇期，每 7 天冲管一次。

①每次输液前，先用沾有 0.5％活力碘棉签消毒无针式密闭式接头 2 遍，再用 20 mL 注射器抽取足量肝素生理盐水，先回抽有回血后，再以连续正压脉冲方式注入肝素生理盐水，当剩余最后 2 mL 肝素盐水时，边推注射器的活塞边分离注射器，以对抗撤针瞬间产生的负压，防止血液反流而发生堵管。

②如果经导管输血、血制品或其他黏滞性液体，必须先用此方式冲洗干净后再接其他输液。重力输注生理盐水或其他任何方式都不能有效冲洗导管。

③不能使用 10 mL 以下的注射器冲管，以免过高的压力损坏导管甚至导致断裂。

（2）更换敷料：穿刺置管后 24 h 应更换透明敷料，不必更换无针式密闭接头，以后每 7 天更换敷料和无针式密闭接头，此外，敷料松动、潮湿或卷边时应立即更换。

①自下而上小心地拆除原有敷料并丢弃，如粘贴过紧，可用酒精边湿润边撕除，切忌操作不当将导管带出体外。记住换药维护前穿刺点体内导管及体外导管的刻度，如不慎将导管带出，严禁再送回导管，避免感染。不要徒手触碰透明敷料覆盖区域内的皮肤，以免污染无菌区。

②评估病人，观察穿刺点有无发红、肿胀、渗血及渗液；导管有无移动，有无脱出或滑入体内，贴膜有无潮湿、脱落、污染。

③打开无菌换药包，戴无菌手套。

④于病人手臂下铺无菌治疗巾，建立无菌区。

⑤用酒精和活力碘棉球消毒穿刺点各 3 次，以穿刺点为中心消毒，先 75％乙醇 3 遍（第一遍顺时针，第二遍逆时针，第三遍顺时针），再 0.5％活力碘 3 遍（方法同乙醇消毒），上下直径 20 cm，两侧至臂缘。

⑥用无菌技术打开无针密闭式接头的包装，用肝素生理盐水预冲无针密闭式接头，排尽空气。

⑦取下原有无针密闭式接头，消毒连接器的螺旋头，用预充有 20 mL 肝素生理盐水的注射器脉冲并正压封管。输血、输注其他黏滞性液体，必须先用此方式冲洗干净导管，避免感染。不要用手触摸导管有无移动，是否脱落。

⑧连接新的无针密闭式接头,并用活力碘棉签消毒。

⑨以穿刺点为中心,贴好透明敷料。导管出皮肤处逆血管方向盘绕一流畅的"S"形弯,透明敷料覆盖全部体外部分导管,下面边缘固定到连接器的翼形部分的一半。

⑩用抗过敏胶布以交叉方式固定好连接器和无针密闭式接头。

(3)更换无针密闭式接头,每7天更换一次。

(4)由于经由PICC取血会增加导管堵塞的机会,也会有血液损失,所以除非必须,尽量避免自PICC采血,并且只有三向瓣膜式PICC才能经导管采血。

4. 护理

(1)严格遵守无菌操作规程,防止感染发生。

(2)妥善固定导管,防止病人活动时拔出导管。

(3)保证PICC导管的通畅,定期对导管进行冲洗和封管,用10～100 U/mL肝素生理盐水封管。并且应经常观察PICC输液的速度,若发现流速明显减慢,应及时查明原因并妥善处理。

(4)置管后常见问题的观察及处理:

①穿刺点出血:穿刺后24 h内有少量出血是正常现象。若出血量大,不能被敷料吸收,则是不正常的。可在穿刺点导管上方轻轻加压10 min以上,或者用弹力绷带加压止血,如若10～20 min出血不止,应通知医生处理。在插管前检查病人的血小板或凝血因子,若有异常,可以避免出血不止的发生。

②导管堵塞:常见的原因有血栓或纤维鞘阻塞、药物沉积。若是不完全堵塞,表现为输液速度减慢,及时用生理盐水脉冲方式冲管,如无效,则应立即报告医生,遵医嘱给予尿激酶。如果尿激酶无法清除凝块,怀疑是脂质沉积物堵塞时,可以使用75％的乙醇缓慢灌注1 mL并使之保留1 h,然后把灌注液抽回并用生理盐水冲洗。如果是碱性溶液的沉积物堵塞导管,可使用5％碳酸氢钠溶液再通管道。

③静脉炎:表现为穿刺点红肿—硬结—化脓。处理:(a)抬高手臂,避免剧烈运动;(b)湿敷,用硫酸镁或庆大霉素溶液交替湿敷;(c)局部外用扶他林软膏;(d)若炎症不能控制则需拔管。

④导管断裂:用手指压迫导管远端处的血管,并立即报告医生,行静脉切开术取出断裂的导管。不能用止血带来防止导管漂浮,以免阻断动脉血流。

5. 拔管

(1)拔管指征:

①全部治疗(化疗、静脉营养)结束。

②置管时间超过1年。

③导管堵塞。

④由导管引起感染。

（2）拔管方法：

①让病人取舒适体位（坐位或卧位），插管侧上肢外展 45°～90°，手臂下放置一条止血带，以应付导管断裂的情况。

②去除敷料，沿与皮肤平行方向，最好用 20 mL 空注射器生理盐水冲管，并轻缓地将导管拔除。如拔管时阻力较大，不要强行用力，可局部热敷 20 min 再慢慢拔出。

③测量导管的长度，检查导管是否完整，确定导管是否全部拔出。

④如怀疑导管有感染，剪取一小段导管末端送细菌培养。

⑤有出血倾向的病人，加压止血时间要超过 2 min。

⑥拔除导管后用小块无菌纱布覆盖伤口，再用透明敷料粘贴 24 h，以免发生空气栓塞和静脉炎。

6. PICC 导管携带者日常生活注意事项

（1）携带 PICC 导管的患者可以从事一般性日常工作、家务劳动、体育锻炼，但避免使用置入导管的一侧手臂提过重的物体。

（2）携带 PICC 导管的患者可淋浴，但应避免盆浴、泡浴、游泳等。沐浴前可以使用保鲜膜将导管包裹严密，上下用胶布贴紧，沐浴后检查敷料有无浸湿，如有浸湿应请护士按照操作规程更换敷料。

（3）携带 PICC 导管的患者治疗间歇期间每 7 天由专门护理人员对 PICC 导管进行冲洗管腔、更换贴膜、换肝素帽或负压接头等维护。如出院后不能回院维护和治疗，应在当地找正规医院并指定专业护士维护和治疗。

（4）注意观察针眼周围有无发红、疼痛、肿胀、渗出，如有异常应及时联络医生或护士。

（5）如因对敷贴过敏等原因而必须使用通透性更高的敷料（如纱布）时，请相应缩短更换敷料和消毒穿刺点的时间间隔，一般 48 h 更换一次。

（6）保护好管道外露部分，以免损伤导管或将导管拉出体外。

（7）当做造影检查时，请提醒医生不要通过三向瓣膜式 PICC 导管高压推注造影剂。

（8）患者出院后若不能及时回原置管医院进行维护、治疗，请于当地的正规医院内由专业护士维护，治疗前请护士务必阅读《三向瓣膜式 PICC/MID LINE 导管使用指南》，进行维护后，要求护士在使用维护表格上登记并签字。

16.6.8　胃造瘘管的护理

胃造瘘管作为引流管道，引流出胃肠道内的气体和液体，从而减轻腹胀，降低肠腔内压力，减少肠腔内的细菌和毒素，同时也避免了鼻胃管对咽部的刺激，使病人较为舒适，提高其生活质量。胃造瘘管作为输入管道，应用要素饮食等提供营养，相较于空肠造瘘管，其灌注容量大，且配置简便，费用低。

1. 适应证

（1）胃肠功能良好、不能经口进食、需要行肠内营养支持者。

（2）需长期行胃肠减压者，如胰腺炎、肠梗阻的病人。

2. 护理

胃造瘘管作为引流管道时，其护理同胃肠减压管，下面仅介绍其作为营养管道的护理：

（1）告之病人留置胃造瘘管的目的和意义。

（2）定期更换引流管口敷料，保持敷料清洁干燥。沐浴时用塑料薄膜覆盖引流管处，以免伤口感染。

（3）妥善固定胃造瘘管，避免牵拉管道而致其脱出。

（4）保持瘘口周围皮肤及黏膜的清洁干燥。

（5）首先用盐水或温开水冲洗以判断造瘘管是否通畅，冲洗水位 20～50 mL，4 h 后再注入 50 mL，如果患者无出现不适症状，可予营养要素液注入，由 50～100 mL 逐渐增至150～2500 mL；温度 38～40℃，每天 3 次。注入食物的浓度由低浓度到高浓度，快慢适宜。营养液的温度以接近体温为宜，过烫可能灼伤胃黏膜，过冷则刺激胃肠道，引起胃痉挛、腹痛或腹泻。营养液现配现用，调配容器应清洁、无菌。自制的营养液在室温下放置时间不能超过 8 h，避免营养液污染、变质。

（6）预防误吸：

①半卧位可防止反流及误吸。

②每隔 4 h 抽吸并估计胃内残留量，若残留量大于 100 mL，应延迟或暂停输注，必要时服用胃动力药以促进胃排空。

③若病人突然出现呛咳，咳出类似营养液的痰或呼吸急促，应鼓励和刺激病人咳嗽，以咳出吸入物和分泌物，必要时经气管镜清除误吸物。

（7）保持营养管的稳固、通畅：

①避免营养管扭曲、折叠、受压。

②妥善固定营养管。胃或空肠造瘘时，应标记清晰，每 4 h 检查一次，以识别营养管有无移位。如若病人突然出现腹痛、胃造瘘管周围有营养液渗出或腹腔引流管引流出营养液，则应考虑发生造瘘管移位或者营养液进入腹腔的可能。如若发生，则应立即停止输入并清除渗漏的营养液，同时应用抗生素预防继发性感染。

③推注或输注特殊用药或营养液前后，都应用 20～30 mL 生理盐水或温开水冲洗营养管。口服药经研碎、溶解后直接注入营养管，不能与营养液一起注入。

（8）并发症的预防及护理：

①胃肠道并发症：(a)腹胀、痉挛性腹痛，营养液温度应接近体温；(b)食管反流，应避免使用粗的营养管；(c)便秘，应使用含纤维素的营养制剂，并且增加水分的摄入；(d)腹泻，应避免输入的营养液温度过低、速度过快，而且还应防止营养液污染。

②感染性并发症：避免制剂受细菌污染，防止吸入性肺炎的发生。

③机械性并发症:(a)导管堵塞,选择颗粒小、混悬性好、少沉淀的肠内营养制剂,定时冲洗导管,为防止胃黏膜损伤,导管不能太粗,插入时动作轻柔;(b)置管失败或导管脱出,应熟练掌握操作程序;(c)胃黏膜损伤,导管不能太粗,插入时动作要轻柔。

(9)带管出院指导:

①教会病人及其家属营养液的配制及输注方法。

②保证输入容器及管道的清洁,营养液限时使用,防止营养液变质或被污染。

③营养液的输入温度应接近体温,根据病人的耐受力调节输入速度。每 6～10 h 用 20～30 mL 温开水或生理盐水冲洗营养管,保证营养液输注通畅。

④定期复查,若发现异常或身体不适等,应及时就诊。

16.6.9 空肠造瘘管

空肠造瘘管是将空肠营养管置入空肠内,经空肠造瘘管提供肠内营养支持治疗在临床应用最为普遍。与胃造瘘管相比,其优势在于较少发生反流、呕吐及误吸,并可与十二指肠减压同时进行,还可同时经口摄食,且病人无明显不适,可长期放置。

1. 适应证

(1)胃肠疾病如重症胰腺炎、严重十二指肠损伤、胃十二指肠瘘、胃食管晚期肿瘤合并梗阻等。

(2)肿瘤病人放疗或化疗期间的辅助治疗。

(3)手术前准备及大手术后营养支持。

(4)其他如肝肾功能衰竭、中枢神经系统功能紊乱、食欲缺失等。

(5)高代谢性疾病如烧伤、创伤、感染及脓毒血症等。

2. 护理

(1)告诉病人留置空肠造瘘管的目的和意义。

(2)定期更换引流管口敷料,保持空肠造瘘口周围皮肤及敷料清洁干燥。沐浴时用塑料薄膜覆盖引流管处,以免伤口感染。

(3)妥善固定空肠造瘘管,避免牵拉管道而致其脱出。

(4)保持营养管通畅。

①避免营养管扭曲、折叠、受压。

②妥善固定营养管,定时检查空肠造瘘管在腹壁上的固定是否牢固,并在管道进入腹壁处做好标记,用来识别营养管有无移位。

③定时冲洗营养管,输注特殊用药前后及营养液前后,用 20～30 mL 生理盐水或温开水冲洗营养管,连续管饲时应每间隔 4 h 冲洗一次。

(5)减少胃肠道不适。

①控制输注量和速度。营养液输注速度从 20 mL/h 起,逐步加速并维持速度在

100～120 mL/h,可用输注泵控制滴速。输注量从少量开始,250～500 mL/d,在 5～7 天内逐渐达到 1400～1800 mL/d。输注浓度和量的交错递增有益于病人对肠内营养的耐受。

②调节营养液的温度。营养液的温度以接近体温为宜,过冷则刺激胃肠道,过烫可能灼伤胃肠道黏膜,可引起肠痉挛、腹痛或腹泻。可使用加热器或在营养管近端自管外加热营养液。

③控制营养液的渗透压和浓度。营养液渗透压和浓度过高,会引起恶心、呕吐、腹泻和肠痉挛等胃肠道不适症状。所以应从低浓度开始,待胃肠道慢慢适应后再逐步递增,如能量密度可从 2.09 kJ/mL 起,逐渐递增至 4.18 kJ/mL 或者更高。

④伴同药物的应用。某些药物,如电解质、含镁的抗酸剂等可致肠痉挛和渗透性腹泻,需稀释后再经营养管注入。

⑤避免营养液污染、变质。营养液应现配现用,保持调配容器的清洁、无菌,自制的营养液在室温下放置不能超过 8 h,当营养液内含有牛奶或其他易腐败成分时,放置时间应更短。每天更换输注管。

(6)并发症的预防及护理:

①胃肠道并发症:(a)恶心、呕吐,需严格控制输注量和输注的速度;(b)便秘,需输注含纤维素的营养制剂,并且增加水分的摄入;(c)腹胀、腹泻、痉挛性腹痛,避免营养液温度过低和输入过快,并防止其被污染;(d)过敏反应根据病人体质筛选和调整制剂。

②感染性并发症:应注意避免制剂受细菌污染,以及防止吸入性肺炎的发生。

③机械性并发症:(a)位置不当,置管失败或导管脱出,应立即由操作熟练的医务人员进行操作;(b)黏膜的损伤,选择合适的导管,避免选用过粗的导管,并且进行插入操作时动作应轻柔。(c)导管堵塞,选择颗粒小、混悬性好、少沉淀的肠内营养制剂,并定时冲洗导管。

④代谢性并发症:有部分肠内营养制剂中脂肪含量或碳水化合物含量较高,有糖尿病或高脂血症的病人可出现脂肪代谢或者糖代谢异常,应了解相关指标的检测结果,并根据结果及时调整配方或输注方式。

(7)带管出院指导:

①教会病人及其家属营养液的配制及输注方法。

②保证输入管道及容器的清洁卫生,营养液现配现用,自制的营养液在室温下放置不能超过 8 h,防止营养液变质或被污染。

③每次注入营养液前后,用 20～30 mL 生理盐水或温开水冲洗营养管,保证营养液输注通畅。营养液的输入温度应接近体温,根据病人的耐受力调节输入速度。

④定期复查,若发现身体不适或者异常等,应及时就诊。

16.7 胃癌疼痛的护理

16.7.1 概念

癌症疼痛是与癌症本身和癌症治疗有关的疼痛(包括手术治疗、化学治疗、放射治疗、生物治疗、介入治疗、热疗等),与精神、心理和社会因素相交织,是癌症患者最常见、最痛苦的症状之一。癌痛常比癌症引起的死亡更令人感到恐惧。

在现有的癌痛治疗的各种手段中,药物治疗是基本,因为这是有效的、风险相对较小的、费用合理,并常常能迅速起效的疗法。药物治疗癌症的基本原则是患者个体化治疗方案:

(1)应从最简单的剂量方案及创伤最小的止痛疗法开始。

(2)在没有禁忌证的情况下,治疗轻度至中度癌痛的药物应包括非甾体类抗炎药。

(3)对于持续性癌痛的药物治疗,应该以定时用药为基础,必要时加大剂量。

(4)使用阿片类药物治疗可能会产生耐药性及生理依赖性,但绝不要与成瘾混淆起来。

(5)止痛药最好的给药途径是口服,这是最方便、最经济实惠的用药方法。如果患者不宜口服,应考虑直肠或经皮下给药,这两种用药途径也是相对无创的。

(6)不要采用安慰剂治疗癌症疼痛。

16.7.2 WHO三阶梯镇痛给药原则

1. 按阶梯给药

WHO癌痛三阶梯止痛疗法,按患者的疼痛评价,将其分为轻度疼痛、中度疼痛及重度疼痛,对止痛药物的选择应根据疼痛程度由弱到强按顺序提高。

第一阶梯用药:轻度疼痛应用非阿片类药,如阿司匹林、对乙酰氨基酚(扑热息)、吲哚美辛(消炎痛)、消炎痛栓等非甾体类抗炎药。

第二阶梯用药:中度疼痛可选择弱阿片类药,酌情加用辅助用药,代表药有可待因、曲马多、布桂嗪(强痛定)等。

第三阶梯用药:重度疼痛,若疼痛仍未能控制或继续加剧,则应进入该级,用强阿片类药物替换之,如吗啡、羟考酮、芬太尼等。也可同时加用非阿片类药物,后者既能增加阿片类药物的止痛效果,又可减少阿片类药物的用量。

如若疼痛剧烈,也可直接用阿片类药物。当一种药物已不再有效时,应改用一种止痛效果强而肯定的药,而不是换用具有类似药力的另一种药物。

2. 口服给药

应尽量选择口服给药途径,因为口服有很多的优点。口服给药可以避免创伤性给药途径,如肌内注射、皮下注射等。口服给药不但具有无创的优点,而且口服也增加了患者的独立性,便于患者长期服药。口服用药时药物吸收缓慢,峰值较低,尤其是强阿片类药物,极少产生精神依赖性(成瘾性)或躯体依赖性。当患者不能口服时,也可以采用其他非口服途径,如选择直肠给药或透皮贴外用等其他无创伤给药途径。

3. 按时用药

癌痛多表现为慢性持续性疼痛,对于癌痛患者止痛药物的使用,应根据所用药物的药代动力学规律按时给药,而不是在疼痛时才使用来减轻疼痛。那么,应该如何应用? 首先,按时有规律地服用止痛药,而不是在疼痛时给予。其次,对于持续性疼痛的药物治疗,应该以定时用药为基础,辅以"必要时"增加剂量。最后,按规则的剂量方案可使体内药物浓度维持恒定,并有助于预防疼痛的复发。

4. 计量个体化

因为不同个体对麻醉药品的敏感度差异不同,所以阿片类药物并没有标准量,给药时应注意具体患者的实际疗效。阿片类药物无封顶效应,所以,凡能使疼痛得到缓解的剂量就是正确的剂量,止痛药的给药剂量应当根据患者的需要由小到大,逐步增加直至患者疼痛完全消失。

5. 注意具体细节

对用止痛药物的患者要注意监护,密切观察其反应,做好评估,其目的是使患者获得最佳疗效,使相对发生的不良反应最小。

16.7.3 癌痛护理

1. 阿片类药物主要不良反应的预防及护理

(1)便秘。便秘是指排便次数减少、粪便干结、排便困难或排便不尽感,是晚期癌痛患者的常见症状。90%以上使用阿片类止痛药物的患者会发生便秘,这是阿片类药物唯一的长期不良反应。阿片μ受体,作用于中枢神经系统主要产生镇痛作用,而在胃肠道激活则主要抑制胃肠道的蠕动,从而减少胆汁和胰液的分泌。由于阿片类药物在胃肠道的分布比例较高,其作用主要为导致胃肠道功能紊乱,所以长期口服阿片类止痛药可引起严重的便秘。在临床上往往处理便秘较控制疼痛更为困难。通常在开始口服阿片类药物时,会制定一个有效、有规律的预防便秘方案,包括缓泻剂和大便松软剂两大类。复合制剂因兼具以上两种功能,可作为防治便秘的首选药物,如酚酞片等。常用于治疗便秘的药物还有比沙可啶、乳果糖、山梨醇、番泻叶、麻仁润肠丸等。

鼓励患者多饮水,多食蔬菜和水果等富含纤维素的食物,注意调整饮食结构,适当活动,可经常顺时针按摩下腹部,养成有规律的排便习惯,从而预防便秘的发生。可服用乳果糖、麻仁丸、番泻叶等通便药物以帮助排便。若患者三天未排便或发现患者直肠内有不易排出的粪块时,应积极处理,必要时可行温盐水或清水灌肠。直肠润滑剂不宜经常使用,因为直肠润滑剂会影响患者肛门括约肌的功能,导致患者排便无力,从而增加患者的痛苦。

(2)恶心及呕吐。恶心及呕吐是止痛药物常见的短期不良反应,10%～40%使用阿片类药物的患者伴有不同程度的恶心和呕吐,特别是初次使用阿片类药物或者既往对放化疗产生恶心呕吐的患者更容易发生。恶心和呕吐一般出现在用药初期,但是只是短暂的,持续时间为4～7天,以后症状逐渐减轻并完全消失。

治疗原则:口服阿片类药物的患者,都应按时预防性使用止吐药物,而不是等出现呕吐时再临时用药。先选择一种药物止吐并调整至最佳剂量,效果不佳时再联合另一种药物,或更换为另一类药物,避免同类药物间转换,联合用药效果优于单药治疗。

常用药物为多巴胺受体拮抗剂,如甲氧氯普胺(胃复安)等,5-羟色胺(5-HT)拮抗剂,如昂丹司琼、托烷司琼、帕洛诺斯琼等,此类药物可引起便秘,抗组胺药物,如异丙嗪、美克洛嗪(敏可静)等,糖皮质激素,如地塞米松等。地塞米松联合胃复安是常用及有效的联合止吐方案。可指导患者食偏酸性食物,蜜饯、硬糖可以缓解症状,当出现恶心时,可食用生姜、藿香等,呕吐后,指导患者及时用温水漱口,保持口腔清洁。

(3)谵妄。谵妄是指一组综合征,又称为急性脑综合征,表现为意识障碍、行为无章、没有目的、注意力无法集中,通常起病急,病情波动明显。该综合征患者的认知功能下降,觉醒度改变,感知觉异常,日夜颠倒。阿片类药物所致谵妄的发生率小于5%,主要表现为认知功能异常,其多发生于首次使用或快速增加剂量的癌痛患者。终末期癌痛患者谵妄的发生率明显增加,可高达20%～90%,越临近死亡发生的概率越高。

治疗时应注意调节水、电解质平衡,纠正脱水,使用抗精神疾病类药物,如氟哌啶醇、利培酮等。护士应做好相关的观察和护理。

①严密观察生命体征及病情变化。对此类病人应密切观察,定时测量体温、脉搏、呼吸、血压、瞳孔。(a)由于长期服用,患者体质较差。加之药物长期抑制中枢,体温的调节功能及反馈功能均较差,表现为忽冷忽热,应及时观察测量体温,体温过低过高均应及时处理;(b)此类病人脉搏慢而弱,不易测到。应用听诊器来测心率以掌握脉搏的变化;(c)病人用药后大多呼吸缓慢,每分钟10～14次,所以应勤测呼吸,若有变化及时报告医生;(d)患者用药后易出现血压下降,容易发生体位性低血压,嘱患者起床时缓慢坐起,静坐一会儿再下床,以防发生昏倒跌伤。(e)瞳孔的变化反映病情和用药情况,若瞳孔不小于2 mm或大于3 mm,应及时报告医生,以便及时采取相应的措施。

②谵妄发生时的护理。极度不安的谵妄病人常有恐惧和偏执,可因好斗和带有攻击性而伤害自己或他人。护理时应采取必要的防范措施:(a)必要的保护和约束可防止事故的发生,对患者四肢约束时,要保持关节一定程度的可活动性;(b)各种治疗、监测的导管应固定,防止患者拔出;(c)病床加床栏,防止因兴奋烦躁而坠床;(d)加强或延长家属的探视,给患者以心理上的安慰和精神上的支持,减轻谵妄的危险程度,满足其生理需求,以防

事故发生。

(4)尿潴留。尿潴留是指膀胱内充满尿液而不能排出。阿片类药物能使膀胱括约肌张力增加、膀胱痉挛而导致尿潴留,其发生率低于5%。老年患者、同时使用镇静剂、鞘内或硬膜外给药、合并前列腺增生症等因素使尿潴留发生的危险性增加。癌痛患者在使用阿片药物时应尽量避免同时给予镇静剂,避免膀胱过度充盈,养成及时排尿的习惯,避免憋尿。当患者出现排尿困难或尿潴留时,首先应鼓励患者自行排尿,采用流水诱导法,或用热水冲洗会阴部,热敷或按摩膀胱区等方法诱导排尿。如若诱导排尿无效,则可考虑短期留置导尿管。若出现持续尿潴留难以缓解者,可考虑更换止痛药物。

(5)阿片类药物过量及中毒——呼吸抑制。呼吸抑制是使用阿片类药物过程中最严重的不良反应。阿片类药物抑制呼吸中枢对二氧化碳的反应性。通常发生于第一次使用阿片类药物且剂量过大的患者,同时伴有中枢神经系统的抑制。随着反复用药和连续治疗后,这种不良反应发生的危险性逐渐减小。事实上疼痛本身是呼吸抑制的天然拮抗剂,通常疼痛未控制的患者不会出现呼吸抑制。

阿片类药物过量及中毒时,表现为针尖样瞳孔、呼吸抑制(呼吸次数少于8次/分,和/或伴有潮气量减少,血氧饱和度下降,潮式呼吸,发绀等)、昏迷、皮肤湿冷、骨骼肌松弛等,有时会出现低血压和心动过缓。当患者出现呼吸抑制症状时可选用阿片类药物拮抗剂纳洛酮解救。纳洛酮能竞争性地阻止并取代阿片样物质与受体结合,阻断其作用,以清除中毒症状。纳洛酮的常用方法为:0.2~0.4 mg加入10~20 mL生理盐水中缓慢静脉推注,或纳洛酮0.2~0.4 mg给予110 mL稀释液缓慢静滴,静脉输液速度应根据病情调节,密切监测患者的生命体征,直至患者恢复自主呼吸。

(6)嗜睡、镇静。在阿片类药物治疗的初期及大幅度增加药物剂量(100%)时,会出现镇静和嗜睡等不良反应,表现为注意力分散、思维能力下降、表情淡漠等,一般数日后自行消失。

过度镇静的处理方法:减少阿片类药物的剂量或减少分次剂量而增加给药次数、更换其他止痛药物、改变给药途径。

预防:初次使用剂量不宜过高,剂量调整以25%~50%的幅度逐渐增加,老年患者更应避免快速增加剂量。严密观察镇静的程度及呼吸,过度镇静可发生呼吸抑制。

(7)身体依赖和耐受性。癌痛患者在长期使用阿片类药物后常将药物耐受性误认为药物成瘾,从而影响疼痛的治疗,给患者带来痛苦。在阿片类止痛剂使用过程中可伴有身体依赖和耐药性,是使用这类药物时正常的药理反应。身体依赖的特点是当治疗突然停止时,会出现戒断综合征。耐药性的特点是随着药物的重复使用,其药效降低,需增加药物剂量或缩短给药间隔时间才能维持止痛效果。身体依赖和耐药性并不妨碍阿片类药物的使用。

(8)精神依赖。精神依赖即所谓成瘾,是滥用药物的行为表现形式。其特征是渴望用药,不可遏制地设法获得药品,为了舒服,而不是为了止痛。随着癌痛治疗及合理用药宣传教育工作的开展,在阿片类药物医疗消耗量增加的同时并未增加药物滥用的危险。大量临床经验表明,在使用阿片类止痛剂治疗慢性癌痛的患者中,很少发生精神依赖。

2. 疼痛的一般护理

(1)心理护理:

①连续评估和记录。患者入院后,护士要评估疼痛的一般情况(疼痛的程度、部位、性质、发作情况及并发症),疼痛对患者功能活动、心理情绪的影响,以及评估患者对疼痛治疗的态度和治疗依从性,评估社会家庭支持系统在疼痛治疗控制中的作用、医生护士的认知是否帮助患者建立缓解疼痛的信心等。建立良好、相互信任的护患关系,取得患者及其家属的信任、支持与配合,认同患者陈述的疼痛感受及反应,鼓励其主动表达疼痛,与患者及家属共同讨论疼痛控制的目标。评估疼痛对患者身体的影响,如睡眠形态紊乱、食欲受限、恶心呕吐等,疼痛评分越高,对患者身体的影响越大。

②指导患者放松和调整心境。采用分散注意力的方法来减轻疼痛,使患者的注意力及心境从疼痛及伴有的恶劣情绪中转移。放松练习的方法包括慢节奏呼吸、简单抚摸、按摩或保暖及主动听音乐等。分散注意力的方法主要可归为两大类:一是把注意力转移到外界环境,如听音乐、看电视、与家人或朋友谈话、听别人读书、欣赏美丽的图画等,或通过娱乐消遣帮助放松;另一种是把注意力转移到体内,如在心里数数、给自己唱歌、做心算、祈祷或自言自语地说"我能对付"。还有就是意象。意象就是让患者回忆或生动地描绘以前某些美好的经历,如一个故事、一种感觉或想象一些情景。

③精神安慰及社会支持。癌症病人都有不同程度的恐惧、失望甚至绝望。当疼痛出现时,病人更有一种濒死感。此时护士应主动关心病人,认真做好心理护理,重在劝导、鼓励、说服,增强病人与癌症抗衡的信心,使病人在心理上得到安慰与支持,鼓励病人保持顽强的信念。鼓励患者参加社会活动,多与家人及好友沟通,争取亲人、病友、朋友及社会的支持,阻断疼痛的恶性循环,消除焦虑、沮丧、恐惧,排解愤怒,用积极的心理情感疏导情绪障碍等。

(2)提供轻松舒适的环境:

①病室温度和湿度:适宜的室内温度和湿度有利于患者休养及治疗,因此,病室内应备有室温计和湿度计,以便随时评估室内温度和湿度。

②通风:空气流通可以调节室湿度,增加含氧量,降低二氧化碳及空气中微生物的密度,为保持空气新鲜,病室应定时开窗通风换气,每次通风 30 min 左右。

③采光:室内明暗度可影响患者的舒适度,充足的光线可使患者愉悦,且有利于观察病情。

④绿化:病室内和病区走廊上可适当摆设鲜花和绿色植物,过敏性疾病病室除外。

⑤色调:病室墙壁一般上方涂白色,下缘涂浅绿或浅蓝色,不宜全部涂白色。

保持病室安静、整洁、室温适中、光线充足、空气新鲜,减少对患者的刺激。将患者安置于合适的体位,使其舒适、放松,减少体位不当带给患者的痛苦。为患者创造一个良好的环境,可提高痛阈,减轻疼痛。

(3)实施非药物止痛的护理技巧:虽然药物治疗是最常用的止痛手段,但是疼痛是一种主观感受,且受生理、心理、社会因素的影响,所以非药物止痛治疗在止痛护理中也尤为重要。根据患者疼痛的部位、性质、伴随症状、诱发因素等不同,可以指导患者听音乐、静坐以及有节律性地深呼吸,利用热敷、冷敷、按摩、针灸等非药物止痛方法辅助镇痛,都可使患者产生积极的生理变化,可以取得较好效果。鼓励患者进行适当活动,如低强度体育活动、沐浴、松弛肌肉等,也能缓解患者的紧张情绪,减轻疼痛症状。

3. 健康教育

(1)开展有针对性的止痛知识教育,使患者认识到止痛治疗在肿瘤综合治疗中的重要性,告知其忍痛的危害。正确引导患者及其家属,使其认识到通过规范化的药物、合适的剂量、适时的间隔、因人而异的治疗方法,大多数癌痛是可以控制的,使患者树立战胜疾病的信心。

(2)讲解疼痛及其治疗的相关知识,教会患者应用疼痛评估工具,正确表达疼痛状况,消除患者的顾虑,特别是那些不愿意报告疼痛、害怕药物成瘾、担心药物不良反应的患者,保证疼痛治疗能有效实施。向患者讲解所用药物的名称、剂量及用药时间,告知其药物可能产生的不良反应及其应对方法。

(3)指导患者进行疼痛的自我管理,按时服药,尽量避免自行调整药物剂量及改变止痛方案。告知患者在止痛治疗期间要密切观察疗效、评估疼痛控制情况及药物产生的不良反应,随时与医务人员沟通,定期随访或复诊。

(4)告知患者及其家属吗啡及其他阿片类药物是癌痛治疗的常用药,规范使用极少出现成瘾的现象,但此类药物属于管制药品,应妥善、安全地保管,避免药物的流失。

4. 随访

为了提高患者对病痛规范化治疗的依从性,及时了解患者出院后的用药、疼痛控制效果以及药物不良反应等情况,医护人员应建立患者随访机制,共同做好癌痛的管理工作。

随访方式包括接受咨询、上门随访、书信联系、电话随访等,随访内容包括了解病人出院后的疼痛评分、治疗效果、病情变化和恢复情况,指导病人如何进行疼痛评估、如何用药、何时回院复诊、病情变化后的处置意见等专业技术性操作。随访时间应根据病人病情和治疗需要而定,一般每周应随访一次,对于治疗用药不良反应较大、病情较为复杂的病人,出院后应随时随访。负责随访的医务人员应及时记录患者疼痛评分变化情况、止痛药物使用剂型与剂量、不良反应的有无及处理情况并及时记录,对于疼痛控制不佳、不良反应较严重的情况,应立即与其联系并知道后续处理。每次随访都应做好随访记录,填写疼痛回访记录表。

16.8　胃癌营养支持的护理

对于胃癌是我国常见的消化道恶性肿瘤之一,近年来其发病率呈上升趋势。据美国国家综合癌症网络(NCCN)指南,对于进展期胃癌主张以手术为主的综合治疗,而胃癌术后消化道的重建必然会对营养物质的摄入产生一定的影响。肠内营养和肠外营养作为营养支持的两大技术手段得到了长期发展并弥补了病患营养摄入不足的缺陷。

营养支持途径有肠内营养和肠外营养两大类。肠内营养包括经口进食正常膳食和各种营养素及管饲摄入,其中管饲摄入包括经胃(鼻胃管、咽造瘘术、食管造瘘术、胃造瘘术)、经十二指肠(鼻十二指肠管、经胃造瘘置管)、经空肠(鼻空肠管、经胃造瘘置管、空肠造瘘术)途径。肠外营养包括经外周静脉营养及经中心静脉的完全胃肠外营养。

16.8.1　肠内营养

肠内营养(enteral nutrition,EN)是指通过经口进食正常膳食、口服或管饲方式将特殊制备的营养物质送入胃肠道以提供机体营养的支持方法。经口进食通过胃肠道吸收,是最好的营养途径,包括经口进正常膳食和各种营养素,管饲摄入包括经胃(鼻胃管、咽造瘘术、食管造瘘术、胃造瘘术)、经十二指肠(鼻十二指肠管、经胃造瘘置管)、经空肠(鼻空肠管、经胃造瘘置管、空肠造瘘术)途径。

1. 肠内营养的优点

肠内营养更符合生理特点,能减轻全身炎性和分解代谢反应,易于消化吸收、简便安全、费用低廉、并发症少,还可以改善和维持肠黏膜结构和屏障功能的完整性,降低肠道通透性及肠道细菌异位,增强内脏免疫功能。

2. 肠内营养制剂

(1)非要素制剂:

①混合奶:是一种不平衡的高营养饮食,能量主要取自牛乳、鸡蛋、白糖,偏重动物蛋白而缺乏植物蛋白,偏重单、双糖,缺乏多糖,常用者易出现腹胀、腹泻及营养不良等反应。注意事项:酸性果汁、菜汁不宜与奶类同煮,防止凝块发生;食盐少量无影响,过多也会凝结成块;食具应严格消毒,防止污染;剩余混合奶放入冰箱保存,防止发酵变质;鼻胃管需定期更换和冲洗,并保持清洁,注入混合奶后,再用温开水 $30\sim50$ mL 冲洗鼻胃管,外置管端用活塞夹住,并且使用消毒纱布包好。

②匀浆制剂:是用天然食品经高速捣碎并搅拌后配制的流体状饮食,可采用鼻胃管或鼻空肠管输注,其成分需经肠道消化后才能被人体吸收和利用,残渣量大,故适用于肠道功能正常的病人。一般包括商品匀浆和自制匀浆。商品匀浆的优点为无菌、即用,成分明确,可通过细孔径鼻胃管,应用方便;缺点为营养成分不易调整,价格较高。自制匀浆优点

为三大营养素及液体量明确,可根据实际情况调整营养素,价格较低、制备方便、灵活;缺点为维生素及矿物质的含量不明显或差异大,性质不稳定,固体成分易沉降及浓度较高,不易通过细孔径鼻胃管。注意事项:食物应注意先煮熟再捣碎,防止凝块,以便输注。食物要新鲜,放置数小时后需熏蒸 20～30 min。

③整蛋白制剂:以水解蛋白为氮源,大分子接近等渗,口感好、价格低,刺激肠黏膜增殖作用强,需要完善的消化吸收功能才可使用。

(2)要素制剂:

①种类:主要有以水解蛋白为氮源的要素制剂和以氨基酸为氮源基础的要素制剂。

②特点:要素制剂的优点为营养全面、分子量小、成分明确,不需消化或仅稍需消化,容易吸收,不含残渣或残渣极少,不含乳糖;缺点为口感差,不宜口服,渗透压高,容易产生渗透性腹泻,没有或仅有轻度刺激肠黏膜增殖的作用。

3. 管饲营养

(1)适应证:

①不能经口进食、摄食不足或有摄食禁忌者,如口腔或食管肿瘤术后等。

②胃肠道肿瘤:术前、术后、恢复期或晚期营养支持。

③肿瘤放疗、化疗的营养支持。

④慢性消耗性疾病,如因恶性肿瘤等造成的营养不良。

(2)禁忌证:

①胃肠道无功能、机械性梗阻、持久的肠麻痹。

②顽固性呕吐和腹泻、严重的胃肠道出血、高流量的胃肠瘘。

③有误吸的高度危险。

④能充分经口进食,有肠道休整要求。

(3)管道的选择:短期可经鼻胃管或鼻肠管进食,长期(>4 周)则需进行胃造口、十二指肠造口或空肠造口术用于进食。硅胶管易弯曲、打折,管壁厚,内径小,易堵管。聚氯乙烯管柔软性差,长期放置会对咽部及食管造成刺激,一般放置 7 天应更换。目前常用聚氨酯管,柔软易弯曲,耐胃酸腐蚀,一般可放置 6～8 周。

(4)输注的方式:

①一次性推注:将配置的肠内营养液置于注射器(≥50 mL)中,缓慢推注入鼻饲管(推注速度宜≤30 mL/min),每次 250～400 mL,每日 4～6 次。

②间歇性重力滴注:将肠内营养液置于塑料袋或其他容器中,营养液在重力作用下经鼻饲管缓慢注入胃内,每次 250～400 mL,每日 4～6 次,滴速一般为 30 mL/min。

③连续性泵输入:适用于危重病人及十二指肠或空肠近端喂养者。将肠内营养液置于密封袋或瓶中,经硅胶管嵌入输注泵内,在泵的动力作用下连续输入,一般每天可持续输注 16～24 h。

(5)营养液的浓度应由低到高,输注之前摇匀瓶内营养液。需要有递增过程,增加浓度时,不宜同时增加容量,可交错进行,输注量需缓慢递增,营养液温度以接近正常体温为宜,冬季保持在 38～40℃,夏季室温即可。

4. 肠内营养并发症及护理措施

(1)恶心、呕吐。原因:考虑为胃潴留、快速注入营养液、高渗配方食品、营养液气味所致。护理措施:减慢滴速;将喂养方式从一次性推注法或间歇输注法改为持续输注法;降低渗透压或应用止吐剂等。

(2)腹泻。腹泻为肠内营养最常见的并发症。原因可能为速度太快(>150 mL/h)、喂养量太大(>350 mL)、营养液的温度偏低、肠道菌群失调、营养液悬挂时间过长而发生污染、低蛋白血症等。护理措施:选择适当的营养制剂(不含乳糖)等渗营养液;控制输注速度 40～50 mL/h,温度 40℃左右,必要时低浓度、小剂量应用,营养液悬挂时间不超过 8 h;使用止泻药。

(3)感染。原因:考虑为吸入性肺炎,由配方制品污染、滴注容器或管道污染、造口感染所致。护理措施:滴注营养液时将床头抬高 30°～45°,及时检查及调整鼻饲管管端位置,缓慢推注或滴注,出现明显反流或误吸需立即停止,吸尽胃内容物,行气管吸引,尽可能吸出液体及食物,鼓励并帮助患者咳嗽,咳出液体。喂食后保持半卧位 2 h,若病情许可,嘱患者下床活动,以减少因营养液反流所致的误吸;严格无菌操作,营养液现配现用,输注器皿严格消毒灭菌并每日更换;注意观察皮肤黏膜变化,保持造口干燥,及时清理渗出物。以 0.5% 活力碘消毒伤口,周围皮肤涂以氧化锌软膏。

(4)管道堵塞。原因:考虑为配方制品沉淀或凝结成块、营养管管径较细、使用喂养管服药或冲洗不彻底所致。护理措施:熟悉营养液的药理知识,管饲前摇匀;尽量减少用喂养管服药;给药前后用 30～50 mL 温水冲洗管道,输注前后及输注过程中应每 6～8 h 冲洗管道一次,防止营养液存留,引起细菌滋生或堵管;堵塞时用温水、碳酸氢钠胰酶混合物、肉类软化剂或市售的配方冲洗。

(5)低血糖反应。原因:胃肠道已经适应摄入大量糖分的营养剂,如果突然撤除,糖分吸收骤然减少,极易发生低血糖。护理措施:在停止摄入肠内营养时要缓慢减量,避免发生类似激素的戒断反应,也可以从外周肠外营养补充适当的糖分。

5. 家庭肠内营养支持

(1)家庭制作的肠内营养液最好只用于推注方式。

(2)管饲时,患者取半卧位(呈 30°～40°),并注意营养液的温度(保持室温或 35～40℃微温的状态)、灌注量及确定导管位置。如发现导管有脱出,禁止强行插入或直接注入营养液,避免引起误吸或窒息。

(3)营养液输入完毕后应用 30～50 mL 温开水冲管,一旦发生堵管,禁忌通过暴力冲管。

（4）家庭配制营养液的容器应每日清洁、煮沸消毒、干燥保存、避免污染、营养液现配现用，未用完时，应放于带盖容器内并置于冰箱 4℃保存，不得超过 24 h。

（5）营养液注入应从低浓度（避免胃肠道不耐受）、慢速度开始，逐渐增加。

16.8.2　完全肠外营养

肠外营养是指肿瘤患者经胃肠道给予营养已不合适、不实际或不可能时，可通过静脉途径提供完全和充足的营养素，以达到维持机体代谢所需的目的。根据输注的途径分中心静脉营养和周围静脉营养。

完全经静脉途径输入营养物质，以维持机体正常生理需要和促进疾病康复的治疗方法，称完全胃肠外营养（total parenteral nutrition，TPN）。TPN 可提供患者高浓缩的高渗溶液，以满足患者对宏量营养素和液体的需要，还可保证术后胃肠道的休息，减少胃肠道消化液的分泌，促进吻合口的愈合。TPN 主要营养素包括碳水化合物、脂肪乳剂、氨基酸、蛋白质、水、电解质、维生素与微量元素。

1. 肠外营养适应证

（1）因疾病或治疗限制长时间（＞7 天）不能经胃肠道摄食或摄入不足的患者。

（2）消化道需要休息或消化、吸收不良的恶性肿瘤患者。

（3）营养不良患者的术前准备、恶性肿瘤患者术后营养补充等。

（4）抗肿瘤治疗期间（如接受大剂量放化疗的患者）营养不良者。

（5）接受骨髓移植的患者。

2. 肠外营养禁忌证

（1）胃肠道的功能正常，可以获得足够的营养者或可适应肠内营养者。

（2）严重水电解质、酸碱平衡紊乱的患者。

（3）严重呼吸及循环衰竭的患者。

（4）需要急诊手术的患者。

（5）临终或不可逆的昏迷患者。

3. 肠外营养制剂

肠外营养制剂分为脂肪乳剂、氨基酸制剂、碳水化合物制剂、电解质单体、维生素单体或混合制剂及微量元素混合制剂。

4. 肠外营养输注方式

（1）多瓶输注：将氨基酸与葡萄糖电解质溶液混合后，以 Y 形管或三通管与脂肪乳剂体外连接后同时输注。优点：适用于不具备无菌配制条件的单位。缺点：工作量相对大，易出现血糖、电解质紊乱，且不利于营养素充分利用。注意单瓶脂肪乳剂输注时间应＞6 h。

（2）全合一：将所有肠外营养成分混合在一个容器中在无菌条件下进行输注。优点：

易管理,减少相关并发症,有利于各种营养素的利用,节省费用。缺点:混合后不能临时改变配方,无法调整电解质补充量。

5.肠外营养输注途径

(1)外周静脉导管:由四肢或头皮等浅表静脉输入的方法,无法提供足够的能量来满足代谢的需要;适用于短期进行营养支持的患者,但不能耐受高渗液体的输注,长期应用会引起静脉炎。

(2)中心静脉导管:

①经外周静脉穿刺中心静脉置管术(PICC),适合长期(>2周)应用。

②锁骨下静脉置管,适合短期(10~14天)应用。

6.护理

(1)TPN应用时的护理:

①胃肠外营养治疗是一种新开展的、较复杂的技术。患者有思想顾虑,治疗前要向患者做好解释工作,讲明胃肠外营养的目的、意义及操作方法,取得患者的配合。

②各种营养素都不能单独、直接输入体内。最好现配现用,否则须储存于4℃以下的冰箱内暂存,并于24 h内用完。

③营养溶液需在无菌环境下配置,插管操作必须严格执行无菌技术。防止感染源进入血液循环诱发菌血症或败血症。

④做好插管部位的护理,防止敷料污染、脱落。要随时检查插管部位有无红、肿、热、痛等炎症反应。

⑤控制好滴速,防止由滴速不匀而造成血糖变化。应用输液泵时也应每30 min校正一次滴速,保持流速恒定。

⑥准确记录24 h出入量,定期监测体重,对尿液进行实验室检查及血清免疫功能测定,为掌握病情和调整营养成分提供可靠数据。

⑦密切观察患者病情变化,发现问题及时处理。

(2)TPN常见并发症及护理:

①感染性并发症:感染是TPN最严重的并发症之一,主要是导管性和肠源性感染,严重时可导致败血症。TPN导管应专用,避免经导管抽血、输血,在治疗过程中若出现感染迹象和不明原因的发热,应联想到可能与导管和输入物有关,应将输液瓶内的残液送检,做细菌培养和血培养,拔出导管时做细菌培养,根据药敏结果应用抗生素。感染往往可以得到及时诊断和控制。

(a)穿刺部位的感染:一般于置管后数天或数周出现,表现为穿刺部位红肿、压痛。若处理不当,可成为全身性感染的原发灶,因此要加强局部护理:每周清洁、消毒静脉穿刺部位,更换敷料,用3M透明贴贴于导管穿刺处,标明更换日期。

(b)导管性感染或脓毒症:常见原因为患者免疫力低下,中心静脉导管置入过程受到细菌污染,全营养混合液在配置过程中受到细菌污染或患者体内存在感染灶。当临床出现难以解释的发热、寒战、反应淡漠或烦躁不安甚至休克时,应考虑有导管性感染或脓毒症的可能,应立即弃去营养液及输液管道,按无菌操作要求拔管,将导管尖端剪下两段并同时抽取外周静脉血,分别做细菌培养和真菌培养,细胞培养同时做抗生素敏感试验。拔管后重新建立周围静脉通道,输入新的液体,根据病情选用抗生素。

(c)肠源性感染:TPN 患者可因长期禁食,胃肠道黏膜缺乏食物刺激和代谢燃料而致肠黏膜结构和屏障功能受损,黏膜通透性增加导致肠内细菌移位和内毒素吸收,并发全身性感染。因此,提倡尽可能早地恢复肠道饮食,由肠内营养提供部分热量或在 TPN 时增加经口进食的机会。

②代谢性并发症:

(a)非酮性高渗性高血糖性昏迷:由营养液内葡萄糖浓度高,输注速度过快,患者耐受差,超过机体所耐受的限度所致。其可导致渗透性利尿及诱发脱水,若不及时处理可发展为高渗性非酮性昏迷而致命。预防措施:逐渐加快葡萄糖的静脉输注速度,使机体有一个适应的过程,分泌足够的胰岛素;输注高渗性营养液时,应根据血糖及尿糖的监测结果,适当应用外源性胰岛素。

处理方法:出现此症的患者应立即停止输入高渗糖,同时输入等渗或低渗氯化钠溶液,补给胰岛素和氯化钾,使血糖水平逐渐下降,但应该注意避免血浆渗透压下降过快从而导致急性肺水肿。

(b)低血糖性休克:由于输入外源性葡萄糖,内源性胰岛素分泌增加,停止输糖后 6～24 h 内胰岛素浓度逐渐下降。故 TPN 停止,血糖骤降,而胰岛素的水平仍较高时,可发生低血糖。临床表现为心悸、面色苍白、疲软、出冷汗、饥饿感,严重者可出现休克症状。

处理方法:为预防低血糖发生,要及时调整外源性胰岛素的用量,不要突然中断 TPN的输注,应逐渐减量,停用后适当补充等渗糖或口服葡萄糖。

(c)肝功能损害:在 TPN 过程中患者常发生肝功能损害,出现轻度黄疸、转氨酶升高。因此,TPN 期间应密切观察黄疸及肝功能变化,避免输入过高热量物质,必要时终止TPN。TPN 过程中如胃肠道功能改善,应及时恢复肠道营养。

(d)电解质紊乱:实施 TPN 治疗时容易发生电解质紊乱。最常见的类型是低钾血症,若同时伴有血糖持续升高,则可导致渗透性利尿,体液不足,甚至脱水。为预防并发症的发生,必须定期监测各种电解质的血浓度,及时调整补充量。

7.家庭肠外营养(home parenteral nutrition,HPN)

家庭肠外营养(HPN)指在专业营养支持小组的指导下,让某些需要长期依赖肠外营养支持的特殊患者在家中接受营养治疗。HPN 可维持和改善患者的营养状况,提高其生活质量,增强体力活动能力,恢复家庭生活,部分病人可重新参加工作和学习,还可明显节省医药费用。

原则上,HPN与医院肠外营养相似,但有其特殊的适应证(短肠综合征、癌症病人、部分肠道疾病病人),其营养液配方、静脉导管的选择及使用、并发症(如导管性败血症、导管堵塞、脏器功能受损)等也与住院患者不同。因此,教学和培训工作在病人住院期间就应开始,出院前应制订一个详细的营养支持计划。具体包括:

(1)告知患者及家属HPN的目的、必要性、益处、风险、可能结果及并发症,使其对整个治疗方案有充分认识。

(2)对患者或家属进行培训,包括无菌概念、肠外营养液配制和保存、导管护理操作、营养液输注技术、自我监测内容及简单的营养状况评价方法。

(3)对患者家庭居住环境进行评估和改造,添置超净工作台等肠外营养配置装置和设备。

(4)帮助患者建立营养物质、医疗用品的供应途径,提供患者与医院营养支持小组联系的方法,确保患者能够及时得到医务人员相应的帮助。教学和培训在患者出院后一段时间内仍需进行,其目的是使患者在实际操作中进一步熟悉和掌握整个HPN的实施过程。

长期HPN可产生各种并发症,从而使得营养支持难以继续,严重时可危及病人的生命。因此,对HPN患者应定期随访并进行一系列相关监测,以便及时发现异常并纠正。指导患者及家属观察导管并发症或液体失衡的症状和体征,熟悉高血糖和低血糖的表现,以及学习如何测量手指血糖或尿糖。实验室指标监测周期应根据具体情况而定,由于长期HPN可造成肝脏损害、胆囊或胆道系统结石形成、肠道结构和功能损害及代谢性骨病,因此应定期检测患者的肝功能相关指标,定时行胆囊或胆道系统的超声检查。

此外,应及时了解HPN对患者生活质量的影响。行HPN的患者的机体能力和日常工作、生活的能力都受到了限制,对自身整体的健康状况感觉较差,有些患者易出现焦虑、失望、恐惧的心理,担心家庭、婚姻和经济问题,对未来比较悲观。因此,医护人员和家属应关注患者的心理变化,及时给予帮助,提高患者的生活质量。

参考文献

[1]刘书哲,卢红梅.肿瘤内科护理[M].郑州:河南科学技术出版社,2017.

[2]闻曲,成芳,李莉.实用肿瘤护理学[M].2版.北京:人民卫生出版社,2015.

[3]聂红霞.胃癌患者护理与家庭照顾[M].北京:中国协和医科大学出版社,2016.

[4]陈凛,卫勃,唐云.胃癌[M].北京:军事医学科学出版社,2014.

[5]吴煜,刘涛,曹文兰.专家帮你解读胃癌[M].2版.北京:人民卫生出版社,2014.

[6]李晓霞,牛智斌,王保红.应用精神药物治疗阿片类依赖引发谵妄的临床观察与心理护

理[J].职业与健康,2002,18(12):181.

[7]李娟,朱鑫华.护理质量控制中病室环境管理的要求及对策[J].西北国防医学杂志,2009,30(2):157.

[8]朱阿丽.胃癌患者术后早期行肠内营养的护理[J].中国基层医药,2015,22(9):1439.

[9]薛英武,李春峰.胃癌切除术后患者肠内营养实施中应注意的细节[J].中华胃肠外科杂志,2013,16(11):1028-1029.

[10]张桂敏.胃癌术后早期行肠内营养支持的意义及护理[J].国际护理学杂志,2016,35(16):2236-2238.

[11]石汉平,凌文华,李薇.肿瘤营养学[M].北京:人民卫生出版社,2012.

[12]周文红.全胃肠外营养并发症原因和防治[J].黑龙江护理杂志,2000,6(7):7.

[13]杨秀云,张春芳.减少 TPN 治疗患者并发症的护理干预[J].中国医药指南,2010,8(3):134-135.

[14]刘英华,张永.临床营养培训手册[M].北京:北京化学工业出版社,2016.

（许丽贞　高春玲）

第 17 章　进展期胃癌患者的心理与社会支持

17.1　患者的心理特征

肿瘤是当前严重威胁人类健康并导致死亡的疾病之一,胃癌的发病率位于恶性肿瘤第二位,是最常见的消化道恶性肿瘤之一。在治疗过程中,疼痛、药物的不良反应及并发症等都给患者各方面带来了不同程度的影响,不仅患者会出现情绪困扰,家属也会出现恐惧、无助、焦虑等情绪问题,因此做好心理护理尤其重要。护理人员应通过自己的语言、表情等影响或改变患者的感受,以减轻患者的痛苦,帮助其建立有利于治疗及康复的最佳状态。癌症患者应保持乐观的生活态度,树立战胜疾病的信心,坚信自己的康复能力,这是克服病魔的首要前提。因此,患者家属和医护人员及时掌握患者的心理变化特点,给予相应的指导对肿瘤的治疗尤为重要。

17.1.1　患者确诊期的心理特征

1. 震惊否认期

患者被确诊为胃癌后,常表现为震惊、不言不语、表情淡漠、眼神呆滞,而后极力否认,拒绝接受这一残酷事实,希望诊断有误,要求复查,甚至奔波于各大医院,企图否定诊断。这是一种正常的保护性心理反应,但过度警觉会产生焦虑,延误治疗,完全否认则会使患者拒绝治疗。在震惊否认期,要协助满足患者的生理需要,给予患者安全感,使患者心里踏实,增进医患之间的关系。应给患者一定时间接受现实,让其发泄情绪、诉说甚至流泪,耐心倾听,待其情绪稳定后再给予疏导、解释,分析病情和预后,同时要小心预防意外事件发生。在否认期,医护人员的态度要保持一致性,肯定回答患者的疑问,以减少患者怀疑及逃避现实的机会,同时还要鼓励患者家属给予其情感上的支持、生活上的关心,使之有安全感。

2. 愤怒期

当病人确知无法改变诊疗结果,不得不面对自己患癌的事实后,随之表现出恐惧、悲哀、暴躁易怒、烦躁不安、不满的情绪。有的病人为了宣泄自己内心的痛苦而拒绝治疗,甚至将怒气转移给家人和医护人员,行为举止表现出攻击性。此期医生应向患者讲解有关治疗情况,做任何检查和治疗前,应向患者详细解说。同时,医护人员应向家属说明病人愤怒的原因,让家属理解病人的行为,并请其他病友介绍成功治疗的经验,教育和引导病人正视现实。

3. 磋商期

此时期的患者求生欲最强,会祈求奇迹出现,容易接受他人的劝慰,有良好的遵医行为。因此,医生应加强对患者及家属的健康教育,维护患者的自尊,尊重患者的隐私,增强患者对治疗的信心,从而减少患者病急乱投医的不良后果。

4. 抑郁期

患者在得知自己患癌后会陷入一种抑郁消极的状态,对周围的人、事、物不再关心,在自我认知上倾向于消极负面的评价,自卑心理明显。医生应利用恰当的非语言沟通技巧对病人表示关心,加强交流,鼓励患者发泄情绪,减轻其心理压力,鼓励其家人陪伴,预防意外事故发生。

5. 接受期

有些患者经过激烈的内心挣扎,会逐渐认识到一味地逃避、否认是无法解决任何问题的,开始慢慢接受、面对这个事实,调整心态,配合治疗,正确认识到生命终点的到来,心境变得平和,通常不愿多说话。在此期间,医生应尊重患者意愿,限制访客,主动发现患者的需要并尽量满足。为患者制订合理的护理计划,考虑患者的生理状况,集中医治,减少患者的痛苦。

17.1.2 患者治疗期的心理特征

胃癌是上消化道常见的恶性肿瘤之一,手术切除肿瘤是其治疗的主要手段,患者除了要承受癌症给自身带来的巨大心理压力外,还要承受手术后的一系列问题。

1. 手术前患者的心理

住院的癌症患者通常会对医护人员产生强烈的依赖感,治疗过程中出现什么问题都相信医护人员可以给予解决。这就要求医护人员在护理患者的过程中要耐心、细心地解答患者提出的疑问,态度温和,语言诚恳,使病人心里踏实,产生信任感和安全感,并设身处地地站在患者的角度去理解他们,分担他们的痛苦。要了解患者的病情和心理状态,做好护理,建立良好的医患关系,取得患者的信任,使其配合医生治疗,增强战胜疾病的信心。手术前患者心理压力的来源主要有以下几个方面:

(1)疼痛。术前医师应详细告知患者手术是在充分麻醉、安全、无痛的情况下进行的,麻醉的技术都较为成熟,且术后麻醉师还会根据手术需要应用一些镇静药物以增强麻醉的效果,增强患者术后锻炼的信心,缓解其紧张的情绪。

(2)主治医师的技术水平及手术效果。医生的声望越高,患者对其诊疗技术水平越有信心,因此负责手术的外科医师应将手术情况向患者及家属进行解释,要让其相信外科医师的医术、医德水平,并指出如果手术过程中出现疑难情况,会及时组织全院有关科室的专家亲临解决,以减轻患者及家属的顾虑。

（3）紧张。手术是一种强烈的心理应激源,会给患者的心理带来沉重的负担。为缓解患者紧张、焦虑的情绪,进手术室时,医护人员应迎接并关心患者,手术过程中患者如有任何不适或需求,可向巡回护士或麻醉师反映,医护人员会向患者提供相应的服务。

（4）关心预后的情况。由于人的个体差异很大,不同的人患同一种疾病其预后情况也各不相同。患者需要保持良好的情绪、合理的饮食、充足的睡眠并尽早下床活动,这些都有利于其术后早日恢复。主治医师应向患者及其家属解释手术中的具体情况及手术后的注意事项等。

（5）术中是否输血。输血是临床医学的重要急救手段,但输血也可引起不良反应、并发症甚至某些病原体的感染,严重可致死致残。这使得患者在手术时对是否同意输血会存在一些顾虑,因此麻醉师及主治医师会根据术中出血情况,判断患者是否需要输血。一般在可输可不输的情况下,医师会尊重患者的意愿,尽量不输血。但术中出血多,非输不可,否则会危及生命时,则一定得输血。因此,术前一定要向患者做好解释,输血虽然有可能引起并发症,但其发生率是很低的。

（6）经济压力等问题。治疗中患者常常会担心自己的经济承受能力不足、家庭负担重,特别是贫困的农村患者。因此,医护人员在保证手术安全的前提下还应考虑患者的经济条件,减少不必要的花费。如果患者确实存在经济困难,可向有关机构反映,以期得到相关救助。

2. 手术后患者的心理特征

手术作为一种强烈的心理应激源,会使血液中的儿茶酚胺水平明显升高而导致内源性的抑郁和焦虑,但随着手术的成功,这些症状能得到显著的改善,因此,待患者手术清醒后应及时告知患者手术成功的消息,这可给予患者极大的安慰和鼓舞,可极大地改善患者的心理状态。手术后医护人员应指导患者学习减轻疼痛的方法,如自我放松训练、转移注意力等。医护人员应主动关心患者,使患者积极参与康复训练,争取早日康复,对患者提出的疑问应给予详细解答。而家属也应给予患者最大的支持和鼓励,以提高患者生活质量,使患者以稳定、乐观的情绪回归到社会生活中。

3. 放射治疗时肿瘤患者的心理特征

放射治疗是胃癌患者治疗的另一种重要手段,但许多患者一方面对放疗存在殷切的期望,另一方面又对放疗存有疑虑,加之经济负担重,往往存在着焦虑、抑郁等精神障碍。因此,探讨放疗患者的心理特征,做好心理护理对提高放疗疗效有重大的意义。

（1）癌症患者放疗时的心理特征:

①恐惧、焦虑心理。多数患者由于平时身体健康,突然得知患癌,短时间内无法适应从健康的人到生病的患者这一角色的转换,产生了紧张、恐惧的心理,害怕癌症治不好和

受病痛折磨,害怕放疗的不良反应及并发症的发生,害怕难以完成放疗计划,担心放疗效果而出现恐惧、悲观、绝望心理,失去了战胜癌症的信心。

②悲观绝望。患者认为自己患了癌症,治不好,花费高,因此产生了消极、悲观、低落、愤怒等情绪,丧失了治疗信心或拒绝治疗,甚至产生轻生念头。

③猜疑心理。随着放射剂量的增加,患者陆续出现了一些放疗的局部反应,如难以进食,体重下降;皮肤色素沉着,甚至出现破溃、糜烂等。有的患者将放疗反应误认为病情恶化或癌转移,认为自己的病已经无法治疗,怀疑医护人员、家人隐瞒自己的病情,甚至将自己与病情较重的患者不加分析地对照或查阅有关书刊,造成过度紧张,加重心理负担。

④求知心理。患者度过抑郁、焦虑的心理障碍后会变得积极主动,希望能了解更多有关于癌症疾病的治疗和康复知识,求知心切,因此也容易病急乱投医,乱用药,上当受骗。

(2)放疗患者的心理护理:

①放疗前许多患者缺乏放疗的相关知识,因此普遍存在着恐惧、焦虑的心理。医护人员应向患者解释放疗的目的、必要性及放疗的基本情况、放疗过程中可能产生的不良反应,以及相关的预防措施和处理方法,告知患者应配合医师并鼓励患者保持乐观的情绪,树立对治疗的信心,消除不良的心理,保持治疗的连贯性。

②医护人员不在患者面前讨论病情,谈话时语言要谨慎,避免过早泄露诊断结果,避免或减轻不良刺激及患者的恐惧、猜疑心理。

③放疗过程中可出现不同程度的全身或局部反应,医护人员应具有预见的能力,充分估计可能发生的问题,预防放疗不良反应并提出相应的措施以减轻患者的痛苦及心理负担,稳定其情绪,增强其信心。

④医护人员应具备扎实的理论基础、娴熟的医疗技能与操作,治疗前应认真核查放疗条件,操纵治疗机器时各种数据和治疗附件的应用应准确无误;杜绝治疗摆位过程中的误差,技术操作要做到稳重、准确、熟练迅速;应不断提高放疗技术素质和责任感,以保证放疗精确度,提高疗效,使患者增强治愈信心,消除对放疗的忧虑心理。

⑤与患者建立良好的信赖关系。医护人员应主动关心患者,明确回答患者的疑问,并用良好的语言、表情、态度和行为去影响患者,使患者心里踏实,对医护人员产生信赖感和安全感,从而配合医师完成治疗。

4. 化疗时癌症患者的心理特征

癌症是一种常见的恶性疾病,死亡率高,目前多采用化疗的手段,胃癌术后进行化疗的应用也比较常见。但由于化疗时间长,且大多需要联合用药,药物的不良反应较大,这样不仅给患者的躯体带来了极大的痛苦,又对患者的心理健康产生了较大的影响,影响了患者的生活质量和身体康复,甚至可能引起病情恶化,因此,做好患者的心理指导极为重要。患者在化疗时易出现的心理障碍有:

(1)暴躁情绪。当患者被确诊为癌症后受到了极大的精神打击,角色的突然转换让他们难以接受,患者的身心受到疾病的折磨,加上医院陌生的环境及病友出现的化疗药物的不良反应,都会令他们情绪低落,自控能力下降,容易冲动、暴躁。这时患者十分需要家人的陪伴和支持,医护人员应向患者解释化疗药物的不良反应只是暂时的,不会造成永久的伤害。用药前向患者详细介绍疾病的特点、化疗药物的作用及不良反应,主动关心患者,明确回答患者的疑问,建立良好的医患关系,取得患者的信任,赢得患者的配合。

(2)敏感多疑。患者处于陌生的就医环境,且对将要面对的治疗计划不了解,担心化疗后的不良反应等使患者对周围的事情很敏感,把自己的病情看得很重,认为自己无药可救,怀疑医护人员、家属隐瞒自己的病情。此时,除了患者家属的关心配合外,医护人员也应给予患者关心、安慰,以热情、亲切的态度接触患者,取得患者的信任,消除患者的忧虑,以确保患者能接受并顺利地完成治疗。

(3)对化疗信心不足。化疗前患者对化疗方案和医疗技术缺乏信心,缺乏对化疗药物及化疗的认识及了解,加上家庭经济负担重,容易使患者产生消极的心理。因此,医护人员应重视沟通技巧,向患者讲解化疗方案、目的、注意事项,列举化疗成功的良好病例,使其树立战胜疾病的信心,以良好的心态配合治疗,指导患者家属在关心患者的同时尽量让患者自理生活,淡化患者角色意识,增强其参与社会活动的意识。

(4)恐惧心理。由于患者缺乏疾病的相关知识,对治疗方案不了解,且化疗药物可带来不良反应,如恶心呕吐、食欲不振、脱发、骨髓抑制等,因此患者易产生紧张、恐惧心理,对药物有特殊的警觉性,拒绝用药。此外,癌症患者面临日复一日的服药、注射、输液,还会害怕疼痛,担心护士的技术水平。这时,医护人员应有针对性地进行心理疏导和心理指导,向患者讲解疾病的相关知识及治疗方案,说明药物不良反应与不治疗任病情发展两者之间的利害关系,使患者权衡轻重,另外,针对化疗药物出现的不良反应需给予对症处理,以减轻患者恐惧心理,使其主动配合检查和治疗。

(5)对化疗药物的依赖心理。患者经过一段时间的适应后开始慢慢接受自己的"患者角色",心情趋于平静,把希望寄托在各种治疗上。对化疗产生盲目的依赖性,单纯追求用药剂量,而未考虑自身的整体情况,结果出现严重的并发症。

(6)悲观绝望心理。在经历了长时间的化疗折磨后,一些患者认为化疗结束后就大功告成了,但化疗对绝大多数患者的疗效是有限的,患者发现自己的病情并未被很好地控制,甚至恶化。患者的精神支柱瞬间崩塌,从而出现了悲观绝望的心理。医护人员要充分了解患者的心理反应,让患者及家属了解治疗的不良反应是不可避免的,但是在能承受范围之内,治疗效果常常大于治疗的危险性。患者和家属的信心对化疗效果十分重要。

5. 康复期胃癌患者的心理

在胃癌患者的康复过程中,心理的康复具有主导和关键的作用。在接受了手术、放疗、化疗等常规治疗后,患者大多存有害怕复发转移的心理隐患。若能保持乐观向上的态度,主动参与治疗,大多数患者可以在不同程度上得到康复。相反,那些有心理矛盾和缺乏安全感,习惯于压抑自己的愤怒和不满以及受悲观、绝望情绪折磨的人易患癌,也最容易复发。

6. 复查

此期患者既期待结果又害怕结果。如果复查结果理想则对治疗充满信心,如果复查结果不理想,则悲观、愤怒,对未来失去信心,觉得浪费了金钱,给家庭带来了沉重的负担。

17.1.3　患者终末期的心理特征

此期患者害怕被遗弃,害怕无法控制病情以及自我能力下降而失去尊严,害怕死亡的来临,害怕疼痛,从而产生绝望心理。

17.1.4　患者家属的心理特征

胃癌的确诊这一突发事件不仅给患者的心理带来了极大的打击,对患者家属的心理也产生巨大影响。到了癌症晚期,患者的身心承受着巨大的折磨,许多家庭都会笼罩在癌症的阴影下,患者家属在身体上、精神上都承受着极大的压力,他们往往会担心患者的预后情况、住院费用的高低、患者能否耐受化疗的毒副作用、医护人员的技术水平如何以及自己是否能照顾好患者,因此,他们的需要与感受同样应该成为医护人员关注的焦点。针对患者家属的这些忧虑,医护人员通过与家属交谈、向家属介绍病情、提出指导性意见来稳定家属的心理状态,同时提供适合患者家属情绪发泄的场所,缓解患者家属抑郁等不良的心理情绪。

1. 担心患者的预后情况

医护人员应向家属做好健康教育,讲解胃癌治疗的新进展,列举一些成功案例,并请一些治疗效果好的患者与家属一起交流,帮助他们树立战胜疾病的信心。

2. 担心住院费用太高

医护人员在制定诊疗计划时还应考虑患者的家庭经济情况,在用药方面,用既经济又有疗效的化疗方案,同时做好患者家属的思想工作,说明化疗的重要性,以便使其更好地配合患者和医护人员进行治疗。

3. 担心患者不能耐受化疗的毒副作用

医护人员应向患者家属讲解化疗的相关知识,化疗反应只是暂时的,只要正确对待,大多数人都可以坚持下来。在化疗期间,指导患者多饮水,合理调节患者的饮食,进食清淡易消化的饮食及富含维生素的蔬菜水果,忌油腻的食物。治疗期间还应保持患者口腔清洁,避免不良的刺激。家属应关心体贴患者,尽可能满足患者的需求,对个别反应严重者可以使用缓解化疗不良反应的药物,以保证顺利完成治疗。

4. 担心患者血管差,医护人员的水平差

化疗药物的毒性大,一旦发生药物外渗或处理不当,轻者可引起局部红肿、疼痛及炎症,重者可引起周围组织坏死,甚至发生功能障碍,因此,化疗用药对护士的技术水平要求很高。护士在患者面前应以自信果断、技术娴熟、工作热情的角色出现,使患者及家属感到在他们面前的是一个受到严格训练、素质较高、责任心强的护士,使患者心里踏实,增强战胜疾病的信心。患者在反复的化疗治疗过程中,血管会有不同程度的损伤,为减少机械性损伤,护士须熟练穿刺技术,力求一针见血,提高静脉穿刺的成功率,减少患者及家属的恐惧心理。静脉的反复穿刺不但易损伤血管,还有可能出现化疗药物外渗,造成周围组织坏死。为保护血管,进行化疗的患者在条件允许下行深静脉置管或 PICC 导管可使化疗药物用药更加安全、合理,还可提高护士的工作效率。

5. 担心自己不能很好地照顾患者

患者家属因缺少健康照顾的知识和技巧而担心自己不能照顾好患者,出现焦虑心理。医护人员应向家属讲解疾病的相关知识,教会家属相关的护理技术,一起评估患者的心理状况,共同讨论一切事务,使患者在住院及居家期间都能得到很好的照顾。

患者家属的心理状态对患者的治疗有着不同程度的影响,护士在护理工作中应注重了解患者家属的心理状态,使其正确对待患者及其病情,这对稳定病人情绪、配合治疗、减轻痛苦、延长生命均起到积极作用。

17.2　患者的认知偏差

肿瘤是一种严重危害人类健康的常见病、多发病,其中,恶性肿瘤已经成为威胁人类生命健康的主要疾病之一。在我国,癌症已成为男性公民死亡的第二大疾病,女性的第三大疾病。随着现代医学模式的转变,肿瘤患者的心理健康及生存质量日益受到社会关注,然而患者对疾病及治疗的认知偏差严重影响着其对治疗的依从性以及治疗效果,导致其生活质量下降。医学界已经意识到在肿瘤的防治工作中,除了生物、理化因素外,社会心理因素对肿瘤的发生、发展和转归也具有重要影响。

17.2.1　认知与认知偏差

1. 概念

"认知"是心理学界普遍使用的一个心理学术语,但是国内外心理学家在使用"认知"一词时往往含义不同。一般认为,认知有广义和狭义之分。广义的认知与认识的含义基本相同,指个体通过感觉、知觉、表象、想象、记忆、思维等形式,把握客观事物的性质和规律的认识活动。狭义的认知与记忆含义基本相同,是指个体获取信息并进行加工、贮存和提取的过程。认知是个体重要的心理活动,是人的意识的集中表现。认知对人的情绪、行为具有重要的调节作用。

在社会认知过程中,由于认知主体是处于社会背景下的个体,因此往往会受到主观、客观等多种因素的影响,从而导致一些认知偏差的出现。认知偏差是指个体以完全否定或悲观的方式去解释信息的过程,包括任意推断、过分夸大或缩小以及消极注释等曲解类型。近几十年来,心理学家对认知偏差的研究,主要经历了3个阶段。从20世纪70年代前的"朴素科学家"到70—80年代末的"认知吝啬者",再到90年代的"目标明确的策略家"。社会心理学家对认知偏差的解释,从一开始关注于认知主体的完美与理性,转移到了更为实用的立足点,并在这个基础上,更多地考虑到认知主体的目标、动机、需要、环境等对产生认知偏差的影响。

2. 认知偏差的种类

(1)首因效应。首因又称为首次或最先的印象,指首次认知客体而在脑中留下的第一印象。首因效应是指某事或某人给人留下的印象在个体的头脑中形成并占据着主导地位的现象。最初接触到的信息所形成的印象对人们以后的行为活动和评价都会产生影响。第一印象作用最强,持续的时间也最长,比以后得到的信息对事物整个印象产生的作用更强。当然第一印象并不是无法改变或不能改变的,而是这种改变比较慢。

(2)近因效应。近因是指个体最近获得的信息。近因效应是指在总的印象形成过程中,最近获得的信息比原来获得的信息影响更大的现象。在多种刺激一次出现的时候,印象的形成主要取决于后来出现的刺激。在社会认知中,近因效应并不像首因效应那样普遍存在,同时也没有首因效应那样明显。

(3)晕轮效应。晕轮效应又称光环效应、成见效应和光晕现象。它是指当对某个人的某种人格特征形成好或坏的印象之后,个体总是倾向于据此推论该人其他方面的特征。如果某人被标明是"好"的,他就会被积极肯定的光环笼罩着,并被赋予一切好的品质;如果被标明是"坏"的,他就会被消极否定的光环笼罩着,并被认为具有各种坏的品质。晕轮效应是在人际相互作用过程中形成的一种夸大的社会印象,常表现为一个人对另一个人(或事物)的最初印象决定了他的总体看法,而看不准对方的真实品质,形成一种好的或坏的成见。所以晕轮效应是主观推断的泛化和定势的结果。

(4)社会刻板印象。社会刻板印象是指人们对某个社会群体形成的一种概括而固定的看法。一般来说,生活在同一地域或同一社会文化背景中的人,在心理和行为方面总会有一些相似性;同一职业或同一年龄段的人,他们的观念、社会态度和行为也可能比较接近。从社会刻板印象的定义中可以看出,第一,刻板印象通常以非常明显的自然特征区别不同的群体;第二,刻板印象是社会印象的一种表现形式,即一种固定的印象。因此,刻板印象一旦形成就具有较高的稳定性,很难随现实条件的变化而发生改变。

17.2.2　认知偏差与治疗依从性

治疗依从性:指一个人的行为与治疗、健康指导保持一致的程度。良好的依从性是保证疾病痊愈的重要前提。在临床医疗实践中,要治好疾病,不仅取决于医师的准确用药,还取决于患者是否合作,是否严格执行医嘱。我国对患者依从性的研究工作,以前没有引起足够重视,起步较晚。2003年,施华芳等人的研究将影响患者依从性的原因归纳为6个方面:①社会人口学特征;②态度和信念;③知识;④治疗方案;⑤求医的条件;⑥家庭支持。其中,态度和信念以及知识在很大程度上受到认知偏差的影响。

医学界已经意识到在肿瘤的防治工作中,除了生物、理化因素外,社会心理因素对肿瘤发生、发展和转归也有着重要影响。肿瘤患者一旦产生认知偏差,就可能导致两个方面的负面结果:第一,将直接引起患者对治疗的抵触,从而导致依从性和安全性下降;第二,容易产生抑郁、焦虑、恐惧、愤怒、悲观等负面情绪,间接影响治疗的依从性和安全性。许多研究证实,肿瘤患者中抑郁症的发病率明显高于正常人群和癌前病变人群。同时,负面情绪也严重影响着患者的生活质量和生存期望。据统计,70%以上抑郁症患者的依从性差,要么自行减少药物剂量,要么过早中断治疗。如何通过心理调适和治疗干预提高依从性成为急需解决的问题之一。医护人员对疾病的治疗不应只包括躯体疾病即肿瘤的治疗,同时也应包括对肿瘤患者心理的治疗和矫正,使患者的心理和行为协调统一。

17.2.3 认知疗法

认知疗法常采用认知重建、心理应对、问题解决等技术进行心理治疗,其中认知重建最为关键。认知与信念是产生情绪和行为的根源,不合理的认知与信念会引起不良的情绪和行为反应,只有通过正确的疏导来改变和重建不合理的认知与信念,才能达到治疗的目的。心理学家贝克认为,心理困难和障碍的根源来自异常或歪曲的思维方式,通过发现、挖掘这些思维方式,加以分析、批判,再代之以合理的、现实的思维方式,就可以解除患者的痛苦,使之更好地适应环境。

1. 认知疗法治疗过程

(1)建立求助的动机。要认识适应不良的认知—情感—行为类型。疏导者和患者对其问题要达成认知解释上意见的统一,对不良表现给予解释并且估计矫正所能达到的预期结果,比如,可让求助者自我监测思维、情感和行为,而疏导者给予指导、说明和认知示范等。

(2)适应不良性认知矫正。要使患者发展新的认知和行为来替代适应不良的认知和行为。

(3)处理日常生活问题。培养观念的竞争,用新的认知对抗原有的认知。此过程中要让求助者练习将新的认知模式用到社会情境之中,取代原有的认知模式。

(4)改变有关自我的认知。作为新认知和训练的结果,要求患者重新评价自我效能以及自我在处理认识和情境中的作用。

2. 认知重建

人有一种未被意识到的、自动化的信息加工过程,以往不良的经验或精神创伤可导致功能失调的认知模式,它使患者倾向于对自己采取消极的评价方式,在某些重大事件发生时,使患者产生大量负性的自动思维,而负性自动思维的产生会导致患者情绪的失落,后者又进一步助长和加强了前者的力量。如此循环往复,致使问题持续不止。

而认知重建是通过帮助恶性肿瘤患者认识他们自己的歪曲信念和负性的思维,重建认知,让恶性肿瘤患者重新了解肿瘤的相关知识,明白恶性肿瘤并不等于死亡,熟悉了解所患疾病的发展和治疗的效果,从而帮助患者减轻焦虑和恐惧。

实施认知重建时应把如何识别和检验负性自动思维作为重点环节,具体方法如下:

(1)调动患者的积极性。向恶性肿瘤患者说明认知疗法的原理和对他采取认知疗法的理由,调动患者参与和配合干预的积极性。

(2)识别与检验负性自动思维。负性自动思维的消极性主要表现在以下 3 个方面:一是消极地看待自己,否定自己的成就、价值和能力;二是消极解释自己的经历和经验,设定目标过高,而现实估价过低,以自我挫败的方式来思维和解释;三是消极看待未来,认为不只是现在、过去,而且未来也只有失败等待着他。大多数患者并不能意识到在不愉快情绪之前会存在这些想法,这些想法已经构成他们思考方式的一部分。所以在治疗过程中,患者首先应学会识别其自动思维,尤其是识别那些在愤怒、悲观、焦虑等情绪之前出现的特殊想法。贝克将自动负性思维的常见表现形式归纳为以下 6 种:

①任意推断,即缺乏足够的事实根据,草率下结论,如"医生跟我说想吃什么都可以,一定是我的病已经很严重了,活不了多久了"。

②过度引申,即以偏概全,如"我这次化疗的副作用很明显,以后肯定每次都是这样子的"。

③选择性概括,即依据个别细节,下一般结论,如"我做完手术没多久就复发了,肯定是没办法治愈了"。

④夸大或缩小,即任意扩大自己的失误和缺陷,贬低自己的成绩和优点,如"患上恶性肿瘤后觉得自己即使能活下去,也会拖累家人,是家里的累赘"。

⑤全或无思维,即将事情看成非黑即白,非对即错,如"肿瘤就是恶性的做不了手术,良性的就可以做手术"。

⑥个人化归因,即认为一切不幸、事故等都是自己造成的,因而自疚自责,如"觉得自己一定是做了什么伤天害理的事,才会得肿瘤"。

在认知重建的过程中,医护人员可以用提问、指导患者想象等方式来帮助患者识别自身存在的负性思维。在认知干预过程中,要鼓励患者找到并检验原有的负性思维,创建新的功能性假设,使患者的思维模式和信息加工过程得以矫正。医护工作者可以让患者使用三栏笔记法进行记录,让患者反复练习以重建新的认识。三栏笔记法如下:

事件:化疗后脱发。

负性自动思维:脱发以后头发就不会再长了,难看死了。

理智的思维：这只是一过性的，等化疗结束后头发还是会长出来的。

医护人员还可以通过以下方法帮助患者重建认知：①开展肿瘤相关的知识讲座，让患者对肿瘤有新的认识与了解；②发放肿瘤相关的健康教育手册；③在病区的墙壁上张贴相关的肿瘤知识宣传海报；④利用微信等网络工具推广肿瘤相关知识。

3. 矫正歪曲认知

认知行为疗法是干预者通过认知和行为技术来矫正患者的错误认知，从而影响其情绪和行为的一种心理治疗方法。认知理论认为患者之所以出现各种心理困扰，是由他们对患病这件事情的歪曲认知和不合理信念造成的。因此，治疗的关键就是帮助他们纠正这些歪曲的不合理认知和信念，形成合理健康的观点和看法。癌症患者由于受到突如其来的疾病的打击，没有思想准备，也缺乏对癌症的正确认识，容易产生歪曲认知，造成思维混乱并走向极端。医护人员应该根据患者的不同情况，采取认知行为疗法对歪曲认知予以矫正，用更具适应性的想法去代替原有的非理性的想法，从而消除或缓解由求助者认知歪曲导致的心理障碍。肿瘤患者常常出现以下一些歪曲的认识，应给予及时矫正。

（1）肿瘤就是癌。肿瘤有良性和恶性之分，并非所有的肿瘤都是癌。为了使用上的方便以及不给患者带来心理上的刺激，人们习惯性地用肿瘤来代替癌症。

肿瘤是细胞异常增生而形成的新生物，根据肿瘤对人体的危害程度将其分为良性肿瘤和恶性肿瘤。良性肿瘤的细胞分化成熟、生长缓慢、不转移；而恶性肿瘤细胞分化不成熟、生长快、容易转移。通常讲的癌症是指所有的恶性肿瘤，其中包括癌与肉瘤。癌是指来源于上皮组织（如皮肤、胃、食管、肠、子宫、气管、支气管等内表面都属于上皮组织）的恶性肿瘤，是恶性肿瘤中最常见的一类。肉瘤是指来源于结缔组织（包括软骨、骨、固有结缔组织、血液和淋巴）和肌肉组织的肿瘤。

（2）癌症等于死亡。因为癌症早期很难被发现，一旦被发现了多属癌症中期、晚期，所以导致人们"谈癌色变"。一旦被诊断为癌症就将癌症与死亡画等号，有的患者认为癌症的病因至今仍未被攻破，那么就无法针对性地进行治疗与预防，即使去到好医院、找到好医生也难以被治愈，便放弃了治疗。有的患者治疗的障碍则是不敢也不肯面对现实，而不敢面对现实的主要原因是对癌症的恐惧，由于惧怕癌症而躲避检查和治疗，导致病情拖延。导致恐惧最直接的原因则是对癌症的不了解，很多患者不懂得医学知识，得了癌症很恐慌，而一些医生则缺乏沟通的策略与技巧，直接告诉患者确诊为癌症，存活期只有几个月了，患者听了便容易将癌症与死亡等同起来。

癌症并非不治之症，随着癌症综合治疗水平的提高，癌症患者的存活率达几年、十几年的已不少见，并且其生活质量也有显著的改善。研究表明，目前已至少有 13 种癌症经过早期手术、化疗、放疗等正规治疗可以治愈，有 10 种左右的癌症经治疗后可以延长生存期以及无瘤生存期。世界卫生组织也早已提出癌症是一种可以预防、可以治疗的慢性病，如果可以科学地、有效地预防和治疗癌症，则 1/3 的癌症是可以避免的，1/3 的癌症是可以早期发现和治愈的,1/3的癌症患者经过治疗是可以减轻痛苦和延长生命的。同一部位的肿瘤分期不同,治疗效果和预后也存在很大的不同,如早期胃恶性肿瘤和早期肝恶性肿瘤的临床治愈率明显高于晚期肿瘤,患者可以长期存活。因此,患恶性肿瘤后应该正确对待,到正规的医院接受正规的治疗与指导。

(3)患病后对患者保密。肿瘤,是人们日常生活中不愿提及和听到的两个字,很多家属在确定患者患上恶性肿瘤后选择了对患者保密的保护性医疗。但是,患者不知道自己的病情,就不会积极地配合治疗,容易贻误最佳的手术治疗时机,影响了治疗的最佳效果。部分患者家属担心知道病情后患者思想负担加重,而拒绝去肿瘤专科医院或专科科室治疗,手术后拒绝进行术后化疗、放疗,严重影响了术后治疗的效果。

当被确诊为恶性肿瘤时,暂时的隐瞒病情是可以理解的,但是长时间的隐瞒是瞒不住的。恶性肿瘤不同于其他疾病,是需要接受系统性的治疗的,以一般患者的认知能力,长期出入肿瘤专科科室,接触抗肿瘤药物治疗时,一定会猜疑,会心神不定,甚至处于恐惧与忧虑之中。一旦知道自己患的是恶性肿瘤,很可能信心顿失,精神崩溃。反之,如果将病情如实地告诉患者,让医生、家属、亲戚、朋友一起做思想工作,鼓励患者增强与癌症斗争的信心和勇气,使患者调整心理状态,主动配合治疗,那么治疗效果会比瞒着患者更加理想。

(4)肿瘤复发转移就治愈不了。随着肿瘤学研究进展的深入,肿瘤的治疗方法越来越多,如手术治疗、放疗、化疗、生物治疗、介入治疗、中医治疗等。治疗实体瘤多采用手术治疗为主,放疗或化疗为辅的综合治疗,肿瘤是否复发和肿瘤的病理类型、分期、治疗方案等多种因素相关,肿瘤的复发并不代表肿瘤治愈不了。晚期肿瘤患者即使发生了转移或复发,新的病灶只要不是长在生命脏器的重要通道上,没有影响生命脏器的重要功能,就不会有死亡的威胁。美国著名的心理学家马丁·加德纳认为:"死于癌症的患者中,80%是被吓死的。"

对待肿瘤,一定要有战而胜之的信心,只要患者的精神不垮,有些被传统医学观点认为已经无法进行有效治疗的晚期患者,采取正确的治疗方法,同样有治愈的可能。肿瘤的治疗与康复是一项复杂的系统工程,需要医患的坦诚合作,需要全方位的综合治疗,需要全社会的热忱关注,更需要科学理念的引导。

(5)胃恶性肿瘤防治过程中常见的歪曲认知:

①胃病是小毛病。很多患者认为胃病只是小毛病,注意饮食习惯,吃点药就好了,未引起重视。其实,早期胃恶性肿瘤80%没有症状,少数症状也是非典型的症状,很容易同普通胃炎、胃溃疡等胃病混淆。如不能及早地进行胃恶性肿瘤的诊断,则不利于胃恶性肿瘤的治疗。

②老年人才容易得胃恶性肿瘤。我国35岁以下的年轻人胃恶性肿瘤的发病率达到11%,而且恶性程度高。当出现不明原因的上腹部不适、隐痛、腹胀、饱腹感、恶心、呕吐、

食欲减退、易疲劳、困倦、进行性消瘦、进行性贫血、柏油样大便时,应该提高警惕,及时做相关的检查。

③胃溃疡已经切除不会再得恶性肿瘤。良性消化性溃疡手术 5～10 年后,残胃可发生腺恶性肿瘤,其既可发生于胃大部切除后的残胃内,也可发生于单纯胃肠吻合处,以及单纯穿孔修补或迷走神经切断后的全胃内。因此,不能因胃已切除就对胃恶性肿瘤掉以轻心,良性胃病手术后应定期做胃镜检查,并取活检做病理检查。

④胃炎不治疗很快会发展成胃恶性肿瘤。很多长期受慢性胃病困扰的人,在巨大的竞争压力、紧张的工作节奏、频繁的交际应酬下,胃病久治不愈或症状严重时,很容易以为自己得了胃恶性肿瘤,而变得情绪低落,精神萎靡,既影响了工作学习,也给自己带来了不必要的经济损失。慢性胃炎和胃恶性肿瘤没有必然的关系,只是说胃炎是胃恶性肿瘤的一个诱发因素。胃恶性肿瘤的发生与遗传、地理环境、饮食、疾病等多种因素相关。慢性胃炎不一定会发展成胃恶性肿瘤,没有慢性胃炎的人也可能得胃恶性肿瘤。

⑤迷信“偏方”“家传秘方”等。现代医学认为,科学的胃恶性肿瘤的治疗应该是包括手术、放化疗在内的综合治疗。临床上,一些患者担心放化疗治疗的痛苦大,费用高,而将胃恶性肿瘤的治疗希望寄托于某些“秘方”“偏方”上,给患者和家属带来假希望,不仅浪费了金钱,也容易错失最佳的治疗时机。

⑥夸大宣传保健品。当前有很多违规宣传、夸大产品功效的胃恶性肿瘤相关保健品充斥着市场,少数患者对此深信不疑,动辄上千上万地买,不仅造成直接的经济损失,更贻误了病情。保健品与药品有着本质的区别,保健品只需要保证对人体无害就可以上市流通销售了,不具备药品对特定疾病的治疗作用,而药品有着严格的审核机制、适用范围及禁忌范围。对抗肿瘤药品要四看:一看批号,是“国药准字”号药品还是“保健食品”;二看质控,只有在国家药品生产质量管理规范(Good Manufacturing Practice,GMP)标准下生产的药品,才能保证质量和稳定的疗效;三看配方;四看效果,是否经过国家权威医疗机构和医院的验证。保健品不可能代替药品,只能作为营养支持的辅助,必须配合手术、放化疗才能起到一定的疗效。

17.3　患者的心理干预

临床上,治疗恶性肿瘤不仅是为了延长患者的生命,更重要的是提高患者的生活质量,因此,对胃癌患者的心理护理应引起我们的高度重视。

17.3.1　心理干预与肿瘤治疗

恶性肿瘤患者的生活质量显著下降,普遍存在着适应性问题及情绪性问题。心理干预有可能帮助恶性肿瘤患者增加关于疾病和治疗的相关知识,改善情绪,提高他们的生活质量及应对技巧,增加对治疗的满意度,改善患者躯体的健康状况和功能调节,减少与治疗和疾病相关的症状,增加恶性肿瘤患者对常规治疗的依从性,改善其身体免疫系统的指标,以延长生存期或复发的时间。

国内外对肿瘤患者心理状况的研究日益受到人们的重视。肿瘤患者的心理健康状况较差,癌症的发生及转归与心理社会因素有关,癌症的心理社会因素与自身的免疫功能有关。在治疗方面,应重视心理治疗和护理在肿瘤整体治疗中的作用,注重对患者的心理功能进行调整,教会患者合理的应对方式。研究表明,心理社会因素对癌症患者的生活质量和预后均有直接影响,正确的护理对策及心理干预能有效地改善肿瘤患者的心理状况,对恶性肿瘤患者的心理护理干预越来越受到重视。

在进行抗肿瘤治疗的同时,应对那些伴有情绪障碍的患者进行心理干预,通过与患者交谈,挖掘导致患者负性情绪的心理机制,有针对性地进行宣教、疏导,帮助患者正确识别和阻断负性自动思维,提高患者对病因、症状的认识程度。心理干预不仅可以改善患者的情绪,消除疑虑和担忧,减轻患者的心理压力,增强患者的自信心,使肿瘤患者保持良好的心理状态,改善患者生活质量,而且还能对患者的免疫功能产生良好的促进作用,对肿瘤患者的治疗产生积极的影响。

17.3.2　心理干预的类型和注意事项

1. 心理干预的类型

应该根据患者疾病治疗的不同阶段,给予不同阶段的针对性心理干预。一般干预的介入时间集中在患者手术后、化疗及放疗期间、出院时。根据治疗阶段的不同,将恶性肿瘤患者的临床心理干预划分为 5 类。

(1)预防性干预:常用于避免继发于治疗或疾病本身的并发症的发生和发展。

(2)早期干预:在对恶性肿瘤患者进行确诊时和治疗开始时即开始对患者进行干预。研究发现,早期干预的治疗效果优于延迟干预的治疗效果,尤其是在提高患者生活质量和延长生存期方面。

(3)恢复期干预:在恶性肿瘤患者很可能被治愈时,换而言之就是在康复时期进行的心理干预。其目的是控制和减轻仍存留的因恶性肿瘤引起的心理和生理上的不适。

(4)支持性干预:其目的是减轻与慢性疾病相关的不适,这些慢性病大多是在肿瘤恶化及进展时因治疗所引起的。

(5)姑息性干预:应用于当药物治疗效果不显著,用对症治疗来维持病情和改善身体不适时,对患者进行的心理干预。

2. 注意事项

在心理干预的过程中,应注意以下几个方面的问题。

(1)认识心理干预的地位和作用。心理干预的应用很广泛,但并不意味着它是万能的。对于心因性的问题,心理干预起主导作用;而对于一些急症和躯体疾病,心理疏导只起着辅助作用。在临床工作中,对于大多数疾病,应该提倡的是身心综合治疗。

(2)建立良好的医患关系,取得求助者的信任。融洽和谐的医患关系是心理治疗成功的关键因素之一,它有利于建立患者对疏导者的信任感;有利于患者认真遵从医嘱;有利于准确掌握患者的心理动向,及时调整治疗的步骤和方案;有利于患者坚持治疗,增进疗效。

(3)恰当选择心理干预的适应证。一般认为,患者求治的动机越强,越易实施心理干预,并能取得良好的效果。对于心理社会因素致病作用明显者,易实施心理干预;对于具有一定文化水平的患者,易实施心理干预;而对于智力低下、无自制力的人,不易实施心理干预。还应注意具体心理干预方法的适用范围,心理干预方法大都是建立在某种特定疾病的实践中,所以每一种干预方法都有最佳的适应证。

(4)心理干预的环境要适宜。心理治疗的环境应适合单独会谈,要注意患者隐私的保密,环境的安静、清洁和舒适。

17.3.3　心理干预技术

1. 应激处理和应对

应激主要是由社会心理因素引起的一种身心紧张状态。应激可以是良性的,适当的应激可以提升机体的抗压水平和适应能力,如新的工作机遇、适当的竞争压力等。造成机体身心功能失调的往往是超越正常承受范围的刺激。当外界刺激或生活事件超越了一般心理可承受范围,带来极大的心理压力,机体运用以往的经验已无法有效应对当下压力时,便发生应激反应,引起心理和生理功能的失调和改变。

应激障碍是主要由心理社会因素引起的对重大刺激性事件的异常心理反应,通常与患者的人格特点、生活态度、教育程度、认知水平、社会文化背景等相关。应激障碍可分为急性应激障碍、创伤后应激障碍、适应障碍等。患恶性肿瘤的时候,心理创伤若没有得到及时治疗,创伤后应激障碍的影响会持续到康复期,患者会时常处于警觉状态,经常担惊受怕,晚上难以入睡或反复做噩梦,回避谈论与癌症有关的话题,对身体的各种细微变化过度敏感,会出现心慌、气短、胸闷等自主神经功能紊乱的症状。

应对方式又称应对,是个体面临应激情境时,为减轻事件对自身的影响而做出的认知性和行为性努力。在应激事件下,大多数人会依据所面对的问题或情境要求而采用多种不同的应对方式。

肿瘤患者常用的应对方式为:

(1)斗争精神(为积极应对方式)。

(2)否认。否认肿瘤的诊断,害怕别人知道自己患癌(为消极应对方式)。

(3)宿命论。听天由命,不主动探索有关疾病的信息(为消极应对方式)。

（4）丧失希望。面对肿瘤处于无助感,精神陷于崩溃(为消极应对方式)。

2. 行为训练

通常情况下,人的情绪状态在一定程度上会影响行为;反过来,个体的行为改变也可以调整情绪。行为训练是心理干预的主要方法之一,可帮助患者降低心理应激反应和躯体症状。行为训练法的步骤可分为三步,第一步是确定目标行为,第二步是根据目标行为选择方法技术,第三步是按计划实施治疗。

（1）分散注意力:采用"转移"的应对方式,指导患者通过适当的活动,如锻炼、听音乐、旅游等,转移患者对恶性肿瘤疾病的注意力,缓解恶性肿瘤所带来的应激反应。

（2）肌肉放松训练:目的是让全身肌肉能迅速进入松弛状态。具体方法很多,常用的是杰克布松所创立的渐进性肌肉放松训练法。具体操作程序如下:

①准备工作:帮助患者找到一个舒服的姿势,使其感到轻松、不紧张。要求患者靠在沙发上或躺在床上,环境安静,光线柔和,尽量减少无关刺激。

②放松的顺序:手臂部→头部→躯干部→腿部,也可重新排列顺序。

③放松方法:集中注意→肌肉紧张→保持紧张→解除紧张→肌肉松弛。肌肉的紧张—放松过程都可以结合以上步骤进行。

例如,对手臂部的放松,治疗者对患者可以发出这样的指示:伸出你的双手,握紧拳头,用力握紧,再继续用力……坚持一下……再坚持一下……好,放松……现在你会感到手部的肌肉很放松了……

当各部分肌肉放松都做完之后,治疗者还可以继续给出指示语:现在你感到很安静,很放松……非常安静,非常放松……全身都放松了……(间隔一段时间后)……现在请睁开眼睛。

（3）冥想:冥想是抵抗压力、排除烦恼、让身心放松最有效的方法之一。冥想的方法:将注意力集中在鼻孔上,感觉吸入时的凉爽气息和呼出时的温热气息;或集中在腹部的轻微起伏上。

（4）尊严治疗:护士在称呼患者时尽量不要直呼其床号,如"5床×××",而应该根据其年龄、职业来称呼,如"老张师傅""陈老师""罗教授"等,可拉近护士与患者之间的距离,也可代表对患者的基本尊重。对于不能自理而需要在床上大小便的患者,协助其大小便时应注意保护患者隐私,使用床帘、屏风等保护工具。放、化疗引起脱发时,可指导患者佩戴假发、帽子、头巾等。

（5）音乐疗法:根据患者的具体情况,可以适当地选择音乐欣赏、独唱、合唱、器乐演奏、舞蹈等形式。心理学家认为,音乐能改善心理状态,通过音乐的媒介可以抒发情感,促进内心的流露和情感的相互交流。音乐疗法有助于改善患者的睡眠质量;帮助患者恢复自尊、自信,保持良好的心情,保持良好的情绪和良好的心境。一般每次的时间为20~30 min,选择适合自己的音乐。

(6)体育锻炼:体育锻炼是缓解压力,减轻焦虑的简单而有效的方法。剧烈的身体运动能产生积极的情绪变化,减少焦虑和肌肉紧张的状态。有规律的剧烈运动后常出现松弛状态,这种"反跳式"松弛可以持续几个小时,在此期间可以阻断任何应激情景引起的反应。通过体育锻炼,个体能够控制自身的生理活动,促进掌握克服应激反应的感觉。同时,体育锻炼有助于释放积累的能量,使注意力转向其他事情而忘掉身体堆积的压抑。

(7)与患者建立治疗互动关系:治疗互动关系的内容包括向患者提出忠告、建议;帮助患者说出难以启齿的问题及表达消极情绪;帮助患者明白问题所在;应用团体和社会动力影响患者的心情并改变其行为;形成安全的、被接受的互动关系;帮助患者认识自己的软弱;改变患者不良的思维模式。

3. 有效的沟通技巧

我们发现在一般情况下,当患者刚刚确诊时,在患者与亲人、朋友之间,立即笼罩了一种忌讳的气氛,人人都知道正在发生的事情,这种似乎自然而然形成的气氛本身就是最大的不自然,如同一堵墙将患者封锁起来,阻止了他与外界的交流。其实,沟通是此时周围人对癌症患者最有效的心理干预,而倾听是进行沟通的第一步,是心理干预者与患者之间建立良好关系的最基本要求,同时也是干预者获取患者信息十分有效的办法。

(1)学会倾听。全神贯注,面带微笑,表情随和,不随意发笑或打断患者谈话,注视对方眼睛,保持一定距离,一般以能清楚听到对方谈话为宜。在确定患有癌症之后,患者都有倾诉的愿望,干预者应该耐心地倾听每一个癌症患者的问题和故事,倾听表达了对患者的尊重,也能使患者在良好的气氛中宣泄自己的痛苦、压抑情绪和烦恼。通过倾听,干预者可以掌握患者的心理困惑、对患病的看法及对相关事物的态度,从而为了解患者的内心世界奠定了基础。在倾听过程中,干预者了解的信息越丰富,就越能够找到患者的问题核心,就越能准确地解决患者的问题。

耐心地倾听患者的叙述、细心地观察患者的言行举止,学会换位思考,然后把对患者的理解传达给患者,让患者感受到医护人员在关心他、理解他,这是医护人员与患者建立良好信任关系的前提。治疗者应学会以简洁、得体的语言,鼓励、诱导患者把自己的思想顾虑发泄出来,以在一定程度上减轻患者的内心恐惧与痛苦。

倾听的要点:第一,集中注意力在患者的世界中,不要随意打断患者的说话内容,让他自由表达;第二,专注于患者的语言和非语言信息;第三,依患者当时的心理准备状况,让他进入某种情绪状态;第四,在合适的时机可以适时地通过身体上的接触来安抚患者,如拍拍患者的肩膀,递纸巾等。倾听时干预者还要注意几个问题:首先,要重视患者的问题,无论问题是大是小,都不能认为是患者大惊小怪、无事生非,更不能有不耐烦、轻视的态度;其次,不能随意打断患者的叙述而干扰、转移话题,患者可能会无所适从或感觉不受尊重;再次,干预人员不能按照自己的价值观和道德准则对患者的价值观念和为人处世做出道德上或正确性的评价,给患者带来压力;最后,不能随意对患者的问题下结论,给患者贴标签。

（2）善用非语言行为。在你倾听的过程中，非语言活动常常起着重要作用。目光接触、身体语言、空间距离、沉默等都是传递信息的重要方式。护士在护患沟通中应合理地控制自己的面部表情，学会在各种场合恰当地运用表情，让患者感知到护士能与其分忧解乐；应恰当地使用目光接触，用目光传递对患者的尊重、支持与关爱；应适时地实施触摸行为，使患者感受到护士的情感支持与关注。同时，应注意患者非语言性信息的流露，密切观察患者的情绪、体态、姿势和手势，如处于焦虑、抑郁状态的患者可表现为无效行为的增多或减少。在这一过程中，医护人员要注意自己的言行举止，切不可心不在焉，更不可流露出讥讽、嘲笑的表情。

运用非言语关注时，一是要让患者有一种被关注的感觉，感到干预者正在注视着他，在倾听他的诉说，从而促进他自我表达、自我开放；二是干预者在倾听的同时也要给予适当的非言语反应，如点头、微笑，用表情动作特别是面部表情表示理解或惊讶，使其产生被重视的感觉。

（3）有效交谈。交谈是临床护士收集资料、建立关系、解决问题的最主要方式和基本能力。要做到有效的护患沟通，护士在与患者交谈时，应注意充分准备，以使用开放式提问为主，认真倾听，通过复述、澄清、沉默等方式给予恰当反应。注意语言的针对性、艺术性，不卑不亢，语言温和，吐字清晰，语调适中，简单明了，通俗易懂，教育指导有理有据、生动形象；同时注意安慰性语言、礼貌性用语的应用。

（4）告知。对肿瘤诊断的保密问题应该谨慎对待，原则上以不隐瞒患者病情为主。不能哄骗患者，因为患者一旦得知自己被欺骗则易引发愤怒，便会对亲属、医生甚至所有人失去信任。因此，需要根据患者的心理素质、病理结果、病期等因素向患者介绍病情。

①对不了解或不愿了解真实病情者，不应和盘托出。

②对心理素质稳定、病期早、疗效好的患者，可及早坦诚相告，以便使其配合治疗。

③对于感情脆弱、精神极度敏感者，则要谨慎从事，选择适当时机告知其真实病情。

④对于疗效较好的患者，要让其有肿瘤复发的思想准备。

⑤对于病情严重的患者，不宜告知他全部实情，以免患者精神崩溃。

但以上所有情况必须向患者家属交代及解释清楚，以免以后发生纠纷。

4. 集体心理治疗

集体心理治疗是采用集体教育和鼓励、开展集体讨论的方法，把具有类似性质、共同心理问题的来访者结合在一起，以集体的方式有组织、有计划地进行治疗的方法，治疗者运用讲解和启发的方式一方面使来访者接受治疗，另一方面通过集体成员间相互启发、学习和集体暗示作用来达到心理治疗的目的。将恶性肿瘤患者，特别是有心理问题的患者集中在一起，请患者家属、亲朋好友一起参加，由医务人员或专家讲课，请抗癌明星现身说法，相互学习、相互交流自己治疗、康复的经过，共同探讨抗癌之法、康复之策，目的是让患者懂得:癌症不等于死亡,只要有信心,保持良好的心态,积极配合治疗,顽强地与病魔抗争,就能获得良好的效果。这种方法对具有恐惧、焦虑、愤怒、抑郁、孤独、厌世甚至绝望的心理障碍患者,会产生意想不到的效果。

具体干预方法有集体支持疗法,即相互支持,帮助同伴克服治疗过程中的困难;向他人学习,学习其他病友是如何克服与自己相同的问题的(模仿学习);验证与他人相悖的观念、想法;联合学习社交行为技巧。告诉患者不要把自己与社会隔离起来,要克服社交障碍;阻止患者对现状的回避,鼓励其尽早参与集体治疗,尽早与家人和病友接触,进行面对面的交流;鼓励患者多参加社交活动,与病友一起联欢旅游、交流思想、交流感情、交流信息、交流经验、交流康复技巧,这样有利于疾病的康复,有利于患者重返社会。

17.3.4　不同治疗阶段患者的心理支持

1. 确诊阶段

(1)恐惧:在得知自己患上胃恶性肿瘤后,多数患者会有一个震惊的时期,此期患者会极力否认癌症的诊断,会怀疑诊断报告有误等,此时对待患者不必过早地勉强其放弃他的否认而去面对现实。对于失去理智的患者,要多给予理解和照顾,并注意保护患者,当患者逐渐接受这个现实时,他会陷入极度的痛苦、绝望之中,这时更需要护士的体贴和关怀。护理人员应与患者近距离沟通,给予患者心灵上的慰藉,尽量满足患者一切合理的需求。向患者讲述治疗有效的病例,鼓励患者,使其积极面对疾病,也可以让治愈、好转的患者谈亲身的经历,以现身说法开导患者,使患者树立与疾病做斗争的信心。

(2)愤怒:患者在确定自己患上癌症后,会出现愤怒的反应,认为世界不公平,为什么偏偏是自己,而后会将其愤怒的情绪转向他人,有的针对医务工作者,有的针对家属。此时我们对患者要采取忍让宽容的态度,与患者进行语言和非语言的交流,要在精神上给予支持,要耐心、细心,要有爱心,使其能正确地对待疾病,同时还要和患者家属沟通,提高家属参与的积极性,做好家属的动员工作,这是扭转患者悲观心理的关键步骤。

取得患者家属及朋友的信任和配合,共同关注患者的身心健康。患者家属及朋友应保持健康的心态对待患者,当患者的心理承受能力未能达到接受患有恶性肿瘤的水平时,可隐瞒部分信息,逐步让患者接受患病的事实。当患者接受事实以后,应给予患者鼓励,并向患者讲述自己所了解的成功病例来增强患者积极接受治疗的信心。

2. 治疗阶段

(1)手术前后的护理:癌症患者在手术治疗阶段,遭受着癌症的诊断和手术治疗的双重精神压力,且外科手术切除范围较广,常影响机体和癌症所在器官的正常功能,如胃癌术后饮食方式的改变,对于留置的胃管、鼻十二指肠管、鼻空肠管等的不适应,应深切理解患者的心理变化,术前医护人员应耐心解释手术的必要性,将并发症可能出现的概率及手术风险,将采取的有效防治措施向患者解释清楚。认真做好术前准备,明确回答患者提出的问题,切不可说出消极的语言而加重患者的心理负担,用自己娴熟的技术取得患者的信赖、信任、配合。术后帮助患者重建机体功能,做好患者的饮食指导。

(2)放疗阶段患者的心理护理:对于放疗前的患者,要给予教育性干预以消除患者的紧张、恐惧感。教育内容包括介绍放疗程序,带领患者参观放疗机房及放疗设备,讲解放疗可能出现的不良反应及预防处理的方法,说明治疗时坚持体位的重要性和单独留在室内的原因等,鼓励患者提问并予以耐心解释。评估患者放疗前焦虑的程度,对于放疗前焦虑的患者要了解其焦虑的原因并给予帮助,必要时邀请肿瘤心理科或精神科会诊处理。关注放疗过程中患者出现的疼痛等不良反应,以及不良反应对患者睡眠和情绪的影响,给予相应的医疗或护理处理,如果患者出现失眠、情绪问题或疼痛控制不理想,可以邀请肿瘤心理科会诊处理。

(3)化疗阶段患者的心理护理:在化疗前向患者介绍化疗可能会引起的不良反应及应对策略,教给患者放松技术以及运用图像引导性想象,以便患者在化疗过程中能够放松,避免过于关注化疗过程中的细节,预防预期性恶心、呕吐的发生。关注患者在化疗当中出现的不良反应,并及时给予医疗和护理方面的处理。如果患者在化疗过程中出现失眠、焦虑、抑郁、预期性的恶心呕吐等,应及时报告医生并遵医嘱处理,以免加重患者的焦虑。

胃恶性肿瘤术后恢复期较长,看护过程中因护理工作的繁重,陪护亲属常常出现过度劳累、烦躁等情绪,从而易影响患者恢复期的心理状态,患者家属及朋友需及时调整心态,帮助患者建立抗癌的良好心态。

3. 康复阶段

(1)医务人员:为患者及家属进行出院指导,制定切实可行的康复计划;对于性格外向的患者,鼓励其参加集体活动,如晨练、郊游、联谊活动等,而性格内向的患者可以选择听音乐、听广播、下棋等形式转移注意力;鼓励患者出院以后参加力所能及的家务活和社会活动,以增加患者的尊严感和归属感。

(2)患者的家属和朋友:对抗胃恶性肿瘤是一场持久战,患者的家属和朋友应积极鼓励患者定期复查,遵医嘱接受治疗,并从心理、精神、经济多方面给予患者支持与照顾。

4. 临终阶段

临终癌症患者已由求生求知的需要、希望治愈的需要转向情感需要和对症状的控制以及生活舒适的需要。此时给患者情感和心理上的支持,往往比生理上的治疗更重要。在临终阶段常用以下支持方法:

(1)心理疏导。将临终者的情绪反应看作是一种正常的、健康的适应性反应,千万不要反击患者。对患者的某些不礼貌行为应忍让,并给予理解、宽容和关爱。倾听其心声,了解患者心愿,满足患者的要求,给患者以亲人般的温暖和关爱。帮助患者与家人、亲朋联系,以体现生存价值,减少孤独感。帮助患者正确认识疾病,积极配合诊断治疗,激发患者潜在的生存意志,以脱离痛苦和恐惧,恢复一定程度的和谐与平衡,使其尽可能在舒适和放松中走完人生旅程。

（2）认知疗法。患者此时最大的愿望是能尽量延长生命，所以要改变患者对死亡的看法，使其正确地理解死亡。临终肿瘤患者所面对的最大威胁是死亡，我们必须帮助患者正确地认识死亡。人们对死亡的态度与年龄、性别、受教育程度、宗教信仰和社会背景等因素有关。不愿意接受病情、畏惧死亡的心理必然给患者造成极大的精神压力，患者可以表现为悲伤、狂躁、自暴自弃、拒绝治疗以及自杀行为等。这就要求医护人员首先能够正确对待死亡，加深对死亡的认识，培养自控能力，才能帮助临终患者从死亡的恐惧与不安中解脱出来。加强死亡教育，使患者认识到死亡是生命的自然阶段，缓解其心理冲突，当死亡不可避免时能泰然处之。只有面对死亡，正确认识死亡威胁才能使患者从恐惧、愤怒、焦虑和抑郁等不良情绪中解脱出来。

（3）患者家属和朋友的鼓励和支持。与患者家属沟通，因家属是患者最亲近、最相信的人，他们的鼓励和支持能使患者的心灵得到很大的安慰。患者的生命进入终末期，家属和朋友的陪伴会是心理痛苦的缓冲剂，让家属尽可能做一些力所能及的照顾，多与患者沟通，陪伴患者，给予其心理支持。临终患者最需要的是真正的爱，尤其是在生命的终点，其最需要的是家属的关心和陪伴。

（4）对于临终患者家属的心理关怀。临终癌症患者的家属一般不能接受自己的亲人将要离开人世的事实，越接近死亡，亲属们越想努力拖住患者微弱的生命之光，推迟死亡的到来。医护人员应以高度的同情心、爱心，主动接近患者亲属；表示充分的理解并给予恰当的安慰，使其能承受心理上的哀伤与震惊；并尽量满足家属提出的对患者治疗、护理、生活等方面的要求。对于无法接受死亡现实的家属，应倾听家属的诉说，鼓励其发泄心中的感受，并在适当情况下激发家属的家庭责任感及社会责任感，让其勇敢面对现实，担负起应尽的责任。

17.4　胃癌患者的社会支持

社会支持是建立在社会网络机构上的各种社会关系对个体主观和客观的影响力，是指个体在应激过程中从社会各方面能得到的精神上和物质上的支持。社会支持具有减轻应激的作用，是应激作用过程中个体可利用的外部资源。良好的社会支持有利于健康，它为应激状态下的个体提供保护，能使患者维持一定的良好状态，增强患者自身的免疫功能，对癌症治疗的疗效及其预后也能起到显著的作用。良好的社会支持有利于健康，一方面，它为应激状态下的个体提供保护，另一方面，它对维持一般的良好情绪具有重要意义。

17.4.1　社会支持的概念和特征

1. 社会支持的概念

社会支持在医学科学领域是从 20 世纪 70 年代开始出现,其研究社会与健康的关系,研究怎样动员社会资源来提高社会健康。社会支持是由社区、社会网络和亲密伴侣所提供的能够感知的和实际的工具性或表达性支持。社会网络只是个人可以直接接触的一些人,包括亲戚、同事、朋友。这些人对个人来说显得十分重要。亲密伴侣是个人生活中的一种紧密关系,关系中的人认同和期待彼此负有责任,指少数知己、密友或配偶。个人和社区的关系反映出个人与社会的整合度和归属感,包含个人参与社区活动。工具性支持包括引导、协助、有形支持与解决问题的行动等;表达性支持包括心理支持、情绪支持、自尊支持、情感支持、认可等。

社会支持系统的作用可分为工具性支持和情感性支持两部分,工具性支持包括各种物质性或策略性帮助,以解决问题为取向;情感性支持通常在应激过程中以针对情绪变化的应对为取向,对情绪失调者的恢复具有重要作用。亲子关系、家庭、亲密关系、婚姻、朋友、社团等均是重要的社会支持。

2. 社会支持的特征

(1)社会支持是一种主观的感受。社会支持传递一个信息,让个体感受到自己被关怀、被尊重,相信自己有许多人际网络。

(2)社会支持是一种人际间的互动。社会支持提供服务、信息、金钱、货物,提供社会承认、社会赞同和尊敬。

(3)社会支持包括主客观两方面。客观方面为物质上的直接援助和社会团体的参与;主观方面为个体体验到的情感支持,即个体在社会受到尊重、被理解、被支持的信息体验和满足。

(4)社会支持具有多维性。包括 3 个体系:社会支持网络(如家庭、朋友、同事、单位等)、社会支持行为(如倾听、关怀、帮助完成具体任务、提供建议和指导等)、主观性的支持和评价(能否感知他人的行为是自己需要的)。

17.4.2　社会支持对促进患者康复的作用

社会支持虽然没办法改善患者躯体症状,但是能明显改善肿瘤患者的心理状况。社会支持对肿瘤康复的作用主要有以下几方面:能增加肿瘤患者的适应性行为;能促使肿瘤患者使用积极的应对策略;能提高肿瘤患者的免疫能力;能减轻肿瘤患者的心身症状;可影响肿瘤患者的生存时间。

来自社会各方面的精神或物质的帮助和支持,被肿瘤患者体验和感知后,可成为强大的支持力量,促进患者康复。社会支持对健康的贡献来源于两种机制:

1. 应激缓冲模型

社会支持对应激的缓冲作用如下：

(1)如果应激事件发生，与关系密切的人交往能改变个体对特殊事件的认知和减轻应激的潜在危害。

(2)应激反应水平部分受角色职能转变程度的影响，社会支持有助于角色的转变。

(3)社会支持能影响个体内部的应对策略，减轻应激事件引起的应激反应。

(4)社会支持能减少应激事件对个体自尊和自控感的损害。

(5)社会支持对个体适应应激环境有直接的作用。

2. 独立作用模型

社会支持与疾病有直接的联系。社会支持低下可导致个体产生不良心理体验，如孤独感、无助感，使心理健康水平下降。社会支持的基本目的是保证肿瘤患者在生存的各个阶段不因疾病而丧失基本的生存条件，维持肿瘤患者最佳的心理和身体健康状态。来自家庭、朋友的稳定支持，适当参加社会活动是提高肿瘤患者生活质量的重要因素。

17.4.3　社会支持的类型和来源

1. 社会支持的类型

社会支持可分为两种：有形支持和无形支持，其中无形支持起主导作用。有形支持是指由各级政府或各个单位及支持服务机构提供的人力、物力、财力；无形支持指使人获益的观点、思想、知识、方法等社会资源。护理人员应协助患者及家属寻求和有效应用相关的社会资源。社会支持的类型包括：

(1)情感支持：使个体感到备受关怀、尊重。

(2)信息支持：是对个体的发展和康复有用的信息。

(3)工具性支持：指提供金钱、物品，帮助完成具体任务等。

2. 社会支持的来源

社会支持的来源包括家庭、朋友及其他专业人员、机构。

(1)家庭成员的支持：家庭支持是社会支持中最基本和最重要的支持形式。家庭对患者的支持、关心、鼓励，不但能使患者感受到亲情的温暖，而且可使其在精神上、心理上获得安慰，家属恰当的照顾，可增加患者的自尊及被爱的感觉，减轻其心理负担，改善患者的身体功能和情绪状态；同时良好的家庭支持能促进患者更好地配合治疗与护理，促进患者康复。

当一个家庭成员不幸被诊断为癌症时，配偶及家庭其他成员要恰到好处地帮助患者。即使是最稳定的婚姻关系，在其中一方必须与癌症拼搏的情况下，也会面临挑战和压力。配偶或其他家庭成员无法理解患者的真正感受是最常见的问题。有时，患者自我感觉良好，而家庭成员担心他们伤到自己，阻止他们做任何"费力"的事情，这让患者感到自己被过分地保护,有的甚至觉得严重地伤害了他们的自尊,让他们觉得自己很没用。与"过分关注"相反的是,虽然在病危的时候亲属十分投入地照顾患者,但随着时间的推移,他们对患者的支持可能会越来越少,这会让患者感到沮丧、抑郁。患者可明确地告诉配偶及其他家庭成员,他想要哪一种关怀和照顾,家属才能恰到好处地给予关怀和照顾。因此,在对患者进行心理支持时,家属应调整好自己的心态,知道自己应如何面对患者;如何理解患者的情绪反应;如何与临床医师及患者进行良好的沟通。必要时可向医师了解患者可能出现的各种心理行为反应及其原因,了解各种不良心理行为的处理原则。

然而,癌症不仅给患者的身心健康造成了巨大的威胁,对患者的亲属也是相当严重的紧张性的应激事件,对患者家属的心理也造成巨大的影响。这些影响主要由以下几方面造成:家属对患者病情和预后的担忧;可能失去亲人的恐惧;沉重的医疗费用负担;长时间的照顾和陪护;因在医院照顾患者而无法与其他亲属、同事、朋友在一起,缺少正常的社交活动。当家属的心理健康出现问题的时候,不但自身的生活质量会下降,还会影响对患者的支持水平,因为当患者的家属出现紧张、焦虑、担心、恐惧等情绪变化时,患者很容易受到感染,从而在家属的情绪变化中感知到疾病的严重性和疾病对自己的威胁,导致不良心理的发生发展。家庭具有影响力和调节力,缺乏家庭支持的肿瘤患者难以适应肿瘤放化疗带来的不良反应,更没办法很好地调整因患病带来的心理创伤。家庭支持尤其是伴侣的支持能帮助肿瘤患者从生理和情感方面应对患癌这一强烈的生活事件,减轻心理压力,缓解焦虑状态,从而提高患者的生活质量。

因此,家属应保持良好的心理状态,充分发挥家庭作为患者主要支持系统的作用。家属可积极主动寻求亲属、同事、朋友的支持以及单位、社区的帮助。医院应积极完善服务体系,提供细致、周到的服务,减轻家属的照顾负担,以减少家属因照顾患者而对原有生活秩序的影响,使家属有时间参与一些社会活动,有机会利用其原有的社会支持。医护人员在工作中应加强与患者家属的沟通与交流,了解其所需的相关信息,进而提供其所需的相关信息支持,还可通过成立患者亲属自助组织,加强患者亲属之间的交流和相互支持,使患者家属能充分利用原有的社会支持系统,并帮助其建立新的社会支持系统,充分发挥社会支持对肿瘤患者的保护作用。

(2)医务人员的支持:医务人员为肿瘤患者提供的社会支持,多为情感支持和信息支持。医务人员与患者接触较多,也容易取得患者的信任,应该积极主动地与患者交谈,让患者把自己的烦恼和苦闷说出来,患者遇到困难时应积极帮助协调和解决。尽可能让患者获得家属、朋友、同事的帮助和支持;指导他们主动寻求有效的社会支持与理解,充分利用社会支持,减轻负性情绪,提高心理社会适应能力。对于存在抑郁状态的患者,应鼓励其正确认识自身价值,不封闭自己,积极投入社会活动当中,增加战胜疾病的信心和勇气,以积极乐观的态度面对生活和人生。医护人员的支持是多方面的,如护士可以多给患者一些生活上的关心,做好基础护理以维持患者的自我形象和自尊;向患者提供可能获得支持途径的信息,指导他们积极寻求社会支持与理解,主动参与护理活动,在力所能及的范围内进行自我保护,自觉调整精神心理压力,保持情绪稳定;积极为患者提供舒适、安静的环境及均衡的膳食等。

在医疗工作中,医务人员应掌握社会支持与心身健康的关系,并且要了解患者在不同的疾病阶段需要的社会支持是不断变化的:在最初诊断阶段,患者最需要的是来自医护人员的有关癌症的治疗、预后等方面的信息;在癌症的治疗阶段,经济等实体性的支持更为重要;而在癌症的晚期,患者需要的更多是情感的支持。医护人员应及时评估患者的社会支持情况及其变化,利用医务人员本身这一重要的社会资源,启发、鼓励、劝导患者保持乐观的情绪,引导他们发泄消极情绪,促进患者的身心健康;加强患者间的相互支持,增强患者战胜疾病的信心;注意利用不同的人提供不同的社会支持;根据患者的个性特点协同其家属控制患者的社会支持量;根据疾病发展的不同阶段,协同家属及其探视人员向患者提供社会支持。

医务人员在照护胃恶性肿瘤患者时,应注意诱导患者感知和体验心理上的积极改变和心灵的成长,促进患者正确认识人生价值、重新设置人生目标,从而促使患者在有限的时光内获得并维护最佳的生存质量。临床医护人员应积极调动胃恶性肿瘤患者的社会支持源泉,同时鼓励患者主动获得社会支持并积极利用社会支持,以充分发挥社会支持对临终患者自身潜能和正性力量的促进作用,从而促使患者正确面对生死,积极体验生命。

(3)朋友的支持:肿瘤患者不仅需要医护人员、家人的关心、支持及照顾,还需要朋友的关心、支持及照顾。患者在接受治疗时,可能会出现焦虑等不良情绪,这时就需要朋友的关心和照顾。在患者完成系统的治疗后,进入癌症康复期时,要恰到好处地关心帮助患者,不要"过分关注",不要让患者觉得伤害了他们的自尊,要像对待正常人一样对待他们的工作、生活和学习。在癌症患者身体状况允许的情况下,参加一些体育和文娱活动,可使患者感受到自己的力量,减少心理紧张和压力,对他们回归社会有重要的帮助。

(4)社会方面的支持:肿瘤患者会遇到各种各样的问题,承受着巨大的心理压力,仅靠医务人员和家属的努力是远远不够的,此时也需要社会各方面给予精神和物质上的帮助。有的患者家庭经济困难,担心自己成为家庭的累赘而不愿继续医治,可以从政府或社会各界争取资助,并鼓励患者加入抗癌协会等组织,与其他患者及社会群体交流情绪体验及解决问题的办法。朋友、同事、病友可和患者讨论内心感受,交流应对危机的经验及自我成功的经验,让患者感到自己并不孤单,能抒发内心的感受、情绪与压力。

(5)临终关怀护理:临终肿瘤患者承受着身心双重痛苦,极其需要家人的陪伴、亲友的安慰,使患者觉得自己被接纳、被爱、被尊重,使其容易接受死亡,减轻心理痛苦和寂寞。在我国,家庭是处理重要事件的基本单位,家庭成员患有恶性疾病后,家属有很强的保护患者的责任感,对患者的关心、注重、理解增多。医护人员应注意调动和发挥社会支持对胃恶性肿瘤患者身心的促进作用,鼓励患者的亲属、朋友和社团、组织为患者提供充分的物质帮助和精神安慰,从而最大限度地发挥胃恶性肿瘤患者临终阶段的社会支持作用。护理人员应用自己温暖的语言、和蔼的表情、亲切的行为向肿瘤终末期患者提供身体、心理、社会等方面的完整护理照顾,减轻患者痛苦,提高生活质量,直到其生命的终点。

(6)情绪压力舒解资源:肿瘤给患者及家庭带来极大冲击,使其陷入濒临瓦解的危机,患者及家属可寻求社会有关组织及志愿者协助,也可到咨询中心、危机处理中心或社会团体等心理辅导中心取得支持和帮助,如参加肿瘤病人座谈会,宣泄心中的不良情绪;参加抗癌协会等组织的活动,与其他患者和社会群体交流情绪体验和解决问题的办法,舒缓情绪压力,获得较高的生活质量,度过生命的最后阶段。

(7)医疗费用补助:除享受国家医保待遇和其他的社会资源医疗补助外,癌症属于大病种,享有重大疾病医疗补助。

参考文献

[1]陈璐.癌症患者的心理疏导技术[M].北京:人民卫生出版社,2013.

[2]唐淑美.放射治疗肿瘤患者的心理特征及心理对策[J].中国民康医学,2007,19(22):990.

[3]陈宝玉.癌症病人化疗期间的心理特点及护理[J].中华中西医学杂志,2007,5(11):106-107

[4]闻曲,成芳,李莉.实用肿瘤护理学[M].2版.北京:人民卫生出版社,2015.

[5]程芬,简春阳.癌症晚期病人家属的心理特点及护理干预[J].医学信息,2011,7:3351-3352.

[6]廖红梅.癌症患者家属的心理特征及护理[J].中国实用医药,2009,4(30):193.

[7]林少峰,刘朝阳,黎桂屏.恶性肿瘤病人的心理特征及护理进展[J].国际医药卫生导报,2005,11(20):98-99.

(许丽贞　邱国钦)

第 18 章　关于死亡

18.1　死亡的认识

死亡,是指生命消失,对象一般是有生命的事物。在法律上,公民的死亡分为生理死亡和宣告死亡两类。生理死亡是指公民心跳、呼吸、大脑活动都停止时被确定为死亡。宣告死亡是指人民法院对下落不明满一定时期的公民,经利害关系人的申请而对其做出的宣告死亡的行为。

生命的本质是机体内同化、异化过程这一对矛盾的不断运动;而死亡则是这一对矛盾的终止。人体内各组织器官的同化、异化过程的正常进行,首先需要呼吸、循环系统供给足够的氧气和原料,尤其是中枢神经系统耐受缺血缺氧的能力极差,所以一旦呼吸、心跳停止,便可以立即引起死亡。医学观念以脑干死亡作为脑死亡的标准,一旦出现脑死亡现象,就意味着一个人的实质性与功能性死亡。

死亡是疾病的一种转归,也是生命的必然规律,绝大部分人类都死于疾病。因病死亡的原因大致可分为 3 类:①由于重要生命器官(如脑、心、肝、双侧肾、肺及肾上腺等)发生了严重的、不可恢复的损害;②长期疾病导致机体衰竭、恶病质等以致代谢物质基础极度不足、各系统正常机能不能维持;③重要器官没有明显器质性损伤的急性死亡,如失血、窒息、休克、冻死等。

18.2　面对死亡

生老病死是人生必经的阶段,人不一定老了才生病,年轻人也不一定没有病。所谓"黄泉路上无老少,孤坟多是少年人"。

有的人觉得老、病是一件非常痛苦的事。他们认为死亡是一个黑暗的未知区域,充满了绝望、神秘、痛苦与哀伤。几乎所有人在面对死亡的时候,都感到惊慌失措,恐惧不安,这都是不了解死亡而造成的误会。若能对死亡有一个正确的认识,就可以消除恐惧,有备而战。

对于癌症患者,通常是在存活时间较短,但痛苦少,以及通过积极治疗延长存活时间、推迟死亡过程,但增加痛苦、丧失自主生活能力、降低生活质量二者之间做选择。大部分病人和家属可能认为,只要有任何存活的机会,即使治愈的希望不大,他们也要坚持治疗。在为一个垂死病人做出选择时,哲学观、价值观等起着重要的作用。

18.2.1 临终心理

库柏勒·罗斯经过多年的临床观察发现,临终病人往往经历类似的心理发展阶段,它把病人从获知病情到临终出现的心理反应过程总结为 5 个阶段。癌症患者不但要同疾病做斗争,还要战胜巨大的心理压力。

1. 震惊与否认

在这一阶段,患者没有接受现实的心理准备,存在侥幸心理或逃避现实,主要表现为"不,不可能",反复到处求医,以期望获得相反的结论。持续时间长短因人而异。

2. 愤怒期

一旦现实不可避免,必须强迫承认,为了宣泄心中的不可名状的痛苦,患者就会怨天尤人,愤怒,发脾气,常会说:"为什么是我?"

3. 商讨期

承认事实存在,主要关注如何应付,以避免死亡的临近,希望医学奇迹的出现,最大的希望就是延长生命,一般能主动配合治疗和护理。病人延长生命的愿望是为了承诺某件事情,常会这样表达:"如果我能再活一段时间,我将……"

4. 抑郁期

一切为了挽救生命的方案都已经无效了,死亡的威胁越来越近,特别是身体生理状况日益下降,常出现悲伤、失落和情绪低落,有自杀的倾向。"反正已经没有希望了,还不如自己了断……"

5. 接受期

患者战胜死亡的恐惧,能够以较平和的态度接纳事实,不再逃避,表现为有秩序地安排一些身后的事情。

18.2.2 接受死亡

死亡是每个人都必须面对的事情,不管怎么样也不可能逃避掉,死亡只不过是肉体上的损失,就与失去知觉,大脑麻痹一样。刘小红等的研究显示,87.5%的患者能够理性地认识到死亡是生命的一个过程。

有的人心理承受能力较弱,你打他一下,就要大呼小叫;假如心理承受能力强,就是被人一拳打过来,眉头都不皱一下。你越叫痛,就会越觉得难受,且于事无补,不如使情绪平复下来,得益更大。所以说,生理上有病时,心理上要健康,不要被生理上的病拖垮。凡事要提得起,放得下,甚至面对疾病,要做到安然自在,才能对付疾病。

现今大多数人生病之时,都会去找医生医治疾病。一般身体机能上所发生的毛病,当然可以靠医生医治;但有些心理上的疾病,是不能靠医生医治好的,需要亲人、好友开解,或自己想开、看开。自己做自己的医生,当自己感觉身体不舒服,要训练自己坚强起来,除药物治疗外,应对病痛处之淡然。

18.2.3 适度焦虑

《死亡体验,不一样的生命教育》一书中说:适度的死亡焦虑,可以让人们正视生命的有限,珍惜自己所拥有的一切,在有限的生命中实现自己的价值和意义。因此,适度的焦虑能产生强烈的内驱力,让人们更加爱护自己的身体,努力生活,认真工作,并迸发出旺盛的创造力和斗志。

我们要更珍惜现在的幸福,至少现在好好活着,你越不怕,死亡便离你越远,只要具有勇气,死的时候就不会很痛苦,只要能够勇于面对,不惊不惧,能够勇于献出一切,便能够坦然面对生死。因为不管你这一生的结果如何,最后都要带着勇气走完你人生的最后一刻,用你的勇气把你最好的一面留给你还活着的亲人。

只要我们想想:我们活着应该做点事情,我们活着其实就是一件很幸福的事情,我们活着无论遇到怎样的困难其实都能够克服,我们活着如果能够想开一点,乐观一些,我们的生活其实是很美的,是很幸福的。

经历过濒死感觉的人,也许会更加明白能够活着就是一件极其不容易的事情,得倍加乐观地活着,得倍加珍惜现在拥有的生活。

18.2.4 做好准备

当癌症患者病情长期恶化,并发症临床表现及治疗的不良反应加重,可能表示患者已进入临终状态。通常大约在死亡前一个月,癌症患者的精力、功能和舒适感都已降低,看起来很衰弱,表示死亡即将来临。医务人员经常会描述明显痊愈的病例给病人带来希望,而不谈大多数类似疾患有很高的死亡率。而患者及其家属,有权利获得疾病最全面的信息和最真实的预测结果,以便他和他的家庭能够做好安排。

死亡确实是需要准备的,正如人生需要准备一样。人生的准备包括物质和精神两方面,而死亡则主要是精神准备。

何谓物质准备?主要是知识、身体和经验。

何谓精神准备?从唯物主义角度讲,是物质之上的层面,也就是对我们肉体躯壳之外的认知。有精神准备的人,即使到了古稀之年随着岁月流逝,精神力量会更加厚重而强大,否则就会有精神羸弱的现象。患者的精神准备,主要包括患者定位自己的人生目标、重新了解自己、宽恕与感谢身边的人,并确定自己的临终需求等。

一个人得了绝症,医生和家人必定会对其隐瞒,主要是考虑病人的承受能力,这其实就是对死亡的态度。往往从亲人生病到死亡的过程中,大家都避讳谈论病情和死亡,也因此使死亡变得尤其可怕。而亲人去世后,生者却因为与去世前的亲人缺乏交流而久久不能从悲伤中解脱出来。究其根源,是对死亡没有任何准备。

因此,医务人员除和病人家属详细交代病情外,也应在和病人家属的良好沟通下,适度告知患者本人病情,鼓励患者打开心扉。对患者及家属予以精神鼓励:"活着就是希望。"家属对亲人的离去,也应做到"愿逝者安息,让生者奋发!"

18.2.5　医护对策

医护人员应主动热情地与患者及其家属交流,获得患者及其家属的信任。患者希望医护人员能给予所需要的精神安慰、生活指导和医疗信息,并需要医护人员有良好的品质、娴熟的技术和热情的服务态度。

适时、因人而异地进行死亡教育,帮助患者和家属正确面对和思考死亡相关的问题,理性看待死亡。对某些癌症疼痛患者,积极合理地应用止痛剂及镇静剂,充分发挥其抗焦虑和镇静镇痛作用,以控制晚期癌症患者的疼痛。另外,对一些患者在弥留之际所提出的一些特殊要求和愿望,我们应尽可能为其创造条件,满足患者需求,使其平静、了无遗憾甚至愉快地离去。

18.3　优雅死亡

临终前的神态沉着自信、轻柔平静,穿着整洁,死后像活人睡着一样自然安详,并且有亲人看护,正常安葬,这就是一种有尊严、优雅的死亡。

马克·吐温临终前对妻子说:"亲爱的,给我唱首歌吧!我要在你的歌声中入睡。"

一项网络调查结果显示,当被问及"是否会放弃对晚期癌症亲人的治疗"这一问题时,有 21.7% 的被调查者选择"听从医生的安排",有 18.7% 的被调查者选择"继续接受治疗",有 59.6% 的被调查者选择"放弃治疗"。而当被问及"自身患有绝症且无法医治时,是否会放弃治疗",有超过 70% 的被调查者选择了"放弃治疗"。可见,大多数人在意的都是生命的质量,而不是生命的长短。

癌症过度治疗不仅无益于患者病情的改善,还会给患者带来不必要的痛苦和身心伤害。特丽萨·布朗在《关键护理:护士面对的生活,死亡和人生》一书中这样写道:我们应该为癌症患者提供更全面、更优质的服务,特别是晚期癌症患者,他们应该得到进一步的姑息性治疗和合理的医疗照顾。由于在人们的传统观念中对姑息性治疗存在偏见,致使绝大多数晚期癌症患者得不到合理的治疗和妥善的安置,而是长期接受着无休止的手术、放疗和化疗。这样做不仅浪费财力物力,还增加了患者的痛苦。应正视患者的需求,在生命的末期减少不必要的抢救和治疗,尽量避免过多的有创性操作与治疗。

2002 年,世界卫生组织正式将姑息医学定义为:通过对患者的病情进行早期识别、积极评估、控制其疼痛和治疗其病症,包括躯体、社会心理和宗教的(心灵的)困扰,来预防和缓解其身心痛苦,从而改善其生命质量。它并非是大多数人所认为的"等死",它不像放疗、化疗那样可以拖延患者死亡的时间,也不像"安乐死"那样会缩短患者的生命,而是让患者得到更好的生存质量,让其平静、舒适地度过剩余的生存期。

死亡不可避免,应不辜负短暂的一生,有尊严地活着,优雅地死去,在死亡到来之前珍惜每分每秒。

(何蕙香　陈玉强)